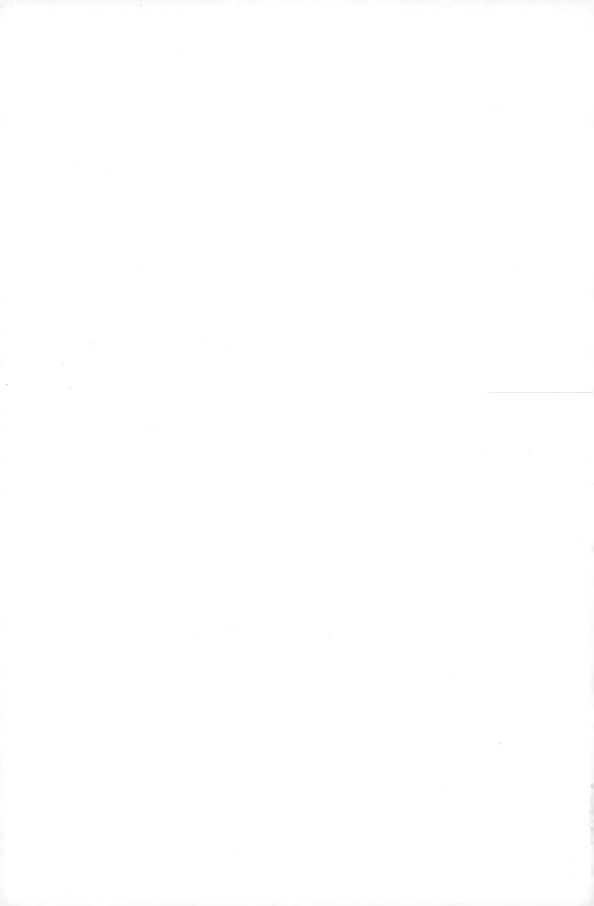

肿瘤心脏病学手册

——肿瘤患者的心血管管理

Manual of Cardio-Oncology

Cardiovascular Care in the Cancer Patient

肿瘤心脏病学手册

——肿瘤患者的心血管管理

Manual of Cardio-Oncology

Cardiovascular Care in the Cancer Patient

原著

Chiara Lestuzzi

Stefano Oliva

Francesco Ferraù

主译

李虹伟

陈　晖

赵树梅

北京大学医学出版社

ZHONGLIU XINZANGBINGXUE SHOUCE——ZHONGLIU HUANZHE DE XINXUEGUAN GUANLI

图书在版编目（CIP）数据

肿瘤心脏病学手册：肿瘤患者的心血管管理/（意）齐亚拉·莱斯图齐
(Chiara Lestuzzi)，（意）斯蒂法诺·奥利瓦
(Stefano Oliva)，（意）弗朗西斯科·费拉
(Francesco Ferrau) 原著；李虹伟，陈晖，赵树梅主译. —北京：北
京大学医学出版社，2019.9
书名原文：Manual of Cardio-Oncology：Cardiovascular Care in the Cancer Patient
ISBN 978-7-5659-2005-9

Ⅰ. ①肿… Ⅱ. ①齐…②斯…③弗…④李…⑤陈…⑥赵…
Ⅲ. ①肿瘤－心脏病－诊疗－手册 Ⅳ. ①R730.6-62
②R541-62

中国版本图书馆 CIP 数据核字（2019）第 127110 号

北京市版权局著作权合同登记号：图字：01-2019-4860

肿瘤心脏病学手册——肿瘤患者的心血管管理

主　　译：李虹伟　陈　晖　赵树梅
出版发行：北京大学医学出版社
地　　址：(100191) 北京市海淀区学院路 38 号　北京大学医学部院内
电　　话：发行部 010-82802230；图书邮购 010-82802495
网　　址：http://www.pumpress.com.cn
E - mail：booksale@bjmu.edu.cn
印　　刷：北京信彩瑞禾印刷厂
经　　销：新华书店
责任编辑：高　瑾　梁　洁　责任校对：靳新强　责任印制：李　啸
开　　本：710 mm×1000 mm　1/16　印张：29.75　字数：592 千字
版　　次：2019 年 9 月第 1 版　2019 年 9 月第 1 次印刷
书　　号：ISBN 978-7-5659-2005-9
定　　价：260.00 元
版权所有，违者必究
（凡属质量问题请与本社发行部联系退换）

译者名单

主　　译　李虹伟　陈　晖　赵树梅

副 主 译　靳二虎　杨吉刚　郭春艳

译者（按姓名汉语拼音排序）

高惠宽　郭建中　何晓全　化　冰　蓝迪慧　李丹丹
李晟羽　李晓冉　刘霄燕　苏　文　王佳丽　汪　漫
王秋实　汪云超　于善栋　张晓洁　张雅婷　张　悦
朱　超

翻译秘书　苏　文　汪云超

原著者名单

Adriana Albini
Laboratory of Vascular Biology and
Angiogenesis, Scientific and Tecnology Park
IRCCS MultiMedica
Milan, Italy
albini.adriana@gmail.com

Giovanni Donato Aquaro
Fondazione G.Monasterio CNR-Regione
Toscana, Via Moruzzi, 1
56124, Pisa, Italy
aquaro@ftgm.it

Riccardo Asteggiano
Cardiology ASL TO 3
Regione Piemonte, Italy
asteggianoricc@hotmail.com

Tanja Baresic
Nuclear Medicine Unit CRO-National
Cancer Institute
Aviano, Pordenone, Italy
tbaresic@cro.it

Sandro Barni
The Medical Oncology Hospital Trevigliio
Via Copernico 6, Macherio
Province of Monza and Brianza, Italy
sandro.barni@ospedale.treviglio.bg.it
sandrobarni@alice.it

Barbara Bassani
Laboratory of Vascular Biology and
Angiogenesis, Scientific and Tecnology Park
IRCCS MultiMedica
Milan, Italy
babie.bass@gmail.com

Cristina Basso
Department of Cardiac, Thoracic and Vascular
Sciences, Pathological Anatomy-
Cardiovascular Pathology
Azienda Ospedaliera-University of Padova
Medical School, Via A. Gabelli, 61
35121, Padova, Italy
cristina.basso@unipd.it

Giorgio Battaglia
U.O.C. Nefrologia e Dialisi, Ospedale Santa
Marta e Santa Venera
Acireale, Italy
giovanni.giorgio.battaglia@hotmail.it

Massimiliano Berretta
Department of Medical Oncology
National Cancer Institute
Aviano, Pordenone, Italy
mberretta@cro.it

Ettore Bidoli
Unit of Cancer Epidemiology
Centro di Riferimento Oncologico, IRCCS
Aviano, 33081, Italy
bidolie@cro.it

Irma Bisceglia
Cardiovascular Department
S. Camillo Hospital
Rome, Italy
i.bisceglia@libero.it

Sebastiano Bordonaro
 Interdisciplinary Unit for Survivors and
Chronic Cancer Patients "Lia Buccheri e Nino
Tralongo" UO Medical Oncology, RAO
Hospital Umberto I
Siracusa, Italy
Bordonaro@raosr.it

Eugenio Borsatti
Nuclear Medicine Unit
CRO-National Cancer Institute
Aviano, Pordenone, Italy
eborsatti@cro.it

Antonino Bruno
Laboratory of Vascular Biology and
Angiogenesis, Scientific and Tecnology Park
IRCCS MultiMedica
Milan, Italy
82antonino.bruno@gmail.com

Angela Buonadonna
Department of Medical Oncology
CRO-National Cancer Institute
Aviano, Pordenone, Italy
abuonadonna@cro.it

Maria Agnese Caggegi
Il Gabbiano Hospice and Community
Palliative Care Service, AAS5,
Friuli Occidentale
Pordenone, Italy
agnese.cag@gmail.com

Francesca Cairello
Cardiology Department
Istituto Giannina Gaslini
Genoa, Italy
francesca.cairello@gmail.cpm

Daniela Cardinale
Cardioncology Unit
European Institute of Oncology
Milan, Italy
daniela.cardinale@ieo.it

Annamaria Catino
IRCCS "Giovanni Paolo II"
Clinical Cancer Center
Viale Orazio Flacco 65
70124, Bari, Italy
a.catino@oncologico.bari.it

Anna Clementi
U.O.C. Nefrologia e Dialisi
Ospedale San Giovanni Di Dio
Agrigento, Italy
a.clementi81@virgilio.it

Paola Corradino
Laboratory of Vascular Biology and
Angiogenesis, Scientific and Tecnology Park
IRCCS MultiMedica
Milan, Italy
paolacorradino@yahoo.it

Maria Derchi
Cardiology Department
Istituto Giannina Gaslini
Genoa, Italy
MariaDerchi@ospedale-gaslini.ge.it

Francesco Ferraù
Medical Oncology Unit
Ospedale San Vincenzo
Taormina, Italy
francescoferrau@tin.it

Lucia Fratino
Department of Medical Oncology
National Cancer Institute, IRCCS
Via Franco Gallini 2
Aviano, Pordenone, Italy
lfratino@cro.it

Francesco Furlanello
Arrhythmia and Electrophysiology Center
IRCCS Humanitas Research Hospital
Milan, Italy
ffurlanello@villabiancatrento.it

Domenico Galetta
IRCCS "Giovanni Paolo II"
Clinical Cancer Center
Viale Orazio Flacco 65
70124, Bari, Italy
galetta@oncologico.bari.it

Maurizio Garozzo
U.O.C. Nefrologia e Dialisi, Ospedale Santa
Marta e Santa Venera
Acireale, Italy
maurizio_garozzo@virgilio.it

Laura Ghilardi
Dipartimento Interaziendale
Provinciale Oncologico
Cancer Center OspedalePapa Giovanni XXIII
Bergamo, Italy
lghilardi@hpg23.it

Riccardo Haupt
Epidemiology and Biostatistics Unit
Istituto Giannina Gaslini
Genoa, Italy
riccardohaupt@ospedale-gaslini.ge.it

Cezar Iliescu
Cardiac Catheterization Laboratory, Cardiology
Department MD Anderson Cancer Center
Houston, TX, USA
CIliescu@mdanderson.org

Roberto Labianca
Dipartimento Interaziendale
Provinciale Oncologico
Cancer Center Ospedale Papa Giovanni XXIII
Bergamo, Italy
rlabianca@hpg23.it

Chiara Lestuzzi
Cardiology Unit, IRCCS CRO-National
Cancer Institute
Aviano, Pordenone, Italy
clestuzzi@cro.it

Antonio Logroscino
IRCCS "Giovanni Paolo II"
Clinical Cancer Center
Viale Orazio Flacco 65
70124, Bari, Italy
aflogr@alice.it

Nicoletta Macrì
Laboratory of Vascular Biology and
Angiogenesis, Scientific and Tecnology Park
IRCCS MultiMedica
Milan Italy
nicolettamacri@yahoo.it

Nicola Maurea
Division of Cardiology
National Cancer Institute
Sen. Pascale Foundation
via Mariano Semmola
80131, Naples, Italy
n.maurea@istitutotumori.na.it

Gian Maria Miolo
Department of Medical Oncology
CRO-National Cancer Institute
Aviano, Pordenone, Italy
gmiolo@cro.it

Andrea Misino
IRCCS "Giovanni Paolo II"
Clinical Cancer Center
Viale Orazio Flacco 65
70124, Bari, Italy
dott.misino@oncologico.bari.it

Elisabetta Sara Montagna
IRCCS "Giovanni Paolo II"
Clinical Cancer Center
Viale Orazio Flacco 65
70124, Bari, Italy
es.montagna@libero.it

Ines Monte
Cardio-Thorax-Vascular and Transplant
Department University of Catania
Catania, Italy
inemonte@unict.it

Vera Morsellino
Epidemiology and Biostatistics Unit
Istituto Giannina Gaslini
Genoa, Italy
veramorsellino@gaslini.org

Anju Nohria
Division of Cardiovascular Medicine
Cardio-Oncology Program
Department of Medicine
Dana-Farber Cancer Institute
and Brigham and Women's Hospital
Harvard Medical School
Boston, MA, USA
anohria@partners.org

Douglas M. Noonan
Laboratory of Vascular Biology and
Angiogenesis, Scientific and Tecnology Park
IRCCS MultiMedica
Milan, Italy

Department of Biotechnologies and Life
Sciences, University of Insubria
Varese, Italy
douglas.noonan@gmail.com

Stefano Oliva
Cardiology Unit
National Cancer Institute "Giovanni Paolo II"
Viale Orazio Flacco 65
70124, Bari, Italy
stefano.oliva@alice.it

Antonino De Paoli
Department of Radiation Oncology
CRO-National Cancer Institute
Aviano, Pordenone, Italy
adepaoli@cro.it

Iris Parrini
Department Cardiology, Hospital Mauriziano
Turin, Italy
irisparrini@libero.it

Sara Pessano
Epidemiology and Biostatistics Unit
Istituto Giannina Gaslini
Genoa, Italy
pessara@yahoo.it

Fausto Petrelli
Oncology Unit, Oncology Department
ASST Bergamo Ovest, Ospedale di Treviglio
Piazzale Ospedale 1
24047, Treviglio, BG, Italy
faupe@libero.it

Paolo Pino
Cardiology Unit and Coronary
Intensive Care Unit
Ospedale San Camillo-Forlanini
Rome, Italy
ppino@scamilloforlanini.rm.it

Stefania Rizzo
Department of Cardiac, Thoracic and
Vascular Sciences, Pathological Anatomy-
Cardiovascular Pathology
Azienda Ospedaliera-University of Padova
Medical School, Via A. Gabelli, 61
35121, Padova, Italy
stefania.rizzo-01@sanita.padova.it

Carlos A. Roldan
University of New Mexico School of Medicine
and VA Medical Center
Albuquerque, NM, USA
CRoldan@salud.unm.edu

Antonio Salsano
Division of Cardiac Surgery,
Department of Surgery
University Hospital IRCCS San Martino IST
Largo Rosanna Benzi 10
16132, Genova, Italy
ant.salsano@gmail.com

Loris Salvador
Division of Cardiac Surgery
San Bortolo Hospital, Viale Rodolfi 37
36100, Vicenza, Italy
medloris@yahoo.it

Davide Santeufemia
Oncology Department, Sassari Hospital
Sassari, Italy
davidesanteufemia@gmail.com

Francesco Santini
Division of Cardiac Surgery
Department of Surgery
University Hospital IRCCS San Martino IST
Largo Rosanna Benzi 10
16132, Genova, Italy
francesco.santini@univr.it

Matteo Sarocchi
Clinical Research for
Cardiovascular Diseases
IRCCS San Martino Hospital IST
Genova, Italy
matteosarocchi@gmail.com

Diego Serraino
Unit of Cancer Epidemiology
Centro di Riferimento Oncologico, IRCCS
Aviano, 33081, Italy
serrainod@cro.it

Paolo Spallarossa
Clinic of Cardiovascular Diseases and Coronary
Intensive Care Unit, Department of Internal
Medicine and Medical Specialties
IRCCS San Martino Hospital IST
Genova, Italy
Paolo.spallarossa@unige.it

Brigida Stanzione
Medical Oncology
IRCCS-CRO, National Cancer Institute
Aviano, Pordenone, Italy
brigida.stanzione@cro.it

Gaetano Thiene
Department of Cardiac, Thoracic
and Vascular Sciences, Pathological
Anatomy-Cardiovascular Pathology
Azienda Ospedaliera-University of Padova
Medical School, Via A. Gabelli, 61
35121, Padova, Italy
gaetano.thiene@unipd.it

Olivia Maria Thomas
Il Gabbiano Hospice and Community Palliative
Care Service, AAS5, Friuli Occidentale
Pordenone, Italy
oliviathomas82@gmail.com

Antonino Carmelo Tralongo
Interdisciplinary Unit for Survivors and Chronic
Cancer Patients "Lia Buccheri e Nino Tralongo"
UO Medical Oncology, RAO, Hospital Umberto
I, Siracusa, Italy
tralongolime@hotmail.it

Paolo Tralongo
Interdisciplinary Unit for Survivors and Chronic
Cancer Patients "Lia Buccheri e Nino Tralongo"
UO Medical Oncology, RAO
Hospital Umberto I
Siracusa, Italy
tralongo@raosr.it

Martina Urbani
Radiology Unit
CRO-National Cancer Institute
Aviano, Pordenone, Italy
murbani@cro.it

Marialuisa Valente
Department of Cardiac, Thoracic and Vascular
Sciences, Pathological Anatomy-
Cardiovascular Pathology
Azienda Ospedaliera-University of Padova
Medical School, Via A. Gabelli, 61
35121, Padova, Italy
marialuisa.valente@unipd.it

Paola Vallerio
Cardiology IV Unit, Niguarda
Ca' Granda Hospital
Milan, Italy
valleriopaola@hotmail.com

Gaia Viganò
Division of Cardiac Surgery
Department of Surgery
University Hospital IRCCS San Martino IST
Largo Rosanna Benzi 10
16132, Genova, Italy
gaia_vigano@libero.it

译者前言

近年来，我国心血管疾病和癌症的发病率和患病率均持续上升，成为威胁人民健康和生命安全的主要"杀手"。虽然原发于心脏的癌症并不常见，但同时罹患其他部位癌症和心血管疾病的患者却十分常见。一方面，随着癌症治疗方法的不断进步完善，越来越多的癌症患者得以长期生存，癌症相关并发症对患者预后的影响愈加显现，如癌症放化疗所导致的心血管并发症已经成为癌症患者死亡的主要原因之一，早期识别并予以及时处理是改善这些患者预后的关键。另一方面，心血管疾病患者也越来越多地面临癌症治疗的挑战，同时具有心血管疾病和癌症的患者往往情况更加复杂，治疗时更为棘手；然而目前尚缺乏针对此类患者需求的大型循证医学研究结果及相关临床管理指南。

《肿瘤心脏病学手册》由 Chiara Lestuzzi、Stefano Oliva 和 Francesco Ferraù 合作编写。书中对肿瘤心脏病学领域常见的临床问题均予以详细阐述，如癌症相关的心血管事件、癌症放化疗的心脏毒性筛查与监控、心脏肿瘤的影像学诊断方法、癌症合并心血管疾病患者的治疗决策等。本书为抗癌治疗相关心脏毒性的早期识别和处理提供了重要线索，旨在提高临床医生对癌症生存者及同时罹患心血管疾病的癌症患者的诊治能力，对于肿瘤科、心内科、放射治疗科医生以及相关领域读者都具有重要的临床参考价值。

本书在翻译过程中，每位译者均力求尊重原著，翻译准确，并在通俗易懂的前提下高质量呈现这一崭新领域的诊疗精髓，但由于能力所限，定会存在错误，期盼读者指出。随着医疗理念和技术的不断更新，本书中的内容不能机械地应用于我们的临床实践，所谓"时移世易"。最后感谢本书的原著者和出版社的编辑们为本书所付出的诸多努力！

李虹伟

原著序言

　　癌症负担已成为世界性的重大公共卫生问题。在发达国家，约 1/3 的人口会在一生中罹患癌症。随着癌症相关生存率的改善，早发心血管事件的发生率显著增加。多种化疗药物可导致心力衰竭，其主要与心肌纤维化和心肌细胞凋亡引起心肌功能障碍和心律失常相关；另外，许多化疗药物也可诱发微血管功能障碍而引起心脏损害。此外早发冠状动脉病变以及瓣膜、心包疾病也是值得关注的放疗相关并发症。

　　抗癌药物与心血管疾病间的相关性已经得到充分证实。最常引起心血管损害的药物包括蒽环类药物（如多柔比星）、烷化剂（如环磷酰胺）和酪氨酸激酶抑制剂（如曲妥珠单抗）。其中部分药物会导致不可逆的、进行性加重的心脏毒性，其他药物通常仅引起短暂的功能障碍，而不会对患者造成长期影响。

　　癌症长期生存者是目前早发心血管疾病发病风险最高、发病人数增长速度最快的群体之一。事实上，肿瘤治疗相关的心血管疾病发病率和死亡率的增加正在抵消抗癌治疗所带来的生存获益。然而，目前仍缺乏针对癌症生存者需求的研究计划、临床管理及指南。

　　"心脏毒性"的定义至关重要但目前仍欠标准化。最典型的例子为心力衰竭，其既可以通过临床诊断，也可以仅通过心脏影像学检查来诊断。在抗癌治疗过程中，心脏毒性的严重程度也不尽相同，这取决于所应用的药物种类、是否与其他药物联合应用、既往纵隔放疗史、是否存在心血管危险因素及心脏病史等。早期识别易发生心脏毒性的患者是降低抗癌治疗相关心血管疾病发病率和死亡率的关键。

　　由 Chiara Lestuzzi、Stefano Oliva 和 Francesco Ferraù 共同编写的《肿瘤心脏病学手册》为抗癌治疗相关心脏毒性的认识和治疗提供了重要线索。本书全面涵盖了肿瘤心脏病学的主要方面，共分为概述、肿瘤导致的心脏问题、肿瘤治疗与心脏毒性、心脏肿瘤、强化肿瘤学家、心脏病学家和全科医生之间的合作五大部分。

　　《肿瘤心脏病学手册》通过一系列建议提高人们对癌症生存者需求的重视。该书着眼于未来，预期了将来相关研究及治疗策略中需要首先解决的事项。为肿瘤科医生、心脏病学家、放射治疗科医生以及其他致力于癌症患者管理的临床医生和医学生提供参考和帮助。

Patrizio Lancellotti，MD，PhD

Liège，Belgium

目录

第四部分　心脏肿瘤

第五部分　强化肿瘤学家、心脏病学家和
全科医生之间的合作

第一部分

概　　述

第1章
癌症流行病学：欧洲肿瘤疾病患病率、发病率及生存趋势
Epidemiology of Cancer：Prevalence，Incidence of Neoplastic Diseases and Trends in Survival in Europe

Ettore Bidoli，Diego Serraino

汪云超　译　陈晖　审校

1.1　背景

　　从地理学上看，欧洲由 40 余个国家和地区构成，它们之中部分为欧盟成员国。全球或欧洲癌症疾病负担数据可在线查看[1-3]。癌症疾病负担可以通过发病率及死亡率评估，而癌症 5 年生存率已成为衡量医疗保健系统有效性的重要指标。国家级别的癌症发病率估计结果已更新至 2012 年。这些估计数据基于欧洲癌症登记网（ENCR）最新的发病率、世界卫生组织（WHO）死亡数据库的癌症死亡率[4] 及联合国的人口估计数据[5]。

　　在此，我们分析 4 种最常见癌症的发病率[6-14]、死亡率[7,9-10,12,15] 及 5 年生存率[2,16] 的估计值，这些癌症占欧洲国家癌症疾病负担的 50%。

　　此外，我们也介绍了观察到的可能与地理模式相关的主要危险因素[14,17-30]、特定癌症的二级预防[31-32] 以及第四版欧洲抗癌准则[17,20,24-25,31,33-34]。

1.2　癌症分布

- 据估计，2012 年欧洲诊断癌症总人数为 340 万（除外非黑色素瘤皮肤癌），约占全球诊断癌症人数的 25%。其中，男性患者 180 万（53%），女性患者 160 万（47%）。最常见的恶性肿瘤依次为乳腺癌（464 000 例，占癌症总人数的 13.5%）、结直肠癌（447 000 例，占 13.0%）、前列腺癌（417 000 例，占 12.1%）以及肺癌（410 000 例，占 11.9%）。上述 4 种恶性肿瘤导致的疾病负担占 2012 年欧洲癌症总疾病负担的 50.5%。
- 在男性人群中，最常见的原发部位为前列腺（417 000 例，占癌症总人数的 22.8%）、肺（291 000 例，占 15.9%）和结直肠（242 000 例，占 13.2%）。
- 在女性人群中，最常见的原发部位为乳腺（464 000 例，占癌症总人数的 28.8%）、结直肠（205 000 例，占 12.7%）和肺（119 000 例，占 7.4%）。

1.2.1　癌症总发病率（除外非黑色素瘤皮肤癌）

- 2012 年欧洲癌症死亡人数约为 175 万，其中男性患者占 56%（976 000 例），女性患者占 44%（779 000 例）。
- 最常见的癌症死亡原因为肺癌（353 000 例，占癌症死亡总人数的 20.0%），其次为结直肠癌（215 000 例，占 12.2%）和乳腺癌（131 000

例，占 7.5%）。

- 肺癌是导致男性死亡的首要原因（254 000 例，占 26.1%），其次为结直肠癌（113 000 例，占 11.6%）和前列腺癌（92 000 例，占 9.5%）。
- 乳腺癌是导致女性死亡的最常见原因（131 000 例，占 16.8%），其次为结直肠癌（102 000 例，占 13.0%）和肺癌（约 100 000 例，占 12.7%）。
- 不论男女，北欧及西欧国家的年龄标准化发病率均显著高于其他国家（如法国男性人群的年龄标准化发病率为 550/100 000，丹麦女性为 454/100 000）。在巴尔干半岛（如波斯尼亚和黑塞哥维那男性人群的年龄标准化发病率为 254/100 000，女性为 195/100 000；阿尔巴尼亚男性为 263/100 000，女性为 234/100 000）和希腊（男性为 289/100 000，女性为 192/100 000），癌症总发病率不论男女均较低。

1.2.2　癌症总死亡率（除外非黑色素瘤皮肤癌）

- 死亡率是反映癌症发病率和病死率的指标，其在东欧和中欧国家男性群体中显著升高，如匈牙利（306/100 000）。丹麦女性全癌症死亡率较高（168/100 000）的部分原因是该地区女性乳腺癌发病率及死亡率升高。
- 北欧国家男性群体的癌症死亡率最低，如芬兰（163/100 000）和冰岛（161/100 000），而女性群体癌症死亡率在南欧国家最低，如葡萄牙（103/100 000）和西班牙（99/100 000）。

1.3　肺癌

1.3.1　发病率

- 在男性群体中，以中欧和东欧国家发病率最高，如匈牙利（109/100 000）、马其顿共和国（102/100 000）、塞尔维亚（99/100 000）和波兰（90/100 000）。而北欧国家发病率最低，如芬兰（45/100 000）和瑞典（29/100 000）。
- 女性肺癌发病率的地理分布与男性相反。北欧国家发病率较高（如丹麦 55/100 000；荷兰 44/100 000），而东欧国家发病率较低（如乌克兰 9/100 000；白俄罗斯 9/100 000；俄罗斯 10/100 000）。
- 自 20 世纪 80 年代和 90 年代以来，许多欧洲国家的男性肺癌发病率和死亡率逐步下降，尤其在欧洲北部及西部地区。这些地区也是自 20 世纪 60 年代以来首次出现男性吸烟率下降的地区。

1.3.2　死亡率

— 不论男女，死亡率的地理分布大体遵循发病率的分布特点。
— 尽管在北欧高风险国家肺癌死亡率已趋于平稳，但在部分欧洲地区如法国和西班牙，那些吸烟时间晚于男性的女性患者死亡率仍呈上升趋势。

1.3.3　危险因素

— 约 90% 的肺癌由吸烟引起。因此，控烟是所有欧洲国家的首要问题，特别是中欧和东欧国家的男性人群，同样也包括年轻女性人群。

1.3.4　生存情况

— 在欧洲，肺癌患者的平均年龄标准化 5 年生存率是十大癌症中最低的（13.0%），其中女性高于男性患者。
— 平均年龄标准化 5 年生存率在不同地区差异很小，范围从英国和爱尔兰的 9.0% 到中欧国家的 14.8%。
— 年龄是影响患者生存率的决定性因素，15～44 岁患者的 5 年生存率为 24.3%，而年龄大于 75 岁的患者 5 年生存率仅为 7.9%。

1.4　乳腺癌

1.4.1　发病率

— 2012 年，乳腺癌位列全欧洲地区女性癌症发病率首位，不同国家地区之间发病率可相差 3 倍之多。
— 统计数据显示，西欧国家如比利时（147/100 000）、法国（137/100 000）、荷兰（131/100 000），以及英国（129/100 000）和北欧国家如丹麦（143/100 000）、冰岛（131/100 000）和芬兰（121/100 000）乳腺癌发病率最高。
— 相比之下，东欧国家乳腺癌发病率显著降低（如乌克兰乳腺癌发病率为 54/100 000，摩尔多瓦为 53/100 000）。
— 另外，在进行乳腺癌研究时应考虑患者的绝经情况：
    ⹀ 在绝经后女性中，北欧国家乳腺癌发病率最高，但波罗的海三国乳腺癌发病率与东欧及中欧国家相似。
    ⹀ 此外，北欧、西欧及南欧国家（除波罗的海国家以外）乳腺癌发病率趋于平缓，而在斯洛文尼亚、德国和荷兰仍略有上升。在绝经前女性中，南欧及西欧国家乳腺癌发病率最高（如意大利、法国和荷兰乳腺癌发病率均高于 140/100 000）。

— 中欧、东欧及波罗的海三国乳腺癌发病率最低（<90/100 000），这些国家的乳腺癌发病率在过去的 20 年中趋于稳定。

1.4.2 死亡率

— 乳腺癌是欧洲女性癌症死亡的首要原因。不同地区乳腺癌死亡率各不相同（最多可相差 2 倍），其中北欧国家（如比利时 29/100 000，丹麦28/100 000）和南欧国家（塞尔维亚 31/100 000，马其顿 36/100 000）死亡率最高。

— 20 世纪 90 年代，大多数欧洲国家乳腺癌死亡率均下降，这得益于肿瘤的早期诊断（乳腺癌筛查及癌症意识的提高等）及癌症治疗的一系列进展。

1.4.3 危险因素

— 欧洲国家之间乳腺癌发病率的差异可能与以下原因有关：乳腺癌的筛查范围和筛查手段不同、已知的乳腺癌危险因素（如产次，初产年龄）的发生率和分布不同、乳腺癌发病率估计方法中可能存在的偏倚。

1.4.4 生存情况

— 在大多数国家，乳腺癌患者（仅女性）的 5 年生存率与欧洲平均值（81.8%）相当接近。除东欧以外的欧洲国家乳腺癌患者的 5 年生存率为 76%～86%。

  — 所有北欧和中欧国家以及意大利、西班牙和葡萄牙，乳腺癌 5 年生存率>80%。

  — 大多数东欧国家，除捷克共和国以外，乳腺癌 5 年生存率比欧洲其他国家低 10%～15%。

1.5 结直肠癌

1.5.1 发病率

— 结直肠癌在男性群体中的发病率稍高于女性。欧洲国家结直肠癌的发病率可相差接近 5 倍。

- 统计数据显示，中欧国家结直肠癌发病率最高。其中男性结肠癌发病率最高的国家为斯洛伐克（92/100 000），其次为匈牙利（87/100 000）和捷克共和国（81/100 000）；女性结肠癌发病率从高到低依次为挪威（54/100 000）、丹麦（53/100 000）、荷兰（50/100 000）。
- 巴尔干半岛国家波斯尼亚和黑塞哥维那（男性 30/100 000，女性 19/100 000）、希腊（男性 25/100 000，女性 17/100 000）以及阿尔巴尼亚（男性 13/100 000，女性 11/100 000）的结直肠癌发病率较低。
- 中欧、东欧及南欧国家男性结直肠癌发病率呈上升趋势。

1.5.2　死亡率

- 尽管结直肠癌的死亡率在一些发病率相对较低的国家中有所升高（如摩尔多瓦、俄罗斯、黑山、波兰和立陶宛等），但总体来说死亡率分布遵循发病率的地理分布特点。

1.5.3　危险因素

- 研究证明，新鲜水果、蔬菜、粗粮摄入不足，红肉、加工食品以及脂肪摄入过多可增加结直肠癌的风险。
- 改善生活方式，避免久坐及肥胖可降低结直肠癌患病风险。
- 在欧洲一些医疗资源丰富的国家正在开展基于人群的结直肠癌筛查，这有助于息肉样癌前病变及早期癌症的发现及切除，并可作为欧洲结直肠癌早期诊断的重要手段。

1.5.4　生存情况

- 欧洲结肠癌患者的年龄标准化 5 年生存率为 57.0%，不同性别间略有差异：
  - 在北欧、中欧及南欧国家年龄标准化 5 年生存率约为 60%。
  - 在东欧国家、英国和爱尔兰年龄标准化 5 年生存率相对较低。
  - 许多国家如丹麦、克罗地亚、斯洛文尼亚及爱尔兰的结直肠癌生存率较对应地区平均生存率有显著差异。
- 欧洲直肠癌患者的年龄标准化 5 年生存率为 55.8%，其中女性生存率高于男性：
  - 中欧及北欧国家年龄标准化 5 年生存率最高，许多国家超过 60%。
  - 南欧国家、英国及爱尔兰年龄标准化 5 年生存率居于中间水平。
  - 东欧国家年龄标准化 5 年生存率明显较低。

1.6 前列腺癌

1.6.1 发病率

— 欧洲不同地区前列腺癌发病率差异可达 8 倍之多。
  — 北欧及西欧国家前列腺癌发病率最高，如挪威（193/100 000）和法国（187/100 000）。
  — 中欧及东欧国家前列腺癌发病率最低，如摩尔多瓦共和国（30/100 000）和阿尔巴尼亚（25/100 000）。
— 整个欧洲地区的前列腺癌发病率呈上升趋势，尤其是北欧及年轻群体（35～64 岁）中，如立陶宛前列腺癌发病率每年增加 28％。

在一些北欧及西欧国家，前列腺癌发病率似乎在 2012 年之前趋于平稳或出现下降。

1.6.2 死亡率

— 不同地区前列腺癌死亡率的差异远小于发病率的差异：
  — 立陶宛（36/100 000）和丹麦（34/100 000）前列腺癌死亡率最高。
  — 马耳他（14/100 000）和阿尔巴尼亚（13/100 000）前列腺癌死亡率最低。
— 在北欧和西欧一些医疗资源丰富的国家中，前列腺特异性抗原（PSA）检测在 20 世纪 80 年代后期开始得到广泛应用，随后迅速被不合适的应用于临床筛查，使得处于前列腺癌潜伏期的患者检出率增加，从而导致了前列腺癌发病率的增加。

1.6.3 危险因素

— 前列腺癌的危险因素目前尚不明确。对无症状和伴下尿路症状的男性中进行 PSA 检测及后续的前列腺组织活检是前列腺癌发病率显著增加的主要原因。
— 应用 PSA 检测对人群进行前列腺癌筛查是否获益仍存在争议。

1.6.4 生存情况

— 欧洲前列腺癌患者的平均年龄标准化 5 年生存率高达 83.4％：
  — 除东欧的大多数欧洲国家前列腺癌患者的生存率为 80％～90％（克

罗地亚、丹麦和斯洛文尼亚例外）。

　━　除捷克共和国和立陶宛外，大多数东欧国家前列腺癌生存率均较低。

　━　欧洲前列腺癌的 5 年相对生存率在 55～64 岁患者中最高，85 岁及以上患者最低。

　━　英国、爱尔兰、中欧及南欧国家的生存率随年龄的下降幅度较西欧和北欧国家更显著。

1.7　讨论

- 欧洲癌症疾病负担的增加以及常见癌症发病率的升高趋势，尤其是结直肠癌年轻化受到人们的关注。

- 2002 年以前，不同地区确诊的癌症患者的生存率存在很大差异，其中北欧及中欧国家生存率较高，英国和东欧国家生存率较低。

- 目前已知的大部分癌症是能够预防的，并且癌症的一级预防早在过去就已经取得了一些重要的成果。

降低欧洲疾病负担的策略需要因地制宜，以反映每个国家的癌症发病率状况，并与其他国家进行比较。

- 导致不同国家地区间持续存在的生存率差异的可能原因包括肿瘤生物学差异、疾病筛查及诊断手段的应用、疾病诊断时的分期以及高质量医疗资源的可获得性。

- 不同地区癌症生存率的差异在一定程度上反映了该地区医疗资源配置情况。医疗卫生支出较高的国家癌症生存率常高于支出较少的国家。

然而，癌症生存率的差异可能也受到除医疗资源以外的其他因素的影响，如不同人群体之间社会经济地位、生活方式和一般健康状况等的差异。

反过来，这些因素可能会导致患者就医行为、治疗决策及治疗效果的差异，这些可能直接或间接影响癌症预后。特别是出现合并症导致身体状况欠佳时，可能会限制治疗的选择及治疗效果，导致癌症生存率下降。

- 大规模的筛查及严密的诊疗手段既增加了癌症发病率，又提高了癌症生存率，同时也导致了癌症生存率的差异。

早期诊断可增加对治疗反应良好的早期癌症的检出率，但这也可能导致过度诊断和领先时间偏倚，即虽然延长生存期但并不能显著降低死亡率。

- 欧洲癌症患者生存期的延长及生存率的差异说明，通过应用经验证的治疗方案并确保所有癌症患者均能获得早期诊断和高质量治疗可以进一步改善癌症生存状况。

1.8　欧洲抗癌准则

欧洲抗癌准则（第 4 版）提出 12 条建议，旨在预防癌症发生及降低癌症死亡风险（表 1.1）。

该准则遵循以下 5 项主要原则：

- 充分的科学证据表明，遵循欧洲抗癌准则避免或减少有害物质暴露、采取健康的生活方式、进行癌症筛查或疫苗接种可降低癌症发生风险或死亡风险。

因此对个体而言，欧洲抗癌准则虽然不能完全避免癌症发生，但其获益已被证实。

- 欧洲抗癌准则中提出的建议适用人群广泛。
- 欧洲抗癌准则中建议的是一些个体能够做到的、降低癌症风险的事项。

该准则的目的不是淡化医疗决策者的责任，而是为提出"我能做些什么来降低我的癌症风险?"这个问题的个体提供一个工具。

- 欧洲抗癌准则中提出的建议可以清晰、简洁地传达给普通人群。

表 1.1　欧洲抗癌准则：降低癌症风险 12 条

1	不吸烟，不使用任何形式的烟草制品
2	创建无烟家庭及无烟工作环境
3	努力保持健康体重
4	每天进行体力锻炼，减少久坐时间
5	保持健康饮食：①多吃全谷物类、豆类、蔬菜及水果；②限制高糖及高脂等高热量食物摄入，避免饮用含糖饮料；③避免食用加工肉制品，限制红肉及高盐食物摄入
6	如果饮酒，不论何种类型，应限制摄入量。避免饮酒利于癌症预防
7	避免过多日光照射，尤其是儿童，采取防晒措施，避免日光浴
8	工作场所中应遵循健康与安全说明，避免接触致癌物质
9	确定家居环境是否暴露于较高水平的放射性气体氡，若水平较高采取措施予以降低
10	对于女性：①母乳喂养可降低母体癌症风险，如若可以尽量采用母乳喂养；②激素替代治疗（HRT）可增加某些癌症风险，应限制应用
11	确保儿童进行疫苗接种：①乙型肝炎疫苗（新生儿）；②人乳头瘤病毒疫苗（HPV）（女孩）
12	参加有组织的癌症筛查项目： ①肠道癌症（男性及女性） ②乳腺癌（女性） ③宫颈癌（女性）

引自国际癌症研究机构/世界卫生组织 ▶ http：//cancer code-europe. iarc. fr/index. php/en/［last access：29 agust 2016］

　　■ 最后一项原则是避免向人们提供具有混淆或混杂信息的建议。

参考文献

1. European Network of Cancer Registries. ► www.encr.eu.
2. Steliarova-Foucher E, O'Callaghan M, Ferlay J, et al. European cancer observatory: cancer incidence, mortality, prevalence and survival in Europe, version 1.0. European Network of Cancer Registries, International Agency for Research on Cancer. 2012. Available at ► http://eco.iarc.fr. Accessed 12 Sept 2015.
3. International Agency for Research on Cancer/World Health Organization. GLOBOCAN 2012. Estimated cancer incidence, mortality and prevalence worldwide in 2012. 2012. Available at ► http://globocan.iarc.fr/Default.aspx
4. World Health Organization (WHO) Databank. Geneva, WHO Statistical Information System. 2015. Available at ► http://www.who.int/whosis. Accessed 12 Sept 2015.
5. United Nations, Population Division. World population prospects, the 2010 revision. 2010. Available from ► http://www.un.org/esa/population/unpop.htm. Accessed 12 Sept 2015.
6. Arnold M, Karim-Kos HE, Coebergh JW, et al. Recent trends in incidence of five common cancers in 26 European countries since 1988: analysis of the European cancer observatory. Eur J Cancer. 2015;51(9):1164–87.
7. Bray F, Lortet-Tieulent J, Ferlay J, et al. Prostate cancer incidence and mortality trends in 37 European countries: an overview. Eur J Cancer. 2010;46(17):3040–52.
8. Doll R, Payne P, Waterhouse J. Cancer incidence in five continents: a technical report. Berlin: Springer (for UICC); 1966.
9. Ferlay J, Parkin DM, Steliarova-Foucher E. Estimates of cancer incidence and mortality in Europe in 2008. Eur J Cancer. 2010;46(4):765–81.
10. Ferlay J, Steliarova-Foucher E, Lortet-Tieulent J, et al. Cancer incidence and mortality patterns in Europe: estimates for 40 countries in 2012. Eur J Cancer. 2013;49(6):1374–403.
11. Feuer EJ, Merrill RM, Hankey BF. Cancer surveillance series: interpreting trends in prostate cancer—part II: cause of death misclassification and the recent rise and fall in prostate cancer mortality. J Natl Cancer Inst. 1999;91(12):1025–32.
12. Héry C, Ferlay J, Boniol M, et al. Quantification of changes in breast cancer incidence and mortality since 1990 in 35 countries with Caucasian-majority populations. Ann Oncol. 2008;19(6):1187–94.
13. Torre LA, Bray F, Siegel RL, et al. Global cancer statistics, 2012. CA Cancer J Clin. 2015;65(2):87–108.
14. Lortet-Tieulent J, Soerjomataram I, Ferlay J, et al. International trends in lung cancer incidence by histological subtype: adenocarcinoma stabilizing in men but still increasing in women. Lung Cancer. 2014;84(1):13–22.
15. Malvezzi M, Bertuccio P, Levi F, et al. European cancer mortality predictions for the year 2012. Ann Oncol. 2012;23(4):1044–52.
16. De Angelis R, Sant M, Coleman MP, et al. Cancer survival in Europe 1999–2007 by country and age: results of EUROCARE—5-a population-based study. Lancet Oncol. 2014;15(1):23–34.
17. Anderson AS, Key TJ, Norat T, et al. European code against cancer 4th edition: obesity, body fatness and cancer. Cancer Epidemiol. 2015;39 Suppl 1:S34–45.
18. Arnold M, Pandeya N, Byrnes G, et al. Global burden of cancer attributable to high body-mass index in 2012: a population-based study. Lancet Oncol. 2015;16(1):36–46.
19. Blackadar CB. Historical review of the causes of cancer. World J Clin Oncol. 2016;7(1):54–86.
20. Friis S, Kesminiene A, Espina C, et al. European code against cancer 4th edition: medical exposures, including hormone therapy, and cancer. Cancer Epidemiol. 2015;39 Suppl 1:S107–19.
21. Hakulinen T, Arbyn M, Brewster DH, et al. Harmonization may be counterproductive—at least for parts of Europe where public health research operates effectively. Eur J Public Health. 2011;21(6):686–7.
22. Harris HR, Bergkvist L, Wolk A. Adherence to the world cancer research fund/American institute for cancer research recommendations and breast cancer risk. Int J Cancer. 2016. doi:10.1002/ijc.30015 [Epub ahead of print].
23. International Agency for Research on Cancer (IARC). Monographs on the evaluation of carcinogenic risks to humans, Tobacco smoke and involuntary smoking, vol. 83. Lyon: IARC; 2004.

24. Leitzmann M, Powers H, Anderson AS, et al. European code against cancer 4th edition: physical activity and cancer. Cancer Epidemiol. 2015;39 Suppl 1:S46–55.

25. Leon ME, Peruga A, McNeill A, et al. European code against cancer, 4th edition: tobacco and cancer. Cancer Epidemiol. 2015;39 Suppl 1:S20–33.

26. Nomura SJ, Inoue-Choi M, Lazovich D, et al. WCRF/AICR recommendation adherence and breast cancer incidence among postmenopausal women with and without non-modifiable risk factors. Int J Cancer. 2016. doi:10.1002/ijc.29994 [Epub ahead of print].

27. Soerjomataram I, de Vries E, Pukkala E, et al. Excess of cancers in Europe: a study of eleven major cancers amenable to lifestyle change. Int J Cancer. 2007;120(6):1336–43.

28. Vieira AR, Abar L, Vingeliene S, et al. Fruits, vegetables and lung cancer risk: a systematic review and meta-analysis. Ann Oncol. 2016;27(1):81–96.

29. Wang J, Yang DL, Chen ZZ, et al. Associations of body mass index with cancer incidence among populations, genders, and menopausal status: a systematic review and meta-analysis. Cancer Epidemiol. 2016;42:1–8.

30. World Cancer Research Fund international. Available at ► www.wcrf.org. Accessed 09 Mar 2016.

31. Armaroli P, Villain P, Suonio E, et al. European code against cancer, 4th edition: cancer screening. Cancer Epidemiol. 2015;39 Suppl 1:S139–52.

32. Moss SM, Nyström L, Jonsson H, et al. The impact of mammographic screening on breast cancer mortality in Europe: a review of trend studies. J Med Screen. 2012;19 Suppl 1:26–32.

33. Minozzi S, Armaroli P, Espina C, et al. European code against cancer 4th edition: process of reviewing the scientific evidence and revising the recommendations. Cancer Epidemiol. 2015;39 Suppl 1:S11–9.

34. Schüz J, Espina C, Villain P, et al. European code against cancer 4th edition: 12 ways to reduce your cancer risk. Cancer Epidemiol. 2015;39 Suppl 1:S1–10.

第 2 章
癌症、心脏病的共同危险因素：吸烟
Cancer，Heart Diseases，and Common Risk Factors：Smoke

Annamaria Catino，Andrea Misino，Antonio Logroscino，
Elisabetta Sara Montagna，Domenico Galetta

王秋实　译　陈晖　审校

2.1　要点

- 心血管疾病是全球死亡的首要原因，大约占死亡的 30%。许多研究证实，卷烟烟雾暴露可升高心血管疾病的发病率及死亡率。当暴露于烟草环境（如被动吸烟）时，这种相关性也已得到证实。
- 烟草可通过多种机制引起心血管疾病，包括血栓形成、内皮功能受损以及炎症反应。
- 流行病学数据显示，吸烟引起的大部分损害在戒烟后可被迅速逆转。
- 因此，戒烟是预防心血管疾病的关键问题。
- 肺癌是全球癌症发病和死亡的首要原因，每年全球因癌症死亡的患者中 90% 可归因于吸烟，其中被动吸烟也是重要的危险因素。

- 吸烟可直接致癌，在卷烟烟雾中发现的 5000 多种化合物中，有 70 多种是致癌物质（既包含烟草中特有的物质如亚硝胺，也包括烟草燃烧过程产生的其他物质如多环芳烃）。
- 另外，吸烟者还会接触到其他致癌物，当尼古丁成瘾时会长期依赖并蓄积这些物质，包括挥发性醛类等。
- 吸烟的量越大、持续时间越长、开始吸烟的年龄越早、焦油含量越多、烟熏分数越高，相对风险就越高，而随着戒烟时间延长，风险会降低。
- 戒烟可以降低心血管疾病和肺癌的风险及死亡率；因此，制定有效的控烟政策以降低吸烟率是公共卫生系统的首要任务。

2.2　流行病学

心血管疾病就全球死亡的首要死因，大约占死亡的 30%[1]。多项流行病学研究证实，无论男女，吸烟与心肌梗死及急性冠状动脉疾病发生率升高相关[2-6]。这种相关性在低焦油卷烟吸烟者中也得到验证[7]，同样也明确存在于烟草环境暴露，例如被动吸烟中[8]。心血管事件的相对风险因年龄而异，在年轻吸烟者中更高，但与吸烟相关的绝对死亡率随年龄增长而上升[9-10]。

> 然而，虽然心血管疾病的发病率和死亡率都会因烟雾暴露而增加，但烟雾成分的确切作用以及整个复杂的发病机制尚未完全阐明。

烟草通过血栓形成、内皮功能受损以及炎症反应等多种机制引发心血管疾病[9,11]。另一个值得注意的问题是量-效关系。每日吸烟量与缺血性心脏病间的相关性显示，患病风险在吸烟量很小时急剧增加，在吸烟量大时达到平台期[9-10,12]。

> 然而，流行病学数据显示，大部分吸烟所导致的有害影响在戒烟后可被迅速逆转[9]。

因此，戒烟是预防心血管疾病有效且关键的步骤[8,10]。

2.3　卷烟烟雾：理化特征

卷烟烟雾可分为焦油相和气相。
- 焦油相为玻璃纤维过滤嘴过滤后残余的物质，保留 99.9% 大于 0.1 μm 的微粒。
- 经过滤嘴过滤后，剩下的是气相[13]。

两相中还含有不同浓度的自由基，焦油相中长效自由基比例较高[13]。

香烟的主流烟雾指经主动吸烟者吸入口中的物质，主要为气体成分（92%），而从香烟燃烧端产生的侧流烟雾，其有毒气体成分的浓度比主要烟雾更高[14]。

> 环境烟草烟雾既来自侧流烟雾（85%），也来自吸烟者呼出的主流烟雾（15%）[11]。

烟草的添加剂尼古丁存在于焦油相，参与吸烟相关损害的多个层面[9,11]。

2.4　病理生理学机制

— 吸烟通过多种机制引起心血管疾病。
- 吸烟与不同动脉粥样硬化疾病的相关性是心血管疾病的主要原因，累及心脏血管、大血管和外周血管，导致各种动脉粥样硬化临床综合征（稳定型和急性心绞痛、猝死、卒中、间歇性跛行及主动脉瘤）[11]。
- 吸烟与动脉粥样硬化过程中的一些基本要素相互作用，主要是通过血管舒张功能受损、炎症和血脂谱的改变。
- 多项研究表明，卷烟烟雾中的某些物质与心血管疾病有关。其中，研究最多的是尼古丁、一氧化碳和氧化性气体。
  - 规律吸烟者的尼古丁暴露非常严重，每天 24 h 持续累积。尼古丁的作用包括刺激局部神经元和肾上腺释放儿茶酚胺，持续的交感神经兴奋会导致心率加快。
  - 吸烟释放一氧化碳，一氧化碳可与血红蛋白结合，导致持续高浓度的碳氧血红蛋白，这大大减低了血红蛋白携氧和释放氧气的能力。由于接触一氧化碳，吸烟者通常会出现相对低氧血症，导致红细胞量和血液黏度增加，从而导致高凝状态。
  - 吸烟者吸入的其他氧化物以氮氧化物及多种自由基为主，它们共同参与内源性抗氧化剂（如维生素 C）的消耗，同时可通过炎症、内皮损伤、血脂异常及血小板活化等多种途径引起心血管疾病[15]。
  - 此外，实验研究表明，多环芳烃对动脉粥样硬化有促进作用[16]。

尼古丁主要与吸烟的血流动力学作用有关。尼古丁可刺激交感神经系统和心脏，从而增加心肌需氧量，导致与心肌的血液供应不平衡。此外，尼古丁可引起皮肤血管收缩，同时扩张其他血管床，如骨骼肌血管（表 2.1 和表 2.2）。

从整体上来看，尼古丁的作用包括提高心率、血压和心肌收缩力，从而

表 2.1 吸烟有害身体健康，戒烟会使其得到改善，因而从戒烟中获益无穷

器官	器官损害	戒烟的获益
大脑	尼古丁成瘾与海洛因等药物成瘾类似，由于大脑会发生严重改变故难以戒除大脑会产生更多的受体来结合更多的尼古丁 可导致戒断综合征（焦虑、易怒和强烈的吸烟欲望）	恢复大脑功能的同时也有助于戒烟 戒烟后，尼古丁受体的数量迅速恢复正常
听觉/视觉	轻中度听力受损，有时是永久性的（由于供给耳蜗的氧气量减少） 值得注意的是，听力损失虽然轻微，但可能影响工作 视力受损（尼古丁影响对夜视力有益的物质的产生） 通过白内障和黄斑变性，增加失明的风险	听力改善 视力改善，尤其是夜视力（通过改变视网膜和视神经的氧气供给）
口腔	口腔溃疡、早期牙齿脱落、牙周炎和牙龈炎 增加癌症发病率	清洁的口腔，洁白的牙齿，灿烂的笑容（少看牙医，节约成本，节省空闲时间）
面部	典型的"吸烟脸"表现为皮肤干燥、晦暗以及有许多皱纹的衰老皮肤	戒烟是一种真正的"抗衰老"治疗，可以改善和预防皱纹和黑斑，节约成本（用在美容中心、医疗咨询和其他干预措施方面的费用）
性功能和生育能力	增加男性勃起功能障碍的风险，并使之恶化 对精子和卵母细胞造成遗传损伤，增加不孕症及儿童遗传缺陷的发生率	戒烟能迅速减少这些危害
骨骼和肌肉	由于血液和氧气供应减少，可造成肌肉损伤，通过锻炼难以使肌肉强健，容易疲劳以及肌痛 卷烟烟雾中的一些物质会改变骨骼的组成和生理功能，导致骨质疏松症，增加骨折的风险并延迟骨折愈合 重要提示：目前，外科医生认为对于吸烟患者，一些整形外科干预措施风险较高	戒烟能迅速改善骨骼和肌肉健康
激素状态与代谢	食欲旺盛和更高的脂肪比例 增加患糖尿病的风险，同时糖尿病的控制也会变差（糖尿病累及多个器官，因此会导致多种并发症，从而导致多个器官功能丧失，如失明、严重血管病变导致截肢等） 女性不孕症和更年期提前	改善对代谢的控制，提高节食的功效 身体健康，身材健美以及性功能的恢复

续表

器官	器官损害	戒烟的获益
呼吸功能	支气管肺慢性炎症和肺气肿（进展并导致肺瘢痕，需要持续氧疗）	戒烟后短时间内，呼吸道症状改善，支气管纤毛保护功能增强 肺气肿不能被治愈；因此，任何时候戒烟来预防肺气肿都是非常重要的
心脏	心血管疾病风险非常高（心肌梗死、脑卒中和常导致截肢的血栓闭塞性脉管炎）	这些风险中大多数可在戒烟后被逆转 戒烟能迅速降低动脉压和心率 心脏缺血性疾病的风险在戒烟 24 h 后开始下降 降低肥胖水平，并且通过降低血栓栓塞风险，提高血液流动性，从而降低心脏负担

增加心肌做功，导致心肌需要的血流量增加。此外，吸烟可通过增加血管阻力以及收缩心外膜血管引起冠状动脉血流障碍[17]。事实上，这种作用在低剂量的情况下即存在[18]。最后，出现应激诱导性心肌缺血的趋势，部分是受一氧化碳相关效应的影响，一氧化碳引起的功能性贫血增加了应激状态下对冠状动脉血流的需求。因此，舒张期冠状动脉血流储备的减少，会导致吸烟者应激性心肌缺血。

其他基于内皮损伤、血栓形成和炎症的机制，均可在不同程度上导致吸烟相关的心血管疾病。

吸烟导致动脉粥样硬化和急性心血管疾病的另一种机制是外周血管和冠状动脉的内皮损伤。值得注意的是，戒烟已经被证明可以部分逆转这些损伤[19]。

在这种情况下，促发急性缺血事件的几种与内皮损伤/功能障碍相关的原因包括：血栓形成前状态、血管舒张储备减少、炎症反应、中性粒细胞和单核细胞对血管的黏附增加[20]。氧化应激与动脉粥样硬化和血管功能障碍的发生密切相关，一些研究报道其主要是由于自由基的作用[21-22]。

自由基可来源于卷烟烟雾的气相或焦油相、白细胞的活化或其他内源性来源，其结果之一是降低了一氧化氮的有效性[11,23-24]。

从整体上看，氧化应激增强与吸烟引起的所有改变均有关，如内皮功能障碍、脂质过氧化、内源性纤维蛋白溶解减少和血栓形成前效应[23-24]。实际上，抗氧化剂、降低氧化应激的药物或提高一氧化氮有效性的药物可逆转上述由吸烟诱导的机制[25-27]。

❯ **吸烟相关的内皮改变由氧化剂和尼古丁介导。**

表 2.2 主要的戒烟方法。吸烟者的吸烟原因和吸烟意愿强烈对这些方法的有效性有重要影响。最好是由专科医生制订初始方案，根据吸烟者的个人特点和烟瘾程度选择更适合的单一或联合方案

尼古丁透皮贴剂和口香糖	贴剂释放凝胶中所含的物质，其可到达中枢神经系统，减轻戒断症状并减少吸烟次数 应在就诊后使用
咨询	组成由专家（医生、心理学家）指导的吸烟者小组。通过沟通和相互支持，使患者强化戒烟的理由，增强戒烟的自信心 除了交流分享个人经验外，还提供了关于吸烟危害性的知识、戒烟相关的饮食支持，故而这种方式是有效的
药物治疗	某些药物（如伐尼克兰）可用于戒烟，可针对个体患者，也适用于戒烟中心或卫生服务机构/医院开展的联合治疗方案 这些治疗方案，在专家的处方下，是积极且适当的
电子烟	评价电子烟吸入物质安全性的若干研究和实验正在进行中，然而，对吸烟动机强烈的患者，它可能成为一种戒烟的可选方法，特别是联合咨询治疗或在有资质的中心进行的临床试验中
其他方法	
针灸	针灸技术是中国文化的一部分，是基于将细针刺入人体精确的穴位。它被认为是一种潜在的有效戒烟方法，即使在有充分理由的情况下，风险也相当高
顺势疗法	是一种以草药和天然药物为基础的"替代疗法"，也被"传统"医学部分认可，可刺激自然防御机制，并在不服药时帮助戒烟
催眠	这种方法鲜为人知，有效性也待验证 这项技术需要经验丰富的医生和患者强烈的戒烟动机
吸烟方式	某些释放尼古丁的吸嘴不能与香烟同时使用。尼古丁的黏膜吸收可以降低吸烟的渴求。该方法有待验证
饮食问题	饮食是戒烟过程中需要考虑的一个非常重要的因素 须避免暴饮暴食（因为戒烟者可出现食欲增加），但同时饮食是对戒烟非常有效的支持 一般建议避免食用甜食、脂肪、酒精和油炸食品；另外，建议多吃蔬菜和水果（富含维生素和水）。 饮水和花草茶是有用的，因为尼古丁是水溶性的，会通过尿液和汗液排出。 须注意：由于糖果或食物往往被误认为是香烟的替代品，故应遵从营养学家提供的饮食建议以避免肥胖的风险

此外，吸烟者体内可对抗氧化应激的抗氧化维生素水平较低。因此，Heizer 指出[25]，应用维生素 C 可以部分改善内皮功能。尼古丁本身影响内皮组织，研究发现其可使肌内膜增厚[28-31]。此外，当存在血脂异常、高血压、糖尿病等合并症时，吸烟会显著增加内皮功能障碍的风险[32]。

❯ 吸烟可增加心肌缺血及心绞痛的风险，从而导致急性心血管疾病，其最

重要的发病机制为高凝状态[9]。

血栓形成风险的增加依赖于多种因素。其中，血小板活化、内皮功能障碍及氧化剂的作用密切相关。

其他原因包括血小板源性一氧化氮释放受损，以及 P 物质（内皮依赖性血管扩张剂）刺激冠状动脉释放 tPA 减少[33-34]。值得注意的是，与非吸烟者相比，吸烟者血中检测到的 PAI-1 水平更高，这导致纤维蛋白溶解功能受损[35]。

> **综上所述，吸烟通过多种机制造成动脉粥样硬化斑块的血栓形成；吸烟者慢性炎症状态下激活血小板聚集、高纤维蛋白原水平，只是吸烟相关心血管疾病发病机制中多种因素间复杂的相互作用的一部分。**

事实上，流行病学数据支持这一观点，因为戒烟后心血管疾病风险迅速降低。

- 吸烟引起的心血管疾病与慢性炎症刺激有关，血清中多种有利于动脉粥样硬化形成的炎症介质（白细胞、单核细胞、C 反应蛋白和纤维蛋白原）水平升高[36-39]。
- 事实上，吸烟可诱导血管炎症的发生，主要是通过促进血管壁白细胞的募集和黏附。氧化应激被认为是诱发炎症的主要因素，而尼古丁已被证明可促进炎症，增强白细胞-内皮连接，同时也是一种中性粒细胞趋化因子[9,40-41]。
- 最后，参与吸烟相关心血管疾病的其他因素同样备受关注，如吸烟相关的胰岛素抵抗和高胰岛素血症相关的内皮细胞改变。
- 尼古丁可能导致胰岛素抵抗，所以在戒烟项目中要准确评估尼古丁类药物的长期安全性[9]。
- 吸烟与脂质代谢异常有关，因此促进动脉粥样硬化的发生。
- 尼古丁可加速脂肪分解并诱导胰岛素抵抗，因此它在增加吸烟者心血管风险中发挥重要作用[9]。

2.5　吸烟是癌症及其他疾病的危险因素

肺癌是全球癌症发病和死亡的首要原因，每年约有 160 万新发肺癌病例（占癌症总发病率的 13％）和 140 万死亡病例（占癌症总死亡率的 18％）[42]。在全球范围内，肺癌是男性癌症死亡的首要原因，女性癌症死亡的第二大原因[43]。烟草导致每年近 600 万人死亡，全球每年 90％的癌症死亡是由吸烟造成的，尽管这一比例在不同人群中不尽相同，从美国和法国的超过 80％到撒哈拉以南非洲的 40%[44]。

🔘 **除了与心血管疾病的发病过程和死亡风险相关外，吸烟还有直接的致癌作用。**

— 在卷烟烟雾中发现的 5000 多种化合物中，有 70 多种是致癌物质［既包括烟草特有的亚硝胺，也包括烟草燃烧过程中产生的多环芳烃（PAH）］。

— 此外，吸烟者还会接触到包括挥发性醛类在内的其他致癌物质，而尼古丁成瘾会导致长期接触并蓄积这些物质[45-46]。

— 研究表明，吸烟者患肺癌的风险呈剂量依赖性[47]。

— 此外，被动吸烟也是肺癌的一个重要危险因素[46-49]，尽管与暴露时间、暴露量和暴露环境的具体相关性数据在不同研究中存在一定差异[47,50-51]。

— 然而，据 Oberg 等的报道，二手烟烟雾发挥着重要作用，因为据估计每年有 21 400 例非吸烟者死于肺癌[52]。

关于女性吸烟者易感性更高这一假设尚未被完全阐明，Yu 等在最近的一项 meta 分析中重申，无论男性或女性，对控烟的要求是相同的[53]。

🔘 **最近一项 meta 分析通过回顾 20 世纪发表的 287 项超过 100 例肺癌病例的研究证明了肺癌与吸烟之间的关系[54]。**

🔘 **这种相关性在肺癌的所有组织分型中都很明显，且与性别无关，尽管戒烟者和正在吸烟者的证据更多，但在少量或偶尔吸烟的人群中也同样存在。在小细胞癌和鳞状细胞癌亚型中更为明显；恰如预期，相对风险随吸烟量、持续时间、焦油水平、烟熏分数的增加和吸烟初始年龄的减小而增加，随戒烟时间的延长而减小[54]。**

此外，协方差调整并没有影响上述结果，从而支持吸烟与肺癌之间的因果关系。

尽管吸烟状态对肺癌患者预后的影响众所周知[55]，然而 Okamoto 等在一项回顾性研究中得到了出人意料的结果，该研究根据组织分型评估了吸烟量对患者预后的影响[56]。研究评估了超过 1000 例接受手术的患者的预后，其中不吸烟的肺腺癌患者预后相对更好，而在鳞癌患者中轻度吸烟者［吸烟量（PY）≤30］的预后比重度吸烟者（PY＞30）的预后明显更差。

不管这些烟雾成分对 DNA 的损害程度如何，由于对烟草相关致癌物的敏感性可能不同，这些发现支持了基于吸烟状态和组织分型探索致癌途径的进一步研究。

> 如上所述，值得注意的是，吸烟相关疾病的大多数发病机制中至少部分是可逆的；因此，通过戒烟降低肺癌发病和死亡的风险有力地支持了戒烟计划[47,53,57]。

此外，除了戒烟者可获得的益处外，需要强调的是，肺癌患病率和死亡率随着戒烟年龄的降低而逐渐下降[58]。

根据之前关于 21 种明确由吸烟引起的疾病 [12 种癌症、6 种心血管疾病、糖尿病、慢性阻塞性肺疾病（COPD）、包括流感在内的肺炎] 之间的相关性数据，一些研究表明，其他原因也可能导致吸烟者死亡率升高[59-60]。最近，Carter 等的报告指出，吸烟者中大约 17％ 的额外死亡率与一些之前未明确归因于吸烟的疾病有关，包括肾衰竭、高血压心脏病、感染、呼吸系统疾病以及乳腺癌和前列腺癌[60]。该研究进一步发现，随着戒烟时间的增加，这些风险会逐渐降低[60]。

最近在意大利进行的一项研究推测，地中海地区吸烟者戒烟后的预期寿命将会增加[61]。

与之前在世界范围内进行的研究结果一致，Carrozzi 等证实，戒烟可提高男性和女性的预期寿命；此外，该研究还提供了一种工具，通过男性或女性的戒烟年龄、每天吸烟的数量，预计戒烟后各项相关风险的降低程度[61]。

　　因此，为了促进和支持反烟草斗争以及戒烟计划，准确估计吸烟的风险是至关重要的。因此，在国家卫生系统内，对健康获益和预期寿命的量化是必不可少的。

- 在世界范围内进行的研究表明，根据戒烟的时间对风险的量化、戒烟后风险的改善、生命和健康获益等方面的结果是一致的。
- 虽然肺癌的治疗方法有所改进，但肺癌在明确诊断时往往已处于晚期，因此需要努力优化筛查方法，尤其是高危人群的筛查方法，以期尽早发现并获得治愈的机会。然而，目前通过筛查而降低的肺癌死亡率仍然很低，据美国最近的一项研究估计不超过 8％[62]。
- 吸烟是癌症主要的可预防性因素。在过去的十年中，尽管吸烟率正在下降，目前在欧盟 27 国（27 个成员国）中为 28％[46]，但仍很高，特别是在低收入国家中；此外，欧洲国家中男性和女性吸烟率均在 25～44 岁时最高，重度吸烟者占很大比例[46,63-64]。

> 因此，公共卫生系统的一个首要任务是通过有效的烟草控制政策，尽快预防癌症死亡并降低吸烟率。

因此，根据世界卫生组织《烟草控制框架公约》（FCTC），作为禁烟战略的重要组成部分，在世界范围内实施的最重要的措施包括：

①监测烟草使用和预防政策

②无烟空气政策

③戒烟项目

④发布警告（健康及大众传媒）

⑤禁止广告、促销和赞助

⑥提高烟草税[65]

已报告的关于美国烟草控制政策有效性的结果显示，这些措施很大程度上降低了肺癌的死亡率，同时减少了吸烟相关的多种疾病对卫生系统的影响，有力支持了这些措施。

事实上，许多国家通过禁烟立法和禁烟令，已经实现了心血管事件的减少[46,67-69]，而且这些烟草控制政策也有望保护非吸烟者。

2.6 小结

戒烟对心血管疾病、肺癌、由吸烟引起的其他癌症和慢性疾病（如COPD）的发生率和死亡率均有显著的有利影响。

受 WHO-FCTC 的启发，有必要采取全球范围的行动，特别是在公共卫生系统（如意大利-欧盟系统）中，旨在保护全人类免受烟草危害；在这种情况下，政府活动也可以在支出审查政策范围内取得积极成果。

参考文献

1. Santulli G. Epidemiology of cardiovascular disease in the 21st century: updated numbers and updated facts. J Cardiovasc Dis. 2013;1(1):1–2.
2. Doll R, Peto R. Mortality in relation to smoking: 20 years' observations on male British doctors. BMJ. 1976;2:1525–36.
3. Doll R, Gray R, Hafner B, Peto R. Mortality in relation to smoking: 22 years' observations on female British doctors. BMJ. 1980;280:967–71.
4. Willett WC, Green A, Stampfer MJ, et al. Relative and absolute excess risks of coronary heart disease among women who smoke cigarettes. N Engl J Med. 1987;317:1303–9.
5. Price JF, Mowbray PI, Lee AJ, Rumley A, Lowe GD, Fowkes FG. Relationship between smoking and cardiovascular risk factors in the development of peripheral arterial disease and coronary artery disease: Edinburgh artery study. Eur Heart J. 1999;20:344–53.
6. Jonas MA, Oates JA, Ockene JK, Hennekens CH. Statement on smoking and cardiovascular disease for health care professionals: American Heart Association. Circulation. 1992;86:1664–9.
7. Negri E, Franzosi MG, La Vecchia C, Santoro L, Nobili A, Tognoni G. Tar yield of cigarettes and risk of acute myocardial infarction: GISSI-EFRIM Investigators. BMJ. 1993;306:1567–70.
8. Law MR, Morris JK, Wald NJ. Environmental tobacco smoke exposure and ischaemic heart disease: an evaluation of the evidence. BMJ. 1997;315:973–80.

9. Benowitz NL. Cigarette smoking and cardiovascular disease: pathophysiology and implications for treatment. Prog Cardiovasc Dis. 2003;1:91–111.

10. Burns DM. Epidemiology of smoking-induced cardiovascular disease. Prog Cardiovasc Dis. 2003;46: 11–29.

11. Ambrose JA, Barua RS. The pathophysiology of cigarette smoking and cardiovascular disease: an update. J Am Coll Cardiol. 2004;43:1731–7.

12. Law MR, Wald NJ. Environmental tobacco smoke and ischemic heart disease. Prog Cardiovasc Dis. 2003;46:31–8.

13. Pryor WA, Stone K. Oxidants in cigarette smoke: radicals, hydrogen peroxide, peroxynitrate, and per-oxynitrite. Ann N Y Acad Sci. 1993;686:12–28.

14. Glantz SA, Parmley WW. Passive smoking and heart disease: epidemiology, physiology, and biochem-istry. Circulation. 1991;83:1–12.

15. Burke A, FitzGerald GA. Oxidative stress and smoking-induced tissue injury. Prog Cardiovasc Dis. 2003;46:79–90.

16. Penn A, Snyder CA. 1,3 butadiene, a vapor phase component of environmental tobacco smoke, accel-erates arteriosclerotic plaque development. Circulation. 1996;93:552–7.

17. Quillen JE, Rossen JD, Oskarsson HJ, et al. Acute effect of cigarette smoking on the coronary circula-tion: constriction of epicardial and resistance vessels. J Am Coll Cardiol. 1993;22:642–7.

18. Kaijser L, Berglund B. Effect of nicotine on coronary blood-flow in man. Clin Physiol. 1995;5:541–52.

19. Celermajer DS, Sorensen KE, Georgakopoulos D, et al. Cigarette smoking is associated with dose-related and potentially reversible impairment of endothelium-dependent dilation in healthy young adults. Circulation. 1993;88:2149–55.

20. Puranik R, Celermajer DS. Smoking and endothelial function. Prog Cardiovasc Dis. 2003;45:443–58.

21. Kojda G, Harrison D. Interactions between NO and reactive oxygen species: pathophysiological impor-tance in atherosclerosis, hypertension, diabetes and heart failure. Cardiovasc Res. 1999;43:562–71.

22. Nedeljkovic ZS, Gokce N, Loscalzo J. Mechanisms of oxidative stress and vascular dysfunction. Post-grad Med J. 2003;79:195–200.

23. Heitzer T, Brockhoff C, Mayer B, et al. Tetrahydrobiopterin improves endothelium-dependent vasodila-tion in chronic smokers: evidence for a dysfunctional nitric oxide synthase. Circ Res. 2000;86:E36–41.

24. Kayyali US, Budhiraja R, Pennella CM, et al. Upregulation of xanthine oxidase by tobacco smoke con-densate in pulmonary endothelial cells. Toxicol Appl Pharmacol. 2003;188:59–68.

25. Heitzer T, Just H, Munzell T. Antioxidant vitamin C improves endothelial dysfunction in chronic smok-ers. Circulation. 1996;94:6–9.

26. Fennessy FM, Moneley DS, Wang JH, Kelly CJ, Bouchier-Hayes DJ. Taurine and vitamin C modify mono-cyte and endothelial dysfunction in young smokers. Circulation. 2003;107:410–5.

27. Takajo Y, Ikeda H, Haramaki N, Murohara T, Imaizumi T. Augmented oxidative stress of platelets in chronic smokers: mechanisms of impaired platelet-derived nitric oxide bioactivity and augmented platelet aggregability. J Am Coll Cardiol. 2001;38:1320–7.

28. Chalon S, Moreno H, Benowitz NL, et al. Nicotine impairs endothelium-dependent dilatation in human veins in vivo. Clin Pharmacol Ther. 2000;67:391–7.

29. Sarabi M, Lind L. Short-term effects of smoking and nicotine chewing gum on endothelium-depen-dent vasodilation in young healthy habitual smokers. J Cardiovasc Pharmacol. 2000;35:451–6.

30. Neunteufl T, Heher S, Kostner K, et al. Contribution of nicotine to acute endothelial dysfunction in long-term smokers. J Am Coll Cardiol. 2002;39:251–6.

31. Krupski WC, Olive GC, Weber CA, et al. Comparative effects of hypertension and nicotine on injury-induced myointimal thickening. Surgery. 1987;102:409–15.

32. Heitzer T, Yla-Herttuala S, Luoma J, et al. Cigarette smoking potentiates endothelial dysfunction of fore-arm resistance vessels in patients with hypercholesterolemia. Role of oxidized LDL. Circulation. 1996;93:1346–53.

33. Ichiki K, Ikeda H, Haramaki N, et al. Long-term smoking impairs platelet-derived nitric oxide re- lease. Circulation. 1996;94:3109–14.

34. Newby DE, McLeod AL, Uren NG, et al. Impaired coronary tissue plasminogen activator release is associated with coronary atherosclerosis and cigarette smoking: direct link between endothelial dys-function and atherothrombosis. Circulation. 2001;103:1936–41.

35. Simpson AJ, Gray RS, Moore NR, et al. The effects of chronic smoking on the fibrinolytic potential of

plasma and platelets. Br J Haematol. 1997;97:208–13.

36. Jensen EJ, Pedersen B, Frederiksen R, et al. prospective study on the effect of smoking and nicotine substitution on leucocyte blood counts and relation between blood leucocytes and lung function. Thorax. 1998;53:784–9.

37. Tracy RP, Psaty BM, Macy E, et al. Lifetime smoking exposure affects the association of C-reactive protein with cardiovascular disease risk factors and subclinical disease in healthy elderly subjects. Arterioscler Thromb Vasc Biol. 1997;17:2167–76.

38. Tuut M, Hense H-W. Smoking, other risk factors and fibrinogen levels: evidence of effect modification. Ann Epidemiol. 2001;11:232–8.

39. Libby P, Ridker PM, Maseri A. Inflammation and atherosclerosis. Circulation. 2002;105:1135–43.

40. Totti III N, McCusker KT, Campbell EJ, et al. Nicotine is chemotactic for neutrophils and enhances neutrophil responsiveness to chemotactic peptides. Science. 1984;223:169–73.

41. Yong T, Zheng MQ, Linthicum DS. Nicotine induces leukocyte rolling and adhesion in the cerebral microcirculation of the mouse. J Neuroimmunol. 1997;80:158–64.

42. Jemal A, Bray F, Center MM, Ferlay J, Ward E, Forman D. Global cancer statistics. CA Cancer J Clin. 2011;61:69–90.

43. Torre LA, Bray F, Siegel RL, et al. Global cancer statistics,2012. CA Cancer J Clin. 2015;65:87–108.

44. Islami F, Torre LA, Jemal A. Global trends of lung cancer mortality and smoking prevalence. Transl Lung Cancer Res. 2015;4(4):327–38.

45. Hecht SS. Tobacco carcinogens, their biomarkers and tobacco-induced cancer. Nat Rev Cancer. 2003;3:733–44.

46. Leon ME, Peruga A, McNeill A, Kralikova E, Guha N, Minozzi S, Espina C, Schuz J. European code against cancer, 4th edition: tobacco and cancer. Cancer Epidemiol. 2015. doi:10.1016/j.canep.2015.06.001 (in press).

47. Wang A, Kubo J, Luo J, Desai M, Hedlin H, Henderson M, et al. Active and passive smoking in relation to lung cancer incidence in the Women's Health Initiative Observational Study prospective cohort. Ann Oncol. 2015;26:221–30.

48. Thomas JL, Guo H, Carmella SG, et al. Metabolites of a tobacco-specific lung carcinogen in children exposed to secondhand or thirdhand tobacco smoke in their homes. Cancer Epidemiol Biomarkers Prev. 2011;20:1213–21.

49. Suwan-ampai P, Navas-Acien A, Strickland PT, et al. Involuntary tobacco smoke exposure and urinary levels of polycyclic aromatic hydrocarbons in the United States, 1999 to 2002. Cancer Epidemiol Biomarkers Prev. 2009;18:884–93.

50. Hackshaw AK, Law MR, Wald NJ. The accumulated evidence on lung cancer and environmental tobacco smoke. BMJ. 1997;315:980–8.

51. Stayner L, Bena J, Sasco AJ, et al. Lung cancer risk and workplace exposure to environmental tobacco smoke. Am J Public Health. 2007;97:545–51.

52. Oberg M, Jaakkola MS, Woodward A, et al. Worldwide burden of disease from exposure to second-hand smoke: a retrospective analysis of data from 192 countries. Lancet. 2011;377:139–46.

53. Yu Y, Liu H, Zheng S, Ding Z, Chen Z, Jin W, Wang L, Wang Z, Fei Y, Zhang S, Ying K, Zhang R. Gender susceptibility for cigarette smoking-attributable lung cancer: a systematic review and meta-analysis. Lung Cancer. 2014;85:351–60.

54. Lee PN, Forey BA, Coombs KJ. Systematic review with meta-analysis of the epidemiological evidence in the 1900s relating smoking to lung cancer. BMC Cancer. 2012;12:385.

55. Toh CK, Gao F, Lim WT, Leong SS, Fong KW, Yap SP, et al. Never-smokers with lung cancer: epidemiologic evidence of a distinct disease entity. J Clin Oncol. 2006;24:2245–51.

56. Okamoto T, Suzuki Y, Fujishita T, Kitahara H, Shimamatsu S, Kohno M, Morodomi Y, Kawano D, Maehara Y. The prognostic impact of the amount of tobacco smoking in non-small cell lung cancer—differences between adenocarcinoma and squamous cell carcinoma. Lung Cancer. 2014;85:125–30.

57. Peto R, Darby S, Deo H, et al. Smoking, smoking cessation, and lung cancer in the UK since 1950: combination of national statistics with two case–control studies. BMJ. 2000;321:323–9.

58. Personal habits and indoor combustions. A review of human carcinogens. International Agency for Research on Cancer. Monogr Eval Carcinog Risks Hum. 2012;1–538.

59. Pirie K, Peto R, Reeves GK, Green J, Beral V. The 21st century hazards of smoking and benefits of stopping: a prospective study of one million women in the UK. Lancet. 2013;381:133–41.

60. Carter BD, Abnet CC, Feskanich D, Freedman ND, Hartge P, Lewis CE, Ockene JK, Prentice RL, Speizer FE, Thun MJ, Jacobs EJ. Smoking and mortality—beyond established causes. N Engl J Med. 2015;372: 631–40.

61. Carrozzi L, Falcone F, Carreras G, Pistelli F, Gorini G, Martini A, Viegi G. Life gain in Italian smokers who quit. Int J Environ Res Public Health. 2014;11:2395–406.

62. Ma J, Ward EM, Smith R, et al. Annual number of lung cancer deaths potentially avertable by screening in the United States. Cancer. 2013;119:1381–5.

63. Gallus S, Lugo A, La Vecchia C, et al. Pricing policies and control of tobacco in Europe (PPACTE) project:cross-national comparison of smoking prevalence in 18 European countries. Eur J Cancer Prev. 2014;23:177–85.

64. Gallus S, Lugo A, La Vecchia C, et al. Pricing policies and control of tobacco in Europe (PPACTE) project: smoking prevalence and consumption in 18 European countries. Final report. Dublin: PPACTE Consortium; 2011.

65. World Health Organization. WHO report on the global tobacco epidemic, 2015: raises taxes on tobacco—executive summary. Available online ▶ http://apps.who.int/iris/bitstream/10665/178577/1/WHO_NMH_PND_15.5_eng.pdf?ua=1&ua=1

66. Moolgavkar SH, Holford TR, Levy DT, et al. Impact of reduced tobacco smoking on lung cancer mortality in the United States during 1975–2000. J Natl Cancer Inst. 2012;104:541–8.

67. Cesaroni G, Forastiere F, Agabiti N, et al. Effect of the Italian smoking ban on population rates of acute coronary events. Circulation. 2008;117:1183–8.

68. Pell JP, Haw S, Cobbe S, et al. Smoke-free legislation and hospitalizations for acute coronary syndrome. N Engl J Med. 2008;359:482–91.

69. Mackay DF, Irfan MO, Haw S, et al. Meta-analysis of the effect of comprehensive smoke-free legislation on acute coronary events. Heart. 2010;96:1525–30.

第 3 章

癌症与心脏病的共同危险因素：饮食与体育活动

Cancer，Heart Diseases and Common Risk Factors：Diet and Physical Activity

Paolo Tralongo，Chiara Lestuzzi，Francesco Furlanello

王秋实　译　陈晖　审校

3.1　背景

　　生活方式和饮食习惯被认为是癌症和心血管疾病发病机制的危险因素。很多流行病学研究均已证明，饮食的作用与饮食在地理和迁徙过程中不断变化存在相关性。吸烟、肥胖、糖尿病、高血压和高胆固醇血症是动脉粥样硬化和冠心病（CAD）最重要的危险因素。有益心脏健康的饮食包括水果和蔬菜、谷物、鱼、低脂乳制品和低糖饮料[1]。长期以来人们都知道，健康的饮食、规律的体育活动和戒烟可以减少缺血性心脏病的复发，并可能提高冠心病或高危人群的生存率[2-4]。富含饱和脂肪酸的饮食对心力衰竭患者也是危险的[5]。地中海饮食可显著降低总死亡率（9%）、心血管疾病死亡率（9%）和癌症发病率或死亡率（6%）[6]。富含水果和蔬菜的饮食可以降低消化道癌症尤其是结直肠癌的风险。红肉会增加患结直肠癌的风险。含糖饮料的摄入与胰腺癌的发病率有很强的相关性。众所周知，超重和缺乏体育锻炼会增加多种癌症的风险，包括乳腺癌、结肠癌、肺癌、前列腺癌和子宫内膜癌[7-8]。

高热量摄入会导致体重增加和肥胖。因此，它与癌症和心血管疾病的风险增加有关。许多研究已经阐释了减少热量摄入如何降低这种风险。其决定因素包括高胰岛素血症、胰岛素抵抗、胰岛素样生长因子上调、性激素代谢异常、慢性炎症、氧化应激、血管生长因子增多以及免疫系统受损等。因此，它们将通过减少细胞凋亡和增加复制潜能、免疫逃逸、癌细胞转移来调节细胞增殖[9-10]。

一些食品成分具有直接致癌作用，如在红肉中发现的亚硝基化血红素铁会促发结直肠癌。红肉在高温下长时间烧烤后产生的杂环胺和多环芳烃也是致癌物质[11]。

每种食品及其成分都有影响癌症多种发病机制的能力。微量元素可以以单一或联合的形式影响这些过程。事实上，癌症和饮食之间有着多种复杂的联系；因此，不可能把某一种食物与疾病归为因果关系；各种食物的组合、食物的暴露时间，实际上是许多癌症和动脉粥样硬化的影响因素[12]。

> 心血管疾病和许多癌症具有相同的危险因素，有效预防心血管疾病的策略往往有助于预防各种癌症，反之亦然[13]（图 3.1 至图 3.3）。

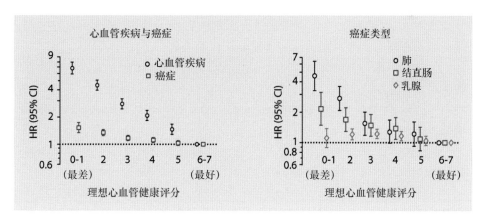

图 3.1　根据理想心血管健康（CVH）评分，对心血管疾病（CVD）、癌症（左）和癌症类型（右）的发病率进行多变量调整的风险比和 95%CI。经允许引自 Foraker et al.[13]

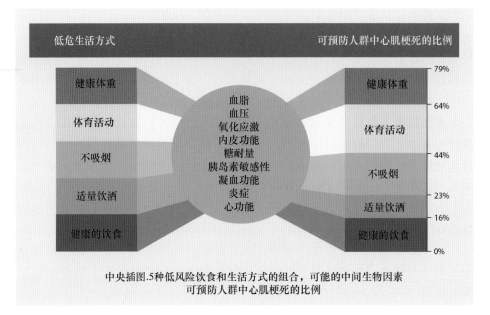

图 3.2　低危生活方式及其可预防人群中心肌梗死的比例。经允许引自：AkessonA et al. Low-risk diet and lifestyle habits in the primary prevention of myocardial infarction in men：a population-based prospective cohort study. Journal of the American College of Cardiology 2014；64：1299-1306

以预防癌症为目的的健康生活方式的具体建议

①不要吸烟；如果吸烟，请戒烟。

②体脂：在推荐的正常体重范围内尽可能降低体脂。确保儿童和青少年的体重在 21 岁时达到正常体重指数范围的下限。从 21 岁开始，保持体重在正常范围内。成年期避免体重增加及腰围增加。

③体育活动：将体育活动作为日常生活的一部分。每天进行中等强度的体力活动，至少相当于快步走 30 min。随着身体素质的提高，每天的目标是 60 min 的中等强度运动或 30 min 的剧烈运动。限制久坐的习惯，比如看电视。

④促进体重增加的食物和饮料：限制高热量食物的摄入以及避免含糖饮料。如果有的话，少吃快餐。

⑤植物性食物：多吃植物性食物。每天至少吃 5 份（至少 400 g）不含淀粉的蔬菜和水果。每餐吃相对未经加工的谷物和（或）豆类。限制精制淀粉食品。食用淀粉根或块茎作为主食的人还应确保摄入足够的非淀粉类蔬菜、水果和豆类。

⑥*动物性食品*：限制红肉的摄入，避免。红肉应该每周摄入＜500 g，并尽可能少食用肉制品。

⑦*饮酒*：限制饮酒。如饮酒，则男性每日饮酒量应控制在不多于 2 杯，女性则为 1 杯。

⑧*保存、加工、制备*：限盐。避免发霉的谷物或豆类。避免腌制、加盐的或咸味食物：不要用盐保存食物。限制盐加工食品的摄入量，以确保每天盐的摄入量低于 6 g (2.4 g 钠)。不要吃发霉的谷物或豆类。

⑨*膳食补充剂*：建议仅通过饮食来满足营养需求。不推荐用膳食补充剂预防癌症。

⑩*母乳喂养*：建议母乳喂养。为 6 个月以下的婴儿提供纯母乳喂养，此后继续补充喂养。

⑪*癌症治愈者*：遵循预防癌症的建议。个性化推荐。所有癌症生存者都应接受专业人员的营养照护，除非另有其他建议，应尽可能做到遵循饮食、健康体重、体育活动方面的建议。

注意：①～⑨*也适用于心血管疾病的预防。*

经允许引自：World Cancer Research Fund/American Institute for Cancer Research，Food，Nutrition，Physical Activity and the prevention of cancer：a global perspective. Washington，DC：world Center Research Fund/American Institute for cancer Research，2007.

3.2 饮食

- 糖

儿童和成人摄入含糖饮料与肥胖之间有很强的相关性[15]。高糖或高血糖指数的碳水化合物饮食可通过增加胰岛素分泌、促进氧化应激和增加体重，从而促发糖尿病、心血管疾病和癌症[14,16]。含糖饮料或高血糖指数食品与冠心病、胰腺癌、结直肠癌和乳腺癌呈正相关[17-19]。与固体食物相比，液体形式的卡路里产生的饱腹感更弱，从而更易增加每日摄入的总热量。含糖饮料的摄入也会取代更健康的饮料，如牛奶。

❯ **减少含糖饮料摄入是降低个体心血管疾病和癌症风险的一个重要饮食目标。**

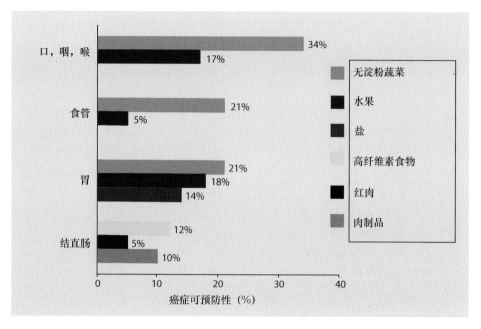

图 3.3　根据饮食因素对英国的癌症预防能力进行评估，这些因素确定或可能与某些癌症的风险有关。该图显示了英国通过适当饮食可预防癌症的百分比。经允许引自：Norat et al.[14]

■ 脂肪

不饱和脂肪酸可分为单不饱和脂肪酸（MUFA，如油酸和棕榈油酸）和多不饱和脂肪酸（PUFA，包括 omega-3 和 omega-6）。橄榄油中富含 MUFA被认为是地中海饮食的关键优势之一。omega-6 和 omega-3 的最佳比例是 1：1～4：1。海产品中的 omega-3 与冠心病死亡率呈显著负相关；植物性 omega-3 的功效较弱。食物中的饱和脂肪酸（SFA）来源于动物食品，如黄油、牛奶、肉类、鲑鱼和蛋黄以及一些植物食品，如巧克力和可可脂、椰子油和棕榈仁油。由于 SFA 摄入量的增加常与冠心病风险的增加有关，因此多年来建议限制其摄入量是合理的[20]。然而，在进行脂肪修饰（而非减少）的研究中，心血管事件的风险降低了 14％。这与男性血清总 LDL 胆固醇和甘油三酯（三酰甘油）的影响直接相关，在女性中则不相关[21]。实际上，最易致动脉粥样硬化的 SFA 是棕榈酸，它含有 16 个碳原子（16C）。中链脂肪酸（MCFA），即<12C 的脂肪酸不会造成动脉粥样硬化。甾醇是存在于大多数细胞的细胞膜上的脂质，甘油三酯是由 3 个脂肪酸和 1 个甘油连接而成，是储存代谢能量的主要形式或过程。当饮食中含有过量的碳水化合物和（或）脂质时，它们会被肝转化为脂蛋白，并在血液中被运输到肌肉和脂肪组织。脂蛋白有 3 种

类型：极低密度脂蛋白（VLDL）、低密度脂蛋白（LDL）和高密度脂蛋白（HDL）。众所周知，血液中富含甘油三酯的 VLDL 和 LDL 胆固醇与动脉粥样硬化风险有关，而降低 LDL 有利于预防动脉粥样硬化[22-24]。相反，HDL 具有保护作用，可介导胆固醇从细胞内流出，逆转胆固醇从外周组织进入肝的途径[25]。

反式脂肪酸（TFA）是在金属催化剂、真空和高热作用下，通过液态植物油的部分氢化作用人工生产的。它也可以出现在天然的肉类和奶制品中，因为反刍动物可通过细菌酶将不饱和脂肪酸生物氢化。食用人工反式不饱和脂肪酸可使冠心病事件风险增加 30%，冠心病死亡风险增加 18%[26]。然而，乳制品中所含的天然 TFA，如反式棕榈油酸酯，与 LDL 胆固醇升高以及甘油三酯、空腹胰岛素、血压降低和糖尿病等相关[27]。TFA 在乳腺癌、结肠癌、胃癌和前列腺癌的发病机制中也发挥关键作用[28-31]。

- 用食物中的 PUFA 代替 SFA 已经被证明可以降低心血管疾病的风险，但是用碳水化合物，尤其是精制碳水化合物代替 SFA，会加剧与胰岛素抵抗和肥胖有关的动脉粥样硬化性血脂异常，包括增加甘油三酯、小的 LDL 颗粒和降低 HDL 胆固醇[32]。

- 最近的研究表明，目前仍无充分的证据确定降低食用胆固醇是否能降低 LDL 胆固醇[33]。

▶ **饮食建议应注重优化脂肪的质量**（限制人工 TFA 和＞12C 的 SFA；增加 MFA 和 PUFA 的使用；将 omega-6/omega-3 的比例限制在 5/1 以下；优选海产品中的 omega-3 脂肪酸），而不是限制总热量的摄入，并与体育活动联系起来[34]。

- **必需的食物**

膳食纤维的摄入与低水平的炎症标志物，如 C 反应蛋白和肿瘤坏死因子 α2 受体相关，这些炎症指标在慢性炎症性疾病中发挥重要作用[35-36]。此外，全谷物和谷物纤维含有较多的抗氧化剂、维生素、微量元素、酚酸、木脂素和植物雌激素，这些都与降低结直肠癌风险有关[37-38]。蔬菜中的膳食纤维可以刺激大肠中厌氧菌的发酵。这会促进短链脂肪酸的合成，诱导细胞凋亡和减少细胞增殖。这些纤维可减少黏膜和肠道内容物（包括致癌物质）间的接触时间，能够降低循环雌激素和雄烯二酮的水平，因此可能对乳腺癌有保护作用[39]。膳食纤维对肠道菌群的组成和代谢具有明确和独特的影响，而肠道菌群与肥胖、心血管疾病、糖尿病、癌症等多种慢性疾病相关[40-41]。

▶ **流行病学证据一致表明，全谷物食品可大大降低冠心病、糖尿病和癌症的风险，并在体重管理和消化系统健康方面发挥作用；大量食用全谷物**

或谷物纤维能显著降低全因死亡率和心血管疾病、癌症、糖尿病、呼吸系统疾病、感染和其他原因导致的死亡率[42-43]。

■ 水果和蔬菜

日常食用水果和蔬菜可以显著改善一些危险因素，包括血压（BP）、血脂水平、胰岛素抵抗、炎症标志物水平、内皮功能和体重控制[44-46]。植物中的多酚具有抗氧化、抗炎、抗菌、抑制血小板聚集等作用，具有重要的预防作用[47]。饭后吃富含酚类的水果可以增强血液的抗氧化能力。豆类，主要是大豆，可提供全面的微量元素、植物素和纤维，减少心脏代谢的风险。豆类的一个优点是蛋白质含量高，可以作为肉类的替代品[48]。坚果，主要是木本坚果，含有多种生物活性成分，包括不饱和脂肪酸、植物蛋白、纤维、叶酸、矿物质、抗氧化剂和植物素，可以改善心脏代谢健康。食用坚果可以降低总胆固醇、LDL胆固醇、高碳水化合物餐后的高血糖、（多种）氧化反应、炎症和内皮生物标志物[49]。大蒜等同科蔬菜可抑制去乙酰化酶抑制剂，提高DNA的稳定性。白藜芦醇和姜黄素具有抗氧化、抗炎和抗癌活性[50-51]。

➲ **大量证据一致表明，水果（包括新鲜水果和坚果）和蔬菜的摄入可以降低心血管疾病和癌症的风险。**

➲ **根据种植方式（露天与温室，南方与北方）不同种类的水果、蔬菜或它们的汁液有显著的区别。**

➲ **为了获得最有益的效果，饮食应该包括不同种类的蔬菜、水果，首选时令蔬菜、水果。**

■ 肉类

红肉中的一些成分会增加心脏代谢风险，包括SFA、胆固醇、血红素铁，以及肉制品中的高盐和其他防腐剂[52]。然而，除了SFA外，肉类的脂肪组成中有50%是MUFA和PUFA。红肉摄入量的增加与空腹血糖、空腹胰岛素浓度、有害的炎症因子和葡萄糖代谢生物标志物的血浆浓度升高有关[53-54]。肉制品（而不是未加工的红肉）与心血管疾病和糖尿病的发病率升高以及心血管疾病和癌症的死亡率升高有关[55]。这些结果表明防腐剂（如钠、亚硝酸盐和磷酸盐）和（或）制备方法（如高温烹饪/油炸）的不良作用可能会影响肉类的健康效应[56]。多项研究表明，大量摄入肉制品（如火腿、培根、香肠和热狗）、红肉（主要是牛肉、猪肉或羊肉）与结直肠癌、胰腺癌有关[57-58]。高温烹调肉类（油炸或烧烤）会产生致癌物质芳香胺，而用初榨油、大蒜、洋葱、红酒和草药配制的腌料具有抗氧化能力，可抑制这类胺的形成[59]。

➲ **与食用肉类有关的心血管和癌症风险主要是由肉类的质量（新鲜或加工）**

和烹饪方式决定。适量吃肉是安全的。

- 乳制品

乳制品通常含有较高的 SFA、钠和热量，因此被视为心血管疾病的潜在危险。饮食干预，包括低脂乳制品，能显著降低血压、血脂水平，改善胰岛素抵抗和内皮功能，且与体重变化无关。然而，在最近的研究中，没有证据表明乳制品与普通健康人群患冠心病或卒中的风险有关[32,60]。相反，摄入较多的乳制品可能与较低的心血管疾病风险有关，而发酵乳制品可能与较低的卒中风险有关[61]。与牛奶相比，绵羊奶和山羊奶中 MCFA 含量较高；乳脂的质量也会受到动物饮食的影响。乳矿物质，尤其是钙和钾，可能有抗高血压的作用。

◆ **乳制品是蛋白质、钙和其他营养物质的良好来源，不应禁止食用。相反，它们应该作为肉类的替代品。**

- 酒精

过量饮酒可能导致或加重扩张型心肌病、心房颤动、肝硬化、口腔癌、食管癌、咽癌、喉癌、肝癌和女性乳腺癌[62-63]。然而，适量饮酒（男性每天 $10\sim50\,g$，女性每天 $5\sim25\,g$）有积极作用，可以增加 HDL 胆固醇，改善胰岛素抵抗，降低餐后血脂[64]。葡萄酒（大部分是红酒）含有酚类化合物，对心脏具有保护作用。饮酒模式也很重要，吃饭时饮酒会减缓酒精的吸收，并防止致癌代谢物的产生。

◆ **为了预防冠心病，建议有日常用餐时喝一杯葡萄酒（125 ml）。**

- 盐

大量摄入盐（氯化钠）会升高血压，从而增加卒中和心血管疾病的风险。食盐摄入与幽门螺杆菌感染对胃癌的发生具有协同作用，并可增强亚硝基化合物的致癌性，增加胃癌的发病风险。在北美和欧洲，75％的钠摄入量来自包装食品或餐馆食品。

◆ **减少钠的摄入有利于预防心血管疾病和胃癌。**

维生素和膳食补充剂，矿物质和维生素：维生素 B6、维生素 C、维生素 D、维生素 E、类胡萝卜素和硒具有抗氧化活性、抗增殖和抗炎特性，对 DNA 起保护作用[65]。

3.2.1　膳食补充剂

多种膳食补充剂被认为可有效预防并治疗心血管疾病和癌症。

- 它们中的一些在作为药物的补充（而不是替代）时确实可发挥有益的作用：
  - Omega-3 PUFA 是唯一推荐的预防动脉粥样硬化的补充剂。
  - 辅酶 Q10 可能有助于降低代谢综合征患者和老年人的心血管风险，但没有证据表明其对癌症预防有作用[66-67]。
- 一些补充剂在理论上有一定的积极作用，但其优势尚未得到前瞻性研究的证实。其中包括叶酸、维生素和硒。多年来，绿茶被证明是一种潜在的抗癌物质。一些研究表明，在绿茶消费量增加的国家，癌症发病率相应降低。大豆异黄酮具有强抗氧化和抗血管生成的特性，这可能在抗癌过程中发挥一定作用。据报道，姜黄素具有抗血管生成的特性和免疫功能，可增强抗癌的功效。也有研究表明，它可能有助于传统癌症治疗如化疗更好地发挥疗效[68]。
- 一些补充剂甚至可能导致有害的副作用（主要根据剂量）：
  - 补充钙可以降低结直肠癌的风险，但会增加心肌梗死的风险。
  - 维生素 E 可以预防许多慢性疾病，如心血管疾病。α-生育酚水平与前列腺癌呈负相关，但只在目前吸烟或新近戒烟者中存在。然而，服用高剂量维生素 E（单独服用或与硒联用）会增加前列腺癌的风险。
  - 静脉注射大剂量维生素 C 可能有一定抗癌作用，同时可增强铂类和紫杉醇等药物的作用。然而，它们也可能干扰其他化疗药物如阿霉素和硼替佐米。
  - 高剂量 β-胡萝卜素具有促氧化作用，尤其是在吸烟者中，增加患肺癌和前列腺癌的风险。
  - 苦杏仁、苹果、杏、桃、李子籽、蚕豆和其他蔬菜中都含有苦杏仁苷（也被称为维生素 B17）。它在动物实验中显示出很小的抗癌活性，在人体临床试验中没有抗癌活性。它含有氰化物，可能引起与氰化物中毒相似的毒性症状，包括肝损伤、行走困难（由神经损伤引起）、发热、昏迷和死亡。
  - 具有抗血小板活性的草本植物和维生素，包括大蒜（大蒜属）、银杏（银杏叶）、蔓越莓（越橘属）、维生素 E、生姜（姜属）和人参（人参属），可能延长出血时间并对正在接受手术的患者有害，应在手术前 1～2 周内停用[69]。
  - 一些草药和食物，如圣约翰草（贯叶金丝桃）、葡萄柚汁、银杏、人参和大蒜，可能与影响细胞色素 P450 系统的药物相互作用[70-71]。

> **许多天然化合物，如维生素，在预防心血管疾病和癌症方面发挥有益**

作用。

⊙ 然而，并不是摄入量越大，益处越大。相反，甚至是有害的。

⊙ 包含各种食物（不同的水果和蔬菜）的饮食可提供必要的维生素和微量元素。不建议使用膳食补充剂（或"强化食品"）。

3.2.2　预防心脏毒性

尽管在体外模型和动物中进行了大量临床前研究，我们仍无法制定出一种绝对适用于所有接受治疗或已经治愈并开始癌症随访的患者的饮食模式。大多数的努力都是针对综合用药，在这方面，营养制剂在预防心脏毒性和其他副作用方面起着重要作用。尽管没有研究提供令人信服的证据证明营养制剂可以预防化疗诱导的心肌损伤[72]。

— 针对预防蒽环类药物的心脏毒性，目前已对天然黄酮类化合物、维生素 A、维生素 C、维生素 E、内源性抗氧化剂等自由基清除剂进行了研究，但现有数据仅限于临床前研究。

　= 黄酮类化合物、多酚苯并-γ-吡喃酮存在于所有植物中，具有铁螯合剂和清除自由基的特性。从菠菜或葡萄籽中提取的黄酮类化合物在阿霉素诱导的心脏病动物模型中展示出有益作用[73-74]。

　= 高剂量维生素补充剂也在动物模型中进行了研究，但在人类中没有发现任何作用。

　= 在一些研究中，硒和锌在大鼠和兔模型中对心脏毒性具有保护作用。但是，缺乏硒和锌本身并不是加重蒽环类药物引起心脏损害的因素。

　= 内源性抗氧化剂，如 N-乙酰半胱氨酸和辅酶 Q10，在动物实验和人体研究中得到了相互矛盾的结果。在给予啮齿类动物褪黑素的研究中，褪黑素具有自由基清除剂的作用，能够中和阿霉素诱导的心肌细胞受损。目前尚无人类数据。

— 雄激素剥夺治疗。膳食补充剂（黄酮类化合物、硒、维生素 E、omega-3 和 omega-6 脂肪酸、各种草药）可用于缓解雄激素剥夺治疗（ADT）导致的代谢综合征。然而，尚无可信的证据证明上述大多数物质的有效性。相反，在某些情况下，无限制地自行食用活性化合物，如大豆、硒或维生素 E，甚至可能有害或对癌症治疗产生负面影响[75]。在接受 ADT 的男性中，唯一推荐的补充剂是钙和维生素 D，以预防骨质疏松症；大豆和亚麻籽中的异黄酮似乎对降低 LDL 胆固醇几乎没有作用[76-77]。如果将不饱和脂肪酸作为饱和脂肪酸的替代而不是作为饮食的补充，则不饱和脂肪酸可有效减少部分心血管危险因素[78]。

3.2.3 传统和替代饮食模式（表 3.1）

目前已经确定了数种健康的饮食模式，它们具有多个共同的关键特征[79]：

⟫ 强调水果、蔬菜及其他植物性食品，如豆类和坚果，以及全谷物和鱼类。

⟫ 适量食用乳制品，首选绵羊奶、山羊奶及发酵乳制品。

⟫ 限制食用红肉或肉制品。

⟫ 几乎不食用精制碳水化合物和其他加工食品。

表 3.1 关于饮食、补充剂和癌症补充/替代治疗法的谬误和真相

饮食	假说	真相
血型饮食法	血型（A、B、AB、O 型）被认为是一种天然的倾向，即利用吃不同的食物获得优势/劣势	不符合生理学原理，没有研究支持该假设；这是一个民间传闻 4 种饮食（或"饮食方式"）均主要以健康食品为基础，与西方加工垃圾食品的饮食相比有了很大的进步
素食	不吃肉和鱼可以预防癌症和心血管疾病	限制肉类摄入（主要是肉制品和红肉）的益处已被普遍接受。素食优于地中海饮食尚未得到证实
严格素食	避免任何动物和动物来源的食品可以预防癌症和心血管疾病，并治愈一些癌症	与素食或地中海饮食相比，它没有任何优势。缺乏维生素 B_{12} 可能是有害的
长寿饮食法	避免含有毒素的食物；用木头、玻璃、不锈钢或陶瓷制成的罐子和器皿烹煮和贮存食物；不使用电或微波，可以治疗癌症和其他严重疾病	现有的科学证据并不支持长寿饮食可以治疗或预防癌症的说法。与素食和地中海饮食一样，它能降低胆固醇水平。钙、铁、维生素和蛋白质的摄入量可能不足
Gerson 和 Gonzalez 养生法	有机素食，辅以各种补充剂，可能治愈一些癌症	没有前瞻性的、经过同行评审的研究证实这一假设
碱性饮食	用碱性食物代替酸性食物可以改善健康并对抗癌症	用食物改变体内 pH 值是不可能的；食物只能改变尿液 pH 值，任何血液 pH 值的改变都是有害的
叶酸	减少氧化应激	积极作用尚未得到证实
β-胡萝卜素	减少氧化应激	高剂量可能具有促氧化作用；增加患肺癌的风险

续表

饮食	假说	真相
维生素 E	减少氧化应激	高剂量会增加患前列腺癌的风险
槲寄生提取物	可以提高癌症生存率	可能会改善化疗的副作用（恶心、呕吐）和减少疲劳，但没有临床证据表明能提高生存率
维生素 C	产生过氧化氢对各种细胞系有细胞毒性作用	高剂量维生素 C（主要通过静脉注射途径）可能会增强某些实体瘤的化疗和放疗效果，但也可能减弱白血病、淋巴瘤和多发性骨髓瘤的化疗效果
大麻和大麻素	具有诱导肿瘤细胞凋亡、抑制肿瘤细胞生长和新血管生成的抗肿瘤作用。有止吐和镇痛作用，可减轻焦虑，刺激食欲	止吐和镇痛作用已在临床研究中得到证实。美国批准使用大麻素预防化疗引起的恶心。一些国家已批准口腔黏膜给药治疗癌性疼痛。尚无临床资料支持其用于抗肿瘤
苦杏仁苷	有抗肿瘤和放射增敏作用	假说所声称的苦杏仁苷益处并没有得到临床对照试验的支持 苦杏仁苷给药后，特别是口服后，存在由氰化物中毒导致的严重不良反应的风险
紫锥菊	增强免疫系统，对抗癌症	无抗癌或免疫调节作用。可能会减少癌症化疗的一些副作用（口腔溃疡或腹泻）
圣约翰草（金丝桃属）	这是一种无毒、天然的抑郁症治疗方法	对轻中度抑郁症状有效。干扰许多药物的吸收和代谢，包括抗癌药物、心血管药物、抗凝剂、抗癫痫药物

更多信息说见以下网址

http://www.cancer.gov/about-cancer/treatment/cam/hp

http://authoritynutrition.com/search/? q=cancer

http://authoritynutrition.com/search/? q=cardiovascular+disease

http://www.cancerresearchuk.org/about-cancer/cancers-in-general/treatment/complementary-alternative/

　　地中海饮食是健康饮食模式的一个很好的例子；然而，它的好处在地中海国家最为明显，因为那里有各种各样的新鲜水果和蔬菜。在北方国家，地中海饮食应适应当地可获得的食物。

　　素食者（包括乳素食者、蛋素食者和乳蛋素食者）饮食对糖尿病、肥胖、血脂异常、代谢综合征和心血管疾病有益处[80-82]。然而，在预防结肠癌方面，与含肉类的饮食相比，它们并没有显示出任何统计学上的显著优势[83]。在最近的一项研究中，与肉食者相比，素食者患胰腺癌（但不是结直肠癌）和血液系统恶性肿瘤的死亡率明显较低，但吃鱼者也有类似的优势；全因死亡率在素食者和非素食者之间没有差异[84]。

严格素食饮食（不吃蛋类和乳制品）会导致维生素 B12 缺乏，需要额外进行补充。维生素 B12 缺乏会升高血浆同型半胱氨酸（增加血栓形成风险）和动脉粥样硬化的相关指标[85]。素食比严格素食更可取。

医生和非医生提出了多种替代饮食方案，其中包括假装以"自然"方式治愈癌症的混合补充剂，这些方案经常被补充/替代医学（CAM）网站引用。鉴于补充治疗的使用非常普遍（通常由患者自行服用），提出讨论是一个很好的机会，让医生表现出同情、理解和人性，并在科学数据的基础上，提供优质的护理[86-88]。

- 芦荟是一种能提取出多种化合物的植物。其中一些对多种肿瘤细胞具有抗肿瘤活性，涉及干扰细胞周期、诱导凋亡、抗转移、抗血管生成、增强免疫功能等多渠道机制。然而，目前只进行了体外或动物实验，有关其在临床肿瘤学中的应用数据还很缺乏。目前，芦荟提取物已被成功用作化妆品和用于放疗化疗期间的皮肤或黏膜保护或愈合[89]。

- 抗瘤酮是由天然存在于尿液和血液中的化合物组成的药物。在 1976 年，抗瘤酮被引进并作为一种可能的癌症治疗药物。它们被认为是一种天然排泄物，而癌症患者缺乏这种物质。迄今为止，在同行评议的文献中尚无证实抗瘤酮有效性的随机对照试验。它们的副作用包括严重的神经毒性。

- 大麻。大麻的化学成分也被称为大麻素，它能激活遍布全身的特定受体产生药理作用，尤其是在中枢神经系统和免疫系统中。大麻素（屈大麻酚和大麻隆）可治疗某些癌症相关的副作用，主要是恶心和疼痛。目前还没有公开发表的使用大麻治疗其他癌症相关症状的数据。体外和动物实验表明，大麻素可能通过诱导细胞死亡、抑制细胞生长、抑制肿瘤血管生成侵袭和转移等多种机制产生抗肿瘤作用。然而，除了在多形性胶质母细胞瘤复发患者肿瘤内注射 δ-9-四氢大麻酚的一项小型研究外，尚无大麻作为治疗人类癌症的临床试验发表。

- 护士茶（Essiac 或 Flor Essence）是草本茶的混合物，最初由一名护士于 1922 年在加拿大研发，并作为膳食补充剂在全球销售。支持者认为，护士茶可以帮助身体排毒、增强免疫系统、对抗癌症、缓解疼痛、减少副作用、提高生活质量、缩小肿瘤大小。没有关于护士茶的临床研究报告发表在同行评议的文献中。对 86 例接受护士茶治疗的癌症患者自愿提交的资料进行回顾性分析，未见任何疗效。

- Gerson 治疗是基于医学博士 Max Gerson 在 20 世纪 30 年代至 20 世纪 50 年代的观察结果的经验性治疗。它的支持者认为这是一种基于有机素食加上营养和生物补充剂、胰酶、咖啡或其他类型的灌肠剂的癌症治疗方法。在同行评议的科学杂志中，没有关于癌症患者使用 Gerson 治疗的前瞻性对照研究。

- Gonzalez 养生法是结合定制的饮食、营养补充剂、咖啡灌肠和胰酶的癌症治疗方案。该治疗旨在为身体解毒，纠正可能导致身体健康受损的神经系统失衡，并有助于自然免疫过程。但没有数据支持它的疗效；相反，在一项也是唯一一项针对胰腺癌患者的研究中，选择以吉西他滨为基础的化疗的患者比选择 Gonzalez 治疗的患者存活时间长 3 倍以上（14.0 个月 *vs.* 4.3 个月），生活质量也更高。

- 槲寄生是研究最广泛的癌症补充/替代治疗之一。在某些欧洲国家，由欧洲槲寄生（*Viscum album*，Loranthaceae）制成的制剂是癌症患者使用最多的处方药之一。临床研究中用到的槲寄生提取物及产品为 Iscador、Eurixor、Helixor、Lektinol、Isorel、abnobaVISCUM、重组凝集素 ML-1。多项随机试验证明了其对化疗相关疲劳、恶心和呕吐、抑郁、情绪状况和注意力的改善。在对各种肿瘤进行试验后，没有临床证据表明其对生存率有显著影响。

- 碳酸氢钠的作用是诱导形成碱性环境，从而抑制肿瘤的生长。用于治疗胃溃疡的质子泵抑制剂（PPI，如奥美拉唑、兰索拉唑等）已被广泛研究，它们在降低肿瘤酸度和克服酸相关化学抗性方面具有潜在作用，同时它们可通过剥夺肿瘤细胞维持 pHi/pHe 梯度的关键机制而产生直接的肿瘤细胞毒性[90]。目前尚无相关临床研究。

◉ 膳食补充剂很受欢迎，而且很容易买到。患者经常自己使用，而不告知他们的医生。

◉ 患者也会被缺乏抗癌活性的天然产品所吸引，但市场上却充斥着包括它们的"流行词"，如抗氧化剂、免疫增强剂和排毒。该产品声称能保护细胞免受损伤，恢复受抑制的免疫功能，或清除癌症治疗留下的"毒素"，这并不少见。

◉ 患者应收到提示信息，提醒他们与医生讨论所有自行处方的补充剂或药物，并要求他们在每次就诊时提供"家庭用药清单"，注明正在服用的所有草药和其他膳食补充剂。

◉ 护理医师应与患者讨论补充/替代治疗，解释某些补充剂的可能风险。

◉ 如果使用的药物通常是安全的，并已有初步的证据显示出抗癌活性，且不与规定的治疗冲突，可以继续使用。

3.3　体育活动

久坐行为和缺乏体育活动与高血压、糖尿病、心血管疾病和一些癌症的风险较高相关[91]。体育活动独立于能量平衡，可与过高的新陈代谢和健康相关的功能相互作用：胰岛素敏感性和葡萄糖代谢、脂肪酸代谢和内皮功能等相互作用[92]。体育活动可能通过多种机制影响心血管疾病和癌症风险[93-94]。

- 无论男女，体育活动可降低血压[95]。
- 体育活动可减少肥胖，从而：
  - 减少炎症细胞因子，降低动脉粥样硬化和大多数癌症的风险。
  - 降低胰岛素的利用、减少胰岛素抵抗、改善高血糖和 2 型糖尿病（这些因素均与冠心病、乳腺癌、结肠癌、胰腺癌和子宫内膜癌的风险相关）。
- 可降低男性和女性的 HDL 胆固醇水平和男性的甘油三酯水平[96]。
- 对于绝经后的女性，体育活动会降低雌激素和孕激素水平，降低子宫内膜癌和其他类型乳腺癌的风险。
- 增加肠蠕动，减少肠道与食物中致癌物质的接触，有助于降低患结肠癌的风险[97]。
- 合并症（糖尿病、缺血性心脏病、卒中、代谢综合征）可能增加癌症治愈患者的总死亡率；这些合并症可以通过体育活动来预防或控制[98-100]。

应考虑到体育活动的各个方面：

1. 体育活动是指任何增加能量消耗超过基础水平的运动。通常分为：低强度［能量消耗 1.6～2.9 能量代谢当量（MET）］，中等强度（3～5.9 MET）和高强度（≥6 MET）。
   ① 体育锻炼是一种有计划的、重复性的体育活动，目的是改善或保持身体健康。它可以被分类为：
      i. 有氧运动（运动量高-肌肉收缩力低），导致心率和能量消耗增加。
      ii. 无氧/阻力运动（运动量低-肌肉收缩力高），导致肌肉量和肌力增加。
   ② 职业体力活动是指在工作时间（每天 6～8 h）内进行的活动。
   ③ 家庭活动包括打扫卫生、搬运物品、在家里散步、园艺、照看孩子。
2. 久坐行为是指低能量消耗的活动（≤1.5 MET），如坐着、躺着、看电视和视频。

❯ **体育活动和久坐行为并不是相互排斥的。**

3.3.1　体育活动和心血管疾病

- 在男性和女性中进行的研究表明，相比空余时间低强度的体育活动，空余时间高强度的体育活动可以降低 20%～30% 的心血管疾病风险，而空余时间中等强度的体育活动可将风险降低 10%～20%，上述结果显示出明显的量-效关系。但是工作时间中等强度的体育活动与 10%～20% 心血管风险降低有关，而工作时间高强度体育活动并没有显示出更强的预防心血管疾病的作用。这些作用与被认为是混杂因素的主要心血管危险因素的影响无关[101]。
- 体育活动量与缺血性心脏病和卒中呈负相关[102]。
- 在 >65 岁的人群中，每周 20 MET 的休闲体育活动（相当于每天约 1 h 的非剧烈运动或 0.5 h 的剧烈运动）与主要血管事件的发生率呈反比[103]（图 3.4）。
  - 无证据表明较高水平的体育活动会进一步降低风险，也没有证据表明其会增加风险。
- 在充血性心力衰竭患者中，体育活动可以对神经-体液、炎症、代谢和中枢血流动力学反应以及内皮细胞、骨骼肌和心血管功能产生有益影响，导致：
  - 改善功能并提高生活质量[104]。
  - 提高生存率[105]。
- 急性心肌梗死后，以早期进行性运动为基础的运动干预对生活质量和心功能有积极的影响[106]。

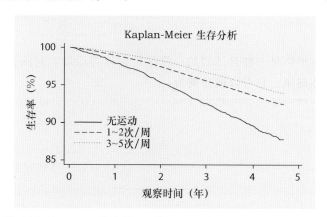

图 3.4　根据体育活动 ≥30 min 的次数（0 次、1～2 次/周、3～5 次/周），年龄 ≥65 岁公民的总生存期。经允许引自 Wu CY，et al. The association of physical activity with all-cause, cardiovascular, and cancer mortalities among older adults. Prev Med. 2015 Mar；72：23-9

3.3.2　体育活动在癌症预防中的作用（图3.5）

■ 乳腺癌

高质量的流行病学证据表明，体育活动与乳腺癌风险呈负相关，运动强度最高与最低的女性相比，患乳腺癌的风险平均降低25%～30%[107]。

— 这种影响在绝经后女性中最为明显。

— 这种保护作用在肥胖和非肥胖女性中都很明显；体重指数（BMI）与乳腺癌风险直接相关，但该风险与体育活动无关[108]。

— 与肿瘤的受体也相关：积极运动和不积极运动的女性在雌激素受体（ER）阳性和（或）人表皮生长因子受体2（HER2）阴性乳腺癌方面有显著的差异[109]。

— 量-效分析表明，每周增加25 MET的空余体育活动，乳腺癌风险降低2%，每周10 MET的休闲运动（大致相当于每周以3.22 km/h的速度步行4 h，或每周以9.66 km/h的速度跑步1 h）可使风险降低3%，每周增加2 h中高强度休闲运动，可使风险降低5%[110]。

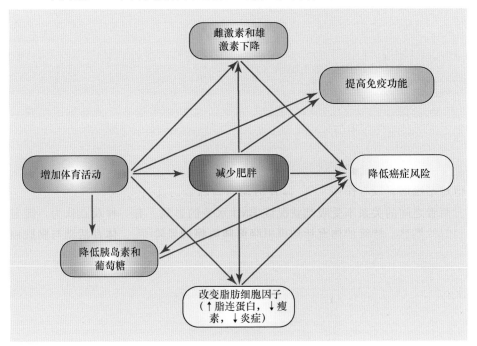

图3.5　体育活动影响癌症风险或预后的可能机制。体育活动可以通过减少脂肪组织来发挥作用，从而抑制性激素、胰岛素、瘦素和炎症标志物的生成，进而减少这些潜在致癌激素和多肽的暴露，降低癌症风险。经允许引自 McTiernan[93]

■ 结直肠癌

有充分的证据表明体育活动可使结肠癌发病率降低 25%。

- 职业和休闲体育活动都具有保护作用，在男性和女性中的效果相似[111]。
- 体育活动的预防作用在不同结肠亚区（近端 *vs.* 远端）之间没有差异，但体育活动直肠癌似乎没有预防作用，这可能因为在结肠癌和直肠癌进展中存在着不同的机制[112-113]。
- 久坐行为和无氧运动是否与结肠癌风险有关仍有待确定。

■ 子宫内膜癌

每周增加 3 MET 的空余时间体育活动可以降低 2% 的子宫内膜癌风险，每周增加 1 h 可以降低 5% 的风险[114]。

■ 胃癌

与最不经常运动的人相比，经常运动的人患胃癌的风险低 21%。

- 在对年龄、肥胖、胃癌的其他危险因素（吸烟、饮酒、饮食模式）和社会经济地位等重要的混杂因素进行校正后，这种优势依然存在[115]。

体育活动的类型（休闲或职业）和运动强度是否影响效果仍不明确。一项 meta 分析表明，体育活动，尤其是运动频率与胃癌风险呈反比，但这一结论并未得到其他研究的证实[116-117]。

■ 其他癌症

对于其他类型的癌症，目前证据强度较弱，但根据已有的研究结果仍有进一步研究和讨论的价值。高强度体育活动较低强度的肾癌风险降低 12%[118]。在吸烟者和戒烟者中，高运动强度有预防肺癌的作用（风险降低 22%～23%），但对不吸烟者没有作用[119]。体育活动与胰腺癌的发病风险并无显著相关性，且两者之间的关系不受吸烟状况或 BMI 水平的影响。有一种观点认为，随着时间的推移，持续的体育活动可以降低胰腺癌的风险[120]。体育活动与膀胱癌和前列腺癌风险呈反比[121-122]。

❯ 久坐行为会增加各种癌症的风险，而这些风险与体育活动无关——这在结肠癌、子宫内膜癌和乳腺癌中已得到验证[123]。

3.3.3　癌症确诊后的体育活动

- 在乳腺癌患者中，缺乏运动与健康状况下降、疼痛、抑郁和焦虑等症状的增加有关[124]。

- 关于乳腺癌诊断后体育活动与生存率的一项 meta 分析表明，体育活动可使乳腺癌死亡率降低 34%，全因死亡率降低 41%，疾病复发风险降低 24%[125]。
- 诊断前（包括近期和之前全部生存期）和诊断后的体育活动也与乳腺癌事件（乳腺癌进展、新发和复发）的风险降低有关[126]。
- 然而，乳腺癌手术后，与非癌症对照组及患者之前的习惯相比，许多患者久坐时间更长，更少进行低强度活动[127-128]。

3.3.4 心血管疾病、癌症和体育活动

- 诊断癌症后的抗肿瘤治疗（化疗、靶向治疗、激素治疗）和生活方式的改变（缺乏运动、久坐行为）均可能对心血管功能产生负面影响或增加心血管疾病的风险[129-132]。
  - 其作用可能间接诱导代谢综合征、改变脂质谱或直接导致内皮功能障碍[133-134]。
  - 接受治疗的性腺外精原细胞瘤患者患心血管疾病的风险增加，而睾丸精原细胞瘤患者的风险未增加[135]。
- 体育活动可减少抗肿瘤治疗的心血管不良反应。
  - 多项针对乳腺癌存活者的运动干预研究成功地降低了患者的静息心率、收缩压和舒张压、C 反应蛋白并改善了心血管功能[136-139]。
  - 建议通过体育活动来改善和（或）逆转生殖细胞癌存活者的长期心血管后遗症[132]。
  - 体育活动通过对躯体功能、情绪健康、睡眠障碍、社交功能、焦虑、疲劳和疼痛等方面的积极影响，改善癌症患者（包括治疗期间和治疗后）的生活质量[140-141]。
  - 虽然临床前数据显示体育活动具有对减轻心脏毒性的重要作用，但目前只有一项人体研究报告了体育活动对化疗患者心脏活动的影响。De Paleville 的一项病例研究表明，在化疗前一周进行体育锻炼，并在治疗期间继续锻炼，可改善乳腺癌患者的心功能指标[142]。
  - 癌症预防可以分为两个阶段：一级预防和二级预防。一级预防应包括在化疗前和治疗期间开始体育活动。事实上，没有数据支持化疗前开始体育活动会缩短治疗所需的时间和术后恢复时间。

参考文献

1. Shay C, Stamler J, Dyer A, et al. Nutrient and food intakes of middle-aged adults at low risk of cardio-vascular disease: the international study of macro-/micronutrients and blood pressure (INTERMAP). Eur J Nutr. 2012;51:917–26.
2. Chow CK, Jolly S, Rao-Melacini P, et al. Association of diet, exercise, and smoking modification with risk of early cardiovascular events after acute coronary syndromes. Circulation. 2010;121:750–8.
3. Ford ES, Bergmann MM, Boeing H, et al. Healthy lifestyle behaviors and all-cause mortality among adults in the United States. Prev Med. 2012;55:23–7.
4. Kwagyan J, Retta TM, Ketete M, et al. Obesity and cardiovascular diseases in a high-risk population: evidence-based approach to CHD risk reduction. Ethn Dis. 2015;25:208–13.
5. Colin-Ramirez E, Castillo-Martinez L, Orea-Tejeda A, et al. Dietary fatty acids intake and mortality in patients with heart failure. Nutrition. 2014;30:1366–71.
6. Sofi F, Cesari F, Abbate R, et al. Adherence to Mediterranean diet and health status: meta-analysis. BMJ. 2008;337:a1344. Review.
7. Shephard RJ. Exercise in the prevention and treatment of cancer. An update. Sports Med. 1993;15:258–80. Review.
8. Na HK, Oliynyk S. Effects of physical activity on cancer prevention. Ann N Y Acad Sci. 2011;1229:176–83.
9. Hursting SD, Lavigne JA, Berrigan D, et al. Calorie restriction, aging and cancer prevention: mechanism of action and applicability to humans. Annu Rev Med. 2003;54:131–52.
10. Anderson AS, Key TJ, Norat T, et al. European code against cancer 4th edition: obesity, body fatness and cancer. Cancer Epidemiol. 2015;39 Suppl 1:S34–45.
11. Cross A, Pollock JR, Bingham SA. Haem, not protein or inorganic iron, is responsible for endogenous intestinal N-nitrosation arising from red meat. Cancer Res. 2003;63:2358–60.
12. Diet, nutrition and the prevention of chronic disease. Report of a WHO study group. World Health Organ Tech Rep Ser. 1990;797:1–204.
13. Foraker RE, Abdel-Rasoul M, Kuller LH, et al. Cardiovascular health and incident cardiovascular disease and cancer: the women's health initiative. Am J Prev Med. 2016;50:236–40.
14. Norat T, Scoccianti C, Boutro-Roulat MC, et al. European code against cancer 4th edition: diet and cancer. Cancer Epidemiol. 2015;39 Suppl 1:S56–66.
15. Mozaffarian D, Hao T, Rimm EB, Willett WC, Hu FB. Changes in diet and lifestyle and long-term weight gain in women and men. N Engl J Med. 2011;364:2392–404.
16. Ludwig DS. The glycemic index: physiological mechanisms relating to obesity, diabetes, and cardio-vascular disease. JAMA. 2002;287:2414–23. Review.
17. Fung TT, Malik V, Rexrode KM, et al. Sweetened beverage consumption and risk of coronary heart disease in women. Am J Clin Nutr. 2009;89:1037–42.
18. Genkinger JM, Li R, Spiegelman D, et al. Coffee, tea, and sugar-sweetened carbonated soft drink intake and pancreatic cancer risk: a pooled analysis of 14 cohort studies. Cancer Epidemiol Biomarkers Prev. 2012;21:305–18.
19. Choi Y, Giovannucci E, Lee JE. Glycaemic index and glycaemic load in relation to risk of diabetes-related cancers: a meta-analysis. Br J Nutr. 2012;108:1934–47.
20. Mensink RP, Zock PL, Kester AD, Katan MB. Effects of dietary fatty acids and carbohydrates on the ratio of serum total to HDL cholesterol and on serum lipids and apolipoproteins: a meta-analysis of 60 controlled trials. Am J Clin Nutr. 2003;77:1146–55.
21. Hooper L, Summerbell CD, Thompson R, et al. Reduced or modified dietary fat for preventing cardio-vascular disease. Cochrane Database Syst Rev. 2012;5:CD002137.
22. Talayero BG, Sacks FM. The role of triglycerides in atherosclerosis. Curr Cardiol Rep. 2011;13:544–52.
23. Chapman MJ, Guérin M, Bruckert E. Atherogenic, dense low-density lipoproteins. Pathophysiology and new therapeutic approaches. Eur Heart J. 1998;19(Suppl A):A24–30. Review.
24. Morris PB, Ballantyne CM, Birtcher KK, et al. Review of clinical practice guidelines for the management of LDL-related risk. J Am Coll Cardiol. 2014;64:196–206.
25. von Eckardstein A, Nofer JR, Assmann G. High density lipoproteins and arteriosclerosis. Role of choles-

terol efflux and reverse cholesterol transport. Arterioscler Thromb Vasc Biol. 2001;21:13–27. Review.

26. de Souza RJ, Mente A, Maroleanu A, et al. Intake of saturated and trans unsaturated fatty acids and risk of all cause mortality, cardiovascular disease, and type 2 diabetes: systematic review and meta-analysis of observational studies. BMJ. 2015;351:h3978.

27. Mozaffarian D, de Oliveira Otto MC, Lemaitre RN, et al. Trans-palmitoleic acid, other dairy fat biomarkers, and incident diabetes: the multi-ethnic study of atherosclerosis (MESA). Am J Clin Nutr. 2013;97:854–61.

28. Chajes V, Thiebaut AC, Rotival M, Gaythier E, Maillard V, Bouton Rauault MC, et al. Association between serum trans-monosaturated fatty acids and breast cancer risk in the E3N-EPIC study. Am J Epidemiol. 2008;167:1312–20.

29. Chavarro JE, Stampfer MJ, Campos H, et al. A prospective study of trans fatty acid level in blood and risk of prostate cancer. Cancer Epidemiol Biomarkers Prev. 2008;17:95–101.

30. Chajes V, Jenab M, Romieu I, et al. Plasma phospholipid fatty acid concentrations and risk of gastric adenocarcinomas in the European prospective investigation into cancer and nutrition (EPIC-EUR-GAST). Am J Clin Nutr. 2011;94(5):1304–13.

31. Vinikoor LC, Schroeder JC, Millikan RC, et al. Consumption of trans fatty acid and its association with colorectal adenomas. Am J Epidemiol. 2008;168:289–97.

32. Siri-Tarino PW, Sun Q, Hu FB, Krauss RM. Meta-analysis of prospective cohort studies evaluating the association of saturated fat with cardiovascular disease. Am J Clin Nutr. 2010;91:535–46.

33. Eckel RH, Jakicic JM, Ard JD, et al. American College of Cardiology/American Heart Association Task Force on Practice Guidelines. 2013 AHA/ACC guideline on lifestyle management to reduce cardiovascular risk: a report of the American College of Cardiology/American Heart Association Task Force on Practice Guidelines. Circulation. 2014;129(25 Suppl 2):S76–99.

34. Mozaffarian D, Ludwig DS. The 2015 US dietary guidelines. Lifting the ban on total dietary fat. JAMA. 2015;313:2421–2.

35. Qi L, van Dam RM, Liu S, et al. Whole-grain, bran, and cereal fiber intakes and markers of systemic inflammation in diabetic women. Diabetes Care. 2006;29:207–11.

36. Wannamethee SG, Whincup PH, Thomas MC, Sattar N. Associations between dietary fiber and inflammation, hepatic function, and risk of type 2 diabetes in older men: potential mechanisms for the benefits of fiber on diabetes risk. Diabetes Care. 2009;32:1823–5.

37. Slavin JL. Mechanisms for the impact of whole grain foods on cancer risk. J Am Coll Nutr. 2000;19:300S–7.

38. Okarter N, Liu RH. Health benefits of whole grain phytochemicals. Crit Rev Food Sci Nutr. 2010;50(3):193–208.

39. Monroe KR, Murphy SP, Henderson BE, et al. Dietary fiber intake and endogenous serum hormone levels in naturally postmenopausal Mexican American women: the multiethnic cohort study. Nutr Cancer. 2007;58:127–35.

40. Yang J, Martínez I, Walter J, et al. In vitro characterization of the impact of selected dietary fibers on fecal microbiota composition and short chain fatty acid production. Anaerobe. 2013;23:74–81.

41. Saura-Calixto F. Dietary fiber as a carrier of dietary antioxidants: an essential physiological function. J Agric Food Chem. 2011;59:43–9.

42. Jonnalagadda SS, Harnack L, Liu RH, et al. Putting the whole grain puzzle together: health benefits associated with whole grains—summary of American Society for nutrition 2010 satellite symposium. J Nutr. 2011;141:1011S–22.

43. Huang T, Xu M, Lee A, et al. Consumption of whole grains and cereal fiber and total and cause-specific mortality: prospective analysis of 367,442 individuals. BMC Med. 2015;13:59.

44. Svendsen M, Blomhoff R, Holme I, Tonstad S. The effect of an increased intake of vegetables and fruit on weight loss, blood pressure and antioxidant defense in subjects with sleep related breathing disorders. Eur J Clin Nutr. 2007;61:1301–11.

45. McCall DO, McGartland CP, McKinley MC, et al. Dietary intake of fruits and vegetables improves microvascular function in hypertensive subjects in a dose-dependent manner. Circulation. 2009;119:2153–60.

46. Dauchet L, Amouyel P, Hercberg S, Dallongeville J. Fruit and vegetable consumption and risk of coronary heart disease: a meta-analysis of cohort studies. J Nutr. 2006;136:2588–93.

47. Yoon JH, Baek SJ. Molecular targets of dietary polyphenols with anti-inflammatory properties. Yonsei Med J. 2005;46:585–96.

48. Paul G, Mendelson GJ. Evidence supports the use of soy protein to promote cardiometabolic health and muscle development. J Am Coll Nutr. 2015;34.sup1:56–9.

49. Kris-Etherton PM, Hu FB, Ros E, Sabate J. The role of tree nuts and peanuts in the prevention of coro-

nary heart disease: multiple potential mechanisms. J Nutr. 2008;138:1746S–51.

50. Dashwood RH, Myzak MC, Ho E. Dietary HDAC inhibitors: time to rethink weak ligands in cancer chemoprevention? Carcinogenesis. 2006;27:344–9.

51. Chung MY, Lim TG, Lee KW. Molecular mechanisms of chemopreventive phytochemicalsa against gastroenterological cancer development. World J Gastroenterol. 2013;19:984–93.

52. Bernstein AM, Sun Q, Hu FB, et al. Major dietary protein sources and risk of coronary heart disease in women. Circulation. 2010;122:876–83.

53. Ley SH, Sun Q, Willett WC, et al. Associations between red meat intake and biomarkers of inflammation and glucose metabolism in women. Am J Clin Nutr. 2014;99:352–60.

54. Fretts AM, Follis JL, Nettleton JA, et al. Consumption of meat is associated with higher fasting glucose and insulin concentrations regardless of glucose and insulin genetic risk scores: a meta-analysis of 50,345 Caucasians. Am J Clin Nutr. 2015;102:1266–78.

55. Rohrmann S, Overvad K, Bueno-de-Mesquita HB, et al. Meat consumption and mortality—results from the European prospective investigation into cancer and nutrition. BMC Med. 2013;11:63.

56. Micha R, Wallace S, Mozaffarian D. Red and processed meat consumption and risk of incident coronary heart disease, stroke, and diabetes: a systematic review and meta-analysis. Circulation. 2010;121:2271–83.

57. Chan DS, Lau L, Aune D, et al. Red and processed meat and colorectal cancer incidence: meta-analysis of prospective studies. PLoS One. 2011;6:e20456.

58. Rohrmann S, Linseisen J, Nöthlings U, et al. Meat and fish consumption and risk of pancreatic cancer: results from the European prospective investigation into cancer and nutrition. Int J Cancer. 2013;132:617–24.

59. Gibis M. Effect of oil marinades with garlic, onion, and lemon juice on the formation of heterocyclic aromatic amines in fried beef patties. J Agric Food Chem. 2007;55:10240–7.

60. Dalmeijer GW, Struijk EA, van der Schouw YT, et al. Dairy intake and coronary heart disease or stroke—a population-based cohort study. Int J Cardiol. 2013;167:925–9.

61. Soedamah-Muthu SS, Ding EL, Al-Delaimy WK, et al. Milk and dairy consumption and incidence of cardiovascular diseases and all-cause mortality: dose–response meta-analysis of prospective cohort studies. Am J Clin Nutr. 2011;93:158–71.

62. Laonigro I, Correale M, Di Biase M, Altomare E. Alcohol abuse and heart failure. Eur J Heart Fail. 2009;11:453–62.

63. Thun MJ, Peto R, Lopez AD, et al. Alcohol consumption and mortality among middle-aged and elderly U.S. adults. N Engl J Med. 1997;337:1705–14.

64. Pownall HJ, Rosales C, Gillard BK, Gotto Jr AM. Alcohol: a nutrient with multiple salutary effects. Nutrients. 2015;7:1992–2000.

65. Pathak SK, Sharma RA, Mellon JK. Chemoprevention prostate cancer by diet-derived antioxidant agents and hormonal manipulation (review). Int J Oncol. 2003;22:5–13. [Epub ahead of print]

66. Raygan F, Rezavandi Z, Dadkhah Tehrani S, et al. The effects of coenzyme Q10 administration on glucose homeostasis parameters, lipid profiles, biomarkers of inflammation and oxidative stress in patients with metabolic syndrome. Eur J Nutr. 2015 [Epub ahead of print].

67. Alehagen U, Aaseth J, Johansson P. Reduced cardiovascular mortality 10 years after supplementation with selenium and coenzyme Q10 for four years: follow-up results of a prospective randomized double-blind placebo-controlled trial in elderly citizens. PLoS One. 2015;10:e0141641.

68. ► http://www.sarcomacancer.org/index.php?page=adjunctive-treatment. Accessed 22 Dec 2015.

69. Andersen MR, Sweet E, Zhou M, Standish LJ. Complementary and alternative medicine use by breast cancer patients at time of surgery which increases the potential for excessive bleeding. Integr Cancer Ther. 2015;14:119–24.

70. Izzo AA, Ernst E. Interactions between herbal medicines and prescribed drugs: an updated systematic review. Drugs. 2009;69:1777–98.

71. Unger M, Frank A. Simultaneous determination of the inhibitory potency of herbal extracts on the activity of six major cytochrome P450 enzymes using liquid chromatography/mass spectrometry and automated online extraction. Rapid Commun Mass Spectrom. 2004;18(19):2273–81.

72. Rock E, De Michele A. Nutritional approaches to late toxicities of adjuvant chemotherapy in breast cancer survivors. J Nutr. 2003;133:3785S–93.

73. Das DK, Sato M, Ray PS, et al. Cardioprotection of red wine: role of polyphenolic antioxidants. Drugs

Exp Clin Res. 1999;25:115–20.

74. Bagchi D, Bagchi M, Stohs S, et al. Molecular mechanism of cardioprotection by a novel grape seed proanthocyanidin extract. Mutat Res. 2003;523–524:87–97.

75. Dueregger A, Heidegger I, Ofer P, et al. The use of dietary supplements to alleviate androgen deprivation therapy side effects during prostate cancer treatment. Nutrients. 2014;6:4491–519.

76. Bloedon LT, Balikai S, Chittams J, et al. Flaxseed and cardiovascular risk factors: results from a double blind, randomized, controlled clinical trial. J Am Coll Nutr. 2008;27:65–74.

77. Pan A, Yu D, Demark-Wahnefried W, Franco OH, Lin X. Meta-analysis of the effects of flaxseed interventions on blood lipids. Am J Clin Nutr. 2009;90:288–97.

78. Vafeiadou K, Weech M, Altowaijri H, et al. Replacement of saturated with unsaturated fats had no impact on vascular function but beneficial effects on lipid biomarkers, E-selectin, and blood pressure: results from the randomized, controlled Dietary Intervention and VAScular function (DIVAS) study. Am J Clin Nutr. 2015;102:40–8.

79. Mozaffarian D, Appel LJ, Van Horn L. Components of a cardioprotective diet: new insights. Circulation. 2011;123:2870–91.

80. Yokoyama Y, Barnard ND, Levin SM, Watanabe M. Vegetarian diets and glycemic control in diabetes: a systematic review and meta-analysis. Cardiovasc Diagn Ther. 2014;4:373–82.

81. Pilis W, Stec K, Zych M, Pilis A. Health benefits and risk associated with adopting a vegetarian diet. Rocz Panstw Zakl Hig. 2014;65:9–14. Review.

82. Crowe FL, Appleby PN, Travis RC, Key TJ. Risk of hospitalization or death from ischemic heart disease among British vegetarians and nonvegetarians: results from the EPIC-Oxford cohort study. Am J Clin Nutr. 2013;97:597–603.

83. Gilsing AM, Schouten LJ, Goldbohm RA, et al. Vegetarianism, low meat consumption and the risk of colorectal cancer in a population based cohort study. Sci Rep. 2015;5:13484.

84. Appleby PN, Crowe FL, Bradbury KE, et al. Mortality in vegetarians and comparable non vegetarians in the United Kingdom. Am J Clin Nutr. 2015;103:218–30.

85. Woo KS, Kwok TC, Celermajer DS. Vegan diet, subnormal vitamin B-12 status and cardiovascular health. Nutrients. 2014;6:3259–73. Review.

86. Saghatchian M, Bihan C, Chenailler C, et al. Exploring frontiers: use of complementary and alternative medicine among patients with early-stage breast cancer. Breast. 2014;23:279–85.

87. ► http://www.cancer.gov/publications/pdq/information-summaries/cam. Accessed 15 Dec 2015.

88. Deng G, Cassileth B. Integrative oncology: an overview. Am Soc Clin Oncol Educ Book. 2014;2014:233–42.

89. Radha MH, Laxmipriya NP. Evaluation of biological properties and clinical effectiveness of Aloe vera: a systematic review. J Tradit Complement Med. 2014;5:21–6.

90. Fais S, Venturi G, Gatenby B. Microenvironmental acidosis in carcinogenesis and metastases: new strategies in prevention and therapy. Cancer Metastasis Rev. 2014;33:1095–108.

91. Kraus WE, Bittner V, Appel L, American Heart Association Physical Activity Committee of the Council on Lifestyle and Metabolic Health, Council on Clinical Cardiology, Council on Hypertension, and Council on Cardiovascular and Stroke Nursing, et al. The national physical activity plan: a call to action from the American Heart Association: a science advisory from the American Heart Association. Circulation. 2015;131:1932–40.

92. Pahkala K, Heinonen OJ, Lagström H, et al. Vascular endothelial function and leisure-time physical activity in adolescents. Circulation. 2008;118:2353–9.

93. McTiernan A. Mechanisms linking physical activity with cancer. Nat Rev Cancer. 2008;8:205–11.

94. Leitzmann M, Powers H, Anderson AS, et al. European code against cancer 4th edition: physical activity and cancer. Cancer Epidemiol. 2015;39 Suppl 1:S46–55.

95. Pouliou T, Ki M, Law C, et al. Physical activity and sedentary behaviour at different life stages and adult blood pressure in the 1958 British Birth Cohort. J Hypertens. 2012;30:275–83.

96. Ki M, Pouliou T, Li L, et al. Physical (in)activity over 20y in adulthood: associations with adult lipid levels in the 1958 British Birth Cohort. Atherosclerosis. 2011;219:361–7.

97. Quadrilatero J, Hoffman-Goetz L. Physical activity and colon cancer. A systematic review of potential mechanisms. J Sports Med Phys Fitness. 2003;43:121–38. Review.

98. Nechuta S, Lu W, Zheng Y, et al. Comorbidities and breast cancer survival: a report from the Shanghai breast cancer survival study. Breast Cancer Res Treat. 2013;139:227–35.

99. Jung HS, Myung SK, Kim BS, Seo HG. Metabolic syndrome in adult cancer survivors: a meta-analysis. Diabetes Res Clin Pract. 2012;95:275–82.

100. Bao PP, Zheng Y, Nechuta S, et al. Exercise after diagnosis and metabolic syndrome among breast cancer survivors: a report from the Shanghai breast cancer survival study. Cancer Causes Control. 2013;24: 1747–56.

101. Li J, Siegrist J. Physical activity and risk of cardiovascular disease—a meta-analysis of prospective cohort studies. Int J Environ Res Public Health. 2012;9:391–407.

102. Elosua R, Redondo A, Segura A, et al. Dose–response association of physical activity with acute myocardial infarction: do amount and intensity matter? Prev Med. 2013;57:567–72.

103. Lacey B, Golledge J, Yeap BB, Lewington S, Norman PE, Flicker L, Almeida OP, Hankey GJ. Physical activity and vascular disease in a prospective cohort study of older men: the health in men study (HIMS). BMC Geriatr. 2015;15:164.

104. Crimi E, Ignarro LJ, Cacciatore F, Napoli C. Mechanisms by which exercise training benefits patients with heart failure. Nat Rev Cardiol. 2009;6:292–300.

105. Loprinzi PD. The effects of free-living physical activity on mortality after congestive heart failure diagnosis. Int J Cardiol. 2015;203:598–9.

106. Peixoto TC, Begot I, Bolzan DW, et al. Early exercise-based rehabilitation improves health-related quality of life and functional capacity after acute myocardial infarction: a randomized controlled trial. Can J Cardiol. 2015;31:308–13.

107. Friedenreich CM, Cust AE. Physical activity and breast cancer risk: impact of timing, type and dose of activity and population subgroup effects. Br J Sports Med. 2008;42(8):636–47.

108. Bellocco R, Marrone G, Ye W, et al. A prospective cohort study of the combined effects of physical activity and anthropometric measures on the risk of post-menopausal breast cancer. Eur J Epidemiol. 2015;31:395–404.

109. Ma H, Xu X, Ursin G, et al. Reduced risk of breast cancer associated with recreational physical activity varies by HER2 status. Cancer Med. 2015;4:1122–35.

110. Wu Y, Zhang D, Kang S. Physical activity and risk of breast cancer: a meta-analysis of prospective studies. Breast Cancer Res Treat. 2013;137:869–82.

111. Wolin KY, Tuchman H. Physical activity and gastrointestinal cancer prevention. Recent Results Cancer Res. 2011;186:73–100.

112. Boyle T, Keegel T, Bull F, et al. Physical activity and risks of proximal and distal colon cancers: a systematic review and meta-analysis. J Natl Cancer Inst. 2012;104:1548–61.

113. Robsahm TE, Aagnes B, Hjartåker A, et al. Body mass index, physical activity, and colorectal cancer by anatomical subsites: a systematic review and meta-analysis of cohort studies. Eur J Cancer Prev. 2013;22:492–505.

114. Keum N, Ju W, Lee DH, et al. Leisure-time physical activity and endometrial cancer risk: dose–response meta-analysis of epidemiological studies. Int J Cancer. 2014;135:682–94.

115. Singh S, Edakkanambeth Varayil J, et al. Physical activity is associated with reduced risk of gastric cancer: a systematic review and meta-analysis. Cancer Prev Res (Phila). 2014;7:12–22.

116. Behrens G, Jochem C, Keimling M, et al. The association between physical activity and gastroesophageal cancer: systematic review and meta-analysis. Eur J Epidemiol. 2014;29:151–70.

117. Abioye AI, Odesanya MO, Abioye AI, Ibrahim NA. Physical activity and risk of gastric cancer: a meta-analysis of observational studies. Br J Sports Med. 2015;49:224–9.

118. Behrens G, Leitzmann MF. The association between physical activity and renal cancer: systematic review and meta-analysis. Br J Cancer. 2013;108:798–811.

119. Leitzmann MF, Koebnick C, Abnet CC, et al. Prospective study of physical activity and lung cancer by histologic type in current, former, and never smokers. Am J Epidemiol. 2009;169:542–53.

120. Behrens G, Jochem C, Schmid D, et al. Physical activity and risk of pancreatic cancer: a systematic review and meta-analysis. Eur J Epidemiol. 2015;30:279–98.

121. Keimling M, Behrens G, Schmid D, et al. The association between physical activity and bladder cancer: systematic review and meta-analysis. Br J Cancer. 2014;110:1862–70.

122. Hrafnkelsdottir SM, Torfadottir JE, Aspelund T, et al. Physical activity from early adulthood and risk of prostate cancer: a 24 year follow-up study among Icelandic men. Cancer Prev Res (Phila). 2015;8: 905–11.

123. Schmid D, Leitzmann MF. Television viewing and time spent sedentary in relation to cancer risk: a

meta-analysis. J Natl Cancer Inst. 2014;106(7) pii: dju098.

124. Bränström R, Petersson LM, Saboonchi F, et al. Physical activity following a breast cancer diagnosis: implications for self-rated health and cancer-related symptoms. Eur J Oncol Nurs. 2015;19:680–5.

125. Ibrahim EM, Al.Homaid AA. Physical activity and survival after breast cancer diagnosis: meta-analysis of published studies. Med Oncol (Northwood, London, England). 2011;28:753–65.

126. Lahart IM, Metsios GS, Nevill AM, Carmichael AR. Physical activity, risk of death and recurrence in breast cancer survivors: a systematic review and meta-analysis of epidemiological studies. Acta Oncol. 2015; 54:635–54.

127. Sabiston CM, Brunet J, Vallance JK, Meterissian S. Prospective examination of objectively-assessed physical activity and sedentary time after breast cancer treatment: sitting on the crest of the teachable moment. Cancer Epidemiol Biomarkers Prev. 2014;23:1324–30.

128. Phillips SM, Dodd KW, Steeves J. Physical activity and sedentary behavior in breast cancer survivors: new insight into activity patterns and potential intervention targets. Gynecol Oncol. 2015;138: 398–404.

129. Gandaglia G, Sun M, Popa I, et al. The impact of androgen-deprivation therapy (ADT) on the risk of cardiovascular (CV) events in patients with non-metastatic prostate cancer: a population-based study. BJU Int. 2014;114(6b):E82–9.

130. Jespersen CG, Nørgaard M, Borre M. Androgen-deprivation therapy in treatment of prostate cancer and risk of myocardial infarction and stroke: a nationwide Danish population-based cohort study. Eur Urol. 2014;65:704–9.

131. Fung C, Fossa SD, Milano MT, et al. Cardiovascular disease mortality after chemotherapy or surgery for testicular nonseminoma: a population-based study. J Clin Oncol. 2015;33:3105–15.

132. Christensen JF, Bandak M, Campbell A, et al. Treatment-related cardiovascular late effects and exercise training countermeasures in testicular germ cell cancer survivorship. Acta Oncol. 2015;54:592–9.

133. Redig AJ, Munshi HG. Metabolic syndrome after hormone-modifying therapy: risks associated with antineoplastic therapy. Oncology (Williston Park). 2010;9:839–44. Review.

134. Patterson RE, Flatt SW, Saquib N, et al. Medical comorbidities predict mortality in women with a history of early stage breast cancer. Breast Cancer Res Treat. 2010;122:859–65.

135. Beard CJ, Travis LB, Chen MH, et al. Outcomes in stage I testicular seminoma: a population-based study of 9193 patients. Cancer. 2013;119(15):2771–7.

136. Fairey AS, Courneya KS, Field CJ, et al. Effect of exercise training on C-reactive protein in postmeno-pausal breast cancer survivors: a randomized controlled trial. Brain Behav Immun. 2005;19:381–8.

137. Courneya KS, Mackey JR, Bell GJ, et al. Randomized controlled trial of exercise training in postmeno-pausal breast cancer survivors: cardiopulmonary and quality of life outcomes. J Clin Oncol. 2003;21: 1660–8.

138. Sturgeon KM, Ky B, Libonati JR, Schmitz KH. The effects of exercise on cardiovascular outcomes before, during, and after treatment for breast cancer. Breast Cancer Res Treat. 2014;143:219–26.

139. Giallauria F, Maresca L, Vitelli A, et al. Exercise training improves heart rate recovery in women with breast cancer. Springerplus. 2015;4:388.

140. Mishra SI, Scherer RW, Snyder C, et al. Exercise interventions on health-related quality of life for people with cancer during active treatment. Cochrane Database Syst Rev. 2012;15:8.

141. Mishra SI, Scherer RW, Geigle PM, et al. Exercise interventions on health-related quality of life for cancer survivors. Cochrane Database Syst Rev. 2012;8:CD007566.

142. de Paleville DT, Topp RV, Swank AM. Effects of aerobic training prior to and during chemotherapy in a breast cancer patient: a case study. J Strength Cond Res. 2007;21:635–7.

第二部分

肿瘤导致的心脏问题

第 4 章
癌症相关的血栓栓塞性疾病
Thromboembolic Disorders as a Consequence of Cancer

Irma Bisceglia，Nicola Maurea

蓝迪慧　译　苏　文　审校

4.1　引言

　　癌细胞与凝血系统有着密切的联系。整体的血栓前状态机制与癌症的宿主反应和癌细胞的促凝作用相关（图 4.1）。宿主反应主要包括机体对肿瘤产生的急性期反应、副蛋白质的产生、炎症、坏死和血流动力学紊乱。恶性肿瘤细胞可通过不同方式激活凝血系统。它们可以释放：组织因子（TF）和癌症促凝血因子（CP）（目前观察到的作用最强的促凝因子）等促凝因子；膜微粒（MP）；肿瘤坏死因子（TNF）和白介素-1（IL-1）等炎症细胞因子；促进内皮血栓和血管生成的血管内皮生长因子（VEGF）。VEGF 可通过增加毛细血管通透性、重编程基因表达和促进内皮细胞存活来发挥间接促凝作用，进而增加肿瘤的血管密度，这在许多癌症的病理生理学中起着关键作用。类似的促凝因子同样能够促进肿瘤的发展，如宿主细胞中的血小板、内皮细胞和中性粒细胞都能被激活而参与促凝作用。因此，血栓栓塞往往使肿瘤病情复杂化，也可能是癌症的首发症状[1-2]。

4.2　临床方面

— 深静脉血栓（DVT）和肺栓塞（PE）是临床上较为常见的静脉血栓栓

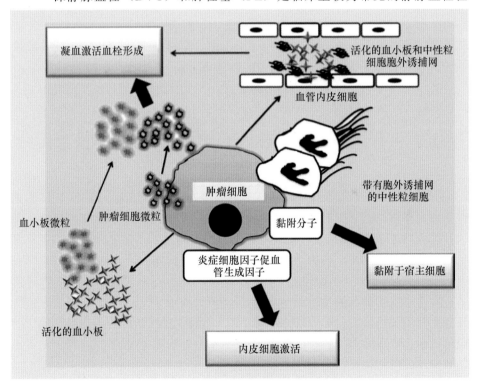

图 4.1　肿瘤与凝血系统的相互作用。肿瘤细胞能够通过多种途径激活凝血系统。肿瘤细胞通过释放促凝物质和微粒引发凝血级联反应。肿瘤细胞也能够通过释放可溶性因子或直接黏附激活血管内皮细胞、白细胞和血小板等宿主凝血细胞，从而诱导其促凝表型的表达。同时，中性粒细胞释放胞外诱捕网（NET），大量胞外诱捕网可提供支架以使血小板黏附、激活并生成凝血酶进而诱导血栓形成。经允许引自参考文献 [1]

塞症（VTE）。VTE 已成为恶性肿瘤患者死亡的第二大原因[3]。

- 动脉血栓栓塞事件（ATE）常发生于应用抗血管生成药物、顺铂和激素治疗后[4-5]。

- 与癌症高凝状态相关的心血管危险因素进一步促进了血栓的形成。VTE 发生率因肿瘤分类而异（$P < 0.0001$），发病率较高为胰腺癌患者（19.2%），膀胱癌患者发病率最低（8.2%）[6]。胰腺癌患者常伴发 DVT（12.6%），而 PE 在肺癌患者（3.6%）和胃癌患者中更为常见（3.3%）。

- 与非癌症患者相比，VTE 的形成显著增加了其复发率和出血事件发生率[7]。

- 全身化疗使癌症患者 VTE 发生率增加了 6~7 倍，发现直接抑制肿瘤血管内皮生成的治疗可能是近几十年来肿瘤相关 VTE 增加的部分原因[6]。

- 临床上，多达 10% 的癌症患者会伴发 VTE，而尸检研究发现，血栓在部分亚组中（如死于胰腺癌的患者）发生率更高[1,7-9]。

- VTE 的发生不仅使再住院率升高 3 倍，也进一步增加医疗资源的利用和医疗成本。为了减少 VTE 对肿瘤患者和医疗保健系统的影响，有必要对其采取适当的预防和治疗措施。

4.3 伴有特发性静脉血栓栓塞症患者的隐匿肿瘤筛查

"特发性"VTE 可能是癌症患者出现的第一个临床症状。多达 10% 的患者在发现不明原因的 VTE 1 年内被诊断为癌症，而在发现特发性 VTE 后不久，诊断隐匿性肿瘤的患者超过 60%[2,11]。应用广泛筛查对隐匿性肿瘤进行早期诊断仍存在争议。在缺乏相关临床指南指导的情况下，临床实践会因各个中心实践原则的不同而相应改变。在近期发表的一项研究中，研究者对比了有限筛查（基础血液检验、胸部 X 线以及乳腺癌、宫颈癌和前列腺癌年龄筛查）和增加腹部、盆腔 CT 的有限筛查。经过 1 年随访，两组患者在确诊肿瘤的时间（有限筛查组 4.2 个月 *vs.* 结合 CT 的有限筛查组 4.0 个月；$P = 0.88$）及肿瘤相关死亡率上并无显著差异（1.4% *vs.* 0.9%；$P = 0.75$）[12]。

❯ 对于首次发现不明原因的 VTE 患者，建议进行有限的癌症筛查，包括病史、体格检查、血常规、血生化、肝功能和尿常规、常规适龄的癌症筛查、胸部 X 线检查等[13]。

4.4　门诊高危患者的初级血栓预防与识别

4.4.1　手术预防

■ 对于进行腹腔或盆腔癌症手术的患者，术后应用普通肝素（UFH）或低分子量肝素（LMWH）进行血栓预防，DVT 发生率可减少约 15％。
  ■ UFH 与 LMWH
    ▬ ENOXACAN 研究对比了进行腹腔和盆腔手术的癌症患者应用依诺肝素 40 mg/d 和低剂量 UFH 的疗效与安全性，二者 DVT 发生率大致相同（依诺肝素组 14.7％ *vs.* VFH 组 18.2％）[14]。
    ▬ 一项纳入 16 项临床研究共计 12 890 例癌症患者的 meta 分析显示，围术期分别应用 LMWH 和 UFH 进行血栓预防的两组患者死亡率、VTE 及出血事件发生率并无显著差异。
    ▬ LMWH 较 UFH 的优点包括：可单次给药、生物利用度高及肝素诱导的血小板减少症发生率低，因此临床上常使用 LMWH[15-16]。
  ■ 在 3 项独立的研究中，癌症患者术后随机接受 1 周或 4 周 LMWH 抗凝治疗，结果显示癌症患者术后长时间抗凝可使血栓事件发生率低于常规抗凝的非癌症患者。
    ▬ 这些研究均发现，术后进行 4 周 LMWH 抗凝的癌症患者 VTE 发生率显著低于只进行 1 周抗凝的患者（5％ *vs.* 12％；7％ *vs.* 16％；13％ *vs.* 10％）[17-19]。
    ▬ 此外，3 项研究均未发现延长抗凝治疗时间会增加出血风险。尽管积极进行血栓预防能否提高癌症患者的术后生存率和成本效益仍存在争议，但共识指南依旧建议癌症患者术后需进行 4 周的血栓预防抗凝治疗。
  ■ 与传统外科手术相比，癌症患者行腹腔镜的术后 VTE 发生率无显著差异[20]。

4.4.2　门诊高危癌症患者初级血栓预防的识别

近期一篇综述表明癌症患者的 VTE 发生率约为 13/1000 人年（95％CI 7～23）。在肿瘤转移高危患者或高危治疗患者中，VTE 的发生率约为 68/1000 人年（95％CI 48～96）。发病率最高的是脑癌患者（200/1000 人年；95％CI 162～247）。

⦿ **恰当的危险因素分层对应进行血栓预防的患者至关重要[21]。**

可应用临床危险因素和（或）生物标志物评估 VTE 的发生风险。

— 可影响 VTE 风险的临床危险因素包括肿瘤类型、部位、分期以及初诊时间，以及患者的合并症和治疗方法（表 4.1）。

　　— 治疗相关因素包括手术、化疗、激素治疗、抗血管生成药物（沙利度胺、来那度胺、贝伐珠单抗）、中心静脉置管、促红细胞生成素类药物（ESA）以及输血等。

　　— 癌症患者术后 VTE 的发生率是普通人群的 2 倍，1/3 的 VTE 发生在患者出院后；出现 VTE 的癌症患者死亡率比一般癌症患者增加了 6 倍（8% vs. 1.2%）[23]。

— 癌症患者术后 VTE 的发生风险较高。可通过 Caprini 评分来反映术后患者 VTE 的风险增加，其中恶性肿瘤赋值 2 分。

　　— 顺铂和氟尿嘧啶等化疗药物可通过多种机制诱导血栓形成，包括促进肿瘤细胞分泌促血管生成物质和免疫调节细胞因子、促进内皮细胞分泌组织因子、对内皮的直接毒性以及减少 C 蛋白的合成。

　　— 尽管应用 ESA 可减少癌症患者的输血需要并可提高生活质量，但也升高了 VTE 发生率和死亡率[23]。

　　— 新型"靶向"抗肿瘤药物的应用并未降低 VTE 的发生率。事实上，贝伐珠单抗、舒尼替尼、索拉非尼和多靶点酪氨酸激酶抑制剂帕纳替尼等抑制血管生成药物均与动脉血栓栓塞相关。

表 4.1　血栓形成的危险因素

一般因素	治疗相关因素
高龄	住院治疗
女性	外科手术
非洲或非洲裔美国人	抗血管生成药物
VTE 病史	激素治疗
高血压	促红细胞生成素类药物
感染性疾病	输血
活动受限	中心静脉置管
肿瘤相关因素	生物标志物
病灶部位（脑、胰腺、肾、胃、肺、膀胱、女性生殖系统、血液系统）	血小板计数（$\geqslant 350 \times 10^9$/L）
	白细胞计数（$\geqslant 11 \times 10^9$/L）
癌症晚期	D-二聚体
距离初诊时间短	组织因子
	P 选择素
	组织因子相关微粒（TFMP）
	高脂血症

引自 Falanga 及 ASCO 指南[1,22]

　　— 应用沙利度胺和来那度胺等免疫抑制剂的患者 VTE 的发生率非常高，西妥昔单抗和帕尼单抗等抗表皮生长因子抗体也会增加 VTE 的发生风险[24-26]。

■ 据报道，同时应用化疗和抗血管生成药物的肿瘤患者 VTE 的发生风险相当高。治疗期间，应用沙利度胺与蒽环类药物（12%～28%）、沙利度胺与高剂量地塞米松（17%～26%）、来那度胺和高剂量地塞米松（18%～26%）的骨髓瘤患者 VTE 的发生率最高[27-30]。

　　— 在癌症患者中，多种生物标志物也与 VTE 的发生相关。包括化疗前血小板计数≥$350×10^9$/L、化疗前白细胞>$11×10^9$/L、血红蛋白<100 g/L、肿瘤细胞表面组织因子表达增加、循环组织因子高活性、D-二聚体升高、可溶性 P 选择素增多、凝血酶生成增加、组织因子相关微粒水平升高（TEMP）等[31-33]。

　　— Khorana 设计了一种用于指导化疗患者血栓预防临床决策的模型，Khorana 评分是通过患者临床指标的相应得分而计算得出，相关的临床指标包括原发肿瘤部位、血液学指标、体重指数（BMI）等（表 4.2）[34]。

　　— Khorana 评分来自于一项纳入 2701 例患者的队列研究，随后在另一项纳入 1365 例患者的队列中得到验证，该模型通过将患者分为 3 个风险组，进而预测 VTE 的发生风险。在随访 2.5 个月时，低危组患者 VTE 的累积发症率为 0.3%，而高危组为 6.7%。

　　Khorana 评分在随后的前瞻性研究中再次得到了验证，其修订版本亦应用到了一项观察性队列研究中（CATS 研究）。其中修订的指标包括：

表 4.2　VTE 预测模型。各项危险因素得分基于最终模型中的回归系数，根据该风险模型得分将人群分为 3 组：低危组（0 分）、中危组（1～2 分）、高危组（≥3 分）

患者特点	得分
肿瘤部位 胃、胰腺（风险极高） 肺、淋巴组织、妇科、膀胱、睾丸	 2 1
化疗前血小板计数为 $350×10^9$/L	1
血红蛋白<100 g/L 或应用促红细胞生成素	1
化疗前白细胞计数>$11×10^9$/L	1
BMI≥35 kg/m^2	1
高危组≥3 分；中危组 1～2 分；低危组 0 分	

　　引自 Khorana et al.[34]

  ━ 其他高危肿瘤类型（大脑、骨髓瘤、肾）。
  ━ 两项实验室指标：可溶性 P 选择素和 D-二聚体水平。
  ━ 一项回顾性研究中发现，低危组（0 分）患者 6 个月 VTE 的累积发病率为 1％，而高危组（≥5 分）患者为 35％[35]。

　　最近，该研究团队发现可溶性血浆 VEGF-A（sVEGF）可作为预测癌症患者发生 VTE 的一项生物标志物，sVEGF 水平升高与癌症患者 VTE 发生风险增加相关[36]。

　　在 PROTECHT 研究中，对使用铂类（卡铂、顺铂）或吉西他滨化疗的患者进行了 5 个以上相关变量的事后分析，进而识别高危癌症患者，称为 PROTECHT 评分。两项大型随机研究的亚组分析中发现，VTE 绝对风险较高的患者获益较大。在 PROTECHT 研究纳入的高危患者中，对照组的 VTE 发生率为 11.1％，那屈肝素组为 4.5％（低危组和中危组需治疗的人数分别为 15 人和 77 人）[37]。

　　SAVE-ONCO 研究的亚组分析提示，在 Khorana 评分≥3 分的患者中，对照组 VTE 的发生率为 5.4％，超低分子量肝素 semuloparin 组为 1.5％（高危组和低危组需治疗的人数分别为 25 人和 333 人）[38]。

　　尽管抗凝预防治疗可降低癌症患者 VTE 的发生率，目前仍缺乏根据癌症状况评估症状性 VTE 或大出血事件发生率的研究报道，因此现有指南推荐仅根据纳入少数癌症患者的随机临床研究数据[39]。

4.4.3　多发性骨髓瘤

　　接受传统化疗的骨髓瘤患者 VTE 的发生率约为 5％。多发性骨髓瘤患者常用的抗血管生成药物，包括沙利度胺和来那度胺，可激活血管内皮细胞及血小板，损伤血管内皮，进而增加血栓发生风险。尤其当沙利度胺或来那度胺联合高剂量地塞米松（每月 480 mg）、多柔比星或单一化疗时 VTE 发病率特别高。对此，国际骨髓瘤工作组根据个体、疾病及治疗等相关危险因素，制定了相应的静脉血栓风险评估模型[27]。

特别建议
- 存在 0～1 个危险因素的患者建议服用阿司匹林。
- 对于存在≥2 个危险因素以及应用沙利度胺或来那度胺联合高剂量地塞米松和（或）多柔比星的骨髓瘤患者，建议应用依诺肝素 40 mg/d 或足量的华法林（目标 INR 2～3）进行抗凝治疗。
- 在一项纳入应用沙利度胺、可的松、美法仑或泼尼松的新发骨髓瘤患者的随机试验中，对比了应用低剂量阿司匹林、1.5 mg/d 华法林和依诺肝素 40 mg/d 进行血栓预防的效果。在老年患者中，上述药物降低 VTE 发生率的效果相当。但相比于华法林，依诺肝素可更有效地减少严重血栓事件、急性心血管事件和猝死[40]。

- 另一项研究在应用来那度胺的患者中对比了低剂量阿司匹林和依诺肝素 40 mg/d 的血栓预防效果。
  - 阿司匹林组 VTE 发病率为 2.27%，依诺肝素组为 1.2%，这提示对于"标准"风险患者阿司匹林也是一种有效的治疗选择[41]。
- 此外，由于能使一氧化氮的合成增加从而使血小板活化减少，硼替佐米具有一定抗血栓效应，其可降低约 2% 的 VTE 发生风险[42]。
- 除活动性出血及高危出血等禁忌证外，围术期的恶性肿瘤患者均应考虑使用 UFH 或 LMWH 进行预防血栓治疗。
- 建议癌症患者应用 LMWH 每日 1 次、UFH 每日 3 次或磺达肝癸钠进行术后 VTE 预防。
- 药物预防血栓治疗应在手术前 12~2 h 启动，并持续至少 7~10 天。术后 6 h 才可启用磺达肝癸钠。
- 建议 VTE 高危患者（行骨盆或腹部手术），合并高危因素如行动不便、肥胖、VTE 病史或其他危险因素的骨盆或腹部术后出血低风险的患者进行 4 周的预防血栓治疗。
- 建议行腹腔镜和剖腹手术的肿瘤患者应用 LMWH 进行 VTE 预防。
- 除外药物抗凝禁忌的活动性出血和高危出血患者，对于高危 VTE 患者而言，进行手术治疗同时应进行药物抗凝，缺一不可。

4.5 急性静脉血栓患者的急性期、长程治疗及 NOAC 的作用

对 VTE 患者而言，治疗的目的是缓解急性发作期症状，预防复发、进展和栓塞，同时尽量降低出血的风险。然而，在癌症患者的治疗中，VTE 的高复发率以及进行抗凝治疗后的高出血风险使得处理 VTE 时愈发复杂。

4.5.1 急性期治疗（前 10 天）

- 在 VTE 急性期可选择的治疗药物包括 UFH、LMWH 和磺达肝癸钠。
  - 鲜有研究直接对比在肿瘤患者中，抗凝治疗作为 VTE 起始治疗的疗效。一项纳入 16 项随机对照研究的 meta 分析显示，应用 LM-WH 作为 VTE 抗凝治疗的癌症患者 3 个月时死亡率较 UFH 组低，

且出血风险未增加（RR＝0.71；95％CI 0.52～0.98）[43]。

    — 与 UFH 相比，LMWH 的优势包括：费用低、剂量易于控制以及肝素诱导的血小板减少症（HIT）发生率低。

⟩ **目前尚无直接对比 LMWH 和磺达肝癸钠对 VTE 的初期疗效的研究。**

    — 肝素主要经肝代谢，因此 UFH 可用于重度肾功能不全患者（CrCl ＜30 ml/min）。UFH 的优势还包括半衰期短以及抗凝作用可被硫酸鱼精蛋白中和。

    — UFH 治疗 VTE 的初始剂量由体重决定，首剂推荐为 80 U/kg 静脉推注，继以 18 U/(kg·h) 静脉输注。

    — UFH 不可用于 HIT 患者，可用磺达肝癸钠或凝血酶抑制剂替代。

    — 因磺达肝癸钠半衰期较长、缺乏有效解毒剂以及 100％经肾代谢，故其并不是癌症患者的首选药物。

    — Matisse-DVT 试验的亚组分析显示，磺达肝癸钠组患者 VTE 复发率高于依诺肝素组，分别为 12.7％和 5.4％，而两组患者死亡率和出血事件发生率无显著差异[44]。

目前，仍推荐 LMWH 作为癌症患者 VTE 的初始治疗。

4.5.2　长程（3 个月）及延长治疗（无特定期限）

— VTE 患者应进行至少 3 个月的抗凝治疗；这种治疗疗程被称为"长程治疗"。对于长程治疗，可选择的药物包括维生素 K 拮抗剂（VKA）、LMWH、磺达肝癸钠或新型口服抗凝药物（NOAC）如达比加群、利伐沙班及阿哌沙班。

— 一项纳入 7 项随机临床试验的 meta 分析指出，与 VKA 相比，应用 LMWH 的癌症患者 VTE 复发率显著降低[45]。

— 对于癌症患者的 VTE 治疗，LMWH 优于 VKA 的原因主要有以下几点：在应用 VKA 治疗的出现 VTE 的癌症患者中，VTE 的复发率较高；与 VKA 相比，接受积极化疗的转移性肿瘤患者应用 LMWH 获益更多[46]；一般来说，较难使应用 VKA 的肿瘤患者维持在合适的治疗窗内；对于无法口服药物的患者，LMWH 可作为替代选择；若需进行有创性操作或出现血小板减少症时，LMWH 较 VKA 易于拮抗及调整剂量。

— 在 CLOT 研究中，比较急性近端 DVT 和（或）PE 的癌症患者（大部分为转移性肿瘤）短期使用达肝素［（200 U/(kg·d) 持续 5～7 天］后进行长期口服华法林治疗（6 个月）与长期使用达肝素［200 U/

（kg・d）1 个月续以 150 U/（kg・d）2～6 个月］治疗方案的安全性及疗效。可足量服用 1 个月达肝素后减量（减至 75％～80％）服用 2～6 个月。

- 在没有增加出血风险的情况下，应用 LMWH6 个月的长期抗凝治疗较常规治疗血栓复发率显著降低，由 17％降至 9％（$P = 0.0017$）[46]。

- CATCH 研究评估了亭扎肝素治疗活动性肿瘤和症状性 VTE 患者的疗效和安全性。患者被随机分为应用亭扎肝素 175 IU/（kg・d）6 个月或初始亭扎肝素 175 IU/（kg・d）持续 5～10 天后改用华法林 6 个月。

- 亭扎肝素组症状性 DVT 复发率、非致死性出血事件及临床相关出血事件发生率显著降低[47]。

- 磺达肝癸钠与 LMWH 的安全性和有效性相似[48]。

- 目前仍缺乏癌症患者应用 NOAC 的相关研究。部分亚组分析和随机临床试验 meta 分析的初步结果表明，NOAC 的疗效和安全性与 VKA 相当，可作为口服抗凝治疗的替代方案。

- 一项纳入 6 项随机对照试验的 meta 分析发现，在处理肿瘤相关的 VTE 时，NOAC 较华法林更有效（OR＝0.63；95％CI 0.37～1.10）且同样安全（OR＝0.77；95％CI 0.41～1.44）[49]。目前尚无直接比较 NOAC 和 LMWH 降低 VTE 复发率的相关研究；但根据间接对比的研究结果，在合并 VTE 的癌症患者中，应用 LMWH 可能比 NOAC 更为有效。

- 然而，每项研究中纳入的癌症患者均较少（5％～8％），且对照组患者应用的是华法林或安慰剂而不是 LMWH，以致未有充分证据支持 LMWH 可应用于此类人群[22,49-61]。

- 此外，LMWH 与一些化疗药物有相互作用[49]。

- NOAC 与 VKA 的对比尚未在广泛的 VTE 癌症患者中进行验证，间接对比的研究结果中未发现不同 NOAC 疗效不同（表 4.3）。

- 目前仍未发现在处理癌症患者的 VTE 时，某一种 NOAC 的疗效优于其他 NOAC 或 VKA。

表 4.3 及表 4.4 中，根据不同指南进一步详细说明了预防和治疗所用抗凝药物的适应证和剂量。

4.5.3　导管相关深静脉血栓的治疗

为保持永久性中心静脉置管（CVC）通畅，通常会定期使用肝素进行冲管。然而，仍有 $4\% \sim 8\%$ 的患者可能发生症状性导管相关静脉血栓。可出现的临床症状包括患肢水肿、疼痛和红斑等；由于大部分 CVC 置于上腔静脉，因此可能引起颈部、锁骨上区域或面部水肿。血栓可在短期内形成，也可长期缓慢形成。若血栓形成，是否继续留置导管取决于患者的远期抗肿瘤治疗方案[61-62]。

- 若置管无需继续使用、进行溶栓和（或）抗凝治疗后导管仍无法恢复通畅、合并感染或导管功能障碍，以及出现活动性出血、血小板计数 $<50 \times 10^9/L$ 或近期中枢神经系统出血及手术等抗凝禁忌证时，建议拔除置管。

表 4.3　最新指南要点

ACCP 2016	ASCO 2015	NCNN 2015	BSH 2015
血栓预防			
	大部分活动性肿瘤患者在住院期间需要进行血栓预防治疗。高危血栓患者应进行常规血栓预防。接受抗血管生成药物联合化疗和（或）地塞米松的多发性骨髓瘤患者应使用 LMWH 或低剂量阿司匹林预防 VTE。行腹部或骨盆手术的高危血栓患者，应考虑将术后血栓预防治疗延长至 4 周	肥胖患者应用达肝素、依诺肝素、UFH 或磺达肝癸钠进行血栓预防时需调整剂量。除存在禁忌证外，所有癌症住院患者都应考虑血栓预防抗凝治疗。建议 VTE 高危的癌症患者出院后继续进行 VTE 预防治疗，具体抗凝时间由临床情况决定。应用基于来那度胺或沙利度胺的联合化疗方案的多发性骨髓瘤患者，以及合并 $\geqslant 2$ 个个体或疾病相关危险因素的患者应进行血栓预防，包括 LMWH（如依诺肝素 40 mg/d）或华法林（INR $2 \sim 3$）VTE 高危的癌症患者（Khorana 评分 $\geqslant$ 3 分）可根据个体情况考虑门诊抗凝治疗	腹部和骨盆腔肿瘤外科术后患者应考虑长期血栓预防治疗（2B）门诊高危血栓患者应进行血栓预防治疗（2B）除外禁忌证，活动性肿瘤或新入院的癌症患者应进行血栓预防治疗（2C）除外禁忌证，应用沙利度胺或来那度胺治疗的骨髓瘤患者需进行 VTE 风险评估并进行血栓预防治疗（1A）血小板计数 $<50 \times 10^9/L$ 是抗凝药物的相对禁忌证

ACCP 2016	ASCO 2015	NCNN 2015	BSH 2015
治疗			
LMWH 是合并 VTE 的癌症患者长期抗凝治疗的首选 建议无出血风险的患者（1B 级）和有出血风险者（2B 级）进行 3 个月以上的长期抗凝治疗（无特定期限） 对长期抗凝治疗的患者进行定期评估 对于未应用 LMWH 治疗的合并 VTE 的癌症患者，NOAC 或 VKA 都是可替代选择。目前尚无证据表明 NOAC 优于其他药物	LMWH 适用于深静脉血栓和肺栓塞治疗的最初 5～10 天，以及持续至少 6 个月的长期二级预防 目前不推荐合并 VTE 的癌症患者使用 NOAC	因 LMWH 无需住院监测，故其成为癌症患者出现 VTE 的急性治疗及长期维持治疗的首选 LMWH 可作为合并急性 VTE 的转移性肿瘤患者的慢性抗凝治疗 NOAC 用于合并 VTE 的癌症患者急性和长期治疗的疗效仍有待前瞻性试验进一步验证	若可耐受，初始治疗应使用 LMWH 持续 6 个月（1A） 在恶性肿瘤活动期，应持续抗凝治疗（2B） 当血小板计数＜50 $\times 10^9$/L 时，尤其是在血栓形成初期，需予升血小板治疗，使血小板计数＞50 $\times 10^9$/L，进而可应用足量抗凝药物（2D） 当血小板计数为（25～50）$\times 10^9$/L 时需进行多次评估，以便应用 LM-WH 进行抗凝治疗（2D） 若血小板持续＜25 $\times 10^9$/L，应避免使用足量抗凝药物（1D） 若有抗凝指征而 LMWH 不适用时，可选用华法林或其他抗凝药物（1A）

- 在拔除中心静脉置管前，建议进行 5～7 天的短期抗凝治疗降低血栓形成风险。因此，应根据血栓的大小和部位评估栓塞发生的可能性和后果。
- 癌症患者拔除 CVC 后未进行抗凝常常会出现血栓复发。
- 若需保留置管 3～6 个月，建议应用 LMWH 进行抗凝[62]。
- 对于难以耐受上腔静脉血栓形成且合并上腔静脉综合征或中心静脉置管完全闭塞的患者，溶栓治疗是合理的。每周在每根导管内灌注 2 mg 组织型纤溶酶原激活物（tPA）或 10 000 IU 尿激酶，可使导管恢复通畅。

表 4.4 肿瘤相关 VTE 的推荐治疗剂量

	标准剂量	肥胖患者（BMI≥40 kg/m²）
预防		
门诊患者		
UFH[a]	5000 UI/8～12 h SC[b]	7500 UI/8 h
达肝素、那曲肝素 依诺肝素 磺达肝癸钠 亭扎肝素	5000 UI SC OD[c] 3800 UI SC OD 4000 UI SC OD 2.5 mg SC OD 4500 UI SC OD 或 75 U/kg OD	7500 UI SC OD 4000 UI SC OD 5 mg/12 h SC
阿司匹林	81～325 mg（低血栓风险骨髓瘤患者）	
住院患者		
药物治疗		
UFH 达肝素 依诺肝素 磺达肝癸钠	5000 UI/8～12 h SC 5000 UI SC OD 4000 UI SC OD 2.5 mg SC OD	
手术患者		
UFH 达肝素 依诺肝素 磺达肝癸钠	术前 2～4 h 5000 UI，5000 UI OD 术前 2～4 h 2500 UI，5000 UI OD 术前 10～12 h 4000 UI，4000 UI OD 术后 6～8 h 2.5 mg OD	
华法林	目标 INR 2.0～3.0	
治疗		
初始治疗		
UFH 达肝素 亭扎肝素 依诺肝素 磺达肝癸钠	初始剂量 80 UI/kg 静脉推注，续以 18 U/（kg·h）静脉注射，根据部分凝血活酶时间（PTT）调整剂量 100 UI/kg 每 12 h 1 次；200 U/kg OD 1 mg/kg 每 12 h 1 次；1.5 mg/kg OD 1 mg/kg 每 12 h 1 次；1.5 mg/kg OD 体重＜50 kg 者，5.0 mg OD；50～100 kg 者，7.5 mg OD；100 kg 者，10 mg OD	
长期治疗		
达肝素 依诺肝素 亭扎肝素	200 UI/kg OD 持续 1 个月，续以 150 U/kg OD 1.5 mg/kg OD；1.0 mg/kg 每 12 h 1 次 175 UI/kg OD	
华法林	目标 INR 2.0～3.0	

引自 ASCO 与 NCNN 指南[22,58-59]。a 普通肝素；b 皮下注射；c 每日 1 次

- 对于症状性 CVC 血栓患者，建议进行至少 3 个月抗凝治疗。
- 症状性 CVC 血栓患者建议应用 LMWH 进行抗凝。亦可口服 VKA，但二者抗凝效果未曾在这种情况下进行直接对比。
- 在 CVC 保持通畅、位置固定、在严格护理下症状改善且无感染的情况下，可留置导管。

4.5.4　腔静脉滤器

- 仅 VTE 和（或）PE 患者，以及有抗凝禁忌证的患者适于置入下腔静脉（IVC）滤器[63]。
  - 活动性出血者。
  - 高危出血患者。
  - 进行高危出血手术（如腹部大手术）的患者。
- 置入腔静脉滤器并不能治疗已形成的血栓，且血管内异物的存在可进一步促进滤器近端或远端血栓的形成，因此尽管同时进行抗凝治疗，血栓复发的患者进行腔静脉滤网置入并不合理。
  - IVC 血栓闭塞目前仍是 IVC 滤器置入的严重并发症，是指滤器置入后 IVC 内出现引起闭塞的血栓，相应症状或有或无，发病率为 $2\%\sim30\%$。
  - 肾前性腔静脉滤器置入后导致肾静脉血栓形成继发肾衰竭的情况已有报道。在孤立肾、肾功能不全或有肾静脉血栓病史的患者中，不建议置入肾前性腔静脉滤器。
- 置入下腔静脉滤器的可能并发症包括[64]：
  - 滤器柱或锚定装置穿透静脉管壁，对邻近组织造成二次损伤。
  - 滤器血栓栓塞，定义为滤器或其组件置入后转移到远端解剖部位（心脏和肺支气管）。
  - 滤器断裂（如破裂或分离）发生率为 $2\%\sim10\%$。
- 应尽快使用可回收装置以及尽量移除滤器装置，尽快启动抗凝治疗[63-64]。

特别建议
- 脑部肿瘤并非抗凝治疗的禁忌证，除了高危颅内出血的患者（黑色素瘤、绒毛膜癌、甲状腺癌和肾细胞癌的转移灶），合并 VTE 的脑部肿瘤患者建议应用 LMWH 进行至少 6 个月的抗凝治疗。
- 尚无证据表明在活动性恶性肿瘤的老年患者中，LMWH 或 UFH 的抗凝疗效优于其他药物。在肾功能不全患者中，应用治疗剂量的亭扎肝素所发挥的生物学效应可能更高。

- 在肾功能不全且 CrCl＜30 ml/min 的患者中，依诺肝素的生物学效应可能较低，应用时剂量应每 24 h 减少 1 mg/kg 皮下注射，或应用 UFH、亭扎肝素或达肝素，同时监测凝血因子 X a。
- 对于妊娠期癌症患者，应进行标准血栓预防治疗。
- 肝素诱导的血小板减少症（HIT）是一种消耗性血小板减少症，其机制是血小板因子 4（PF4）/肝素抗体的形成，导致严重的血栓形成前状态。HIT 的治疗主要是使用直接凝血酶抑制剂，如来匹卢定 [0.08 mg/(kg·h)，肾衰竭时剂量减半]、阿加曲班和比伐卢定。磺达肝癸钠也是一种选择，但因其使用方案未统一，临床上并未认可。

4.6 VTE 复发的抗凝治疗[55,63-67]

- 对于在口服抗凝药治疗过程中再次出现静脉血栓的患者，需重新调整药物剂量使得 INR 保持在 2～3。
- 对于应用非 LMWH 抗凝药物的 VTE 复发患者，建议改用 LMWH。
- 如果在应用亚治疗剂量（75％～80％）LMWH 时血栓复发，改用足量 LMWH 可能对 90％以上的患者有效，对于已应用足量 LMWH 而出现 VTE 复发的患者，可增加约 25％的剂量。
- 如果患者正在应用雌激素或化疗等增加血栓形成风险的药物，应暂停这类药物的使用。

4.7 血小板减少症的治疗策略

- 对于血小板计数≥$50×10^9$/L 的血小板减少症患者，且无出血迹象时，可应用足量抗凝药物进行溶栓治疗。
- 对于血小板计数为 $20～50×10^9$/L 的患者，可应用 50％剂量的抗凝药物。
- 当血小板计数＜$20×10^9$/L 时，根据具体情况决定是否停用抗凝药物。
- 若出现肿瘤或化疗导致的重度血小板减少症，可输注血小板以允许进行抗凝治疗；已有病例报告提示，部分血小板计数≤$20×10^9$/L 的患者可耐受预防性剂量的 LMWH，血栓引起的症状亦可得到缓解[67]。

参考文献

1. Falanga A, Marchetti M, Russo L. The mechanisms of cancer-associated thrombosis. Thromb Res. 2015;135 Suppl 1:S8–11.
2. Prandoni P, Falanga A, Piccioli A. Cancer and venous thromboembolism. Lancet Oncol. 2005;6:401–10.
3. Khorana AA, Francis CW, Culakova E, et al. Thromboembolism is a leading cause of death in cancer patients receiving outpatient chemotherapy. J Thromb Haemost. 2007;5(3):632–4.
4. Sanon S, Lenihan DJ, Mouhayar E. Peripheral arterial ischemic events in cancer patients. Vasc Med. 2011;16:119–30.
5. Di Nisio M, Ferrante N, Feragalli B, et al. Arterial thrombosis in ambulatory cancer patients treated with chemotherapy. Thromb Res. 2011;127:382–3.
6. Khorana AA, Dalal M, Lin J, Connolly GC. Incidence and predictors of venous thromboembolism (VTE) among ambulatory high-risk cancer patients undergoing chemotherapy in the United States. Cancer. 2013;119:648–55.
7. Prandoni P, Lensing AW, Piccioli A, et al. Recurrent venous thromboembolism and bleeding complications during anticoagulant treatment in patients with cancer and venous thrombosis. Blood. 2002;100:3484–8.
8. Timp JF, Braekkan SK, Versteeg HH, Cannegieter SC. Epidemiology of cancer-associated venous thrombosis. Blood. 2013;122:1712.
9. Sproul EE. Carcinoma and venous thrombosis: the frequency of association of carcinoma in the body or tail of the pancreas with multiple venous thrombosis. Am J Cancer. 1938;34:566.
10. Khorana AA, Dalal MR, Lin J, Connolly GC. Health care costs associated with venous thromboembolism in selected high risk ambulatory patients with solid tumors undergoing chemotherapy in the United States. Clinicoecon Outcomes Res. 2013;5:101–8.
11. White RH, Chew HK, Zhou H, et al. Incidence of venous thromboembolism in the year before the diagnosis of cancer in 528,693 adults. Arch Intern Med. 2005;165:1782–7.
12. Carrier M, Lazo-Langner A, Shivakumar S, SOME Investigators, et al. Screening for occult cancer in unprovoked venous thromboembolism. N Engl J Med. 2015;373(8):697–70.
13. Khorana AA, Carrier M, Garcia DA, Lee AY. Guidance for the prevention and treatment of cancer-associated venous thromboembolism. J Thromb Thrombolysis. 2016;41(1):81–91. doi:10.1007/s11239-015-1313-4.
14. ENOXACAN Study Group. Efficacy and safety of enoxaparin versus unfractionated heparin for prevention of deep vein thrombosis in elective cancer surgery: a double-blind randomized multicentre trial with venographic assessment. Br J Surg. 1997;84:1099–103.
15. Akl EA, Kahale L, Sperati F, et al. Low molecular weight heparin versus unfractionated heparin for perioperative thromboprophylaxis in patients with cancer. Cochrane Database Syst Rev. 2014;6:CD009447. doi:10.1002/14651858.CD009447.pub2.
16. Akl EA, Kahale LA, Schünemann HJ. Association between perioperative low-molecular-weight heparin vs unfractionated heparin and clinical outcomes in patients with cancer undergoing surgery. JAMA. 2015;313:1364–5.
17. Bergqvist D, Agnelli G, Cohen AT, ENOXACAN II Investigators, et al. Duration of prophylaxis against venous thromboembolism with enoxaparin after surgery for cancer. N Engl J Med. 2002;346:975.
18. Kakkar VV, Balibrea JL, Martínez-González J, Prandoni P, CANBESURE Study Group. Extended prophylaxis with bemiparin for the prevention of venous thromboembolism after abdominal or pelvic surgery for cancer: the CANBESURE randomized study. J Thromb Haemost. 2010;8:1223–9.
19. Rasmussen MS, Jorgensen LN, Wille-Jørgensen P, FAME Investigators, et al. Prolonged prophylaxis with dalteparin to prevent late thromboembolic complications in patients undergoing major abdominal surgery: a multicenter randomized open-label study. J Thromb Haemost. 2006;4:2384–90.
20. Cui G, Wang X, Yao W, Li H. Incidence of postoperative venous thromboembolism after laparoscopic versus open colorectal cancer surgery: a meta-analysis. Surg Laparosc Endosc Percutan Tech. 2013;23:128–34.
21. Horsted F, West J, Grainge MJ. Risk of venous thromboembolism in patients with cancer: a systematic review and meta-analysis. PLoS Med. 2012;9:e1001275.
22. Lyman GH, Bohlke K, Khorana AA, American Society of Clinical Oncology, et al. Venous thromboembolism prophylaxis and treatment in patients with cancer: American society of clinical oncology clin-

ical practice guideline update 2014. J Clin Oncol. 2015;33(6):654–6.

23. Merkow RP, Bilimoria KY, McCarter MD, et al. Post-discharge venous thromboembolism after cancer surgery: extending the case for extended prophylaxis. Ann Surg. 2011;254:131.

24. Choueiri TK, Schutz FA, Je Y, Rosenberg JE, Bellmunt J. Risk of arterial thromboembolic events with sunitinib and sorafenib: a systematic review and meta-analysis of clinical trials. J Clin Oncol. 2010;28:2280–5.

25. Cavo M, Zamagni E, Cellini C, et al. Deep-vein thrombosis in patients with multiple myeloma receiving first-line thalidomide-dexamethasone therapy. Blood. 2002;100:2272–3.

26. Petrelli F, Cabiddu M, Borgonovo K, Barni S. Risk of venous and arterial thromboembolic events associated with anti-EGFR agents: a meta-analysis of randomized clinical trials. Ann Oncol. 2012;23:1672–9.

27. Palumbo A, Rajkumar SV, Dimopoulos MA, International Myeloma Working Group, et al. Prevention of thalidomide- and lenalidomide-associated thrombosis in myeloma. Leukemia. 2008;22:414.

28. Zangari M, Anaissie E, Barlogie B, et al. Increased risk of deep-vein thrombosis in patients with multiple myeloma receiving thalidomide and chemotherapy. Blood. 2001;98:1614.

29. Rajkumar SV, Blood E. Lenalidomide and venous thrombosis in multiple myeloma. N Engl J Med. 2006;354:2079.

30. Rajkumar SV, Jacobus S, Callender N, et al. Phase III trial of lenalidomide plus high-dose dexamethasone versus lenalidomide plus low-dose dexamethasone in newly diagnosed multiple myeloma (E4A03): a trial coordinated by the Eastern Cooperative Oncology Group (abstract). Clin Oncol. 2007;25:968s.

31. Mackman N. Role of tissue factor in hemostasis, thrombosis, and vascular development. Arterioscler Thromb Vasc Biol. 2004;24:1015–22.

32. Khorana AA, Liebman HA, White RH, et al. The risk of venous thromboembolism in patients with cancer. Alexandria, VA: American Society of Clinical Oncology, ASCO Educational Book; 2008. p. 240–8.

33. Carrier M, Le Gal G, Wells PS, et al. Systematic review: the Trousseau syndrome revisited: should we screen extensively for cancer in patients with venous thromboembolism? Ann Intern Med. 2008;149:323–33.

34. Khorana AA, Kuderer NM, Culakova E, et al. Development and validation of a predictive model for chemotherapy-associated thrombosis. Blood. 2008;111:4902–7.

35. Ay C, Dunkler D, Marosi C, et al. Prediction of venous thromboembolism in cancer patients. Blood. 2010;116:5377.

36. Posch F, Thaler J, Zlabinger GJ, et al. Soluble vascular endothelial growth factor (sVEGF) and the risk of venous thromboembolism in patients with cancer: results from the Vienna cancer and thrombosis study (CATS). Clin Cancer Res. 2016;22:200–6.

37. Verso M, Agnelli G, Barni S, et al. A modified Khorana risk assessment score for venous thromboembolism in cancer patients receiving chemotherapy: the Protecht score. Intern Emerg Med. 2012;7:291–2.

38. George D, Agnelli G, Fisher W, et al. Poster presentation: venous thromboembolism (VTE) prevention with semuloparin in cancer patients initiating chemotherapy: benefit risk assessment by VTE risk in SAVE-ONCO. https://ash.confex.com/ash/2011/webprogram/Paper39639.

39. Carrier M, Khorana AA, Moretto P, et al. Lack of evidence to support thromboprophylaxis in hospitalized medical patients with cancer. Am J Med. 2014;127(1):82–6.

40. Palumbo A, Cavo M, Bringhen S, et al. Aspirin, warfarin, or enoxaparin thromboprophylaxis in patients with multiple myeloma treated with thalidomide: a phase III, open-label, randomized tri. J Clin Oncol. 2011;29:986–9381.

41. Larocca A, Cavallo F, Bringhen S, et al. Aspirin or enoxaparin thromboprophylaxis for patients with newly diagnosed multiple myeloma treated with lenalidomide. Blood. 2012;119:933–9.

42. Zangari M, Fink L, Zhan F, Tricot G. Low venous thromboembolic risk with bortezomib in multiple myeloma and potential protective effect with thalidomide/lenalidomide-based therapy: review of data from phase 3 trials and studies of novel combination regimens. Clin Lymphoma Myeloma Leuk. 2011;11:228–36.

43. Akl EA, Kahale L, Neumann I, et al. Anticoagulation for the initial treatment of venous thromboembolism in patients with cancer. Cochrane Database Syst Rev. 2014; 19;(6):CD006649.

44. Van Doormaal FF, Raskob GE, Davidson BL, et al. Treatment of venous thromboembolism in patients with cancer: subgroup analysis of the Matisse clinical trials. Thromb Haemost. 2009;101:762–9.

45. Akl EA, Kahale L, Barba M, et al. Anticoagulation for the long-term treatment of venous thromboembolism in patients with cancer. Cochrane Database Syst Rev. 2014;7:CD006650.

46. Lee AYY, Levine MN, Baker RI, et al. Low-molecular-weight heparin versus a coumarin for the preven-

tion of recurrent venous thromboembolism in patients with cancer. N Engl J Med. 2003;349:146–1539.

47. Lee AY, Kamphuisen PW, Meyer G, CATCH Investigators, et al. Tinzaparin vs warfarin for treatment of acute venous thromboembolism in patients with active cancer: a randomized clinical trial. JAMA. 2015;314(7):677–8.

48. Pesavento R, Amitrano M, Trujillo-Santos J, et al. Fondaparinux in the initial and long-term treatment of venous thromboembolism. Thromb Res. 2015;135:311–7.

49. Bauersachs R, Berkowitz SD, Brenner B, et al. Oral rivaroxaban for symptomatic venous thromboembolism. N Engl J Med. 2010;363:2499–510.

50. Buller HR, Prins MH, Lensin AW, et al. Oral rivaroxaban for the treatment of symptomatic pulmonary embolism. N Engl J Med. 2012;366:1287–97.

51. Buller HR, Decousus H, Grosso MA, et al. Edoxaban versus warfarin for the treatment of symptomatic venous thromboembolism. N Engl J Med. 2013;369:1406–15.

52. Agnelli G, Buller HR, Cohen A, et al. Oral apixaban for the treatment of acute venous thromboembolism. N Engl J Med. 2013;369:799–808.

53. Vedovati MC, Germini F, Agnelli G, Becattini C. Direct oral anticoagulants in patients with VTE and cancer: a systematic review and meta-analysis. Chest. 2015;147:475–83.

54. Franchini M, Bonfanti C, Lippi G. Cancer-associated thrombosis: investigating the role of new oral anticoagulants. Thromb Res. 2015;135:777–81.

55. Lee AY, Peterson EA. Treatment of cancer-associated thrombosis. Blood. 2013;122:2310–7.

56. Carrier M, Cameron C, Delluc A, et al. Efficacy and safety of anticoagulant therapy for the treatment of acute cancer-associated thrombosis: a systematic review and meta-analysis. Thromb Res. 2014;134: 1214–9.

57. Lyman GH, Khorana AA, Kuderer NM, et al. American society of clinical oncology clinical practice. J Clin Oncol. 2013;31:2189–204.

58. Streiff MB, Holmstrom B, Ashrani A, et al. Cancer-associated venous thromboembolic disease, version 1.2015. J Natl Compr Canc Netw. 2015;13:1079–95.

59. Watson HG, Keeling DM, Laffan M, et al. British Committee for Standards in Haematology Guideline on aspects of cancer-related venous thrombosis Guideline on aspects of cancer-related venous thrombosis. Br J Haematol. 2015;170:640–8.

60. Kearon C, Akl EA, Ornelas J, et al. Antithrombotic therapy for VTE disease: CHEST guideline and expert panel report. Chest. 2016;149:315–52.

61. Debourdeau P, Farge D, Beckers M, et al. International clinical practice guidelines for the treatment and prophylaxis of thrombosis associated with central venous catheters in patients with cancer. J Thromb Haemost. 2013;11:71–80.

62. Schiffer CA, Mangu PB, Wade JC, et al. Central venous catheter care for the patient with cancer: American Society of Clinical Oncology clinical practice guideline. J Clin Oncol. 2013;31:1357–70.

63. Abtahian F, Hawkins BM, Ryan DP, et al. Inferior vena cava filter usage, complications, and retrieval rate in cancer patients. Am J Med. 2014;127:1111–7.

64. Casanegra AI, Landrum LM, Tafur AJ. Retrievable inferior vena cava filters in patients with cancer: complications and retrieval success rate. Int J Vasc Med. 2016;2016:6413541.

65. Carrier M, Le Gal G, Cho R, et al. Dose escalation of low molecular weight heparin to manage recurrent venous thromboembolic events despite systemic anticoagulation in cancer patients. J Thromb Haemost. 2009;7:760–5.

66. Heit JA, Mohr DN, Silverstein MD, et al. Predictors of recurrence after deep vein thrombosis and pulmonary embolism: a population-based cohort study. Arch Intern Med. 2000;160:761–8.

67. Herishanu Y, Misgav M, Kirgner I, et al. Enoxaparin can be used safely in patients with severe thrombocytopenia due to intensive chemotherapy regimens. Leuk Lymphoma. 2004;45:1407–11. Review.

推荐阅读：学会指南

Streiff MB, Holmstrom B, Ashrani A, et al. Cancer-associated venous thromboembolic disease, version 1.2015. J Natl Compr Canc Netw. 2015;13(9):1079–9554.

Lyman GH, Khorana AA, Kuderer NM, et al. American society of clinical oncology clinical practice. J Clin

Oncol. 2013;31(17):2189–20455.

Lyman GH, Bohlke K1, Khorana AA, American Society of Clinical Oncology, et al. Venous thromboembolism prophylaxis and treatment in patients with cancer: American society of clinical oncology clinical practice guideline update 2014. J Clin Oncol. 2015;33:654–6.

Watson HG, Keeling DM, Laffan M, et al. British Committee for Standards in Haematology Guideline on aspects of cancer-related venous thrombosis. Guideline on aspects of cancer-related venous thrombosis. Br J Haematol. 2015;170:640–857.

Kearon C, Akl EA, Ornelas J, et al. Antithrombotic therapy for VTE disease: CHEST guideline and expert panel report. Chest. 2016;149:315–5258.

Debourdeau P, Farge D, Beckers M, et al. International clinical practice guidelines for the treatment and prophylaxis of thrombosis associated with central venous catheters in patients with cancer. J Thromb Haemost. 2013;11:71–8059.

第 5 章
癌症相关的心律失常与电解质紊乱
Arrhythmias and Electrolyte Imbalances as Consequences of Cancer

Nicola Maurea，Iris Parrini，Chiara Lestuzzi

蓝迪慧　译　苏　文　审校

　　肿瘤及其治疗（与副反应）相关的心律失常与电解质紊乱相当常见。电解质紊乱亦可引起心律失常。

5.1　心律失常

　　（详细内容请见第 11 章）。

　　▬ **窦性心动过速**　在贫血、胸腔积液或心包积液、纵隔肿瘤和肺部肿瘤

71

（原发性和继发性）的患者中常常可见窦性心动过速。这种心脏代偿机制只要患者能够耐受便无需干预。然而，当静息心率持续高于 110 次/分，即使轻微活动也可升高至 120～130 次/分，导致患者难以耐受。

- 治疗：

  - 纠正潜在病因（如贫血、缺氧等）。

  - 低剂量 β 受体阻滞剂（比索洛尔 1.25 mg/d 或更多）。

  - 若血压过低不足以耐受 β 受体阻滞剂，可予伊伐雷定 5 mg 或 7.5 mg 每日 2 次。

- **心房颤动**　在肺癌或结直肠癌、胸部外科术后，以及肿瘤累及心脏的患者中，心房颤动更为常见[1-4]。慢性炎症与肿瘤和心房颤动有关，其可增加肿瘤和心房颤动的发生风险[5-7]。双膦酸盐亦可增加心房颤动发生风险，高剂量双膦酸盐可用于肿瘤骨转移和高钙血症患者。在一项纳入 3981 例静脉输注双膦酸盐的肿瘤患者的研究中，128 例患者（3.2%）出现了心房颤动/心房扑动[8]。

- 为避免出现血栓以及应用抗凝药物，应尽可能将出现心房颤动的患者转复为窦性心律。在近期一项单中心前瞻性研究中，肺癌患者行肺叶切除术后，若发生心房颤动，将会影响患者的住院发病率、死亡率及 5 年生存者的远期预后[9]。

  - 治疗：

    - 在一项与肺癌患者相关的研究中，若患者进行肺部手术前 NT-proBNP 升高，应用 β 受体阻滞剂和氯沙坦都能有效降低术前心房颤动的发生风险[10]。

    - 在不增加并发症发生率的情况下，胺碘酮可使肺部手术患者心房颤动发生风险从 39.2% 降至 8.3%，且未引起严重并发症[11]。推荐血压较低患者使用胺碘酮。

    - 若无禁忌证，氟卡尼、多非利特、普罗帕酮和伊布利特可作为心房颤动或心房扑动的心脏复律药物[12]。

    - 由于大部分癌症患者均为可能合并多种疾病的老年患者，因此，对于心功能不明确的患者或老年患者胺碘酮可作为控制其新发心房颤动的首选药物。

- 室性心律失常多见于抗肿瘤治疗后（更多内容见第 11 章）或电解质紊乱的患者。心室肿瘤亦可引起室性心律失常。在频发室性心律失常的患者中，应仔细排除原发病因以及预防猝死[13]。

  - 治疗

    - 监测包括血镁在内的血清电解质，及时纠正电解质紊乱（如下文所述）。

- β受体阻滞剂是频发和（或）症状性室性心律失常以及缺血性心脏病患者的首选药物。其优点（调整治疗方案）是起效快、半衰期短。缺点是低血压患者难以耐受。
- 除了长 QT 间期以及甲状腺功能异常患者，胺碘酮亦是一个选择。然而，其半衰期较长也可能成为部分患者的应用禁忌证。

5.2　电解质紊乱

在癌症患者中，由于癌症本身（营养不良）和抗肿瘤治疗、外科手术以及药物影响等，患者常出现广泛的电解质改变，甚至是迅速改变[14]。胃、食管癌术后患者的血钠和血钾水平是影响预后的因素之一[15-16]。

❯ **电解质紊乱是心律失常最常见的病因。其中，高钾血症和高钙血症可迅速致死。**

5.2.1　低钾血症

呕吐、腹泻、液体负荷过重、药物以及抗肿瘤治疗都可引起低钾血症[1]。神经内分泌肿瘤亦可引起低钾血症[2-3]。低血钾症可增加室性心律失常的发生风险[17]。

❯ **通常血清钾＜3.5 mmol/L 时为低钾血症。**

临床表现

低钾血症可引起乏力、瘫痪、肌肉痉挛、呼吸衰竭和便秘等症状。

心电图改变包括 U 波和 T 波低平，室性心律失常（尤其是应用地高辛治疗时）和心脏停搏最常见。

治疗

- 肠内和肠外给药均能够有效恢复血钾水平[18]。
- 肠内给药的潜在不良反应包括含钾溶液引起的口感不适、恶心和腹部不适。
- 静脉给药的不良反应包括静脉硬化、静脉注射引起的疼痛和外周静脉给药时引起的静脉炎，以及经中心静脉置管注射过快导致的心脏停搏。
- 静脉注射时有必要持续心电监护，同时反复检测血钾水平决定给药剂量。

- 若出现室性心律失常或濒临心脏停搏，可静脉注射氯化钾溶液 2 mmol/min，续以 5～10 min 的 10 mmol 氯化钾溶液。
- 每 20 mmol 氯化钾溶液的平均反应剂量是 0.25～0.27 mmol/L。

5.2.2　高钾血症

高钾血症可由肾功能不全、组织分解（横纹肌溶解、肿瘤溶解、溶血）、代谢性酸中毒、药物、红细胞异常或血小板增多引起。它是与呼吸心跳骤停相关的最常见的电解质紊乱，可引起严重的室性心律失常和心脏停搏。

❱ **通常血清钾>5.5 mmol/L 时为高钾血症。**

临床表现

严重的高钾血症可引起乏力、弛缓性麻痹、深反射抑制、呼吸衰竭、心搏骤停以及心脏停搏。

心电图改变包括 T 波高尖（帐篷状）、或当血钾水平升高时 P 波低平或无 P 波、PR 间期延长、QRS 波增宽、S 波加深、S 波与 T 波融合、自主性室性节律以及出现心搏骤停。

治疗[19-20]

- 轻度高钾血症（血钾<6 mmol/L）：
  - 呋塞米：40～80 mg 静脉泵入。
  - 钾离子交换树脂，即聚苯乙烯磺酸钙 15～30 g 或聚苯乙烯磺酸钠（Kayexalate®）15～30 g 加入 50～100 ml 20％山梨糖醇溶液中，予口服或灌肠（1～3 h 起效，6 h 效应最大）。
  - 透析：相比腹膜透析，血液透析可更有效地去除高血钾（血液透析可立即起效，每小时降低 25～30 mmol 钾离子）。
- 中度高钾血症（血钾 6～7 mmol/L）：
  - 静脉注射葡萄糖 50 mg 联合速效胰岛素 10 U 溶液持续 15～30 min 以上（15～30 min 起效，30～60 min 时效应最大，需监测血糖）。
  - 5 min 内静脉泵入 $NaHCO_3$ 50 mmol。
- 重度高钾血症（血钾>7 mmol/L）：
  - 雾化吸入沙丁胺醇 5 mg，保持一定剂量（15～30 min 起效）。
  - 碳酸氢钠联合葡萄糖/胰岛素，用法同上（15～30 min 起效）。

- 10％氯化钙溶液（2～5 min 内静脉注射 5～10 ml）作为细胞膜稳定剂以预防心律失常（注意：这并不降低血钾水平）。
- 若出现心脏停搏，应先保护心脏功能，然后进行转移和去除钾离子：
  - 氯化钙：予 10 ml 10％氯化钙溶液快速静脉注射，以拮抗高钾血症对心肌细胞膜的毒性作用。
  - 碳酸氢钠：50 mmol 快速静脉注射（严重酸中毒或肾衰竭时）。
  - 葡萄糖/胰岛素：10 U 短效胰岛素联合 50 g 葡萄糖快速静脉注射。
  - 血液透析：对耐药患者，心脏停搏时可考虑此法。

5.2.3　高钙血症

高钙血症在癌症患者中发病率为 10％～30％，是与癌症相关的最常见的危及生命的代谢性疾病，尤其在骨转移患者中[21]。甲状旁腺激素 1，25-二羟基维生素 D 或甲状旁腺激素相关蛋白（PTHrP）等的分泌，或广泛骨溶解（多发性骨髓瘤、乳腺癌骨转移）等均可引起高钙血症。淋巴瘤、肺鳞癌、食管癌、头颈部鳞癌、妇科恶性肿瘤、乳腺癌以及肾癌等都可分泌 PTHrP。血钙＞14 mg/dl 时可引起急性肾衰竭和心脏停搏。即使无明显症状，也应及时治疗[22]。

❯ **通常血钙≥2.75 mmol/L 时为高钙血症。**

临床表现

高钙血症可引起嗜睡、意识错乱、抑郁、精神障碍、肌无力、昏迷；便秘、厌食、恶心、腹痛、消化性溃疡、胰腺炎、多饮、多尿、肾结石、肾钙盐沉着症、肾衰竭；高血压和增加洋地黄敏感性；骨质疏松、骨折和骨痛等。

心电图的变化包括 QT 间期缩短，房室传导阻滞，PR 间期延长和 QRS 波时限延长，以及 QRS 波电压增高。

治疗[19-20]

- 静脉输注等渗盐水，通过扩充血容量使血钙稀释 1～2 mg/dl。建议前 24 h 静脉输注 3～6 L 液体。
  - 当恶性肿瘤患者合并高钙血症时，患者往往病情较重且伴有低白蛋白血症，在进行大量补液和快速静脉输液时需警惕出现充血性心力衰竭和第三间隙效应。
- 部分学者认为，予此类患者 0.9％氯化钠补液时，不应超过 75～

150 ml/h以避免生理性利尿[23]。

- 尽管已有的研究结果并不一致，静脉注射生理盐水所引起的利尿可使血钙进一步降低。

- 既往呋塞米用于减少髓袢对钙离子的重吸收，导致钙沉着。由于过度利尿可导致容量耗竭、低钾血症，并使高钙血症进一步恶化，目前已不推荐此法（除非需要逆转过度的液体治疗）。

- 双膦酸盐是一种可沉积在骨组织内的焦磷酸盐类似物，通过对破骨细胞的多种作用降低血钙水平，抑制破骨细胞对骨组织的吸收是其中重要的一环。其最常用于治疗癌症患者骨溶解所致的高钙血症。

  - 唑来膦酸（3～4 mg 加入 100 ml 生理盐水静脉滴注 15～30 min 以上）是一种强效的、起效快、作用持久的双磷酸盐类药物。已有研究提示，唑来膦酸在减少骨相关事件、预防高钙血症复发以及延长药物效应等方面较其他药物有更好的效果。其不良反应通常有发热、骨痛、恶心和虚弱[24]。

  - 帕米膦酸二钠也是一种高效、药效持久的药物。其起效不及唑来膦酸迅速，常规用法是 2～24 h 静脉滴注 60～90 mg。

  - 鲑鱼降钙素的特点是起效快和不良反应相对较轻，它在短短几个小时内即可起效，并降低血清钙 1～2 mg/dl，可用于任何病因引起的严重高钙血症。当静脉输注降钙素时，足以逆转严重高钙血症的直接风险。当情况紧急而缺乏双膦酸盐时，降钙素可作为早期干预的治疗选择。推荐用量为每 6～12 h 皮下注射 4～8 U（或鼻腔吸入，较少使用）。副作用包括恶心、呕吐、潮红和注射部位反应，而药物经鼻腔吸入可引起鼻炎，以及出现超敏反应。

5.2.4　低钙血症

低钙血症可继发于急性胰腺炎、溶瘤综合征、横纹肌溶解和中毒性休克综合征等疾病。低钙血症可进一步加重洋地黄中毒。

❯ **通常血钙＜8 mg/dl 时为低钙血症。**

临床表现

低钙血症可引起抽搐、癫痫以及心脏停搏。心电图改变包括 QT 间期延长，T 波倒置，房室传导阻滞和心室颤动。

治疗

- 10％氯化钙溶液：静脉注射 10～40 ml。
- 50％硫酸镁溶液：必要时予 2～4 g。

5.2.5 低镁血症

低镁血症常见于肾或肠内镁吸收减少或丢失过多，比如腹泻、甲状腺功能异常或应用某些药物（如喷他脒、利尿剂、酒精）和营养不良。

❯❯ **通常血镁＜0.75 mmol/L 时为低镁血症。**

临床表现

低镁血症可引起肌肉震颤、眼球震颤、抽搐和精神状态改变。

心电图改变包括 PR 间期延长、QT 间期延长、T 波倒置、QRS 波增宽、尖端扭转型室性心动过速和室性心动过速。

治疗[19-20]

- 15 min 内静脉给药 1～2 g 硫酸镁（单次剂量）。
- 合并惊厥时应 10 min 内静脉给药 2 g 硫酸镁。
- 合并低钙血症时应用葡萄糖酸钙溶液。

5.2.6 高镁血症

高镁血症常常继发于肾衰竭，或由医源性的食物摄入及连续使用泻药引起。

❯❯ **通常血镁＞1.25 mmol/L 时为高镁血症。**

临床表现

高镁血症可导致肌无力、瘫痪、共济失调、嗜睡、意识错乱和低血压。过高的血镁水平可导致意识障碍、通气不足和心脏停搏。心电图改变包括 PR 间期延长、QT 间期延长、心动过缓、房室传导阻滞和心律失常等。

治疗

- 予 10％氯化钙溶液（5～10 ml 静脉注射）作为膜稳定剂预防心律

　　失常。
- 透析是治疗严重高镁血症的首选方法。
- 0.9%氯化钠溶液。
- 予呋塞米 1 mg/kg 强效利尿。

5.2.7　低钠血症

　　低钠血症常常表现为容量过多，是一种很常见的电解质紊乱，可由心力衰竭、肝硬化、肾衰竭、甲状腺功能减退症引起；恶性肿瘤、感染和药物（如利尿剂）包括抗肿瘤药物（如环磷酰胺、顺铂、长春新碱和异环磷酰胺）等引起的血管升压素非渗透性释放亦可引起低钠血症[25-27]。

> ❯ **通常血钠<135 mmol/L 时为低钠血症。**

临床表现

　　低钠血症常常无明显症状，但急性或严重的低钠血症可引起脑水肿，伴意识障碍、癫痫和肌强直等严重临床表现。其他常见症状包括恶心呕吐、头痛、肌无力、抽筋和痉挛等。

治疗[25-26]

- 治疗低钠血症有许多方法。
- 当出现严重临床症状时，建议静脉输注高渗盐水，持续输注 3%氯化钠溶液达到 1 mmol/(L·h) 直至神经系统症状消失，续以 0.5 mmol/(L·h)。
- 对于正常血容量和高血容量的无症状性低钠血症患者，限制液体入量为首要治疗。
- 推荐根据 Adrogue-Madias 公式计算 0.9%氯化钠溶液给药剂量（图5.1）。
- 无论是急性或慢性低钠血症，首个 24 h 应给予 8～12 mmol/L 氯化钠溶液，首个 48 h 应用 18 mmol/L 氯化钠溶液。
- 在首个 24 h 内，若患者发生渗透性脱髓鞘综合征的风险较高，氯化钠溶液入量应限制在<8 mmol/L。

5.2.8　高钠血症

　　高钠血症是一种较为少见的电解质紊乱，可由以下 3 种情况引起[25,28]：
①危重症、镇静、神经系统功能障碍、发热和胃肠道低渗液体流失引起

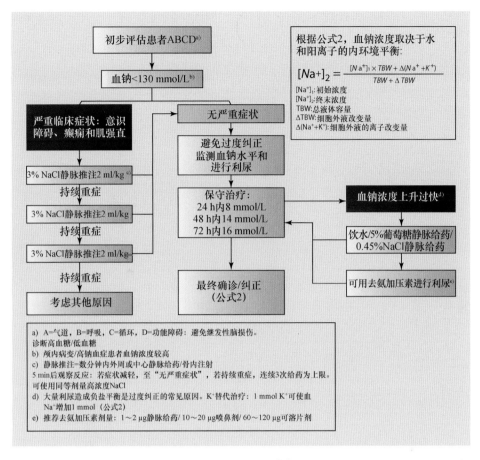

图 5.1　引自 Overgaard-Steensen，Ring[25]，CC BY 4.0 许可出版
http://ccforum.biomedcentral.com/articles/10.1186/cc11805

血容量不足时，可出现水和溶质丢失导致高钠血症。

②在危重症患者、糖尿病尿崩症患者和婴儿中，液体摄入不足使出入量负平衡时，可出现单纯脱水。

③进行高渗钾溶液、高渗盐水或碳酸氢钠治疗时可致体内总溶质增加，但较为罕见。

❯　**通常血钠浓度高于正常范围（135～145 mmol/L）时为高钠血症。**

临床表现

高钠血症可引起意识障碍、易激惹、反射亢进、痉挛和癫痫等神经系统症状。

治疗[28]

①水和溶质丢失
- 静脉输注生理盐水补充液体容量（见上文）。

②单纯脱水
- 纠正失水。

③体内总溶质增加
- 使用利尿剂或透析（慎用）减少液体摄入、增加液体排出。目前尚无最佳纠正浓度，但建议不超过 0.5 mmol/(L·h)。

5.2.9 高磷血症

慢性肾脏病患者和经治疗的癌症患者可出现高磷血症，其与癌症患者预后不佳相关[29]。而更严重的表现形式是溶瘤综合征（见下文）。

临床表现

心律失常、嗜睡、癫痫、恶心和呕吐。

治疗

- 低磷饮食。
- 应用磷酸盐结合剂。
- 预防少尿。
- 应用利尿剂预防肾小管中磷酸钙沉积。
- 透析有助于去除血液中的磷酸盐，连续性静脉血液滤过是首选的治疗方法。

5.3 溶瘤综合征（TLS）

溶瘤综合征（TLS）是肿瘤细胞大量溶解后发生的一系列可能危及生命的代谢性紊乱综合征。其常见于抗肿瘤治疗后，也可在肿瘤细胞快速增殖的情况下自发形成，常见于伯基特（Burkitt）淋巴瘤与急性白血病[30-33]。溶瘤综合征可见于恶性血液肿瘤患者或实体肿瘤患者，主要发生于化疗敏感性较高的肿瘤及肿瘤负荷较大时；此外，肾脏疾病病史、使用肾毒性药物以及出现弥散性血管内凝血也是 TLS 的危险因素[34-35]。治疗引起的 TLS 常见于治疗后 12~72 h 内。

- TLS 的发病率因诊断方法而异，即实验室标准与临床症状。目前存在多种诊断标准[35-39]（表 5.1 和表 5.2）。

诊断须存在两个或以上实验室指标异常（高尿酸血症、高磷血症、高钾血症、低钙血症），其特点如下：

- 高尿酸血症，由于细胞内核酸的快速释放和分解代谢。
- 高钾血症，由于恶性肿瘤细胞和肾衰竭引起的快速钾离子释放。
- 高磷血症，由于恶性肿瘤细胞快速释放。
- 急性肾衰竭可由肾小管中磷酸钙沉积引起。

同样常见的有：

- 低钙血症，由于高磷血症磷酸钙沉积。
- 尿毒症，由于继发于高尿酸血症、磷酸钙沉积、肾内肿瘤细胞浸润、肿瘤相关梗阻性尿路疾病、药物相关肾毒性和（或）急性脓毒症的肾小管内尿酸结晶形成。

5.3.1　临床表现

- 肾衰竭、少尿。
- 癫痫发作、神经肌肉兴奋、喉痉挛、支气管痉挛。
- 心律失常/死亡。
- 心力衰竭。

表 5.1　实验室溶瘤综合征（LTLS）的诊断标准

研究者	Cairo-Bishop	Montesinos	Howard 成人	儿童
尿酸	x≥476 μmol/L 或较基线值增加 25％	>7.5 mg/dl	>8 mg/dl	>ULN
血钾	x≥6.0 mmol/L 或较基线值增加 25％	>5 mmol/L	>6 mmol/L	
血磷	x≥2.1 mmol/L（儿童），x≥1.45 mmol/L（成人）或较基线值增加 25％	>5 mg/dl	>4.5 mg/dl	>6.5 mg/dl
血钙	x≤1.75 mmol/L 或较基线值增加 25％	<8 mg/dl	纠正至<7 mg/dl；游离离子<1.12 mg/dl	
肌酐	—	>1.4 mg/dl		

注释：Cairo-Bishop 临床分类有 5 级；5 级为死亡（此处未描述）
引自 Cairo 与 Bishop[35]、Montesinos et al.[37]、Howard et al[36]
UNL＝正常值上限［实验室和（或）根据年龄划分］

表 5.2 临床溶瘤综合征（CTLS）的诊断标准

	Cairo-Bishop					Montesinos	Howard
	0级	1级	2级	3级	4级		
肾衰竭	肌酐≤1.5×UNL	肌酐>1.5×UNL	肌酐>(1.5~3)×UNL	肌酐>(3~6)×UNL	肌酐>6×UNL	尿量≤800 ml/d	6 h尿量<0.5 ml/(kg·h)
						透析	肌酐上升0.3 mg/dl或>1.5×ULN
心律失常	无	无需干预	无需急诊药物干预	有症状、药物控制不佳	伴有晕厥、休克或威胁及生命	任何表现	由高钾血症或低钙血症引起
						心电图表现为高钾血症	低血压，心力衰竭
神经肌肉兴奋	无		一次短暂发作、抗惊厥药物控制效果好、局灶性病变	癫痫伴意识改变、药物控制不佳、广泛性病变	癫痫持续状态、顽固性癫痫	癫痫	癫痫
						抽搐	抽搐、感觉异常、胸足痉挛、低钙束臂征（Trousseau征）、喉痉挛、支气管痉挛

注释：Cairo-Bishop 临床分类有5级；5级为死亡（此处未描述）
引自 Cairo 与 Bishop[35]，Montesinos et al.[37]，Howard et al[36]
UNL=正常值上限 [实验室和（或）根据年龄划分]

5.3.2 治疗[38-40]

- 建议大量补液：目标摄入量为每日 3 L。
- 预防（特别是高危患者）和治疗高尿酸血症的药物选择如下：
    - 别嘌醇是治疗高尿酸血症的常用药物，但其可引起超敏反应综合征。别嘌醇和硫唑嘌呤（常用于移植或自身免疫患者的免疫抑制治疗）之间的相互作用可引起严重且危及生命的骨髓抑制现象。
    - 非布司他是一种新型的黄嘌呤氧化酶抑制剂，其不具有别嘌醇的高致敏性。此外，它可在肝中代谢为无活性产物，无需经肾代谢。与别嘌醇相比，它的成本较高使得其常规使用受限。
- 拉布立酶是一种曲霉衍生的重组尿酸氧化酶，其可催化尿酸转化为尿囊素、二氧化碳和过氧化氢。推荐每日静脉用药剂量为 $0.15\sim0.2$ mg/kg，5 天为上限。它催化尿酸氧化为尿囊素，进而通过肾迅速排出，可在 4 h 内降低儿童和成人患者的尿酸水平。拉布立酶已获批于欧盟和美国用于治疗急性高尿酸血症。注意：对于葡萄糖-6-磷酸脱氢酶缺乏症患者，拉布立酶可引起致死性高铁血红蛋白血症和溶血性贫血[41]。在儿童癌症患者中常规使用拉布立酶仍存在争议[42]。
- 碱化尿液，尿酸的溶解度高度依赖于尿液 pH 值。在 pH 值为 5.0 的酸性尿液中，尿酸的溶解度为 15 mg/dl，而当溶液 pH 值为 7.0 时，尿酸的溶解度为 200 mg/dl。然而，碱化尿液（或血清）可使软组织和肾小管中磷酸钙盐沉积，进一步加重肾衰竭。故应在严重高尿酸血症无法应用重组尿酸氧化酶时，才考虑碱化尿液治疗。
- 应用利尿剂仍存在争议。
- 严重肾功能不全时必须透析。为预防高钾血症或高磷血症的"反弹"效应，持续血液透析较间断透析更为可行。

参考文献

1. O'Neal WT, Lakoski SG, Qureshi W, et al. Relation between cancer and atrial fibrillation (from the REasons for Geographic And Racial Differences in Stroke Study). Am J Cardiol. 2015;115:1090–4.
2. Erichsen R, Christiansen CF, Mehnert F, et al. Colorectal cancer and risk of atrial fibrillation and flutter: a population-based case–control study. Intern Emerg Med. 2012;7:431–8.
3. Guzzetti S, Costantino G, Sada S, Fundarò C. Colorectal cancer and atrial fibrillation: a case–control study. Am J Med. 2002;112:587–8.
4. Onaitis M, D'Amico T, Zhao Y, et al. Risk factors for atrial fibrillation after lung cancer surgery: analysis of the society of thoracic surgeons general thoracic surgery database. Ann Thorac Surg. 2010;90: 368–74.
5. Ostan R, Lanzarini C, Pini E, et al. Inflammaging and cancer: a challenge for the Mediterranean diet. Nutrients. 2015;7:2589–621.

6. Guo Y, Lip GY, Apostolakis S. Inflammation in atrial fibrillation. J Am Coll Cardiol. 2012;60:2263–70. Review.

7. Guzzetti S, Costantino G, Fundarò C. Systemic inflammation, atrial fibrillation, and cancer. Circulation. 2002;106(9):e40. author reply e40.

8. Erichsen R, Christiansen CF, Frøslev T, et al. Intravenous bisphosphonate therapy and atrial fibrillation/flutter risk in cancer patients: a nationwide cohort study. Br J Cancer. 2011;105:881–3.

9. Imperatori A, Mariscalco G, Riganti G, et al. Atrial fibrillation after pulmonary lobectomy for lung cancer affects long-term survival in a prospective single-center study. J Cardiothorac Surg. 2012;7:4.

10. Cardinale D, Sandri MT, Colombo A, et al. Prevention of atrial fibrillation in high-risk patients undergoing lung cancer surgery: the PRESAGE trial. Ann Surg. 2016;264(2):244–51.

11. Zhang L, Gao S. Systematic review and meta-analysis of atrial fibrillation prophylaxis following lung surgery. J Cardiovasc Pharmacol. 2016;67(4):351–7.

12. January CT, Wann LS, Alpert JS, American College of Cardiology/American Heart Association Task Force on Practice Guidelines, et al. 2014 AHA/ACC/HRS guideline for the management of patients with atrial fibrillation: a report of the American College of Cardiology/American Heart Association Task Force on Practice Guidelines and the Heart Rhythm Society. J Am Coll Cardiol. 2014;64:e1–76.

13. Wellens HJ, Schwartz PJ, Lindemans FW, et al. Risk stratification for sudden cardiac death: current status and challenges for the future. Eur Heart J. 2014;35:1642–51.

14. Melichar B, Králíčková P, Hyšpler R, et al. Hypomagnesaemia in patients with metastatic colorectal carcinoma treated with cetuximab. Hepatogastroenterology. 2012;59:366–71.

15. Dutta S, Horgan PG, McMillan DC. POSSUM and its related models as predictors of postoperative mortality and morbidity in patients undergoing surgery for gastro-oesophageal cancer: a systematic review. World J Surg. 2010;34:2076–82.

16. Filip B, Scarpa M, Cavallin F, et al. Postoperative outcome after oesophagectomy for cancer: nutritional status is the missing ring in the current prognostic scores. Eur J Surg Oncol. 2015;41:787–94.

17. Wahr JA, Parks R, Boisvert D, et al. Preoperative serum potassium levels and perioperative outcomes in cardiac surgery patients. JAMA. 1999;281:2203–10.

18. DeCarolis DD, Kim GM, Rector TS, Ishani A. Comparative dose response using the intravenous versus enteral route of administration for potassium replenishment. Intensive Crit Care Nurs. 2016;36:17–23.

19. Vanden Hoek TL, Morrison LJ, Shuster M, et al. Part 12: cardiac arrest in special situations: 2010 American Heart Association guidelines for cardiopulmonary resuscitation and emergency cardiovascular care. Circulation. 2010;122:S829–61.

20. Soar J, Deakin CD, Nolan JP, European Resuscitation Council, et al. European Resuscitation Council guidelines for resuscitation 2005. Section 7. Cardiac arrest in special circumstances. Resuscitation. 2005;67 Suppl 1:S135–70. Review.

21. Santarpia L, Koch CA, Sarlis NJ. Hypercalcemia in cancer patients: pathobiology and management. Horm Metab Res. 2010;42:153–64.

22. Maier JD, Levine SN. Hypercalcemia in the intensive care unit: a review of pathophysiology, diagnosis, and modern therapy. J Intensive Care Med. 2015;30:235–52.

23. Le Grand SB. Modern management of malignant hypercalcemia. Am J Hosp Palliat Care. 2011;28:515–7.

24. Sabry NA, Habib EE. Zoledronic acid and clodronate in the treatment of malignant bone metastases with hypercalcaemia; efficacy and safety comparative study. Med Oncol. 2011;28:584–90.

25. Overgaard-Steensen C, Ring T. Clinical review: practical approach to hyponatraemia and hypernatraemia in critically ill patients. Crit Care. 2013;17:206.

26. Nagler EV, Vanmassenhove J, Van der Veer SN, Nistor I, Van Biesen W, Webster AC, Vanholder R. Diagnosis and treatment of hyponatremia: a systematic review of clinical practice guidelines and consensus statements. BMC Med. 2014;12:231.

27. Adrogue HJ, Madias NE. Primary care: hyponatremia. New Engl J Med. 2000;342:1581–9.

28. Adrogue HJ, Madias NE. Primary care: hypernatremia. New Engl J Med. 2000;342:1493–9.

29. Ye Z, Palazzo JP, Lin L, et al. Postoperative hyperphosphatemia significantly associates with adverse survival in colorectal cancer patients. J Gastroenterol Hepatol. 2013;28:1469–75.

30. Mughal T, Ejaz AA, Foringer JR, Coiffier B. An integrated clinical approach for the identification, prevention, and treatment of tumor lysis syndrome. Cancer Treat Rev. 2010;36:164–76.

31. Mika D, Ahmad S, Guruvayoorappan C. Tumour lysis syndrome: implications for cancer therapy. Asian Pac J Cancer Prev. 2012;13:3555–60. Review.

32. Akoz AG, Yildirim N, Engin H, et al. An unusual case of spontaneous acute tumor lysis syndrome associated with acute lymphoblastic leukemia: a case report and review of the literature. Acta Oncol. 2007;46:1190–2. Review.

33. Rasool M, Malik A, Qureshi MS, et al. Development of tumor lysis syndrome (TLS): a potential risk factor in cancer patients receiving anticancer therapy. Bioinformation. 2014;10:703–7.

34. Darmon M, Vincent F, Camous L, Groupe de Recherche en Réanimation Respiratoire et Onco-Hématologique (GRRR-OH), et al. Tumour lysis syndrome and acute kidney injury in high-risk haematology patients in the rasburicase era. A prospective multicentre study from the Groupe de Recherche en Réanimation Respiratoire et Onco-Hématologique. Br J Haematol. 2013;162:489–97.

35. Cairo MS, Bishop M. Tumour lysis syndrome: new therapeutic strategies and classification. Br J Haematol. 2004;127:3–11. Review.

36. Howard SC, Jones DP, Pui CH. The tumor lysis syndrome. N Engl J Med. 2011;364:1844–54. Review.

37. Montesinos P, Lorenzo I, Martín G, et al. Tumor lysis syndrome in patients with acute myeloid leukemia: identification of risk factors and development of a predictive model. Haematologica. 2008;93: 67–74.

38. Weeks AC, Kimple ME. Spontaneous tumor lysis syndrome: a case report and critical evaluation of current diagnostic criteria and optimal treatment regimens. J Investig Med High Impact Case Rep. 2015;3:2324709615603199.

39. Wilson FP, Berns JS. Tumor lysis syndrome: new challenges and recent advances. Adv Chronic Kidney Dis. 2014;21:18–26.

40. Malaguarnera G, Giordano M, Malaguarnera M. Rasburicase for the treatment of tumor lysis in hematological malignancies. Expert Rev Hematol. 2012;5:27–38.

41. Browning LA, Kruse JA. Hemolysis and methemoglobinemia secondary to rasburicase administration. Ann Pharmacother. 2005;39(11):1932–5.

42. Cheuk DK, Chiang AK, Chan GC, Ha SY. Urate oxidase for the prevention and treatment of tumour lysis syndrome in children with cancer. Cochrane Database Syst Rev. 2014;8:CD006945.

第三部分

肿瘤治疗与心脏毒性

第 6 章
分子、药物和一线治疗：心脏病医生指南
Molecules，Drugs，and First-Line Therapies：A Guide for the Cardiologist

Sandro Barni，FaustoPetrelli

李晓冉　译　郭春艳　审校

6.1　引言：实体肿瘤一线治疗的心血管毒性、风险和获益

　　肿瘤是老年人群所患有的一类疾病，该人群通常已经患有多种合并症，并可能会接受多种药物治疗。这会导致药物相互作用的风险升高，且当他们必须使用具有心脏毒性的抗肿瘤药物时更易出现心血管事件。

- 癌症治疗在不断进展，其选择性逐渐提高，毒性也在逐渐降低，使正常组织免于急性或慢性损伤。
  - 但是，"脱靶"毒性（一种不可预测的毒副作用，与正常器官中存在的药物受体有关，如心脏、血管、皮肤等）可能会成为一个问题[1]。
- 实体肿瘤的治疗更多的是不同细胞毒性药物的组合（如化疗），这些药

物可能都存在不同的、潜在的心血管副作用。若同时使用分子靶向药物，这些副作用还可能与心脏血管中的重要通路被抑制有关［如内皮生长因子受体（VEGFR）］[2]。

— 这种联合治疗，可能延缓疾病的进展、提高总体生存率，但也可增加多种癌症患者的毒副作用[3]。

— 如果患者在初始治疗中或曾经（如肿瘤复发或患有第二种肿瘤）使用过心脏毒性药物，那么药物的心脏毒性会进一步提高。典型的例子是用蒽环类药物治疗血液系统恶性肿瘤和（或）乳腺癌，这些药物存在累积剂量（心脏毒性），一旦超过该剂量，其心力衰竭的风险会显著升高。使用这些药物进行预治疗同样会造成（亚临床）心脏损伤，但会在肿瘤转移阶段受到进一步的抗肿瘤药物的毒性累加时才出现明显临床症状。

❯ 当患者计划接受具有潜在心脏毒性的药物治疗时，肿瘤的治疗应涉及患者的现有情况、抗癌用药、危险因素及多种用药情况的临床病史的综合收集，还应涉及详细的心脏评估。

❯ 综合这些数据，肿瘤科医生应评估患者在抗癌治疗中的实际获益，来预测转移癌治疗的预后，并将其与危及生命的不良事件相平衡。

癌症患者接受化疗或靶向治疗时，心血管并发症的风险会升高，并且当患者有心脏病史时，其风险会更大。多项 meta 分析指出，同时使用酪氨酸激酶抑制剂（TKI）和贝伐珠单抗时，出现致死性不良事件的风险较小［发生率为 1.5%～2.5%；相对风险率（RR）＝1.5～2.2］[4-6]。在一项分析中，当贝伐珠单抗与紫杉烷或铂剂合用时，致死性事件发生率会上升（RR＝3.49），但与其他药物合用时不存在此情况（RR＝0.85）[4]。在两项 meta 分析中，当使用这两类药物时，出血是最常见的致死性不良事件；但是，其他与治疗相关的死亡原因也与心脏相关[4-5]。在另一项 meta 分析中，在使用抗 VEGFR TKI 药物治疗后，因心力衰竭导致死亡的概率高于 TKI 治疗组[6]。

在所有被报道的严重心血管事件中，我们将主要讨论如下情况：

— 心律失常。

— 心肌受损导致的扩张型心肌病。

— 心绞痛或心肌梗死。

— 心包疾病（少见）。

— 高血压。

— 动脉或静脉血栓事件。

本章主要讨论的内容是癌症晚期患者接受前期药物治疗的相关心血管毒性，

并根据不同类型的肿瘤进行分析，着重考虑作为一线治疗的药物联用方案。

6.2　不同癌症的一线治疗：心脏毒性药物的挑战和误区

6.2.1　乳腺癌

化疗

单用或联用蒽环类药物和紫杉烷。

— 乳腺癌转移后的系统性治疗至少包括以下一项：
  = 激素治疗。
  = 细胞毒性药物治疗。
  = 靶向治疗。

❯ 治疗方案的选择主要基于疾病的生物学特性、淋巴结转移程度及转移情况。

— 激素治疗可用于肿瘤组织表达雌激素和（或）孕酮受体的患者。最常用的药物是他莫昔芬及芳香酶抑制剂（如来曲唑、氟维司群）。一般给予他莫昔芬辅助治疗 5 年。

— 细胞毒性治疗可用于非激素敏感的晚期癌症患者。
  = 蒽环类药物（单药或联用环磷酰胺）。
  = 多柔比星、表柔比星、多柔比星脂质体（聚乙二醇化或非聚乙二醇化）

— 紫杉烷（紫杉醇、多西他赛）单用或联用蒽环类药物均是乳腺癌转移患者一线治疗的首选方案。与蒽环类药物/环磷酰胺相比，使用包括紫杉烷的联合用药方案（无蒽环类药物）较少发生中性粒细胞减少症、伴感染/发热的中性粒细胞减少症、恶心、呕吐等不良反应[7]。

— 内脏疾病和（或）症状性疾病优选联合化疗。

— 肿瘤转移时联合化疗并不能显著延长总生存期，但反应率及疾病恶化所需的时间会适度提高。

— 多年前人们就已经了解了蒽环类药物的心脏毒性，其主要表现为左心室功能不全并可能导致充血性心力衰竭。
  = 当以 mg/mg 基础用量时，表柔比星的心脏毒性比多柔比星小一些[8]。在一项包含 13 项研究的 meta 分析中比较了多柔比星和表柔比星，使用表柔比星时临床和亚临床心脏毒性的风险均明显降低[9]。
  = 在脂质体制剂中，多柔比星被包裹在脂质体中，这种脂质体不能通过健康的毛细血管壁在肿瘤中聚集。在一项随机试验中比较了聚乙二醇化脂质体多柔比星（PLD，每 4 周 50 mg/m²）和多柔比星（每

　　4 周 60 mg/m² ）作为一线用药治疗乳腺癌转移患者的效果；其中 56% 的患者曾经使用过蒽环类药物。两组的无进展生存期（PFS）和总生存期（OS）相似，但多柔比星组的心脏毒性风险显著高于 PLD 组（$P<0.001$）[10]。同样，非聚乙二醇化脂质体多柔比星＋环磷酰胺组的心脏毒性风险低于传统的蒽环素＋环磷酰胺方案[11]。

　　　　－ 脂质体制剂的局限性是费用高。

- 紫杉烷的心脏毒性少见且无症状。紫杉醇主要与心动过缓、心脏传导阻滞相关。

　　－ 然而，它们可能增强蒽环类药物的心脏毒性。

　　－ 研究表明，患者接受紫杉醇联合多柔比星治疗时，心力衰竭发生率可升高至 20%[12-13]。尽管心脏毒性的发生率升高并不见于所有研究中，包括已经接受蒽环类药物的前序辅助治疗的研究[14]。心力衰竭的风险随蒽环类药物的剂量累积而愈发明显，且药物使用剂量远低于预期的蒽环类药物单药剂量[15-17]。多西他赛也与心脏事件有潜在的联系且会增强蒽环类药物的心脏毒性[18]。在两项随机一线治疗试验中，对比了未使用过蒽环素的患者应用蒽环素＋环磷酰胺或蒽环素＋紫杉烷两种联合用药方案，两组患者 3～4 级心脏毒性的发生率相似，均约为 3%[19-20]。

❯ 治疗的选择是根据合并症、风险因素和既往治疗。

- 多柔比星和表柔比星的心脏毒性与其累积剂量有关，其分别为 300 mg/m² 和 700 mg/m²。

❯ 即使在治疗数年之后，其累加的心脏毒性仍然很明显（即蒽环类药物的累积剂量是在整个生命周期中计算的）。

❯ 为了更好地估计不同蒽环类药物的累积剂量，表柔比星可用 0.66 进行换算。

- 年龄、既往心血管疾病（如心肌病、冠心病、高血压、周围血管疾病、糖尿病）及同时或既往行胸部放射可增加心脏毒性的风险。
- 联用曲妥珠单抗同样会增加心功能不全的风险。
- 对于高风险的患者，应首选无蒽环类药物的方案。如果蒽环类药物是必需的，应尽量使用脂质体制剂或表柔比星。

抗 HER2 药物

　　目前有两种已被批准应用于 HER2 阳性乳腺癌的治疗药物：单克隆抗体曲妥珠单抗和培妥珠单抗。与化疗＋曲妥珠单抗相比，这两种药与紫杉烷的三联用药方案，具有更好的总生存期。两者都可与 ErbB2 受体的细胞外结构域Ⅳ区结合，ErbB2 受体属于酪氨酸激酶受体类的 HER 家族。培妥珠单抗还与结构域Ⅱ区结合，但都与 HER2 家族的其他受体一起阻止 HER2 的二聚作用（同源二聚化或异二聚化）。21 世纪初的早期试验中，在治疗的辅助阶段联合应用曲妥珠单抗与化疗可导致 1%～4% 的心力衰竭和高达 18% 的患者左心室射血分数下降。曲妥珠单抗致心脏毒性的特定危险因素尚未明确。对潜在的危险因素包括年龄、体重、高血压、累积剂量和 HER2 表达水平的分析指出，只有年龄和同时使用多柔比星与心脏疾病发生率的升高明显相关[21]。尤其当使用蒽环类药物后风险明显提高。自 2005 年在癌症早期使用曲妥珠单抗后，几乎所有 HER2 阳性的患者都使用蒽环类药物作为辅助治疗，所以在乳腺癌转移的女性中几乎没有人未使用过蒽环类药物。Salmon 等进行的Ⅲ期试验中，同时使用蒽环类药物和紫杉醇时，2% 的患者发生Ⅲ～Ⅳ级心力衰竭（NYHA 分级），而单独使用紫杉的患者中发生Ⅲ～Ⅳ级心力衰竭的比例为 1%[22]。在 CLEOPATRA 试验Ⅲ期中，将 808 例 HER2 阳性乳腺癌患者随机分为两组，他们均使用曲妥珠单抗和多西他赛，并联用培妥珠单抗或安慰剂[23]，研究发现联合治疗（三联治疗）并未比只应用曲妥珠单抗/多西他赛的心脏毒性更大。但是，只有少数患者在辅助治疗中已经使用过曲妥珠单抗。年龄下降≥10% 时，培妥珠单抗组 LVEF<50% 的发生率为 3.8%，对照组则为 6.6%。其中，安慰剂组中 72% 的患者、培妥珠单抗组中 87% 的患者治疗后 LVEF 可恢复正常水平。处方信息建议每 3 个月评估 1 次 LVEF。当 LVEF<45%，或为 45%～50% 但下降比例≥10% 时，应停用培妥珠单抗和曲妥珠单抗，且应在停药后 3 周内评估 1 次 LVEF。

内分泌治疗（他莫昔芬、芳香酶抑制剂、氟维司群）

在用于治疗乳腺癌转移的内分泌治疗中，最常见的副作用是他莫昔芬导致的静脉血栓栓塞。其可表现为静脉血栓或肺栓塞。在晚期癌症治疗的研究中，芳香酶抑制剂和氟维司群未被发现具有心脏毒性，这可能是因为对转移患者的治疗时间有限限制了其血管事件的发生风险。

6.2.2 结直肠癌和其他上消化道恶性肿瘤

氟嘧啶类药物

抗代谢药物 5-氟尿嘧啶（5-FU）和卡培他滨是所有晚期消化道肿瘤治疗的基础，其可单独使用或联用奥沙利铂和伊立替康（增加或减少生物制剂）。另一种相似的药物 S-1 已被批准与顺铂联用治疗晚期胃癌，且与持续输注 5-FU 相比可能具有更低的心脏毒性。这些药物的心脏毒性较为常见，发生率约为 1%～20%。最常见的由氟嘧啶引起的心脏症状是心绞痛样综合征，且伴有心电图改变。在与 5-FU 相关的心脏毒性中，45% 的患者出现心绞痛，22% 的患者出现心肌梗死及心律失常。70% 的患者在 72 h 内即可出现症状和心电图变化；死亡率较低（最高至 8%）[24-25]。风险大小与 5-FU 的给药率、既往患有冠心病和同时应用放射治疗或其他心脏毒性药物（如蒽环类药物）有关。需要注意的是，大部分未被发现患有心脏病的病例中，心脏毒性是不可预测的。持续静脉用药（无论长期还是短期方案）的风险高于分次定量给药。在一项病例报道中，在接受高剂量持续静脉注射 5-FU 的患者中 8% 出现了心脏毒性[26]。在另一项包含 106 例患者的研究中，患者接受短期 5-FU 静脉用药的 FOLFOX 方案，其中 9 例在治疗中出现胸痛[24]，分别有 3 例、4 例、1 例和 1 例发生在阶段 1、2、6 和 8。不推荐再次给药，建议使用其他药物（如雷替曲塞）。对于结直肠癌，可能替代 5-FU 的药物是雷替曲塞（拓优得®），它是一种胸苷酸合成酶（TS）抑制剂。雷替曲塞是一种叶酸类似物，可直接且特异性也抑制 TS。临床研究表明，雷替曲塞在转移性结直肠癌治疗中与 5-FU 有相似的活性，尽管其伴随胃肠道毒性，尤其在肾衰竭患者中。当晚期结直肠癌患者无法耐受或不适用 5-FU 和亚叶酸时，建议使用雷替曲塞作为姑息治疗。尤其当患者有心血管疾病危险因素时，可使用雷替曲塞。Kelly 等表明，当患者有心脏毒性病史或合并心脏病时，雷替曲塞可明显降低其心血管毒性[27]。一些病例研究显示，有心脏症状的患者由 5-FU 换为雷替曲塞治疗时，未进一步出现心脏症状。Avallone 等也得到了相似的结论，他们回顾了一系列关于雷替曲塞的文献，针对在 5-FU 治疗期间出现心血管毒性或有心脏病史的患者，建议重新使用雷替曲塞[28]。在一项汇总分析中，Barni 等表明，相对于标准 FPLFIRI 方案和 FOLFOX 方案，预先使用雷替曲塞并给予奥沙利铂和伊立替康（TOMOX 方案和 TOMIRI 方案）与之具有临床等效性，同时具有更小的血液和消化道毒性[29]。卡培他滨是一种氟嘧啶的口服剂型，且代谢产物为 5-FU。卡培他滨的心脏毒性与文献报道的静脉注射 5-FU 的心脏毒性相似[30]。同样，使用 5-FU 时出现心脏毒性的患者，使用卡培他滨也有同样的风险[31-32]。卡培他滨致心脏毒性的发生率为 3%～9%[33-34]。最常见的是心绞痛，而心律失常、心肌梗死和死亡也有报道[30,35-39]。卡培他滨致心脏毒性的机制与氟嘧啶相似，冠状动脉痉挛最为可能。在一项研究中，153 例晚期结直肠癌患者接受了卡培他滨和奥沙利铂，10 例出现心脏毒性（7%），其中 80% 出现在第一个疗程中[36]。心绞痛出现在 70% 的病例中，并且分别因猝死、心力衰竭、心室颤动导致 1 例死亡。在一项回顾性分析中，78 例患者接受了卡培他滨，7 例（9%）出现由心脏毒性导致的胸痛或胸部不适[37]；其中没有一例患者有心脏病病史。60% 的病例出现心电图异常，但是均未发现心肌酶升高。当再次给予较低剂量的药物时，3 例患者中有 1 例再次出现症状。在一项基于文献的综述中，53 例患者出现卡培他滨的心脏毒性，其中 6 例为致死性（11%）。16 例患者中的 10 例在再次给药后再发症状，且降低剂量和药物预防都不影响再次给药的结果。

抗血管内皮生长因子（VEGF）药物

贝伐珠单抗

贝伐珠单抗是一种针对 VEGF 的单克隆抗体，可抑制 VEGF 与其受体结合。除了被批准用于治疗乳腺癌、肺癌、卵巢癌、肾细胞癌，与化疗结合也被批准应用于治疗晚期结直肠癌。靶向 VEGF 与典型的类效应不良事件有关，如高血压、血栓栓塞和较少见的左心室功能不全。Ranpura 等关于贝伐珠单抗的 meta 分析表明，一些事件具有致死性[4]。只有在同时使用贝伐珠单抗和铂类或紫杉烷时死亡率（2.5%）才会升高（RR＝3.49）。贝伐珠单抗的主要血管不良事件是高血压。其发病机制可能与一氧化氮生成降低和随后导致的血管阻力增大有关。在一项 meta 分析中，12 949 例癌症转移患者接受贝伐珠单抗的治疗，血压明显上升至 3～4 级［译者注：根据《不良事件通用术语标准》（CTCAE）（http://ctep. cancer. gov）第 1 版、第 2 版或第 3 版的规定，记录所包括试验中的血压升高事件，所有研究中的血压升高分级如下：1 级，无症状，血压短暂升高（＜24 h）大于 20 mmHg（舒张压）或大于 150/100 mmHg，如果以前在正常范围内，则不需要干预；2 级，复发或持续性（＞24 h）或有症状且血压升高大于 20 mmHg（舒张压）或大于 150/100 mmHg，如果以前在正常范围内，则可能需要单药治疗；3 级，需要一种以上的药物进行治疗，或药物使用频率增加；4 级，危及生命（如高血压危象）。］的相对风险率（RR）为 5.38（95%CI 3.63～7.97）[40]。在接受贝伐珠单抗治疗的患者中，出现血压上升事件的总体发生率为 24%，高等级高血压则为 8%。其风险是剂量依赖的，3～4 级高血压的发生风险在肾细胞癌（RR＝13.77；95%CI 2.28～83.15）和乳腺癌（RR＝18.83；95%CI 1.23～292.29）患者中更高，这些患者接受每周 5 mg/kg 的贝伐珠单抗治疗。在两项结直肠癌研究中，RR 为 4.87。关于高血压和预后的数据目前是有争议的。已有大量关于动脉（非静脉）血栓事件（ATE）发生风险的数据。在一项 meta 分析中汇总了超过 13 000 例患者，接受贝伐珠单抗的晚期癌症患者发生 ATE 的 RR 为 1.46（95%CI 1.11～1.93），发生率为（95%CI 2.0～3.5）[41]。风险最高的为结直肠癌患者（3.2%；95%CI 1.9～5.4）。总之，在说明书剂量下使用贝伐珠单抗治疗晚期结直肠癌时，ATE 发生率小幅提高且高血压发生率中度提高。乳腺癌患者需接受紫杉烷及贝伐珠单抗治疗，当患者不接受此类治疗时则很少发生心力衰竭。当计划接受治疗的患者为高龄或患有高血压时，应将上述数据牢记于心。

抗表皮生长因子受体（EGFR）药物

西妥昔单抗和帕尼单抗

抗 EGFR 药物目前主要用于治疗 RAS 野生型的转移性结直肠癌，但是它们被认为不具有心脏毒性。然而，它们与镁消耗有关，这可能是由肾吸收下降导致的，而低镁血症可导致心律失常[42]。同样，抗 EGFR 药物可升高静脉（非动脉）栓塞的发生率，但其机制目前仍不清楚[43]。已有心房颤动的病例报道，但不能确定是由西妥昔单抗引起。

6.2.3　肺癌

基于铂类的化疗

顺铂

基于顺铂的化疗是目前治疗晚期非小细胞肺癌（NSCLC）的标准一线治疗，用于合适的、状态良好的患者。通常与其他药物联用，很少单独使用。多与吉西他滨、紫杉烷或培美曲塞联用。卡铂是一种肾毒性较小的铂类药物，且也可与上述药物合用。当患者既往存在肾功能下降、神经系统疾病或心血管疾病而无法使用顺铂时，则通常以卡铂作为替代。顺铂是一种已知的血管毒性药物。还可导致患者出现心律失常、心肌梗死和其他缺血性疾病，多由电解质紊乱导致。顺铂也与雷诺现象、高血压、脑缺血事件有关，多发生于睾丸癌长期生存的患者。患者接受基于顺铂的化疗时，静脉血栓（非动脉）栓塞事件的风险也会上升（静脉血栓栓塞 $RR=1.67$，$P=0.01$；动脉血栓栓塞 $RR=1.36$，$P=0.19$）[44-48]。对于存在血管疾病、老年或肾功能下降的患者，推荐使用卡铂作为顺铂的替代药物。

抗 EGFR 和抗间变性淋巴瘤激酶（ALK）的 TKI

克唑替尼是一种小分子抗 ALK 抑制剂，目前已被批准用于已经接受过一种药物治疗的 ALK 阳性的晚期 NSCLC 患者。文献报道的主要不良事件为窦性心动过缓，其在接受克唑替尼治疗的患者中相对常见，但很少发生高级别的严重不良事件[49,59]。总体来说，患者接受克唑替尼时无异常表现，但应谨慎联用 β 受体阻滞剂。在两项评估克唑替尼治疗晚期 NSCLC 患者疗效的试验中，240 例患者中有 12 例出现心动过缓，且皆为轻度（1～2 级）［译者注：根据《不良事件通用术语标准》（CTCAE）定义：窦性频率小于 60 次/分。

分级：1级，无症状，不建议干预；2级，有症状，建议干预；3级，临床表现严重，建议干预；4级，危及生命，需要马上治疗；5级，死亡[49]。另一研究中，42例晚期NSCLC患者接受克唑替尼治疗后，心率平均下降26次/分；69％的患者出现过至少一次心动过缓（心率<60次/分）[50]。31％的患者出现重度心动过缓（心率<50次/分）。在治疗期间发生心动过缓的患者中均为无症状性且无心电图改变（如QTc间期延长）。

使用克唑替尼后曾观察到1例病例出现QT间期延长，先天性长QT综合征、心力衰竭、心动过缓、电解质紊乱和联用其他致QTc间期延长的药物的患者应避免使用克唑替尼。如果出现严重的QT间期延长，应暂时停药，如果症状再次出现或与心律失常、心力衰竭、高血压、休克、晕厥、尖端扭转型室性心动过速相关，应立即停药。建议在治疗前对所有患者进行心电图检查，尤其是有心力衰竭或心律失常病史的患者，然后在患者出现症状（心动过缓）或使用可导致QTc间期延长的药物时，定期进行心电图检查[51]。

6.2.4　泌尿生殖系统癌症（肾细胞癌、前列腺癌和膀胱癌）

多靶点TKI在肾细胞癌中的应用

用于治疗肾细胞癌（RCC）的药物主要通过VEGF受体诱导的血管再生通路。同样，某些药物作用于与酪氨酸激酶相关的受体产生作用，如PDGT、RET、KIT和FLT-3等。考虑到这一点，作用于VEGFR通路的药物治疗晚期RCC时更常见的心血管副作用为高血压和心力衰竭，尽管生物标志物的化验结果似乎更好。促使舒尼替尼获批用于治疗晚期RCC的随机试验表明，21％的患者出现LVEF下降，但其中只有10％伴有临床症状[52]。且所有病例都是可逆的，无严重的临床结果。在一项meta分析中，纳入了6936例接受舒尼替尼治疗的患者，他们具有不同的肿瘤表现，接受常规的心脏功能评估后，所有级别的心力衰竭发生率为4.1％，而3～4级心力衰竭的发生率为1.5％[53]［译者注：根据《不良事件通用术语标准》（CTCAE）分级：1级，无症状，但有实验室检验或心脏影像学检查异常；2级，轻、中度活动时有症状；3级，静息或很小的活动时即有严重的症状；4级，危及生命，需马上治疗；5级，死亡］。接受舒尼替尼的RCC患者与其他肿瘤患者的结果无差别。高血压和冠心病病史均可升高舒尼替尼相关的心脏毒性的风险。关于索拉非尼心脏毒性的数据尚不足，但其风险可能低于舒尼替尼。在一项针对晚期RCC的Ⅲ期临床试验中，接受索拉非尼的患者中有2.9％出现心肌缺血或心肌梗死，而安慰剂组发生率为0.4％[54]。

帕唑帕尼是一种口服多靶点抑制剂，其可抑制多种细胞表面受体如VEG-

FR-1、VEGFR-2、VEGFR-3（PDGFR-α 和 PDGFR-β）、成纤维细胞生长因子受体（FGFR-1 和 FGFR-3）、cKIT、白细胞介素-2 受体诱导的 T 细胞激酶、白细胞特异性蛋白酪氨酸激酶（Lck）和跨膜糖蛋白受体酪氨酸激酶（c-Fms），帕唑帕尼已被批准用于晚期 RCC 的预处理，但在针对帕唑帕尼的试验中观察到了心功能障碍（LVEF 下降和临床心力衰竭）。在 COMPARZ 试验[55] Ⅲ期研究中头对头比较了舒尼替尼和帕唑帕尼作为晚期 RCC 一线治疗的疗效，两组中心功能不全的症状均较少见（1%）。然而，LVEF 下降≥15% 或 LVEF 下降＞10% 且低于正常下限的发生率在两组都不少见（帕唑帕尼为 9% vs. 9%，舒尼替尼为 7% vs. 5%）。

舒尼替尼和索拉非尼与典型的血压升高有关，这是一种 VEGFR 的类效应。一项纳入 13 项研究（共 4999 例接受舒尼替尼治疗的 RCC 或其他恶性肿瘤患者）的 meta 分析显示，高血压的总发病率为 22%，严重高血压为 7%[56]。一项系统综述也显示了相似的结果，其研究分析了 9 项关于索拉非尼导致高血压的前瞻性研究[57]。在一项关于帕唑帕尼的 meta 分析中[58]，使用帕唑帕尼后高血压的总发生率高于索拉非尼或舒尼替尼（36% vs. 23% vs. 22%）。然而，Motzer 和 coll 进行的 meta 分析和Ⅲ期临床试验均显示 3～4 级高血压在三种药物中的发生率相同。

与索拉非尼相比，舒尼替尼与 QTc 间期延长的相关性更大[59]。

前列腺癌的系统性治疗

促黄体素释放素（LHRH）药物和抗雄激素药物（化学阉割）

单独使用 LHRH 类似物或联用抗雄激素药物是阉割敏感的复发或转移性前列腺癌的初始治疗。这些药物除了具有因降低睾酮水平而引起的血管收缩作用和内分泌作用，还可对心脏造成潜在的影响。目前的研究数据不尽相同，一些研究表明雄激素剥夺治疗（ADT）可增加发病率和（或）死亡率，特别是在患有心脏病的男性中[60-63]，而另一些研究未发现上述影响[64-65]。在既往发生过多次（＞2 次）心血管疾病事件的男性中，风险增加可能更为明显，特别是在开始 ADT 的最初 6 个月内[66]。当 ADT 被考虑作为前列腺癌多学科治疗的一部分时，必须权衡它的潜在益处与潜在的心血管损害，尤其是低危疾病时。没有随机试验前瞻性地评估与 ADT 相关的心血管疾病的风险，目前仅有回顾性研究数据。纳入 8 项Ⅲ期试验的 meta 分析[67]表明，ADT 组患者心血管死亡的发生率与安慰剂组无统计学差异（11.0% vs. 11.2%；RR＝0.93；P＝0.41）。ADT 时间较短（≤6 个月）或较长（≥3 年）的患者心血管死亡的风险没有增加。此外，一项纳入 11 项共 4805 例患者的 meta 分析显示，与安慰剂组相比，接受 ADT 的患者的癌症相关死亡率和总死亡率均显著降低。纳入 8 项观察性研究的另一项

meta 分析[68]显示，在约 415 000 例接受 ADT 的男性中，用 LHRH 治疗时发生任何类型心血管疾病的 RR 为 1.38（95％CI 1.29～1.48），与手术或内科阉割治疗类似。另外，正在接受 ADT 的前列腺癌男性出现血栓栓塞事件的风险增加（如深静脉血栓形成、肺栓塞、动脉栓塞）。在一项 SEER 数据库分析中，包括大约 15 000 名男性，其中 38％接受 ADT，与不接受 ADT 的患者相比，接受 ADT 的患者发生血栓栓塞事件的风险显著增加（15％ *vs.* 7％；HR＝1.56）[69]。最后，瑞典的一项包括大约 77 000 例前列腺癌患者的分析显示，所有男性发生血栓栓塞事件的风险均增加，并且接受内分泌治疗的男性风险最大[70]。雄激素剥夺治疗还会延长 QT/QTc 间期。在一项前瞻性试验中，LHRH 拮抗剂地加瑞克与亮丙端林具有相似的心血管事件风险[71]。

新型抗雄激素药物（阿比特龙和恩杂鲁胺）

新型抗雄激素药物（如醋酸阿比特龙和恩杂鲁胺）目前被用于化疗前后的早期阉割抵抗阶段的治疗。它们通过抑制肾上腺前体的生物合成（阿比特龙）或减少其与雄激素受体的相互作用来减弱睾酮对前列腺癌细胞的作用。阿比特龙最常见的不良反应包括液体潴留、低钾血症、高血压和由抑制 17-α 羟化酶引起的心脏异常。17-α 羟化酶参与睾丸、肾上腺和肿瘤内的睾酮合成。在关键性Ⅲ期试验 COU-AA-301 中，对于前列腺癌患者接受多西他赛治疗后阉割抵抗阶段出现的由盐皮质激素水平升高和心脏疾病（缺血性心脏病、心肌梗死、室上性心律失常、室性心律失常、心力衰竭以及其他心律失常的症状和体征）引起的不良反应的概率，接受阿比特龙治疗的患者没有明显比安慰剂组患者更差（16％ *vs.* 12％）[72]。在对单纯化疗患者的试验中，两组中发生所有级别心脏异常的发生率均约为 20％[73]。在纳入 51 例具有心血管合并症或危险因素的患者的病例报告中，Procopio 等没有发现任何证据表明使用醋酸阿比特龙治疗的患者有安全威胁[74]。在恩杂鲁胺Ⅲ期研究中，多西他赛前序治疗（前列腺癌的阉割抵抗治疗）的患者没有发现心脏问题[75]。

6.2.5 罕见肿瘤

伊马替尼用于胃肠道间质瘤（GIST）的一线治疗

伊马替尼是一种小分子物质，为酪氨酸激酶的 Bcr-Abl、Kit、PDGFR 和 SRC 家族的抑制剂，已被批准用于治疗 GIST。GIST 以 *KIT* 和 *PDGFR* 基因突变为特征。伊马替尼用于治疗 GIST 而不是慢性髓细胞性白血病（伊马替尼的另一适应证）时不会增加心力衰竭的风险[76-78]。而抑制 Abl 还可能治疗心脏疾病。通常不建议在治疗前后对所有接受伊马替尼的患者均进行心脏监测。NCCN 指南建议，具有心脏病或其他心力衰竭危险因素的患者接受伊马替尼治疗时应进行心脏监测，且出现心力衰竭症状或体征的患者均应进行评估并接受相应治疗[79]。

抗 BRAF 药物（维罗非尼、曲美替尼）用于治疗 BRAF 突变的晚期黑色素瘤

维罗非尼是一种口服 BRAF 抑制剂，已被批准用于治疗 V600E BRAF 突变的转移性黑色素瘤。维罗非尼与 QTc 间期延长有关。先天性长 QT 综合征或正在服用可导致 QT 间期延长的药物的患者，建议谨慎使用。治疗前和治疗开始后必须监测心电图和电解质。晚期黑色素瘤患者开始接受维罗非尼治疗时，建议在治疗开始后的第 15 天进行心电图检查，治疗的前 3 个月建议每月进行心电图检查，之后每 3 个月或临床必要时进行 1 次心电图检查。如果 QTc 间期>500 ms，应暂时中断治疗，并评估和纠正电解质紊乱[80]。

用于转移性肉瘤的化疗药物

在转移性软组织肉瘤中，单药治疗可达到 20％以上活性的药物有多柔比星、表柔比星、异环磷酰胺。用于治疗软组织肉瘤的主要药物是多柔比星[81]。最佳活性的阈剂量为每 3 周给药≥60 mg/m²，剂量较低与抗肿瘤活性下降相关[82]。当多柔比星的剂量超过每周期 75 mg/m² 时，其剂量-疗效关系在临床上没有得到证实。目前已明确多柔比星与急慢性心脏毒性有关。通过静脉输注而非推注可减小心脏毒性的可能性。由蒽环素＋异环磷酰胺组成的联合化疗可以提高应答率，但不能延长总生存期，这表明该方案仅适用于合适且有症状的患者需要快速缩小肿瘤时。为了避免心脏毒性，高危患者应使用多柔比星脂质体制剂（Caelyx®）或表柔比星。虽然联合化疗明显比单药多柔比星具有更大的心脏毒性，但通过中心静脉导管输注多柔比星 3～4 天可以减少多柔比星的心脏毒性。

6.3　建议

许多通常不用于实体瘤一线治疗的细胞毒性药物与心血管不良事件有关。最常见的不良反应包括高血压、心力衰竭和心律失常。因此，在开始治疗时的患者选择至关重要。特别是需要与心脏病学专家紧密合作，以明确亚临床心脏病、心脏病史以及尽可能避免具有心脏毒性的药物。对于患者开始使用致高血压药物时，必须定期监测血压，包括基础血压测定、系统的门诊随访和以家庭为基础的血压评估，且可得到及时的复查和适当的治疗。通过基于超声心动图或多门控采集扫描（MUGA）的评估定期监测 LVEF 对开始使用可降低心室功能的药物的癌症患者也是至关重要的。最后，避免或检查对心

率有影响的药物可以降低 QTc 间期延长的风险。必须认识到，联合使用用于肿瘤支持治疗的药物时（如抗生素、止吐剂）可能增加延长 QTc 间期。如果可能，应避免使用这些药物，或使用其他具有类似功能的药物替代。对于应多久评测一次心脏毒性，很难给出一个全面的指导。对于大多数药物，该信息包含在药品说明书中，包括监测频率和方法（如曲妥珠单抗或克唑替尼）。另一个常规建议是，针对已存在危险因素的患者，应尽可能避免使用心脏毒性药物。尽管现代治疗可以改善预后并挽救生命，但许多晚期肿瘤仍无法治愈，因此，基于医生个人的临床判断和与患者更仔细的讨论后，尽量选择同等疗效但毒性更小的药物。因为每种治疗和药物都有潜在的伤害患者的风险，希波克拉底的最小非伤害原则仍是一项非常有力的指导。

参考文献

1. Kerkela R, Woulfe KC, Durand JB, Vagnozzi R, Kramer D, Chu TF, Beahm C, Chen MH, Force T. Sunitinib-induced cardiotoxicity is mediated by off-target inhibition of AMP-activated protein kinase. Clin Transl Sci. 2009;2(1):15–25.
2. Dy GK, Adjei AA. Understanding, recognizing, and managing toxicities of targeted anticancer therapies. CA Cancer J Clin. 2013;63(4):249–79.
3. Ferlay J, Soerjomataram I, Dikshit R, Eser S, Mathers C, Rebelo M, Parkin DM, Forman D, Bray F. Cancer incidence and mortality worldwide: sources, methods and major patterns in GLOBOCAN 2012. Int J Cancer. 2015;136(5):E359–86.
4. Ranpura V, Hapani S, Wu S. Treatment-related mortality with bevacizumab in cancer patients: a meta-analysis. JAMA. 2011;305(5):487–94.
5. Schutz FA, Je Y, Richards CJ, Choueiri TK. Meta-analysis of randomized controlled trials for the incidence and risk of treatment-related mortality in patients with cancer treated with vascular endothelial growth factor tyrosine kinase inhibitors. J Clin Oncol. 2012;30(8):871–7.
6. Sivendran S, Liu Z, Portas Jr LJ, Yu M, Hahn N, Sonpavde G, Oh WK, Galsky MD. Treatment-related mortality with vascular endothelial growth factor receptor tyrosine kinase inhibitor therapy in patients with advanced solid tumors: a meta-analysis. Cancer Treat Rev. 2012;38(7):919–25.
7. Zheng R, Han S, Duan C, Chen K, You Z, Jia J, Lin S, Liang L, Liu A, Long H, Wang S. Role of taxane and anthracycline combination regimens in the management of advanced breast cancer: a meta-analysis of randomized trials. Medicine (Baltimore). 2015;94(17):e803.
8. Ryberg M, Nielsen D, Skovsgaard T, et al. Epirubicin cardiotoxicity: an analysis of 469 patients with metastatic breast cancer. J Clin Oncol. 1998;16:3502.
9. Smith LA, Cornelius VR, Plummer CJ, et al. Cardiotoxicity of anthracycline agents for the treatment of cancer: systematic review and meta-analysis of randomised controlled trials. BMC Cancer. 2010; 10:337.
10. O'Brien ME, Wigler N, Inbar M, Rosso R, Grischke E, Santoro A, Catane R, Kieback DG, Tomczak P, Ackland SP, Orlandi F, Mellars L, Alland L, Tendler C, CAELYX Breast Cancer Study Group. Reduced cardiotoxicity and comparable efficacy in a phase III trial of pegylated liposomal doxorubicin HCl (CAELYX/Doxil) versus conventional doxorubicin for first-line treatment of metastatic breast cancer. Ann Oncol. 2004; 15(3):440–9.
11. Chan S, Davidson N, Juozaityte E, Erdkamp F, Pluzanska A, Azarnia N, Lee LW. Phase III trial of liposomal doxorubicin and cyclophosphamide compared with epirubicin and cyclophosphamide as first-line therapy for metastatic breast cancer. Ann Oncol. 2004;15(10):1527–34.
12. Gianni L, Munzone E, Capri G, et al. Paclitaxel by 3-hour infusion in combination with bolus doxorubicin in women with untreated metastatic breast cancer: high antitumor efficacy and cardiac effects in a dose-finding and sequence-finding study. J Clin Oncol. 1995;13:2688.

13. Gehl J, Boesgaard M, Paaske T, et al. Combined doxorubicin and paclitaxel in advanced breast cancer: effective and cardiotoxic. Ann Oncol. 1996;7:687.

14. Lluch A, Ojeda B, Colomer R, et al. Doxorubicin and paclitaxel in advanced breast carcinoma: importance of prior adjuvant anthracycline therapy. Cancer. 2000;89:2169.

15. Rahman Z, Champlin R, Rondon G, et al. Phase I/II study of dose-intense doxorubicin/paclitaxel/cyclophosphamide with peripheral blood progenitor cells and cytokine support in patients with metastatic breast cancer. Semin Oncol. 1997;24:S17.

16. Giordano SH, Booser DJ, Murray JL, et al. A detailed evaluation of cardiac toxicity: a phase II study of doxorubicin and one- or three-hour-infusion paclitaxel in patients with metastatic breast cancer. Clin Cancer Res. 2002;8:3360.

17. Biganzoli L, Cufer T, Bruning P, et al. Doxorubicin-paclitaxel: a safe regimen in terms of cardiac toxicity in metastatic breast carcinoma patients. Results from a European Organization for research and treatment of cancer multicenter trial. Cancer. 2003;97:40.

18. Malhotra V, Dorr VJ, Lyss AP, et al. Neoadjuvant and adjuvant chemotherapy with doxorubicin and docetaxel in locally advanced breast cancer. Clin Breast Cancer. 2004;5:377.

19. Nabholtz JM, Falkson C, Campos D, Szanto J, Martin M, Chan S, Pienkowski T, Zaluski J, Pinter T, Krzakowski M, Vorobiof D, Leonard R, Kennedy I, Azli N, Murawsky M, Riva A, Pouillart P, TAX 306 Study Group. Docetaxel and doxorubicin compared with doxorubicin and cyclophosphamide as first-line chemotherapy for metastatic breast cancer: results of a randomized, multicenter, phase III trial. J Clin Oncol. 2003;21(6):968–75. Erratum in: J Clin Oncol. 2003;21(10):2048.

20. Biganzoli L, Cufer T, Bruning P, Coleman R, Duchateau L, Calvert AH, Gamucci T, Twelves C, Fargeot P, Epelbaum R, Lohrisch C, Piccart MJ. Doxorubicin and paclitaxel versus doxorubicin and cyclophosphamide as first-line chemotherapy in metastatic breast cancer: the European Organization for Research and Treatment of Cancer 10961 multicenter phase III trial. J Clin Oncol. 2002;20(14):3114–21.

21. Seidman A, et al. Cardiac dysfunction in the trastuzumab clinical trials experience. J Clin Oncol. 2002;20:1215–21.

22. Slamon DJ, Leyland-Jones B, Shak S, Fuchs H, Paton V, Bajamonde A, Fleming T, Eiermann W, Wolter J, Pegram M, Baselga J, Norton L. Use of chemotherapy plus a monoclonal antibody against HER2 for metastatic breast cancer that overexpresses HER2. N Engl J Med. 2001;344(11):783–92.

23. Swain SM, Ewer MS, Cortés J, et al. Cardiac tolerability of pertuzumab plus trastuzumab plus docetaxel in patients with HER2-positive metastatic breast cancer in CLEOPATRA: a randomized, double-blind, placebo-controlled phase III study. Oncologist. 2013;18:257.

24. Jensen SA, Hasbak P, Mortensen J, Sørensen JB. Fluorouracil induces myocardial ischemia with increases of plasma brain natriuretic peptide and lactic acid but without dysfunction of left ventricle. J Clin Oncol. 2010;28:5280.

25. Saif MW, Shah MM, Shah AR. Fluoropyrimidine-associated cardiotoxicity: revisited. Expert Opin Drug Saf. 2009;8:191.

26. de Forni M, Malet-Martino MC, Jaillais P, et al. Cardiotoxicity of high-dose continuous infusion fluorouracil: a prospective clinical study. J Clin Oncol. 1992;10:1795.

27. Kelly C, Bhuva N, Harrison M, Buckley A, Saunders M. Use of raltitrexed as an alternative to 5-fluorouracil and capecitabine in cancer patients with cardiac history. Eur J Cancer. 2013;49(10):2303–10.

28. Avallone A, Di Gennaro E, Silvestro L, Iaffaioli VR, Budillon A. Targeting thymidylate synthase in colorectal cancer: critical re-evaluation and emerging therapeutic role of raltitrexed. Expert Opin Drug Saf. 2014;13(1):113–29.

29. Barni S, Ghidini A, Coinu A, Borgonovo K, Petrelli F. A systematic review of raltitrexed-based first-line chemotherapy in advanced colorectal cancer. Anticancer Drugs. 2014;25(10):1122–8.

30. Ng M, Cunningham D, Norman AR. The frequency and pattern of cardiotoxicity observed with capecitabine used in conjunction with oxaliplatin in patients treated for advanced colorectal cancer (CRC). Eur J Cancer. 2005;41:1542.

31. Frickhofen N, Beck FJ, Jung B, et al. Capecitabine can induce acute coronary syndrome similar to 5-fluorouracil. Ann Oncol. 2002;13:797.

32. Aksoy S, Karaca B, Dinçer M, Yalçin S. Common etiology of capecitabine and fluorouracil-induced coronary vasospasm in a colon cancer patient. Ann Pharmacother. 2005;39:573.

33. Van Cutsem E, Hoff PM, Blum JL, et al. Incidence of cardiotoxicity with the oral fluoropyrimidine capecitabine is typical of that reported with 5-fluorouracil. Ann Oncol. 2002;13:484.

34. Saif MW, Tomita M, Ledbetter L, Diasio RB. Capecitabine-related cardiotoxicity: recognition and management. J Support Oncol. 2008;6:41.

35. Van Cutsem E, Twelves C, Cassidy J, et al. Oral capecitabine compared with intravenous fluorouracil plus leucovorin in patients with metastatic colorectal cancer: results of a large phase III study. J Clin Oncol. 2001;19:4097.

36. Shields AF, Zalupski MM, Marshall JL, Meropol NJ. Treatment of advanced colorectal carcinoma with oxaliplatin and capecitabine: a phase II trial. Cancer. 2004;100:531.

37. Bajetta E, Di Bartolomeo M, Mariani L, et al. Randomized multicenter phase II trial of two different schedules of irinotecan combined with capecitabine as first-line treatment in metastatic colorectal carcinoma. Cancer. 2004;100:279.

38. Hoff PM, Ansari R, Batist G, et al. Comparison of oral capecitabine versus intravenous fluorouracil plus leucovorin as first-line treatment in 605 patients with metastatic colorectal cancer: results of a randomized phase III study. J Clin Oncol. 2001;19:2282.

39. Manojlovic N, Babic D, Stojanovic S, et al. Capecitabine cardiotoxicity—case reports and literature review. Hepatogastroenterology. 2008;55:1249.

40. An MM, Zou Z, Shen H, Liu P, Chen ML, Cao YB, Jiang YY. Incidence and risk of significantly raised blood pressure in cancer patients treated with bevacizumab: an updated meta-analysis. Eur J Clin Pharmacol. 2010;66(8):813–21.

41. Schutz FA, Je Y, Azzi GR, Nguyen PL, Choueiri TK. Bevacizumab increases the risk of arterial ischemia: a large study in cancer patients with a focus on different subgroup outcomes. Ann Oncol. 2011;22(6):1404–12.

42. Petrelli F, Borgonovo K, Cabiddu M, Ghilardi M, Barni S. Risk of anti-EGFR monoclonal antibody-related hypomagnesemia: systematic review and pooled analysis of randomized studies. Expert Opin Drug Saf. 2012;11 Suppl 1:S9–19.

43. Petrelli F, Cabiddu M, Borgonovo K, Barni S. Risk of venous and arterial thromboembolic events associated with anti-EGFR agents: a meta-analysis of randomized clinical trials. Ann Oncol. 2012;23(7):1672–9.

44. Lee YG, Lee E, Kim I, Lee KW, Kim TM, Lee SH, Kim DW, Heo DS. Cisplatin-based chemotherapy is a strong risk factor for thromboembolic events in small-cell lung cancer. Cancer Res Treat. 2015;47:670–5.

45. Mellema WW, van der Hoek D, Postmus PE, Smit EF. Retrospective evaluation of thromboembolic events in patients with non-small cell lung cancer treated with platinum-based chemotherapy. Lung Cancer. 2014;86(1):73–7.

46. Seng S, Liu Z, Chiu SK, Proverbs-Singh T, Sonpavde G, Choueiri TK, Tsao CK, Yu M, Hahn NM, Oh WK, Galsky MD. Risk of venous thromboembolism in patients with cancer treated with cisplatin: a systematic review and meta-analysis. J Clin Oncol. 2012;30(35):4416–26.

47. Proverbs-Singh T, Chiu SK, Liu Z, Seng S, Sonpavde G, Choueiri TK, Tsao CK, Yu M, Hahn NM, Oh WK, Galsky MD. Arterial thromboembolism in cancer patients treated with cisplatin: a systematic review and meta-analysis. J Natl Cancer Inst. 2012;104(23):1837–40.

48. Moore RA, Adel N, Riedel E, Bhutani M, Feldman DR, Tabbara NE, Soff G, Parameswaran R, Hassoun H. High incidence of thromboembolic events in patients treated with cisplatin-based chemotherapy: a large retrospective analysis. J Clin Oncol. 2011;29(25):3466–73.

49. Ou SH, Azada M, Dy J, Stiber JA. Asymptomatic profound sinus bradycardia (heart rate ≤45) in non-small cell lung cancer patients treated with crizotinib. J Thorac Oncol. 2011;6:2135.

50. Ou SH, Tong WP, Azada M, et al. Heart rate decrease during crizotinib treatment and potential correlation to clinical response. Cancer. 2013;119:1969.

51. ▶ http://ec.europa.eu/health/documents/community-register/2012/20121023124213/anx_124213_it.pdf. Accessed 10 Jun 2015.

52. Motzer RJ, Hutson TE, Tomczak P, et al. Sunitinib versus interferon alfa in metastatic renal-cell carcinoma. N Engl J Med. 2007;356:115.

53. Richards CJ, Je Y, Schutz FA, et al. Incidence and risk of congestive heart failure in patients with renal and nonrenal cell carcinoma treated with sunitinib. J Clin Oncol. 2011;29:3450.

54. Escudier B, Eisen T, Stadler WM, et al. Sorafenib in advanced clear-cell renal-cell carcinoma. N Engl J Med. 2007;356:125.

55. Motzer RJ, Hutson TE, Cella D, et al. Pazopanib versus sunitinib in metastatic renal-cell carcinoma. N Engl J Med. 2013;369(8):722–31.

56. Zhu X, Stergiopoulos K, Wu S. Risk of hypertension and renal dysfunction with an angiogenesis inhibitor

sunitinib: systematic review and meta-analysis. Acta Oncol. 2009;48:9.

57. Wu S, Chen JJ, Kudelka A, et al. Incidence and risk of hypertension with sorafenib in patients with cancer: a systematic review and meta-analysis. Lancet Oncol. 2008;9:117.

58. Qi WX, Lin F, Sun YJ, Tang LN, He AN, Yao Y, Shen Z. Incidence and risk of hypertension with pazopanib in patients with cancer: a meta-analysis. Cancer Chemother Pharmacol. 2013;71(2):431–9.

59. Shah RR, Morganroth J, Shah DR. Cardiovascular safety of tyrosine kinase inhibitors: with a special focus on cardiac repolarisation (QT interval). Drug Saf. 2013;36(5):295–316.

60. Nanda A, Chen MH, Braccioforte MH, Moran BJ, D'Amico AV. Hormonal therapy use for prostate cancer and mortality in men with coronary artery disease-induced congestive heart failure or myocardial infarction. JAMA. 2009;302(8):866–73.

61. Tsai HK, D'Amico AV, Sadetsky N, Chen MH, Carroll PR. Androgen deprivation therapy for localized prostate cancer and the risk of cardiovascular mortality. J Natl Cancer Inst. 2007;99(20):1516–24.

62. Saigal CS, Gore JL, Krupski TL, Hanley J, Schonlau M, Litwin MS, Urologic Diseases in America Project. Androgen deprivation therapy increases cardiovascular morbidity in men with prostate cancer. Cancer. 2007;110(7):1493–500.

63. Keating NL, O'Malley AJ, Freedland SJ, Smith MR. Diabetes and cardiovascular disease during androgen deprivation therapy: observational study of veterans with prostate cancer. J Natl Cancer Inst. 2010;102(1):39–46. doi:10.1093/jnci/djp404. Epub 2009 Dec 7. Erratum in: J Natl Cancer Inst. 2012;104(19):1518–23.

64. Keating NL, O'Malley AJ, Smith MR. Diabetes and cardiovascular disease during androgen deprivation therapy for prostate cancer. J Clin Oncol. 2006;24(27):4448–56.

65. Alibhai SM, Duong-Hua M, Sutradhar R, Fleshner NE, Warde P, Cheung AM, Paszat LF. Impact of androgen deprivation therapy on cardiovascular disease and diabetes. J Clin Oncol. 2009;27(21):3452–8.

66. O'Farrell S, Garmo H, Holmberg L, Adolfsson J, Stattin P, Van Hemelrijck M. Risk and timing of cardiovascular disease after androgen-deprivation therapy in men with prostate cancer. J Clin Oncol. 2015;33(11):1243–51.

67. Nguyen PL, Je Y, Schutz FA, Hoffman KE, Hu JC, Parekh A, Beckman JA, Choueiri TK. Association of androgen deprivation therapy with cardiovascular death in patients with prostate cancer: a meta-analysis of randomized trials. JAMA. 2011;306(21):2359–66.

68. Bosco C, Bosnyak Z, Malmberg A, et al. Quantifying observational evidence for risk of fatal and nonfatal cardiovascular disease following androgen deprivation therapy for prostate cancer: a meta-analysis. Eur Urol. 2014;68:386–96.

69. Ehdaie B, Atoria CL, Gupta A, et al. Androgen deprivation and thromboembolic events in men with prostate cancer. Cancer. 2012;118:3397.

70. Van Hemelrijck M, Adolfsson J, Garmo H, et al. Risk of thromboembolic diseases in men with prostate cancer: results from the population-based PCBaSe Sweden. Lancet Oncol. 2010;11:450.

71. Smith MR, Klotz L, Persson BE, Olesen TK, Wilde AA. Cardiovascular safety of degarelix: results from a 12-month, comparative, randomized, open label, parallel group phase III trial in patients with prostate cancer. J Urol. 2010;184(6):2313–9.

72. Fizazi K, Scher HI, Molina A, Logothetis CJ, Chi KN, Jones RJ, Staffurth JN, North S, Vogelzang NJ, Saad F, Mainwaring P, Harland S, Goodman Jr OB, Sternberg CN, Li JH, Kheoh T, Haqq CM, de Bono JS, COU-AA-301 Investigators. Abiraterone acetate for treatment of metastatic castration-resistant prostate cancer: final overall survival analysis of the COU-AA-301 randomised, double-blind, placebo-controlled phase 3 study. Lancet Oncol. 2012;13(10):983–92.

73. Ryan CJ, Smith MR, Fizazi K, Saad F, Mulders PF, Sternberg CN, Miller K, Logothetis CJ, Shore ND, Small EJ, Carles J, Flaig TW, Taplin ME, Higano CS, de Souza P, de Bono JS, Griffin TW, De Porre P, Yu MK, Park YC, Li J, Kheoh T, Naini V, Molina A, Rathkopf DE, COU-AA-302 Investigators. Abiraterone acetate plus prednisone versus placebo plus prednisone in chemotherapy-naive men with metastatic castration-resistant prostate cancer (COU-AA-302): final overall survival analysis of a randomised, double-blind, placebo-controlled phase 3 study. Lancet Oncol. 2015;16(2):152–60.

74. Procopio G, Grassi P, Testa I, Verzoni E, Torri V, Salvioni R, Valdagni R, de Braud F. Safety of abiraterone acetate in castration-resistant prostate cancer patients with concomitant cardiovascular risk factors. Am J Clin Oncol. 2013;38:479–82.

75. Scher HI, Fizazi K, Saad F, Taplin ME, Sternberg CN, Miller K, de Wit R, Mulders P, Chi KN, Shore ND, Armstrong AJ, Flaig TW, Fléchon A, Mainwaring P, Fleming M, Hainsworth JD, Hirmand M, Selby B, Seely

L, de Bono JS, AFFIRM Investigators. Increased survival with enzalutamide in prostate cancer after che-motherapy. N Engl J Med. 2012;367(13):1187–97.

76. Verweij J, Casali PG, Kotasek D, et al. Imatinib does not induce cardiac left ventricular failure in gastroin-testinal stromal tumours patients: analysis of EORTC-ISG-AGITG study 62005. Eur J Cancer. 2007;43:974.

77. Dematteo RP, Ballman KV, Antonescu CR, et al. Adjuvant imatinib mesylate after resection of localised, primary gastrointestinal stromal tumour: a randomised, double-blind, placebo-controlled trial. Lancet. 2009;373:1097.

78. Trent JC, Patel SS, Zhang J, et al. Rare incidence of congestive heart failure in gastrointestinal stromal tumor and other sarcoma patients receiving imatinib mesylate. Cancer. 2010;116:184.

79. National Comprehensive Cancer Network (NCCN). NCCN clinical practice guidelines in oncology. http://www.nccn.org/professionals/physician_gls/f_guidelines.asp. Accessed 01 May 2015.

80. Kim G, McKee AE, Ning YM, Hazarika M, Theoret M, Johnson JR, Xu QC, Tang S, Sridhara R, Jiang X, He K, Roscoe D, McGuinn WD, Helms WS, Russell AM, Miksinski SP, Zirkelbach JF, Earp J, Liu Q, Ibrahim A, Justice R, Pazdur R. FDA approval summary: vemurafenib for treatment of unresectable or metastatic melanoma with the BRAFV600E mutation. Clin Cancer Res. 2014;20(19):4994–5000.

81. Borden EC, Amato DA, Rosenbaum C, et al. Randomized comparison of three adriamycin regimens for metastatic soft tissue sarcomas. J Clin Oncol. 1987;5:840.

82. Judson I, Radford JA, Harris M, et al. Randomised phase II trial of pegylated liposomal doxorubicin (DOXIL/CAELYX) versus doxorubicin in the treatment of advanced or metastatic soft tissue sarcoma: a study by the EORTC Soft Tissue and Bone Sarcoma Group. Eur J Cancer. 2001;37:870.

83. Van Cutsem E, Findlay M, Osterwalder B, et al. Capecitabine, an oral fluoropyrimidine carbamate with substantial activity in advanced colorectal cancer: results of a randomized phase II study. J Clin Oncol. 2000;18:1337.

第 7 章
药师的观点：心脏毒性的机制
The Pharmacologist's Point of View：Mechanisms of Cardiotoxicity

Barbara Bassani，Antonino Bruno，Nicoletta Macrì，
Paola Corradino，Douglas M. Noonan，Adriana Albini

李丹丹　译　郭春艳　审校

7.1　引言

　　癌症化疗在治疗实体瘤和血液恶性肿瘤方面取得了显著进步，并在减少复发方面取得了重大进展。然而，许多抗癌治疗会产生心血管系统的副作用[1]。随着肿瘤患者生存率的升高和预期寿命的延长，心血管毒性变得更加明显。因此，心脏毒性已成为化疗最严重的不良反应之一，导致发病率和死亡率升高[2]。根据美国国立卫生研究院（NIH）癌症词典（www. cancer. gov/dictionary/Cardiotoxicity），"心脏毒性"是用于定义"影响心脏的毒性"的通用术语，但目前仍缺乏能明确阐述其形成机制的确切定义。化疗引起的心脏毒性既指化疗对整个心血管系统的直接影响，也指由于给药后血栓形成

或血流动力学改变引起的间接影响[3]。一般可将心脏毒性分为两大类[4]：

①Ⅰ型心脏毒性：通常由蒽环类药物引起。具有不可逆转、与剂量相关的特点，发生机制包括自由基形成、氧化应激和肌纤维紊乱。

②Ⅱ型心脏毒性：可发生于接受"生物"治疗（主要是曲妥珠单抗治疗）的患者中。这类心脏毒性是可逆的，与剂量无关，与心脏超微结构异常无关。

化疗引起的心脏毒性主要包括心律失常、心肌缺血、冠心病、高血压和心肌功能障碍[3]。常用化疗药物引起心力衰竭的发生率如下：蒽环类药物为0.14%～48.00%，高剂量环磷酰胺为7.00%～28.00%，曲妥珠单抗为1.00%，酪氨酸激酶抑制剂为8.00%～12.50%[5]。由于心脏毒性可在治疗后长达20年后发生，随着癌症人口的老龄化、导致心肌细胞损伤的新型"靶向"治疗方案的常规使用，心脏毒性将会更加普遍[6]。

化疗引起的心功能异常与心肌细胞表型改变有关，涉及细胞和分子机制。其中最关键的是诱导细胞死亡（细胞凋亡/坏死）、形成自噬囊泡（AVOS）、诱导活性氧类（ROS）、衰老和形态学改变[7]。在组学、深度测序和个体化医疗的时代，对心脏毒性发生过程中涉及的所有细胞和分子事件进行监测是干预和预防心脏毒性的关键。在这种时代背景下，肿瘤心脏病学——一个将肿瘤学家和心脏病专家联合起来的新学科，将是癌症治疗和预防化疗相关心脏毒性的必要领域[8]。本章我们将围绕临床常用的主要抗癌药物类别及其所需的筛查手段，讨论化疗相关心脏毒性所涉及的细胞和分子改变（图7.1）。

7.2 与心脏毒性相关的抗癌药物

7.2.1 蒽环类药物

蒽环类抗肿瘤药（多柔比星、伊达比星、柔红霉素）可嵌入细胞核DNA，通过影响Ⅱ型DNA拓扑异构酶的DNA修复活性导致细胞死亡[9]。

与蒽环类药物相关的心脏毒性包括左心室功能不全（LVD）和心力衰竭（HF）。据报道，蒽环类药物累积剂量达200 mg/m² 可造成左心室（LV）收缩功能不全[10-11]。蒽环类药物诱发心脏毒性的危险因素包括：单次用药、静脉推注，以及与其他药物或放疗联合治疗[12]。其分子机制包括干扰蛋白质合成、抑制DNA修复、ROS的形成以及钙稳态失调[13]。

其中，蒽环类药物代谢导致ROS生成增加被认为是心脏毒性的典型机制。实际上，多柔比星在醌式和半醌式结构间的循环的确能够与氧气（O_2）反应产生超氧化物（$O_2^{-\cdot}$）和过氧化氢（OH^-），并可直接造成DNA损伤。此外，半醌形式的多柔比星能够引发铁离子的释放和累积，导致羟自由基的

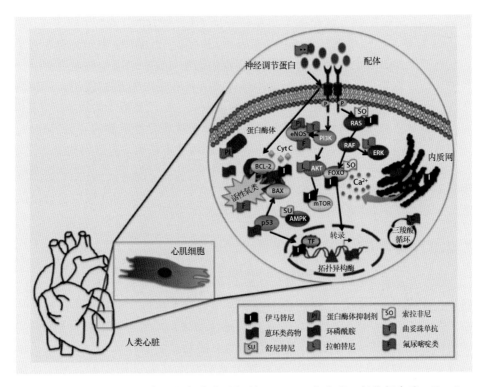

图 7.1 化疗药物致心脏毒性的部分分子机制。eNOS，内皮型一氧化氮合酶；Cyt C，细胞色素 C；AMPK，腺苷酸活化蛋白激酶或叉头框蛋白 O；BAX，BCL-2 相关 X 蛋白；mTOR，哺乳动物雷帕霉素靶蛋白；FOXO，FOXO 蛋白（叉头框蛋白 O）；ERK，胞外信号调节激酶；TF，组织因子；PI3K，磷脂酰肌醇 3-激酶

产生，进一步促进氧化应激。氧化应激导致脂质膜过氧化和线粒体功能障碍以及内在凋亡途径的激活。蒽环类药物能够与 mRNA 的铁反应元件（IRE）区域结合，抑制铁调节蛋白（IRP）/IRE 相互作用，从而改变能够维持细胞内最佳铁离子水平的关键蛋白的表达[14]。据报道，多柔比星导致细胞凋亡的机制不直接涉及促进氧化应激或 ROS 形成，而是增加与心脏毒性密切相关的钙离子（Ca^{2+}）浓度，这也支持了"钙失调是心肌病的重要发病机制"这一假说。接受蒽环类药物治疗后可观察到肌质网 Ca^{2+}-ATP 酶 2a（SERCA2a）介导的 Ca^{2+} 再摄取减少和兰尼定受体（RyR2）介导的 Ca^{2+} 释放增加[13,15]，同时 ANF 和 b-MHC 表达显著增加[16]。

心磷脂是线粒体内膜的阴离子磷脂，是能量代谢的关键蛋白并参与细胞色素 C 的释放和相关的凋亡过程，多柔比星与心磷脂的高亲和力是与其心脏毒性密切相关的另一个因素[14]。已有研究发现微小 RNA（miRNA）在心血管疾病和癌症中发挥调节作用，多种 miRNA 与多柔比星的心脏毒性相关。据报道，miR208a 沉默可减轻多柔比星诱导的心肌细胞凋亡和心功能不全[17]。miR-21 可特异性作用于 B 细胞易位基因 2（BTG2）以保护心肌细胞免于多柔比星诱导的细胞凋亡[18]。miR-30 过表达也被证实可保护心肌细胞免受多柔比星诱导的细胞凋亡，过表达水平的维持还具有潜在的心脏保护作用，可预防蒽环类药物相关的心脏毒性[19]。

使用蒽环类药物时通常联用多种抗氧化剂来减轻化疗引起的心血管损伤。据报道，蒽环类药物联合右丙亚胺可减少心脏毒性事件和心力衰竭的发生[20]。一项颇具争议的研究表明，尽管有很好的临床应用证据，但其可能会影响抗癌效果[3]。研究表明抗氧化剂卡维地洛[21]和血管紧张素转化酶抑制剂依那普利与蒽环类药物联用具有良好的预防心脏毒性的作用[22-23]。

7.2.2　氟嘧啶类药物

5-氟尿嘧啶（5-Fu）及其前体药物卡培他滨和替加氟是细胞毒性药物，属于抗代谢物类，被广泛应用作为各种实体瘤（胃肠道、妇科、头颈部和乳腺恶性肺癌）的一线治疗[24]以及晚期结肠癌和转移性乳腺癌的辅助治疗[25]。胸苷酸合成酶（TS）可生成 DNA 合成的必需物质胸苷一磷酸（TMP），氟嘧啶可通过抑制 TS 来抑制 DNA 复制。氟嘧啶类药物可产生一系列不良反应：腹泻、脱水、腹痛、恶心、口腔炎和手足综合征。部分患者还可能出现不同程度的心功能异常，包括缺血综合征、心律失常和心房颤动、心动过速、心电图改变、心绞痛和心脏病发作，在少数情况下也可能发生心脏性猝死[26]。

5-FU 相关的心脏不良事件发生率为 1.6%～7.6%[11]。接受 5-FU 患者的心脏毒性差异很大：最常见的是冠状动脉痉挛和钙通道阻滞剂无效的心绞痛，其次是心肌梗死、缺血、心律失常、心肌病、应激性心肌病、窦房结和房室结功能障碍、QT 间期延长伴尖端扭转型室性心动过速、室性心动过速、心脏停搏和猝死[3-4,25-32]。临床表现包括胸痛、心电图 ST-T 改变、室上性/室性心律失常和心绞痛[3]。氟嘧啶类药物引起心血管毒性的分子机制已被广泛研究，并提出若干假说，包括代谢物蓄积、整体功能障碍、血栓形成、自身免疫介导的心肌损伤、内皮损伤和心肌细胞的直接毒性[33]。还有研究发现 5-FU 可通过增强一氧化氮合酶（NOS）活性[34]从而导致冠状动脉痉挛，通过诱导蛋白激酶 C 引起非内皮依赖性血管收缩。此外，ROS 的产生可能是 5-FU 造成心脏毒性的分子机制之一。细胞内 ROS 水平会在 5-FU 和卡培他滨治疗后升高[7]，通过线粒体膜电位损伤、脂质过氧化和谷胱甘肽（GSH）耗竭导致心肌细胞损伤。这些过程可 ATP 依赖性地促进线粒体膜去极化和细胞色素 C 释放，导致脱天蛋白酶-3（caspase-3）激活或坏死。此外，5-FU，而不是卡培他滨，还可诱导严重的溶酶体膜损伤[35]。已在超微结构或分子水平观察到暴露于 5-FU 的人类心肌细胞的自噬现象，并观察到心肌细胞、平滑肌细胞和内皮细胞的衰老表型，表明心脏毒性涉及到整个心血管系统[7,36]。从分子机制来说，至少 50％由 5-FU 诱导的心脏毒性是由于缺乏二氢嘧啶脱氢酶（DPD）———一种参与 5-FU 和卡培他滨代谢的关键酶[37-38]。流行病学研究发现了超过 50 种与DPD 酶活性降低相关的基因多态性。其中，c.1905＋1G＞A 点突变最常见（占全部病例的 52％），普通人群中杂合子占 1％～2％[37-38]。另外一种常见的突变 IVS14＋1G＞A 也会导致 5-Fu 相关的毒性风险增加[37-38]。

7.2.3　微管靶向药物

紫杉烷（紫杉醇和多西他赛）是用于治疗晚期乳腺癌和卵巢癌以及其他实体瘤的细胞毒性药物[11]。这些药物能够通过破坏细胞分裂所必需的微管的功能来发挥其生物活性。据报道紫杉烷与早期心律失常、窦性心动过缓、低血压、充血性心力衰竭、缺血和左心室功能不全、心力衰竭有关，其中紫杉醇的发生率为 5.0％～15.0％，多西紫杉醇的发生率为 2.3％～8.0％[10,39]。大量的组胺释放被认为是紫杉醇导致心脏毒性的可能分子机制。体内研究表明，刺激心脏组织的组胺受体的确可导致传导系统功能障碍和心律失常[3]。另外，紫杉醇诱导的心脏毒性还可能与亚细胞器损伤引起的心肌改变有关[40]。

7.2.4　烷化剂

环磷酰胺是一种烷化剂，可用于治疗膀胱癌、肺癌、肉瘤和慢性髓细胞性白血病[41]。据报道，7％～22％使用环磷酰胺的患者可出现急性心肌心包炎和左心室功能不全[6]并可促进出血性心肌炎的恶化[42]。

尽管环磷酰胺诱导心脏毒性的确切分子机制尚未被阐明，但有假说认为：其代谢物引起的氧化应激和相关脂质过氧化对出现心血管毒性起关键作用。实际上，已经观察到 ROS 的产生可导致毛细血管内皮的直接损伤，并伴随着蛋白质和红细胞的外渗。此外，在环磷酰胺治疗后可观察到心肌间质中的毛细血管微血栓形成和纤维蛋白沉积。电子显微镜超微结构分析显示肌细胞胞质中存在超收缩带、肌纤维损伤、细胞溶解、线粒体内电子致密包涵体和纤维蛋白沉积[43]。

体内研究表明，环磷酰胺治疗能够增加心肌中多种促凋亡基因（包括 p53 和 Bax）mRNA 的表达，并降低抗凋亡基因（即 Bcl-2）水平。环磷酰胺治疗还可诱导下调心肌组织中谷胱甘肽过氧化物酶、过氧化氢酶和超氧化物歧化酶抗氧化酶，并降低 ATP 水平，破坏 ATP／ADP 平衡[44]。此外，动物（大鼠）研究表明：环磷酰胺的使用可降低参与三羧酸（TCA）循环的酶（包括琥珀酸脱氢酶、苹果酸脱氢酶和异柠檬酸脱氢酶）的表达水平，并干扰脂质代谢酶活性，增加心脏组织中的游离胆固醇、酯化胆固醇和三酰甘油（甘油三酯）[45]。与对照组相比，使用环磷酰胺治疗的动物血清低密度脂蛋白（LDL）和极低密度脂蛋白（VLDL）水平反应性地增加，而高密度脂蛋白（HDL）有所下降[45-46]。

7.2.5　蛋白酶体抑制剂

包括硼替佐米和卡非佐米在内的蛋白酶体抑制剂被批准用于治疗恶性血液病（多发性骨髓瘤和非霍奇金淋巴瘤）。蛋白酶体抑制剂能够干扰参与细胞周期、增殖和凋亡调节的多种蛋白质的降解，增加平滑肌细胞和内皮祖细胞死亡[47-48]。研究表明，在接受蛋白酶体抑制剂治疗的患者中，临床心力衰竭的发生率为2%～5%[48]（表7.1）。

表 7.1　化疗药物致心脏毒性的临床表现和特定分子机制

药物	临床表现	特定分子机制
蒽环类药物		
多柔比星	左心室功能不全、心力衰竭和 LVEF 降低	诱导氧化应激
		铁离子聚积
		激活内源性凋亡
		钙离子失调
		miRNA
酪氨酸激酶抑制剂		
曲妥珠单抗	左心室功能不全和心力衰竭	调节 NRG-1b
		诱导氧化应激和亚硝化应激
		上调血管紧张素 II
		调节 Notch 和 NF-κB 通路
拉帕替尼	QT 间期延长和 LVEF 降低	抑制 RAS/RAF 和 PI3K/AKT
		抑制 ABC
		诱导线粒体损伤和纤维化
甲磺酸伊马替尼	LVEF 降低和心力衰竭	细胞生存信号通路受损
		诱导内质网应激
		诱导促凋亡信号
		线粒体功能障碍

药物	临床表现	特定分子机制
VEGFR 抑制剂		
贝伐珠单抗	高血压、心力衰竭、蛋白尿	eNOS 活性降低
		PAI-1 活性增高
		miRNA
针对 VEGF 受体的酪氨酸激酶抑制剂		
舒尼替尼	高血压，QT 间期延长和心力衰竭	抑制 RSK
		AMPK 失活
		诱导内源性凋亡
		降低 PDGFR-b 表达和减少 NG2 周细胞标志物
索拉非尼	左心室功能不全和心力衰竭	抑制 RAF1 和 BRAF
		抑制 MST2
		激活 JNK、FOXO、BAX 和 LATS1 促凋亡蛋白的
其他针对VEGF受体的酪氨酸激酶抑制剂	QTcF 间期、QT 间期延长	抑制 BRAF
氟嘧啶类药物		
5-Fu	胸痛、心电图 ST-T 改变，室上性/室性心律失常和心绞痛	代谢产物蓄积
		整体功能障碍
		血栓形成
		自身免疫介导的心肌损伤
		内皮损伤
		直接的心肌细胞毒性
		eNOS 活性增加
		线粒体膜电位损伤
		脂质过氧化
		谷胱甘肽耗竭
		溶酶体膜损伤
		诱导自噬过程
		诱导衰老

续表

药物	临床表现	特定分子机制
微管靶向药物		
紫杉醇	早期心律失常、窦性心动过缓、低血压、充血性心力衰竭、缺血和左心室功能不全，以及心力衰竭	大量组胺释放
		诱导心肌改变
		亚细胞器损伤
蛋白酶体抑制剂		
硼替佐米	心力衰竭	心肌细胞线粒体改变
		ATP 合成减少
		心肌收缩功能障碍
		多泛素化蛋白蓄积
		诱导内质网应激
		诱导自噬过程
		eNOS 活性降低
烷化剂		
环磷酰胺	左心室功能不全和出血性心肌炎	诱导氧化应激
		脂质过氧化
		毛细血管内皮的直接损伤
		蛋白质和红细胞外渗
		毛细血管微血栓形成和纤维蛋白沉积
		超收缩带
		肌纤维损伤
		细胞溶解
		线粒体内电子致密包涵体
		纤维蛋白沉积
		促凋亡基因的 mRNA 表达水平升高
		抗氧化酶下调
		ATP/ADP 平衡改变
		三羧酸循环酶表达水平改变

体外研究表明，硼替佐米相关心脏毒性可使心肌细胞线粒体超微结构发

生改变，导致 ATP 合成减少和心肌收缩功能障碍。硼替佐米治疗后的大鼠心肌细胞中发现蛋白酶体抑制也与多泛素化蛋白的蓄积有关，后者可诱导内质网应激和自噬过程，增加免疫球蛋白结合蛋白质（BIP）和微管相关蛋白轻链3（LC3）的表达水平[49]。此外，也有研究证明这些药物可通过损害内皮型一氧化氮合酶（eNOS）活性促进诱导冠状动脉痉挛[48]。

7.2.6 酪氨酸激酶抑制剂

曲妥珠单抗

曲妥珠单抗是一种人源单克隆抗体，目前用于转移性 HER2 阳性乳腺癌患者的一线治疗。该抗体能够选择性结合人表皮生长因子受体2（HER2）/ ErbB2 蛋白，抑制相关信号通路。曲妥珠单抗的治疗可导致左心室功能不全和心力衰竭，发病率为 2%～28%，且与蒽环类药物联用时风险增加[6]。

在生理学上，HER2 通路在适应和应激反应中发挥关键作用，并且对于发育过程中的细胞增殖和成人心肌收缩功能非常重要。因此，曲妥珠单抗对上述过程的干扰作用可能是其诱导心血管毒性的机制[50]。

在分子水平上，HER2 能够抑制神经调节蛋白-1b（NRG-1b）的活性。NRG-1b 是一种具有抗氧化和抗凋亡特性的蛋白质，它能够通过激活 PI3K/ AKT 通路进一步提高心肌细胞中 eNOS 的水平，从而保护细胞免于氧化应激诱导的细胞凋亡[14,51]。

最新研究表明，曲妥珠单抗治疗对心肌基因表达具有显著影响，进而增加氧化应激和硝基氧化应激。这与心脏毒性的生物标志物血清肌钙蛋白 I 和心肌肌球蛋白轻链-1（cMLC1）的表达水平升高相关[52-53]。ROS 水平的升高可导致血管紧张素 II 水平增加，引起血管收缩和心脏微血管系统中的 NRG 下调，诱导激活烟酰胺腺嘌呤二核苷酸磷酸（NADPH）氧化酶，并进一步增加 ROS 的蓄积[16,54]。曲妥珠单抗也可能通过 Notch 和 NF-κB 通路导致心脏毒性。在心脏中，Notch 能调节心血管发育和内稳态，在调节心脏肥大、心肌病和心力衰竭中发挥作用[55]。尽管 Notch 和 ErbB2 之间的关系仍不明确，但最新研究发现，Notch-1 可能是曲妥珠单抗抵抗性乳腺癌的一个新靶点，表明这两种分子信号通路之间存在潜在的相关性[55]。

拉帕替尼

据报道，双受体酪氨酸激酶抑制剂拉帕替尼可同时抑制 ErbB1 受体和 ErbB2 受体，接受该药治疗的患者中有 1.6% 会出现 QT 间期延长、LVEF 下降[11]。体外研究表明，单独应用拉帕替尼诱导的小鼠心肌细胞轻度损伤主要是通过抑制 RAS/RAF MAPK 的信号转导，降低 ERK 磷酸化和 PI3K/AKT 通路并影响 ATP 结合盒（ABC）活性[56]。抑制细胞生存信号通路可促进细胞凋亡并减少细胞增殖。在超微结构水平上，拉帕替尼能够诱导小鼠心肌细胞线粒体损伤，并促进心肌纤维化[57]。

伊马替尼

甲磺酸伊马替尼是一种可抑制 BCR-ABL 依赖性磷酸化的酪氨酸激酶抑制剂，已被批准用于治疗实体瘤和血液恶性肿瘤，特别是慢性髓细胞性白血病（CML）。接受治疗的患者中有 0.5%～1.7% 可出现 LVEF 下降[58]。在分子水平上，抑制 BCR-ABL 磷酸化可阻止相关分子抗凋亡通路的激活，包括 Ras-ERK、磷脂酰肌醇 3-激酶（PI3K）-Akt-mTOR、信号转导及转录激活蛋白 5（STAT5）[13]。这些促细胞生存信号通路可增加包括 BCL2 和 BCL-X 在内的多种抗凋亡蛋白的表达，并降低 BAD 和 FOXO3A 等促凋亡蛋白的活性，这表明线粒体功能障碍在伊马替尼的心脏毒性反应中起关键作用[13,59]。在心肌细胞内，伊马替尼可诱导内质网应激[60]，从而增强 PKR 样内质网激酶（PERK）和 IRE1 通路的激活以及蛋白激酶 Cδ（PKCδ）的过表达。PERK 磷酸化可激活真核起始因子 2α（EIF2α），导致 Jun 氨基端激酶（JNK）和 14-3-3 介导的细胞凋亡[61]。

VEGFR 抑制剂

VEGFR 抑制剂包括抗体、可溶性陷阱（soluble traps）和小分子酪氨酸激酶抑制剂，它们可通过多种途径影响心血管系统。

贝伐珠单抗

贝伐珠单抗是一种抗血管内皮生长因子（VEGF）的单克隆抗体，用于结直肠癌、肾癌、乳腺癌、肺癌和卵巢癌标准治疗方案的联合用药[10]。在接受贝伐珠单抗治疗的患者中高血压是常见的副作用；但治疗后临床心力衰竭的发生率（1%～3%）较低[6]。抗 VEGF 治疗致高血压的机制尚不明确，目前认为与 eNOS 活性降低相关：eNOS 活性降低导致小动脉 NO 水平下降，促进血管收缩，减少钠排泄，增加外周血管阻力并使血压升高。抑制 eNOS 可增强纤溶酶原激活物抑制剂-1（PAI-1）的表达，增加高血压风险[3]。除了高血压，蛋白尿也是贝伐珠单抗的常见副作用[62]。与接受低剂量贝伐珠单抗治疗的患者相比，高剂量贝伐珠单抗治疗的患者发生不同程度的蛋白尿和严重出血的风险显著升高。比较低剂量（2.5 mg/kg）和高剂量（5 mg/kg）贝伐珠单抗的不良反应风险时发现，不同程度蛋白尿（低剂量组 RR＝2.64；95%CI

1.29～5.40 *vs.* 高低量组 RR＝9.24；95％CI 6.60～12.94）和重度出血（低剂量组 RR＝1.36；95％CI 1.05～1.75 *vs.* 高剂量组 RR＝2.87；95％CI 1.97～4.18）的相对危险均显著增加[62-63]。

贝伐珠单抗的心血管副作用与多种 miRNA 表达水平变化有关。与未出现心脏毒性的患者相比，接受贝伐珠单抗后出现心脏毒性的患者 miR1254 和 miR579 表达水平显著升高，这也表明 miRNA 可能能够作为识别和预防心脏毒性的生物标志物[64]。

针对 VEGF 受体的酪氨酸激酶抑制剂

舒尼替尼、索拉非尼、帕唑帕尼、凡他尼布、瑞戈非尼、阿西替尼和卡博替尼是非选择性酪氨酸激酶抑制剂，通过作用于 VEGF 受体以及其他酪氨酸激酶通路发挥作用，目前已被批准用于治疗肾细胞癌、肝细胞癌、结直肠癌、甲状腺髓样癌和胃肠道间质瘤[65-66]。所有抑制 VEGF 通路的药物均可引起多种共同的副作用，主要包括高血压、静脉血栓形成、胃肠道穿孔和出血[65,67]。恶性高血压是所有 VEGF 抑制剂最常报告的心血管毒性，其机制与贝伐珠单抗相同。舒尼替尼和索拉非尼是该类别中最先获得批准的药物，因此对其副作用的了解更多。舒尼替尼导致的心脏毒性包括高血压、QT 间期延长和临床心力衰竭[10]，而索拉非尼可诱导左心室功能不全和心力衰竭[68]。尽管目前已提出多种假说，但酪氨酸激酶抑制剂诱导心脏毒性的分子机制目前尚不明确。

舒尼替尼

核糖体 S6 激酶（RSK）可增加促细胞凋亡因子-细胞死亡 BCL2 拮抗剂（BAD）的释放。舒尼替尼的心脏毒性可能通过抑制 RSK 导致内源性凋亡途径的激活和 ATP 耗竭。此外，舒尼替尼可通过增加蛋白质翻译和脂质合成过程中的能量消耗，介导 AMP 活化的蛋白激酶（AMPK）的失活[69-70]，从而影响真核延伸因子-2（EEF2）、哺乳动物雷帕霉素靶蛋白（mTOR）和（或）乙酰辅酶 A 羧化酶（ACC）的活性[13]，这些作用可促进心肌肥大和左心室功能不全。AMPK 在缺氧环境中同样具有至关重要的作用，在缺血期间可保护心肌细胞[13]；因此，抑制 AMPK 会导致心肌细胞对缺氧环境的敏感性增加，诱导心肌细胞死亡。体内研究发现舒尼替尼治疗后 2 种周细胞标志物 PDGFR-β 和 NG2 的表达水平下降，表明周细胞是舒尼替尼诱导心脏毒性的关键靶点[71]。

索拉非尼

据报道，在应激状态下索拉非尼可干扰 MAPK 信号传导，抑制 RAF1 和 BRAF，从而抑制胞外信号调节激酶（ERK）级联反应，降低心肌细胞存活率[72]。此外，索拉非尼被推测可抑制 PAF 蛋白-哺乳动物不育系 20 样激酶 2（MST2）间的蛋白质－蛋白质相互作用[73-74]，从而诱导 Jun 氨基端激酶（JNK）、叉头框蛋白 O 和大肿瘤抑制基因-1 和所有促凋亡蛋白的激活[13]。抑制 RAF1-凋亡信号调节激酶 1（ASK1）的相互作用可能促发 JNK 的激活、JNK 介导的 14-3-3 蛋白磷酸化，以及 Bcl-2 相关 X 蛋白（BAX）的释放，导致细胞死亡[13]。

其他针对 VEGF 受体的酪氨酸激酶抑制剂

一项随机双盲试验表明，帕唑帕尼可导致浓度依赖性的心率减慢，并引起非浓度依赖性的 QTcF 间期轻度延长[75]。BRAF 抑制剂也可能会引起 QT 间期延长[76]。有病例报告报道了一例使用凡他尼布后出现致死性心脏事件的患者，该患者用药后出现心肌细胞肥大和肌细胞变性[77]，但该事件是否与凡他尼布相关仍需要在亚组患者中进行确定。

7.3　肿瘤心脏疾病的早期发现和预防：未来与展望

化疗/放疗相关心血管毒性已广为人知，迫切需要心脏病学家和肿瘤学家的密切交流和合作，预防并控制抗癌治疗导致的心血管损伤。由于目前个体化治疗和精准医学在癌症治疗领域的应用仍受到限制，阐明化疗/放疗相关副作用的分子和细胞机制对开展替代/联合治疗方案至关重要。最后，开发能够早期发现化疗相关心脏毒性的生物标志物也明确需要肿瘤学家和心脏病学家的精诚合作。

化疗引起的心脏毒性是有效治疗的代价，且随着癌症治疗存活期的延长其发生率也在逐渐升高。故应尽早检测和预防心脏毒性，以避免在治愈癌症的同时对心脏造成不可逆损害。

在被称为"肿瘤心脏病预防"的领域中，越来越多的证据表明许多化合物可有助于治疗化疗引起的心血管系统副作用，包括经典的心脏保护剂如 β 受体阻滞剂、右丙亚胺，以及膳食衍生物如白藜芦醇[3]。

参考文献

1. Brown SA, Sandhu N, Herrmann J. Systems biology approaches to adverse drug effects: the example of cardio-oncology. Nat Rev Clin Oncol. 2015;12:718–31.
2. Bordoni B, et al. Cardiologic evaluation of patients undergoing chemotherapy. Monaldi Arch Chest Dis. 2014;82(2):68–74.
3. Albini A, et al. Cardiotoxicity of anticancer drugs: the need for cardio-oncology and cardio-oncological prevention. J Natl Cancer Inst. 2010;102(1):14–25.
4. Ewer MS, Lippman SM. Type II chemotherapy-related cardiac dysfunction: time to recognize a new entity. J Clin Oncol. 2005;23(13):2900–2.

5. Conway A, et al. The prevention, detection and management of cancer treatment-induced cardiotoxicity: a meta-review. BMC Cancer. 2015;15:366.
6. Wells QS, Lenihan DJ. Reversibility of left ventricular dysfunction resulting from chemotherapy: can this be expected? Prog Cardiovasc Dis. 2010;53(2):140–8.
7. Focaccetti C, et al. Effects of 5-fluorouracil on morphology, cell cycle, proliferation, apoptosis, autophagy and ROS production in endothelial cells and cardiomyocytes. PLoS One. 2015;10(2):e0115686.
8. Albini A, et al. Bringing new players into the field: onco-pharmacovigilance in the era of cardio-oncology. Intern Emerg Med. 2012;7(2):99–101.
9. Lyu YL, et al. Topoisomerase IIbeta mediated DNA double-strand breaks: implications in doxorubicin cardiotoxicity and prevention by dexrazoxane. Cancer Res. 2007;67(18):8839–46.
10. Curigliano G, et al. Cardiac toxicity from systemic cancer therapy: a comprehensive review. Prog Cardiovasc Dis. 2010;53(2):94–104.
11. Monsuez JJ, et al. Cardiac side-effects of cancer chemotherapy. Int J Cardiol. 2010;144(1):3–15.
12. Swain SM, Whaley FS, Ewer MS. Congestive heart failure in patients treated with doxorubicin: a retrospective analysis of three trials. Cancer. 2003;97(11):2869–79.
13. Chen B, et al. Molecular and cellular mechanisms of anthracycline cardiotoxicity. Cardiovasc Toxicol. 2007;7(2):114–21.
14. Rochette L, et al. Anthracyclines/trastuzumab: new aspects of cardiotoxicity and molecular mechanisms. Trends Pharmacol Sci. 2015;36(6):326–48.
15. van Norren K, et al. Direct effects of doxorubicin on skeletal muscle contribute to fatigue. Br J Cancer. 2009;100(2):311–4.
16. Richard C, et al. Oxidative stress and myocardial gene alterations associated with Doxorubicin-induced cardiotoxicity in rats persist for 2 months after treatment cessation. J Pharmacol Exp Ther. 2011;339(3):807–14.
17. Tony H, Yu K, Qiutang Z. MicroRNA-208a silencing attenuates doxorubicin induced myocyte apoptosis and cardiac dysfunction. Oxid Med Cell Longev. 2015;2015:597032.
18. Tong Z, et al. MiR-21 protected cardiomyocytes against doxorubicin-induced apoptosis by targeting BTG2. Int J Mol Sci. 2015;16(7):14511–25.
19. Roca-Alonso L, et al. Myocardial MiR-30 downregulation triggered by doxorubicin drives alterations in beta-adrenergic signaling and enhances apoptosis. Cell Death Dis. 2015;6:e1754.
20. Deng S, et al. Dexrazoxane may prevent doxorubicin-induced DNA damage via depleting both topoisomerase II isoforms. BMC Cancer. 2014;14:842.
21. Elitok A, et al. Effect of carvedilol on silent anthracycline-induced cardiotoxicity assessed by strain imaging: a prospective randomized controlled study with six-month follow-up. Cardiol J. 2014;21(5):509–15.
22. Cernecka H, et al. Enalaprilat increases PPARbeta/delta expression, without influence on PPARalpha and PPARgamma, and modulate cardiac function in sub-acute model of daunorubicin-induced cardiomyopathy. Eur J Pharmacol. 2013;714(1–3):472–7.
23. Colombo A, et al. Cardiac complications of chemotherapy: role of biomarkers. Curr Treat Options Cardiovasc Med. 2014;16(6):313.
24. Grem JL. Mechanisms of action and modulation of fluorouracil. Semin Radiat Oncol. 1997;7(4):249–59.
25. Sorrentino MF, et al. 5-fluorouracil induced cardiotoxicity: review of the literature. Cardiol J. 2012;19(5):453–8.
26. Polk A, et al. Cardiotoxicity in cancer patients treated with 5-fluorouracil or capecitabine: a systematic review of incidence, manifestations and predisposing factors. Cancer Treat Rev. 2013;39(8):974–84.
27. Amstutz U, et al. Hypermethylation of the DPYD promoter region is not a major predictor of severe toxicity in 5-fluorouracil based chemotherapy. J Exp Clin Cancer Res. 2008;27:54.
28. Durak I, et al. Reduced antioxidant defense capacity in myocardial tissue from guinea pigs treated with 5-fluorouracil. J Toxicol Environ Health A. 2000;59(7):585–9.
29. Molteni LP, et al. Capecitabine in breast cancer: the issue of cardiotoxicity during fluoropyrimidine treatment. Breast J. 2010;16 Suppl 1:S45–8.
30. Polk A, et al. A systematic review of the pathophysiology of 5-fluorouracil-induced cardiotoxicity. BMC Pharmacol Toxicol. 2014;15:47.
31. Tsibiribi P, et al. Cardiac lesions induced by 5-fluorouracil in the rabbit. Hum Exp Toxicol. 2006;25(6):305–9.
32. Yeh ET, Bickford CL. Cardiovascular complications of cancer therapy: incidence, pathogenesis, diagno-

sis, and management. J Am Coll Cardiol. 2009;53(24):2231–47.

33. Calik AN, et al. Initial dose effect of 5-fluorouracil: rapidly improving severe, acute toxic myopericarditis. Am J Emerg Med. 2012;30(1):257 e1–3.

34. Dechant C, et al. Acute reversible heart failure caused by coronary vasoconstriction due to continuous 5-fluorouracil combination chemotherapy. Case Rep Oncol. 2012;5(2):296–301.

35. Eskandari MR, et al. A comparison of cardiomyocyte cytotoxic mechanisms for 5-fluorouracil and its pro-drug capecitabine. Xenobiotica. 2015;45(1):79–87.

36. Filgueiras Mde C, et al. Effects of 5-fluorouracil in nuclear and cellular morphology, proliferation, cell cycle, apoptosis, cytoskeletal and caveolar distribution in primary cultures of smooth muscle cells. PLoS One. 2013;8(4):e63177.

37. Magnani E, et al. Fluoropyrimidine toxicity in patients with dihydropyrimidine dehydrogenase splice site variant: the need for further revision of dose and schedule. Intern Emerg Med. 2013;8(5):417–23.

38. Wei X, et al. Molecular basis of the human dihydropyrimidine dehydrogenase deficiency and 5-fluorouracil toxicity. J Clin Invest. 1996;98(3):610–5.

39. Bonita R, Pradhan R. Cardiovascular toxicities of cancer chemotherapy. Semin Oncol. 2013;40(2): 156–67.

40. Schimmel KJ, et al. Cardiotoxicity of cytotoxic drugs. Cancer Treat Rev. 2004;30(2):181–91.

41. Herrmann J, et al. Evaluation and management of patients with heart disease and cancer: cardio-oncology. Mayo Clin Proc. 2014;89(9):1287–306.

42. Braverman AC, et al. Cyclophosphamide cardiotoxicity in bone marrow transplantation: a prospective evaluation of new dosing regimens. J Clin Oncol. 1991;9(7):1215–23.

43. Dhesi S, et al. Cyclophosphamide-induced cardiomyopathy: a case report, review, and recommendations for management. J Investig Med High Impact Case Rep. 2013;1(1):2324709613480346.

44. Asiri YA. Probucol attenuates cyclophosphamide-induced oxidative apoptosis, p53 and Bax signal expression in rat cardiac tissues. Oxid Med Cell Longev. 2010;3(5):308–16.

45. Mythili Y, et al. Protective effect of DL-alpha-lipoic acid on cyclophosphamide induced hyperlipidemic cardiomyopathy. Eur J Pharmacol. 2006;543(1–3):92–6.

46. Sudharsan PT, et al. Lupeol and its ester exhibit protective role against cyclophosphamide-induced cardiac mitochondrial toxicity. J Cardiovasc Pharmacol. 2006;47(2):205–10.

47. Bockorny M, et al. Severe heart failure after bortezomib treatment in a patient with multiple myeloma: a case report and review of the literature. Acta Haematol. 2012;128(4):244–7.

48. Grandin EW, et al. Patterns of cardiac toxicity associated with irreversible proteasome inhibition in the treatment of multiple myeloma. J Card Fail. 2015;21(2):138–44.

49. Nowis D, et al. Cardiotoxicity of the anticancer therapeutic agent bortezomib. Am J Pathol. 2010; 176(6):2658–68.

50. Criscitiello C, Curigliano G. HER2 signaling pathway and trastuzumab cardiotoxicity. Future Oncol. 2013;9(2):179–81.

51. Odiete O, Hill MF, Sawyer DB. Neuregulin in cardiovascular development and disease. Circ Res. 2012;111(10):1376–85.

52. ElZarrad MK, et al. Trastuzumab alters the expression of genes essential for cardiac function and induces ultrastructural changes of cardiomyocytes in mice. PLoS One. 2013;8(11):e79543.

53. van Boxtel W, et al. New biomarkers for early detection of cardiotoxicity after treatment with docetaxel, doxorubicin and cyclophosphamide. Biomarkers. 2015;20(2):143–8.

54. Richard C, et al. Effects of angiotensin-1 converting enzyme inhibition on oxidative stress and bradykinin receptor expression during doxorubicin-induced cardiomyopathy in rats. J Cardiovasc Pharmacol. 2008;52(3):278–85.

55. Pandya K, et al. Targeting both Notch and ErbB-2 signalling pathways is required for prevention of ErbB-2-positive breast tumour recurrence. Br J Cancer. 2011;105(6):796–806.

56. Aarons RD, et al. Increased human lymphocyte beta-adrenergic receptor density following chronic propranolol treatment. Proc West Pharmacol Soc. 1979;22:175–6.

57. Seemann I, et al. Radiation- and anthracycline-induced cardiac toxicity and the influence of ErbB2 blocking agents. Breast Cancer Res Treat. 2013;141(3):385–95.

58. Kerkela R, et al. Cardiotoxicity of the cancer therapeutic agent imatinib mesylate. Nat Med. 2006;12(8):908–16.

59. Force T, Krause DS, Van Etten RA. Molecular mechanisms of cardiotoxicity of tyrosine kinase inhibition.

Nat Rev Cancer. 2007;7(5):332–44.

60. Marchan R, Bolt HM. Imatinib: the controversial discussion on cardiotoxicity induced by endoplasmic reticulum (ER) stress. Arch Toxicol. 2012;86(3):339–40.

61. Lai E, Teodoro T, Volchuk A. Endoplasmic reticulum stress: signaling the unfolded protein response. Physiology (Bethesda). 2007;22:193–201.

62. Ahmadizar F, et al. Efficacy and safety assessment of the addition of bevacizumab to adjuvant therapy agents in cancer patients: a systematic review and meta-analysis of randomized controlled trials. PLoS One. 2015;10(9):e0136324.

63. Lee CS, et al. Routine proteinuria monitoring for bevacizumab in patients with gynecologic malignancies. J Oncol Pharm Pract. 2015. doi: 10.1177/1078155215609987

64. Zhao Z, et al. Dysregulated miR1254 and miR579 for cardiotoxicity in patients treated with bevacizumab in colorectal cancer. Tumour Biol. 2014;35(6):5227–35.

65. Bronte G, et al. Conquests and perspectives of cardio-oncology in the field of tumor angiogenesis-targeting tyrosine kinase inhibitor-based therapy. Expert Opin Drug Saf. 2015;14(2):253–67.

66. Mellor HR, et al. Cardiotoxicity associated with targeting kinase pathways in cancer. Toxicol Sci. 2011;120(1):14–32.

67. Hoy SM. Cabozantinib: a review of its use in patients with medullary thyroid cancer. Drugs. 2014; 74(12):1435–44.

68. Orphanos GS, Ioannidis GN, Ardavanis AG. Cardiotoxicity induced by tyrosine kinase inhibitors. Acta Oncol. 2009;48(7):964–70.

69. Dyck JR, Lopaschuk GD. AMPK alterations in cardiac physiology and pathology: enemy or ally? J Physiol. 2006;574(Pt 1):95–112.

70. Terai K, et al. AMP-activated protein kinase protects cardiomyocytes against hypoxic injury through attenuation of endoplasmic reticulum stress. Mol Cell Biol. 2005;25(21):9554–75.

71. Chintalgattu V, et al. Coronary microvascular pericytes are the cellular target of sunitinib malate-induced cardiotoxicity. Sci Transl Med. 2013;5(187):187ra69.

72. Kyriakis JM, et al. Mitogen regulation of c-Raf-1 protein kinase activity toward mitogen-activated protein kinase-kinase. J Biol Chem. 1993;268(21):16009–19.

73. Chen J, et al. Raf-1 promotes cell survival by antagonizing apoptosis signal-regulating kinase 1 through a MEK-ERK independent mechanism. Proc Natl Acad Sci USA. 2001;98(14):7783–8.

74. O'Neill E, Kolch W. Taming the Hippo: Raf-1 controls apoptosis by suppressing MST2/Hippo. Cell Cycle. 2005;4(3):365–7.

75. Heath EI, et al. A randomized, double-blind, placebo-controlled study to evaluate the effect of repeated oral doses of pazopanib on cardiac conduction in patients with solid tumors. Cancer Chemother Pharmacol. 2013;71(3):565–73.

76. Bronte E, et al. What links BRAF to the heart function? new insights from the cardiotoxicity of BRAF inhibitors in cancer treatment. Oncotarget. 2015;6:35589–601.

77. Scheffel RS, et al. Toxic cardiomyopathy leading to fatal acute cardiac failure related to vandetanib: a case report with histopathological analysis. Eur J Endocrinol. 2013;168(6):K51–4.

第8章
心脏毒性：左心室功能不全
Cardiotoxicity：Left Ventricular Dysfunction

Stefano Oliva，Ines Monte，Daniela Cardinale

王佳丽　译　郭春艳　审校

8.1　心脏毒性相关化疗药物

从无症状性左心室射血分数（LVEF）降低到心力衰竭（HF），左心室功能不全（LVD）可能是抗癌治疗中研究最多且最令人担忧的晚期结果，因为它通常无法预测且预后极差。它往往由很多不同机制的化疗药物或联合化疗方案中多种心脏毒性药物所致。

8.1.1　左心室功能不全的定义和分级

化疗导致的 LVD 曾被认为是"心脏毒性"的同义词。LVD 在文献中有很多不同的定义及分级，但实际上，在美国心脏病学会和欧洲心血管影像协会的专家共识中将 LVD 定义为左心室功能显著下降（与基线或者抗癌治疗前相比），LVEF 下降超过 10％且＜53％[1]，无论是否存在心力衰竭症状，同时应用二维超声心动图测量整体纵向应变（GLS）降低达到－19％。该学会认为肌钙蛋白 I（TnI）在识别无症状性或亚临床 LVD 方面也有重要价值，因为 TnI 水平升高可以反映由药物毒性作用导致的心肌细胞丢失。

这个最新的定义较为实用，因为它对 LVD 的定义不是通过 LVEF 这一单一的参数来评估，而是采用一系列测量指标（生物学指标、左心室收缩功能及血流动力学）。

因此，在抗癌治疗前、治疗过程中及治疗后定期进行超声心动图，或间断用心脏核磁（CMR）、心肌核素（MUGA）评估左心室功能或 LVEF 至关重要，可能需要终生监测。但很显然，不能仅通过 LVEF 来定义 LVD。

然而，心脏毒性的严重程度分级是基于 LVEF 来划分的。通用毒性标准手册（美国国家癌症研究所-癌症治疗评估项目）2.0 版（1999 年）是最简易且方便操作的分级方法（表 8.1），这个分类标准中没有涵盖 GLS 和 TnI，但在明确心脏毒性的严重程度方面很实用。

遗憾的是在鉴别心脏毒性和定义方面还没有统一的标准，无法进行系统综述和 meta 分析，以及对尚未明确的方面进行深入探讨[2]。

8.1.2　蒽环类药物相关的左心室功能不全

蒽环类药物常用于治疗血液系统恶性肿瘤和实体恶性肿瘤，如霍奇金淋巴瘤、非霍奇金淋巴瘤、乳腺癌和胃癌等，是目前最常见的、研究最多的 LVD 相关化疗药物。

2005 年，Lipshultz[3]根据临床表现出现的时间将蒽环类药物相关的 LVD 定义为 3 类：

表 8.1　LVD 的分级

Ⅰ级	无心力衰竭症状，LVEF 与基线值相比下降＞10％
Ⅱ级	无心力衰竭症状，LVEF＜50％或与基线相比下降≥20％
Ⅲ级	对治疗有反应的心力衰竭
Ⅳ级	严重/难治性心力衰竭或需要强化药物治疗和（或）需要有创治疗
Ⅴ级	心脏毒性相关死亡

LVEF，左心室射血分数
引自美国国家癌症研究所通用不良反应术语标准 2.0 版（1999 年）

- 急性心脏毒性：在化疗过程中出现，通常是可逆的，表现为一过性左心室功能下降（发生率低）。
- 早发型慢性进行性心脏毒性：在化疗后 1 年内发生，为剂量依赖性，损伤不可逆，预后较差。
- 迟发型慢性进行性心脏毒性：化疗后数年发生。

最近的研究发现，蒽环类药物的心脏毒性很可能是一种独特、持续的现象，一开始为心肌细胞损伤，随后为 LVEF 进行性下降，如果不加以重视和干预，则会进展为明显的心力衰竭[5]。

这种显著的迟发效应可由多种机制所致，自由基形成和拓扑异构酶 2B 相关性 DNA 损伤是目前认为最主要的机制[6-8]。

多种危险因素可增加蒽环类药物相关 LVD 的风险（表 8.2）：首先是药物的累积剂量。当多柔比星的剂量≥550 mg/m^2 时，心肌病发生率明显升高（症状性心力衰竭风险为 7%，老年患者为 26%）[4,9-10]。年龄、心脏危险因素（如高血压、糖尿病、吸烟）、联合放疗、蒽环类药物的种类、女性和其他因素也会增加（或降低）LVD 的风险。

表 8.2 蒽环类药物相关心脏毒性的危险因素

危险因素	表现
累积剂量	累积剂量＞500 mg/m^2 显著增加远期风险
给药速度	延长给药时间使血药浓度峰值降到最低从而可能减少心脏毒性，结果仍有争议
个体药物剂量	即使已限制累积剂量，个体使用蒽环类药物的剂量越高，晚期心脏毒性的发生率越高
药物种类	脂质体胶囊制剂可能降低心脏毒性，关于不同蒽环类似物的心脏毒性差异仍有争议
放疗	累积辐射量＞30 Gy；蒽环类药物治疗史或联合蒽环类药物治疗
联合治疗	曲妥珠单抗、环磷酰胺、博来霉素、长春新碱、安吖啶、米托蒽醌可能增加易感性和毒性，其他药物也可能参与其中
既往存在的心脏危险因素	高血压、缺血性心脏病、心肌病、心脏瓣膜疾病、既往心脏毒性药物治疗史
合并症	糖尿病、肥胖、肾功能不全、肺疾病、内分泌疾病、电解质和代谢紊乱、败血症、感染、妊娠
年龄	年轻和老年患者风险均增加
性别	女性风险高于男性

引自 Lipshultz，Heart 2008[4]

化疗药物相关的心脏毒性的实际发生率目前仍不清楚，因为在评估心血管疾病发生率方面有很多证据。尤其是在肿瘤生存者的随访期间，老年患者的心力衰竭发病率有所增加[11-12]。

在特定的情况下使用多柔比星脂质体制剂，相较于传统制剂可以降低心脏毒性[13]。

8.1.3　非蒽环类药物相关的左心室功能不全

蒽环类药物并非是唯一与 LVD 相关的药物。在联合化疗方案中，烷化剂和抗微管药物也会增加蒽环类药物相关的 LVD 风险[14]。其他常规化疗药物的心血管风险可以忽略不计。

8.1.4　靶向治疗和左心室功能不全

除了化疗药物，新型分子靶向抗癌药物如单抗隆抗体酪氨酸激酶抑制剂（TKI）、曲妥珠单抗或贝伐珠单抗、新型小分子多靶点 TKI 舒尼替尼或索拉非尼也能导致 LVD，从无症状性 LVEF 降低到症状性心力衰竭，但其涉及不同的病理生理学机制。

曲妥珠单抗

曲妥珠单抗是一种靶向作用于表皮生长因子受体（HerB2）的单克隆抗体，约 30% 乳腺癌患者中存在该受体过表达，曲妥珠单抗能够明显提高 HerB2 阳性患者癌症转移后治疗和全身性辅助治疗的化疗疗效。其作用机制为阻断细胞内 EGFR 信号通路，通过提高细胞内钙离子水平诱导细胞凋亡。但存在于心肌细胞表面的 HerB2 受体会导致心肌细胞减少。

曲妥珠单抗相关的 LVD 依赖于 HerB2 的表达，心肌细胞应激后可通过代偿机制一过性上调 HerB2[17]。因此，不建议蒽环类药物和曲妥珠单抗联用，最好在末次化疗间隔几周后再使用。

2005 年，Ewer 将蒽环类药物及其他化疗药物导致的 LVD 称为"Ⅰ型"，将靶向治疗导致的 LVD 称为"2型"，2 型强调的是可逆性左心室功能不全，即乳腺癌患者使用曲妥珠单抗引起心力衰竭，停用该药以及行心力衰竭治疗后 LVEF 能够可逆性恢复[18-19]。两种分型的不同点包括：累积剂量、组织学异常以及预后。表 8.3 对不同之处进行了概括。

贝伐珠单抗与小分子 TKI

贝伐珠单抗是目前用于治疗胃肠道癌患者的单克隆抗体。文献报道，在

表 8.3 LVD 的分类

	Ⅰ型（心肌损伤）	Ⅱ型（心肌功能不全）
代表药物	多柔比星	曲妥珠单抗
对 CRCD 治疗的反应及临床病程	病情较稳定，但潜在的损伤是永久性且不可逆的，数月或数年后出现复发可能与序贯心脏负荷相关	2～4 个月内恢复（接近基线的心脏状态）的可能性很高（可逆的）
剂量效应	累积剂量，存在剂量相关性	无剂量相关性
机制	自由基形成、氧化应激/损伤	阻断 ErbB2 信号通路
超微结构	空泡、肌原纤维紊乱、脱落和坏死（随时间变化而消失）	无明显超微结构异常
无创性心脏检查	通过超声或核医学检查发现射血分数下降，室壁运动整体减弱	通过超声或核医学检查发现射血分数下降，室壁运动整体减弱
二次给药的效应	复发可能性很高，导致难治性心力衰竭和死亡	目前越来越多临床证据表明二次给药相对安全，仍需要更多数据支持
治疗后续应激效应	治疗后续应激导致心功能不全的可能性高	治疗后续应激导致心功能不全的可能性低

CRCD，化疗相关的心功能不全

引自 Ewer，JCO 2005[18]

接受贝伐珠单抗治疗的患者中心力衰竭发病率为 1%～3%[6]。贝伐珠单抗引起心力衰竭的机制可能是未控制的高血压，抑制血管内皮生长因子（VEGF）/VEGF 受体通路引起高血压患者心肌代偿性肥大和缺血性事件。由于心力衰竭是由高血压导致的，因此我们必须严格控制患者血压水平。贝伐珠单抗所致的心脏毒性在停药后可被逆转，这类似于"2 型 LVD"。

舒尼替尼和索拉非尼是用于治疗晚期肾细胞癌和肝癌的两种小分子酪氨酸激酶抑制剂。这些药物的心脏毒性机制与贝伐珠单抗相似，但其作用于细胞内而非细胞外。以心力衰竭或无症状性左心室射血分数下降为表现的心功能不全在过去虽已引起重视但普遍被低估，心力衰竭的发生率约为 4%～8%，而无症状性左心室射血分数下降的发生率更高，LVEF 下降≥10% 的发生率高达 28%[20-21]。

8.2　心脏毒性的监测

高效的化疗药物可能导致肿瘤治疗相关的左心室功能不全。监测左心室功能对于早期识别 LVD 和及时治疗以预防左心室重构及进展为心力衰竭非常重要。

- 超声心动图（ECHO）：ECHO 是评估左心室功能，心包，瓣膜和右心室的重要工具，这些结构均有可能被化疗药物损伤。

- 心脏磁共振检查（CMR）：超声心动图的图像不满意或需要心肌组织信息时可以采用 CMR 来评估。相比于其他心脏成像技术，造影剂增强 CMR 在识别心脏微小结构病变方面如弥漫性纤维化及蒽环类药物相关心肌纤维化有独特的优势[22-25]。虽然这项技术为未来的诊断和预测心肌病风险提供了可能，但目前的应用仅限于研究领域。

- 放射性核素血管造影（MUGA）：由于测量 LVEF 的高准确性和可重复性，MUGA 被认为是监测蒽环类药物相关损伤的"金标准"，但它主要的特点是辐射暴露，所以它常被用作超声心动图的辅助和补充监测方法。

超声心动图是监测和评估 LVD 的首选影像学检查。

8.2.1　左心室收缩功能

用超声心动图评估左心室功能最常用的指标是左心室射血分数（LVEF）。在癌症患者中，对比基线和随访中 LVEF 的变化可以更准确地识别左心室功能受损。

在超声心动图检查室采用目前最好的方法准确计算 LVEF。在治疗期间和治疗后的随访中，应尽可能保证测量 LVEF 方法的一致性。重要的是，在随访期间用于计算 LVEF 的超声心动图图像应该与以往检查的图像相比较，以最大限度减少报告者的误差。

根据美国超声心动图学会（ASE）和欧洲超声心动图协会（EAE）的联合建议[28]，左心室容量定量评估和计算 LVEF 的方法如下：

- 二维超声（2DE）改良双平面辛普森法（碟片法）（图 8.1）

- 与二维方法手动描绘心内膜相比，使用自动或半自动方法识别左心室心内膜可以更准确地对左心室容量进行评估（图 8.2）。

- 在心尖切面无法清晰显示两个左心室心肌节段心内膜结构时应考虑使用超声造影剂。

- 推荐对 LVEF 进行三维评估，因为它比二维更精确，其测量左心室容量的精确度可与心脏磁共振检查相媲美。

- 优点：在接受化疗的癌症患者中，三维超声心动图在识别低于正常值下限的 LVEF 时其准确性、可重复性和时间变异性均优于二维超声心动图。

- 缺点：费用较高、实用性较低、高度依赖图像质量，以及需要对操作者进行培训，要求操作者经验丰富，这些特点均限制了三维超声心

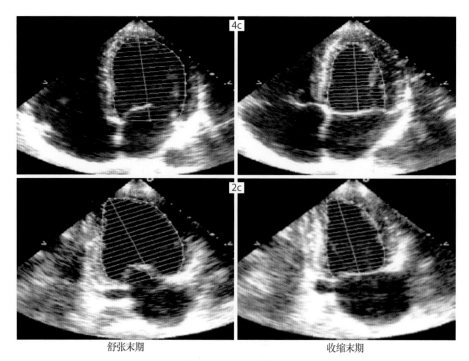

舒张末期   收缩末期

图 8.1   采用双平面辛普森法测量 LVEF

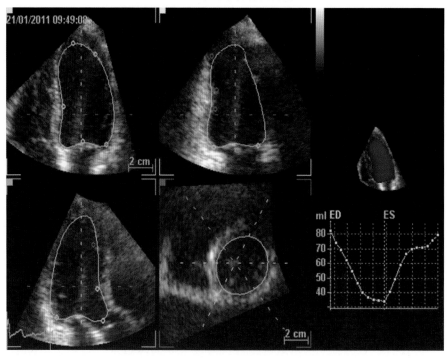

图 8.2   采用三维超声心动图测量 LVEF

动图在肿瘤领域的广泛应用。

LVEF（使用二维超声改良辛普森法测量）男性＞52％，女性＞54％为左心室收缩功能正常[29]。

如上文所述，ASE-EACVI[1]联合专家共识提出了心脏毒性的诊断标准。

- LVEF 下降＞10％且 LVEF＜53％。在最近的一项 ESC 意见书中[29]，将超声心动图测量的 LVEF 正常值下限定义为 50％，在肿瘤患者试验和注册研究中常应用这一标准来定义心脏毒性。
- 应在首次检查 2～3 周后进行重复心脏影像学检查来明确。

LVEF 的计算应结合室壁运动评分指数，在左心室功能不全早期，LVEF 尚正常时室间隔和心尖部的左心室功能不全较常见。因此，除了评估 LVEF 之外，仔细分析局部节段性变化很有必要。

8.2.2 左心室舒张功能

尽管尚未发现心脏舒张功能的参数在左心室功能不全中的预后价值，但应对癌症患者左心室舒张功能进行综合评估。

根据 ASE-EACVI 专家共识[30]，对左心室舒张功能的评估包括：

- 诊断左心室舒张功能不全（图 8.3）。
- 左心室充盈压的估计和对左心室舒张功能不全进行分级（图 8.4）。

在癌症中，E/e′比值的应用仍有争议，因为癌症患者 E 和 e′速度的波动可能与化疗相关副作用（恶心、呕吐和腹泻）导致的负荷变化相关，而不是左心室舒张功能真正发生变化所致。

8.2.3 心肌形变

心肌形变（应变）可以用多种超声技术进行测量：多普勒应变成像（DSI）和二维/三维斑点跟踪超声心动图（STE）。

- DSI 是最早使用的方法，在识别成人和儿童化疗和放疗引起的左心室收缩功能不全方面，它比 LVEF 测量敏感性更高，能早期发现心脏毒性并在节段水平判断出心肌功能的差异从而识别出被心脏毒性影响较明显的节段（如室间隔）[31]。
- STE 可对自然声学斑点进行逐帧跟踪，其没有角度依赖且不受平移运动、周围心肌的牵拉以及噪声干扰，因此优选 STE。

可测量不同的形变指标。收缩期心肌形变的最大值（收缩期应变峰值）及其峰值速率（收缩期应变率峰值）已应用于评价心脏整体和局部运动。一般而

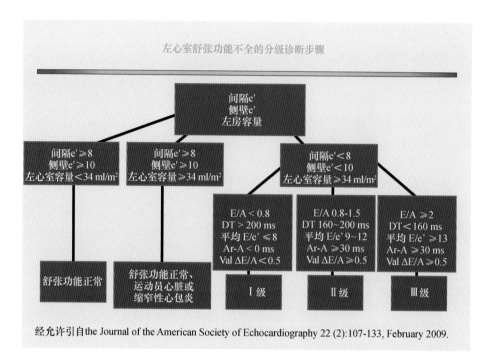

经允许引自the Journal of the American Society of Echocardiography 22 (2):107-133, February 2009.

图 8.3 左心室舒张功能不全的分级诊断步骤

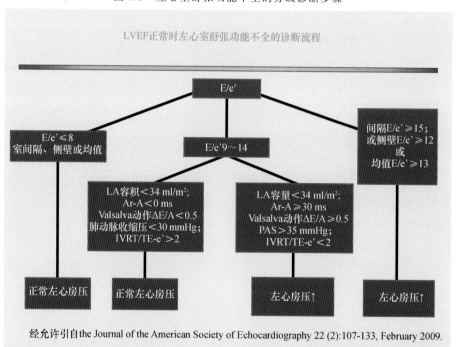

经允许引自the Journal of the American Society of Echocardiography 22 (2):107-133, February 2009.

图 8.4 LVEF 正常时左心室舒张功能不全的诊断流程

言，纵向应变，特别是在四腔、两腔及三腔心切面对整体纵向应变（GLS）的
测量，与径向和环向应变指标相比，结果的差异更小（图 8.5 和图 8.6）。

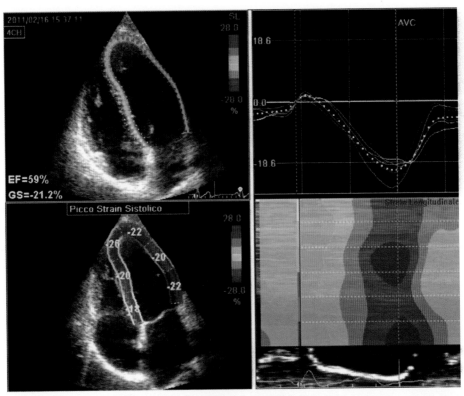

图 8.5　斑点追踪超声心动图评估纵向应变

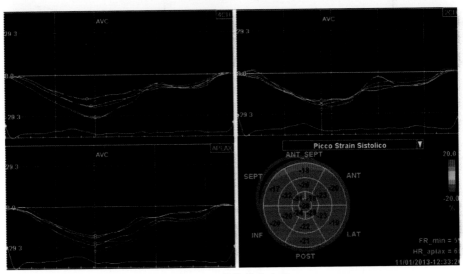

图 8.6　整体纵向应变

━ GLS 是早期识别亚临床左心室功能不全的最佳心肌形变指标。

━ 化疗期间的测量值应与基线值进行比较。

在已测量基线应变的患者中（图 8.7）：

━ GLS 与基线相比下降＜8％无临床意义。

━ GLS 与基线相比下降＞15％提示异常的可能性大。

当采用 STE 对癌症患者纵向应变进行随访时，应采用同一供应商的超声设备，以及对不同性别和年龄的参考值[32]（表 8.4）。

这对于评估心肌损伤的可逆性也很重要。

8.2.4　生物标志物的应用

很多研究已证实肌钙蛋白可作为早期识别、评估和监测心脏毒性的有效诊断工具[33-34]。

肌钙蛋白 I（TnI）是蒽环类药物化疗患者心肌损伤的敏感且特异的标志物，肌钙蛋白水平的升高可以作为 LVD 进展的危险因素。

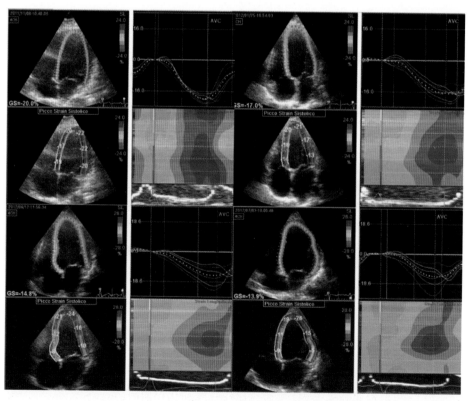

图 8.7　使用蒽环类药物治疗的乳腺癌患者 GLS 的变化（随访 8 个月）

表 8.4　不同供应商、年龄和性别整体纵向应变的参考值

供应商	年龄分组（岁）					
	0～19	20～29	30～39	40～49	50～59	≥60
Vivid 7 或 Vivid E9（通用电气医疗集团）						
男性	−21.7±3.1	−20.9±1.9	−20.6±1.9	−20.9±1.8	−21.0±1.9	−19.7±1.4
女性	−22.4±1.6	−22.3±1.6	−22.8±1.8	−22.6±2.1	−23.3±1.9	−20.9±2.1
iE33（飞利浦医疗系统）						
男性	−19.4±2.7	−18.8±2.0	−19.1±2.3	−17.9±2.8	−16.9±2.3	−15.8±1.4
女性	−20.5±2.2	−20.6±2.3	−20.2±2.0	−19.3±0.9	−20.4±1.5	−17.3±2.3
Artida 或 Aplio（东芝医疗系统）						
男性	−21.6±2.0	−20.2±2.0	−20.4±2.2	−19.8±2.3	−18.7±2.6	−16.3±3.1
女性	−21.2±1.5	−20.2±2.4	−20.4±2.8	−18.7±1.8	−18.3±2.8	−18.6±2.3

引自 Takigiku，Circ J 2012[32]

ASE-EACVI 共识提出基线评估和监测 LVD 的综合方法[1]。

- 对 LVD 高危患者进行基线评估（LVEF、GLS、TnI）。
  - 存在心血管疾病的危险因素。
  - 伴有左心室功能不全。
  - 年龄＞65 岁。
  - 计划使用剂量＞350 mg/m² 可导致 I 型 LAD 的化疗药物，或者使用 I 型和 II 型（导致 II 型 LAD 的化疗药物）联合化疗的患者。
  - LVEF＜53％。
  - GLS 低于正常范围。
  - 心脏病学家和肿瘤学家在讨论风险/获益比时应参考 TnI 水平的升高。
    ①如果 LVEF、GLS 和 TnI 正常，根据患者使用的抗癌药物的类型进行超声心动图随访。
      a. 导致I型 LAD 的化疗药物：在蒽环类药物剂量≤240 mg/m²[2] 在治疗结束及 6 个月后行超声心动图评估，一旦超过上述剂量，每增加50 mg/m² 之前需要再次评估 LVEF、GLS 和 TnI。
      b. 导致II型 LAD 的化疗药物：曲妥珠单抗治疗期间每 3 个月，联合其他酪氨酸激酶抑制剂治疗时在随访 1 个月和 3 个月时行上述评估。
    ②识别亚临床 LVD 可通过比较基线和化疗期间的 GLS。
      a. GLS 下降＞15％则很可能为异常。

    b. GLST 降＜8％无临床意义。

    c. 异常的 GLS 值需要进行重复检查来确认，应在首次显示异常
      后 2～3 周后进行。

8.3　心脏毒性的治疗

抗癌治疗所致心功能不全的治疗通常遵循心力衰竭的指南建议。然而这一做法主要是根据其他疾病的治疗推断而出，而不是基于专门针对癌症患者心力衰竭的证据。

8.3.1　蒽环类药物导致的左心功能不全

蒽环类药物导致的心功能不全（ACD）经常规治疗效果不佳，且预后差，2 年死亡率高达 60％[35]。

然而这个结论是基于早期的研究报道，而当时这些研究中的标准治疗只包括利尿剂和地高辛[36-38]，且纳入的样本量较少（表 8.5），ACD 患者从未被充分研究过，因为在大型随机研究中这些患者往往被排除在外。

此外，关于 ACD 患者未经治疗和经治疗的长期随访数据仍有限。因此对于无症状性和症状性 ACD 的癌症患者的管理仍缺乏以证据为基础的建议，目前还没有明确的指南。

仅有 2 项大型前瞻性研究对血管紧张素转化酶抑制剂（ACEI）和 β 受体阻滞剂的疗效进行了评估[48]，这两项研究的主要结果如下：

- 确诊 ACD 后立刻开始使用 ACEI 和 β 受体阻滞剂是心功能恢复的关键因素，从化疗结束到开始心力衰竭治疗的时间间隔与 LVEF 改善存在明显的反比关系，心力衰竭开始治疗的时间每增加 1 倍，心功能不全恢复的机会就减少 4 倍。特别是：
  - 在化疗结束后 2 个月内接受治疗的患者，ACD 恢复的可能性最高。
  - 化疗结束 6 个月后开始治疗的患者，心功能无法完全恢复。
- 仅基于症状的心脏监测可能会错过 ACD 的早期发现和有效治疗。
- 与心功能未恢复或部分恢复的 ACD 患者相比，ACD 恢复与心脏事件的减少相关。
- 接受 ACEI 和 β 受体阻滞剂联合治疗的患者心功能改善更明显。

ACEI 和 β 受体阻滞剂治疗是否能延长寿命或在 LVEF 完全恢复后是否可以停药目前尚不清楚，需要进一步的研究。

表 8.5　评估蒽环类药物导致心肌病的心力衰竭治疗的临床研究

治疗方案	作者 （年份）	患者 例数 (n)	平均 年龄 （岁）	研究 类型	随访 时间 （月）	基 线 LVEF （％）	终 点 LVEF （％）	临床结局
Dig＋Diur	Lefrak (1973)[36]	2	NA	CR	NA	NA	NA	CD
Dig＋Diur	Cohen (1982)[37]	1	38	CR	8	23	64	症状缓解
Dig＋Diur	Haq (1985)[38]	43	55	R	2～52	NA	NA	HF、CD、症状缓解
Dig＋Diur＋ACEI	Saini (1987)[39]	3	49	CR	12～16	20	48	症状缓解、LVEF↑
Dig＋Diur[a] Dig＋Diur＋ACEI[b]	Jensen (1996)[40]	9	58	PO	26	27	47	CD、HF
Dig＋Diur＋ACEI[a] BB[b]	Fazio (1998)[41]	1	35	CR	12	14	45	症状缓解
BB BB＋ACEI	Noori (2000)[42]	2 6	51	R	32	28	41	LVEF↑
Dig＋Diur[a] Dig＋Diur＋ACEI[b]	Jensen (2002)[43]	10	54	PO	30	27	41	HF
BB BB＋ACEI	Mukai (2004)[44]	3 2	53	CR	27	37	53	LVEF↑ NYHA↓
ACEI ACEI＋BB	Tallaj (2005)[45]	10 15	47	R	70	25	34	CD、TXS
ACEI＋BB	Tabet (2006)[46]	1	52	CR	8	NA	30	HF
ACEI＋BB	Cardinale (2010)[47]	201	53	P	12～96	38	46	LVEF↑ ≥50％
ACEI＋BB	Cardinale (2015)[5]	226	50	P	4～228	40	52	LVEF↑＞5％ ＋LVET≥50％

　　ACEI，血管紧张素转化酶抑制剂；BB，β 受体阻滞剂；CD，心脏性死亡；CR，病例报告研究；Dig，洋地黄；Diur，利尿剂；HF，心力衰竭；LVEF，左心室射血分数；NA，无法确定；NYHA，纽约心脏病协会心功能分级；O，观察性研究；P，前瞻性研究；R，回顾性研究；TXS，心脏移植

　　[a]一线治疗
　　[b]二线治疗

8.3.2 曲妥珠单抗导致的左心功能不全

曲妥珠单抗导致的心功能不全（TICD）的治疗尚存争议。

曲妥珠单抗相关心脏毒性的预后比 ACD 好，大多数情况下，停药后心功能可以改善[49]。

然而，TICD 是可逆的这一理论目前仍在讨论中[50-51]，大型试验的随访数据表明：

- 在蒽环类药物治疗之后接受曲妥珠单抗的患者中，TICD 不能恢复。
- 约 2/3 的患者在心功能完全恢复后仍继续接受心脏药物治疗。
- 尽管已接受最佳心力衰竭治疗，很多患者的 LVEF 仍低于基线值。

虽然越来越多研究发现 TICD 患者预后较好[52-53]，表明曲妥珠单抗有较高的风险/效益比，但 TICD 早期诊断和治疗仍需要进一步探讨[49-51]。

接受曲妥珠单抗辅助治疗患者的管理指南会定期更新，其特别关注曲妥珠单抗的持续/中止/恢复使用[51,54-57]。

进展为 TICD 的患者尤其是曲妥珠单抗治疗后进展为 TICD 的患者，治疗方面目前没有相关指南推荐。目前仅有病例报告证据支持使用 ACEI 和 β 受体阻滞剂，尚未在临床试验中证明（表 8.6）。

在临床实践中，曲妥珠单抗治疗后出现无症状性 LVEF 下降的患者是否需要治疗，目前主要取决于心脏病学专家和肿瘤专家的临床经验。

目前已经提出多种关于 TICD 治疗的流程，但是其有效性仍需要在大型前瞻性临床试验中进行证实。ACEI 和 β 受体阻滞剂改善 LVEF 和接受曲妥珠单抗治疗患者的心脏预后的有效性尚不明确[47,54-57,59]。

表 8.6 曲妥珠单抗导致心肌病的心力衰竭治疗的临床研究

治疗	作者（年份）	患者例数（n）	平均年龄（岁）	研究类型	随访时间（月）	基线 LVEF（%）	终点 LVEF（%）	事件
ACEI ACEI+BB	Ewer (2005)[18]	38	52	R	10	43	56	LVEF↑
ACEI ACEI+BB	Cardinale (2010)[47]	251	50	PO	1～79	41	51	LVEF↑ ≥50%
ACEI ACEI+BB	Takur (2014)[58]	79	52	P	NA	41	53	LVEF↑

ACEI，血管紧张素转化酶抑制剂；BB，β受体阻滞剂；LVEF，左心室射血分数；NA，无法确定；O，观察性研究；P，前瞻性研究；R，回顾性研究

联用 ACEI 和 β 受体阻滞剂的患者 TICD 恢复的概率更高[47,59]。基于现有的证据，TICD 患者应该考虑这两种药物的联合应用。

- 肌钙蛋白。TICD 患者对心力衰竭治疗的反应可以通过肌钙蛋白 I 来预测，在很多临床疾病和接受经典和新型抗肿瘤药物的癌症患者中，肌钙蛋白 I 是公认的心肌损伤标志物[60]。

在曲妥珠单抗治疗期间，肌钙蛋白 I 的升高是 TICD 无法完全恢复的独立预测因子，心脏功能不全恢复的概率会降低 3 倍，且与心脏事件的发生率升高相关。因此，肌钙蛋白 I 可用于区别可逆性和不可逆性心功能不全。这一信息对于肿瘤专家决定是否恢复曲妥珠单抗治疗有临床提示意义，并帮助心脏病学专家鉴别预后较好的患者以及需要严密心脏监测的患者，并制订预防策略，以预防临床和亚临床 TICD[47]。

参考文献

1. Plana JC, Galderisi M, Barac A, et al. Expert consensus for multimodality imaging evaluation of adult patients during and after cancer therapy: a report from the American Society of Echocardiography and the European Association of Cardiovascular Imaging. Eur Heart J Cardiovasc Imaging. 2014;15(10): 1063–93.
2. Smith LA, Cornelius VR, Plummer CJ, et al. Cardiotoxicity of anthracycline agents for the treatment of cancer: systematic review and meta-analysis of randomized controlled trials. BMC Cancer. 2010;10:337–50.
3. Grenier MA, Lipshultz SE. Epidemiology of anthracycline cardiotoxicity in children and adults. Semin Oncol. 1998;25(10):72–85.
4. Von Hoff DD, Layard MW, Basa P, et al. Risk factors for doxorubicin-induced congestive heart failure. Ann Intern Med. 1979;91(5):710–7.
5. Cardinale D, Colombo A, Bacchiani G, et al. Early detection of anthracycline cardiotoxicity and improvement with heart failure therapy. Circulation. 2015;131(22):1981–8.
6. Yeh ET, Bickford CL. Cardiovascular complications of cancer therapy: incidence, pathogenesis, diagnosis, and management. J Am Coll Cardiol. 2009;53(24):2231–47.
7. Vejpongsa P, Yeh ET. Topoisomerase 2β: a promising molecular target for primary prevention of anthracycline-induced cardiotoxicity. Clin Pharmacol Ther. 2014;95(1):45–52.
8. Zhang S, Liu X, Bawa-Khalfe T, et al. Identification of the molecular basis of doxorubicin-induced cardiotoxicity. Nat Med. 2012;18(11):1639–42.
9. Lipshultz SE, Alvarez JA, Scully RE. Anthracycline associated cardiotoxicity in survivors of childhood cancer. Heart. 2008;94(4):525–33.
10. Swain SM, Whaley FS, Ewer MS. Congestive heart failure in patients treated with doxorubicin: a retrospective analysis of three trials. Cancer. 2003;97(11):2869–79.
11. Bowles EJA, Wellman R, Feigelson HS, et al. Risk of heart failure in breast cancer patients after anthracycline and trastuzumab treatment: a retrospective cohort study. J Natl Cancer Inst. 2012;104(17): 1293–305.
12. Hershman DL, McBride RB, Eisemberger A, et al. Doxorubicin, cardiac risk factors and cardiac toxicity in elderly patients with diffuse B-cell non-Hodgkin's lymphoma. J Clin Oncol. 2008;26(19):3159–65.
13. Batist G, Ramakrishnan G, Rao CS, et al. Reduced cardiotoxicity and preserved antitumor efficacy of liposome-encapsulated doxorubicin and cyclophosphamide compared with conventional doxorubicin and cyclophosphamide in a randomized, multicenter trial of metastatic breast cancer. J Clin Oncol. 2001;19(5):1444–54.
14. Bird BR, Swain SM. Cardiac toxicity in breast cancer survivors: review of potential cardiac problems. Clin Cancer Res. 2008;14(1):14–24.

15. Slamon DJ, Leyland-Jones B, Shak S, et al. Use of chemotherapy plus a monoclonal antibody against HER2 for metastatic breast cancer that overexpresses HER2. N Engl J Med. 2001;344(11):783–92.
16. Dahabreh IJ, Linardou H, Siannis F, et al. Trastuzumab in the adjuvant treatment of early-stage breast cancer: a systematic review and meta-analysis of randomized controlled trials. Oncologist. 2008;13(6): 620–30.
17. de Korte MA, et al. [111]Indium trastuzumab visualises myocardial human epidermal growth factor receptor 2 expression shortly after anthracycline treatment but not during heart failure: A clue to uncover the mechanism of trastuzumab-related cardiotoxicity. Eur J Cancer. 2007;43:2046–51.
18. Ewer MS, et al. Changes in left ventricular ejection fraction (LVEF) from baseline to re-treatment with trastuzumab in a selected population. JCO. 2005;23:7820–6.
19. Ewer MS, Lippman SM. Type 2 chemotherapy-related cardiac dysfunction: time to recognize a new entity. J Clin Oncol. 2005;23(13):2900–2.
20. Chu TF, Rupnick MA, Kerkela R, et al. Cardiotoxicity associated with tyrosine kinase inhibitor sunitinib. Lancet. 2007;370:2011–9.
21. Richards CJ, Je Y, Schutz FA, et al. Incidence and risk of congestive heart failure in patients with renal and nonrenal cell carcinoma treated with sunitinib. J Clin Oncol. 2011;29:3450–6.
22. Iles L, Pfluger H, Phrommintikul A, Cherayath J, Aksit P, Gupta SN, et al. Evaluation of diffuse myocardial fibrosis in heart failure with cardiac magnetic resonance contrast-enhanced T1 mapping. J Am Coll Cardiol. 2008;52:1574–80.
23. Ugander M, Oki AJ, Hsu LY, Kellman P, Greiser A, Aletras AH, et al. Extracellular volume imaging by magnetic resonance imaging provides insights into overt and sub-clinical myocardial pathology. Eur Heart J. 2012;33:1268–78.
24. Tham E, Chow K, Spavor M, Pagano JJ, Haykowsky M, Thompson RJ. Degree of diffuse fibrosis measured by MRI correlates with LV remodelling in childhood cancer survivors after anthracycline chemotherapy. J Cardiovasc Magn Reson. 2011;13:P276.
25. Neilan TG, Coelho-Filho OR, Shah RV, Feng JH, Pena-Herrera D, Mandry D, et al. Myocardial extracellular volume by cardiac magnetic resonance imaging in patients treated with anthracycline-based chemotherapy. Am J Cardiol. 2013;111:717–22.
26. Schwartz RG, McKenzie WB, Alexander J, Sager P, D'Souza A, Manatunga A, et al. Congestive heart failure and left ventricular dysfunction complicating doxorubicin therapy. Seven-year experience using serial radionuclide angiocardiography. Am J Med. 1987;82:1109–18.
27. Pinder MC, Duan Z, Goodwin JS, Hortobagyi GN, Giordano SH. Congestive heart failure in older women treated with adjuvant anthracycline chemotherapy for breast cancer. J Clin Oncol. 2007;25:3808–15.
28. Lang RM, Badano LP, Mor-Avi V, et al. Recommendations for cardiac chamber quantification by echocardiography in adults: an update from the American Society of Echocardiography and the European Association of Cardiovascular Imaging. J Am Soc Echocardiogr. 2015;28:1–39.
29. Zamorano JL, Lancellotti P, Munoz DR, et al. 2016 ESC Position Paper on cancer treatments and cardiovascular toxicity developed under auspices f the ESC Committee for Practice Guidelines. Eur Heart J 2016; Aug: 2-34. doi:10.109/eurheartj/ehw.211.
30. Nagueh SF, Smiseth OA, Appleton CP, et al. Recommendations for the evaluation of left ventricular diastolic function by echocardiography: An update from the American Society of Echocardiography and the European Association of Cardiovascular Imaging. J. Am Soc Echocardiogr 2016;29:277–314.
31. Mele D, Rizzo P, Pollina AV, et al. Cancer therapy-induced cardiotoxicity: role of ultrasound deformation imaging as an aid to early diagnosis. Ultrasound Med Biol. 2015;41(3):627–43.
32. Takigiku K, Takeuchi M, Izumi C, Yuda S, Sakata K, Ohte N, et al. Normal range of left ventricular 2-dimensional strain: Japanese ultrasound speckle tracking of the left ventricle (JUSTICE) study. Circ J. 2012;76: 2623–32.
33. Cardinale D, Sandri MT, Colombo A, Colombo N, Boeri M, Lamantia G, et al. Prognostic value of troponin I in cardiac risk stratification of cancer patients undergoing high-dose chemotherapy. Circulation. 2004;109:2749–54.
34. Cardinale D, Sandri MT. Role of biomarkers in chemotherapy-induced cardiotoxicity. Prog Cardiovasc Dis. 2010;53:121–9.
35. Felker GM, Thompson RE, Hare JM, et al. Underlying causes and long-term survival in patients with initially unexplained cardiomyopathy. N Engl J Med. 2000;342(15):1077–84.
36. Lefrak EA, Pitha J, Rosenheim S, Gotilieb JA. A clinicopathologic analysis of adriamycin cardiotoxicity.

Cancer. 1973;32:302–14.

37. Cohen M, Kronzon I, Lebowitz A. Reversible doxorubicin-induced congestive heart failure. Arch Intern Med. 1982;142:1570–1.

38. Haq MM, Legha SS, Choksi J, et al. Doxorubicin-induced congestive heart failure in adults. Cancer. 1985;56:1361–5.

39. Saini J, Rich MW, Lyss AP. Reversibility of severe left ventricular dysfunction due to doxorubicin cardiotoxicity. Report of three cases. Ann Intern Med. 1987;106:814–6.

40. Jensen BV, Nielsen SL, Skovsgaard T. Treatment with angiotensin-converting-enzyme inhibitor for epirubicin-induced dilated cardiomyopathy. Lancet. 1996;347:297–9.

41. Fazio S, Calmieri EA, Ferravate B, Bonè F, Biondi B, Saccà L. Doxorubicin-induced cardiomyopathy treated with carvedilol. Clin Cardiol. 1998;21:777–9.

42. Noori A, Lindenfeld J, Wolfel E, Ferguson D, Bristow MR, Lowes BD. Beta-blockade in adriamycin-induced cardiomyopathy. J Card Fail. 2000;6:115–9.

43. Jensen BV, Skovsgaard T, Nielsen SL. Functional monitoring of anthracycline cardiotoxicity: a prospective, blinded, long-term observational study of outcome in 120 patients. Ann Oncol. 2002;13:699–709.

44. Mukai Y, Yoshida T, Nakaike R, et al. Five cases of anthracycline-induced cardiomyopathy effectively treated with carvedilol. Intern Med. 2004;43:1087–8.

45. Tallaj JA, Franco V, Rayburn BK, et al. Response of doxorubicin-induced cardiomyopathy to the current management strategy of heart failure. J Heart Lung Transplant. 2005;24:2196–201.

46. Tabet JY, Meurin P, Ben Driss A, et al. Beta-blockade intolerance in anthracycline-induced cardiomyopathy. Int J Cardiol. 2006;106:132–4.

47. Cardinale D, Colombo A, Torrisi R, et al. Trastuzumab-induced cardiotoxicity: clinical and prognostic implications of troponin I evaluation. J Clin Oncol. 2010;28:3910–6.

48. Cardinale D, Colombo A, Lamantia G, et al. Anthracycline-induced cardiomyopathy. Clinical relevance and response to pharmacologic therapy. J Am Coll Cardiol. 2010;55:213–20.

49. Ewer SM, Ewer MS. Cardiotoxicity profile of trastuzumab. Drug Saf. 2008;31:459–67.

50. Telli ML, Hunt SA, Carlson RW, Guardino AE. Trastuzumab-related cardiotoxicity: calling into question the concept of reversibility. J Clin Oncol. 2007;25:3525–33.

51. Tocchetti CG, Ragone G, Coppola C, Rea D, Piscopo G, Scala S. Detection, monitoring, and management of trastuzumab-induced left ventricular dysfunction: an actual challenge. Eur J Heart Fail. 2012;14: 130–7.

52. Morris PG, Iyengar NM, Patil S, Chen C, Abbruzzi A, Lehman R, Steingart R, Oeffinger KC, Lin N, Moy B, Come SE, Winer EP, Norton L, Hudis CA, Dang CT. Long-term cardiac safety and outcomes of dose-dense doxorubicin and cyclophosphamide followed by paclitaxel and trastuzumab with and without lapatinib in patients with early breast cancer. Cancer. 2013;119:3943–51.

53. de Azambuja E, Procter MJ, van Veldhuisen DJ, Agbor-Tarh D, Metzger-Filho O, Steinseifer J, Untch M, Smith IE, Gianni L, Baselga J, Jackisch C, Cameron DA, Bell R, Leyland-Jones B, Dowsett M, Gelber RD, Piccart-Gebhart MJ, Suter TM. Trastuzumab-associated cardiac events at 8 years of median follow-up in the herceptin adjuvant trial (BIG 1-01). J Clin Oncol. 2014;32:2159–65.

54. Mackey JR, Clemons M, Coté MA, Delgado D, Dent S, Paterson A. Cardiac management during adjuvant trastuzumab therapy: recommendations of the Canadian Trastuzumab Working Group. Curr Oncol. 2008;15:24–35.

55. Sengupta PP, Northfelt DW, Gentile F, Zamorano JL, Khandheria BK. Trastuzumab-induced cardiotoxicity: heart failure at the crossroads. Mayo Clin Proc. 2008;83:197–203.

56. Jones AL, Barlow M, Barrett-Lee PJ, Canney PA, Gilmour IM, Robb SD. Management of cardiac health in trastuzumab-treated patients with breast cancer: updated United Kingdom National Cancer Research Institute recommendations for monitoring. Br J Cancer. 2009;100:684–92.

57. Martin M, Esteva FJ, Alba E, Khandheria B, Pérez-Isla L, Garcìa-Sàenz JA. Minimizing cardiotoxicity while optimizing treatment efficacy with trastuzumab: review and expert recommendations. Oncologist. 2009;14:1–11.

58. Thakur A, Witteles R. Cancer therapy-induced left ventricular dysfunction: interventions and prognosis. J Card Fail. 2014;20:155–8.

59. Ewer MS, Vooletich MT, Durand JB, et al. Reversibility of trastuzumab-related cardiotoxicity. New insight based on clinical course and response to medical treatment. J Clin Oncol. 2005;23:7820–6.

60. Cardinale D, Salvatici M, Sandri MT. Role of biomarkers in cardioncology. Clin Chem Lab Med. 2011;49:1937–48.

第 9 章
心脏毒性：心肌缺血
Cardiotoxicity：Cardiac Ischemia

Roberto Labianca，Chiara Lestuzzi，Cezar Iliescu，
Laura Ghilardi

李晓冉　译　赵树梅　审校

9.1　引言

- 多种抗肿瘤治疗与心脏缺血有关。然而，对于其中大部分治疗，仍然缺乏足够的研究，且与心脏缺血的关联并不明晰。
- 在长期随访中，纵隔或左胸壁放疗可成倍增加冠心病的风险。该问题特在特定章节中讨论。
- 最常用的可导致心肌缺血的药物包括氟嘧啶（FP）[5-氟尿嘧啶（5FU）和卡培他滨]、血管内皮生长因子受体抑制剂（抗 VEGFR 药物）和芳香酶抑制剂。
  - FP 及抗 VEGFR 药物与急性缺血的相关性已得到充分证实。
  - 芳香酶抑制剂与心肌缺血的因果关系尚不清楚。研究结果不相一致，且许多混杂因素（血脂水平、合并症）都应予以考虑。
  - 其他中长期的抗肿瘤治疗可能增加急性缺血的风险（表 9.1）。

9.2　氟嘧啶

FP 是指抗代谢药 5-FU 及其前体药物的口服制剂卡培他滨（CAPE）。
- 5-FU 可有不同剂量的多种方案（静脉推注、短期和长期静脉输注），可单药治疗或与其他药物联用。

表 9.1　基于时间的抗肿瘤治疗与急性心肌缺血的因果关系

	治疗期间或治疗后数天内	治疗后数周或数月	治疗后数年
氟嘧啶	非常可能	非常不可能	非常不可能
贝伐珠单抗	非常可能	也许可能	不太可能
酪氨酸激酶抑制剂（靶向 VEGF 或 BCR-ABL）	非常可能	不太可能	不太可能
铂类药物	可能	可能	也许可能
IL-2、IFN	可能	不太可能	非常不可能
紫杉烷	也许可能	非常不可能	非常不可能
芳香酶抑制剂	也许可能	也许可能	也许可能
抗雄激素治疗	无数据	有心血管危险因素的患者可能	可能（主要与代谢综合征相关）
放疗	不太可能	也许可能	可能

- CAPE 主要用于 14 天用药、7 天停药的治疗方案，可单独或联合用药。作为射线增敏剂时，可每日使用，连续使用 4～5 周。
- FP 可有效治疗结直肠癌、胃癌、食管癌、乳腺癌、头颈部恶性肿瘤和胰腺癌等多种癌症。
- FP 的主要作用机制是抑制胸苷酸合成酶（TYMS），但最近的证据显示了其另一种药效学途径，即通过药物代谢产物结合到 DNA 和 RNA 中。
- 5-FU 或卡培他滨所致的心肌缺血具有相同的临床表现。

9.2.1　病理生理学机制

FP 导致缺血的病理生理学机制尚未完全阐明。虽已经提出多种机制，但是缺乏与临床各方面契合的令人满意的假设[1]。

- 心电图 ST 段抬高的静息性心绞痛提示有血管痉挛存在（所谓的"变异"或"变异型"心绞痛）。在接受冠状动脉造影的患者中，可明确观察到冠状动脉发生血管痉挛。然而，与此形成对比的是即使长时间痉挛发作，心肌酶升高幅度仍较小且左心室动力通常可完全恢复。另一种解释是微血管痉挛。
- 药瓶中的杂质可导致降解产物氟乙酸盐的聚集，其被认为是 5-FU 导致心脏毒性的可能原因[2]。然而，在避免这个问题后，近年来综合征的发生率并没有降低，这表明该假说成立的可能性较小；此外，它不能解释 CAPE 的心脏毒性。
- 动物实验提示，FP 可能直接损伤心肌导致心肌炎和出血性梗死，但尚无临床研究支持这一假说。
- 5-FU 对血管内皮有毒性作用，可诱导高凝状态。然而，这是一种常见的效应，并且没有证据表明 FP 诱导心绞痛患者的高凝状态比对治疗耐受良好的患者更明显[3]。
- 一个有趣的假设是，FP 可以通过激活肥大细胞诱导 Kounis 综合征，即由超敏反应引起的急性冠脉综合征[4-5]。该机制可以解释部分患者在每次接受 FP 治疗时均会出现心肌缺血，且对血管扩张剂治疗的反应不稳定（参见 9.2.6）。

9.2.2　发病率

在回顾性研究中，FP 导致心肌缺血的发病率为 2％～3％，在前瞻性研究中，发病率为 10％～18％，而在不同的给药方案中，发病率差异也较大[6-9]。

- 前瞻性研究中发病率较高，因为它们纳入了"无症状心脏毒性"的患者，包括静息、应激和（或）24 h 动态心电图（Holter）[10-11]发现问题的患者。
- 关于单次静脉推注 5-FU 致心脏毒性的报道很少，心脏毒性更常见于长时间输注 5-FU 或与卡培他滨联用。
  - 在 5-FU 连续静脉输注中，持续输注＞48 h 和每日较高剂量输注比较短疗程和（或）较低剂量输注的风险更高[12]。
  - 据报道，与亚叶酸或顺铂同时使用可增加风险[8,13]。
- 到目前为止，还未发现个体易感因素。
  - 一些学者发现，既往有缺血性心脏病史或存在心血管危险因素的患者中，使用 FP 组缺血性心脏病的发生风险高于未使用 FP 组。然而，在评估症状时可能存在偏倚，特别是非典型胸痛：如果已知患有冠心病的患者主诉胸痛，可能会考虑心绞痛；在没有心脏病史的年轻妇女中，同样的症状很容易被诊断为非特异性胸痛。此外，在药物导致心脏毒性后，冠心病患者可能有更严重的临床表现，且更容易被识别。
  - 部分研究未发现既往心脏病和 FP 心脏毒性之间存在相关性。许多严重的心脏毒性发生于无心血管危险因素的年轻患者中。
- 应该积极治疗既往心脏病（尤其是冠心病），并在癌症治疗期间进行密切随访，如果患者出现症状，应立即进行相应的检查。
  - 基因检查中二氢吡啶脱氢酶（DPD）活性缺陷（可引起严重的 FP 胃肠道或血液毒性）与心脏毒性无关[14]。
  - FP 治疗期间发生心脏毒性的患者，即使由 5-FU 换药为 CAPE 进行治疗，再启动治疗时症状或心脏毒性复发的风险仍非常高，反之亦然。相反，第一个疗程中没有出现心脏毒性的患者，随后疗程中出现心脏毒性的风险很小。
  - FP 引起的缺血多与患者本身相关，是一种超敏反应。
  - 心肌缺血可在静息时出现，或由体力活动引起或加重[15]。

9.2.3　临床表现

临床表现因患者而异，这使得对症状的识别具有挑战性[16-17]。
- 症状可能出现于静息、劳累时或劳累后，并且可以完全消失。
- 典型的静息性心绞痛是最常见的临床症状。其发作可能持续数分钟到数小时。如果不停止输注/口服给药，心绞痛通常会复发并恶化。
- 在临床实践中，非典型症状（如下颌痛、咽痛、胸部不适）也很常见。

- 继发于急性心肌缺血的室性心律失常引起的晕厥和猝死可能是首发症状，也可能发生在心绞痛之后。
  - 劳力性心肌缺血可表现为典型或非典型心绞痛。若由体力活动诱发，工作负荷较大时心绞痛通常会更加重，但是也可能在恢复阶段恶化或变得更明显（图 9.1）。
- 心肌梗死合并心源性休克或致命性心律失常的死亡率为 8%～13%[17]。
- 这些症状可能持续或在停止治疗后的第一小时出现。
  - 警惕：食管痉挛可能产生类似心绞痛症状。

心电图改变可能与典型或非典型心绞痛症状有关，甚至可以在没有任何症状的情况下出现，并可能在症状消失后持续数天。

- ST 段抬高是首个被报道且最常见的 FP 相关心脏毒性的心电图改变。
  - 在有限数量的 ECG 导联中，这个改变可能是广泛或明显的（图 9.2 和图 9.3a）。
- ST 段压低主要见于劳力诱发的缺血（图 9.3b）。
- T 波倒置可能伴随 ST 段异常，也可能是 FP 心脏毒性的唯一心电图改变（图 9.3c-d）。
  - 警惕：
    - 由于早期复极化引起的 ST 段抬高不应被误诊为 FP 毒性，因此，

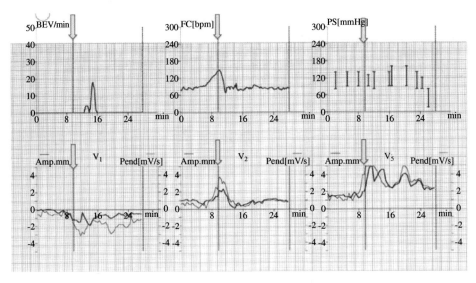

图 9.1　平板运动负荷试验中症状轻微的心肌缺血。黄色箭头表示负荷停止。室性异位搏动（BEV，左上）仅在恢复期出现。ST 段抬高（右下，V₅ 导联）在负荷期间更为明显，在恢复期振幅增加，并持续超过 30 min，尽管心率（FC，中上）迅速降低。V₁ 导联（左下）可见镜像 ST 段压低

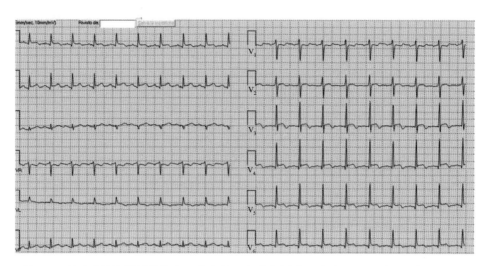

图 9.2　氟嘧啶输注期间的静息心脏毒性：患者主诉典型胸痛；心电图显示广泛性 ST 段抬高

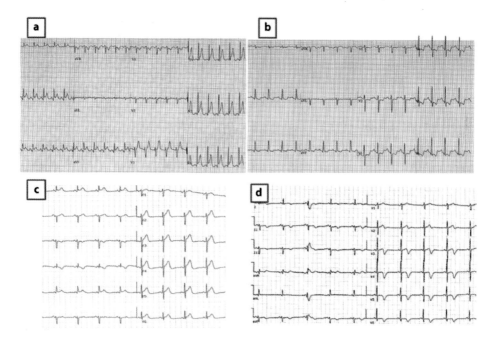

图 9.3　氟嘧啶心脏毒性的不同心电图表现。（a）5-FU 输注过程中进行负荷试验时 ST 段抬高。（b）负荷试验时 ST 段压低。（c）5-FU 输注期间静息时 ST 段抬高。（d）停止 5-FU 输注 4 天后 T 波倒置（与图 c 为同一患者）

化疗前必须进行基线心电图检查，以便比较。

   - 轻微的心电图改变（T 波倒置、非特异性复极化改变）可能是由于电解质紊乱、贫血或其他原因。如果无其他改变，那么诊断心脏毒性的可能性较小。

FP 诱导的心肌缺血可出现超声心动图异常，包括：

- 心电图导联提示缺血的对应区域出现节段性运动功能减退
- 与 takotsubo 心肌病类似的心尖部球囊样改变[18]。
- 弥漫性运动功能减退，类似心肌炎。
- 上述异常可能是一过性的，并可在心电图改变前消失。

9.2.4　实验室检查

- 心肌坏死标志物（CPK、肌钙蛋白）可在心肌梗死患者中升高，但常常在正常范围内，也可在弥漫性 ST 段抬高和（或）胸痛持续数小时的患者中轻度升高。
- 在一些（但不是全部）弥漫性左心室功能减退的患者中，脑钠肽（BNP）可能升高[19]。
- 5-FU 治疗期间常出现凝血试验结果异常，但这些改变为非特异性。

9.2.5　诊断中的挑战

- FP 心脏毒性可能被漏诊，原因如下：
  - 临床表现的多样性（通常只有轻微或非典型症状）。
  - 症状、心电图改变和实验室检查之间的一致性较低。
- 接受 FP 治疗的患者即使仅出现轻微或非典型症状，也应该对心肌缺血进行充分评估。治疗数天后进行心电图检查还可以识别一些无症状性心脏毒性。
- 诊断工作应该包括（图 9.6）：
  - 询问临床病史时应特别注意心绞痛样症状及其与给药时间的联系。
  - 静息心电图应尽可能与化疗前的心电图进行比较。在有可疑症状但心电图表现正常的情况下，应考虑 24 h Holter 和（或）负荷心电图检查。
  - 若患者出现典型症状和（或）心电图改变时，应进行以下检查：
    - 超声心动图。
    - 心肌酶。
    - 凝血试验和 D-二聚体。

　　- 如果疑诊 Kounis 综合征，则 IgE、组胺、中性蛋白酶（糜蛋白酶、胰蛋白酶）、花生四烯酸代谢产物、高敏感性 C 反应蛋白和肿瘤坏死因子检查可以帮助诊断。

9.2.6　治疗

　　治疗方法尚无指南或大型前瞻性研究支持。以下建议基于对病例报告分析和文献回顾，并结合最可靠的病理生理学假设和我们的个人经验。

9.2.7　当检测到心脏毒性时，必须立即停止氟嘧啶治疗

　　— 根据临床情况［出现胸痛症状和（或）心律失常、心率、血压］，应开始使用硝酸盐和（或）钙通道阻滞剂（硝苯地平、氨氯地平、维拉帕米或地尔硫䓬）治疗。可迅速起效（图 9.4），或疗效较差（图 9.5）。在小型研究中，地尔硫䓬已被证明有效[20]。

　　— 目前尚无关于抗凝剂在这种情况下应用的研究。然而，如果确定为高凝状态，低分子量肝素治疗是合理的，并且可以考虑使用。

　　— 如果疑诊 Kounis 综合征，静脉注射氢化可的松［$1\sim2$ mg/(kg·d)］、抗组胺药（苯海拉明 $1\sim2$ mg/kg）和雷尼替丁（1 mg/kg）可与钙通

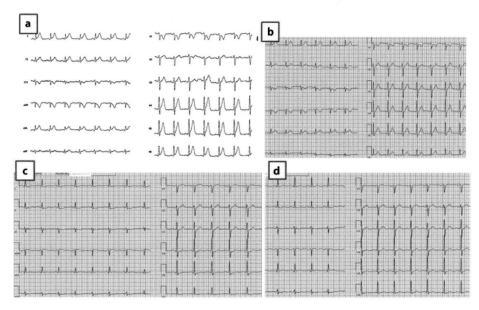

图 9.4　5-FU 治疗第 4 天出现心绞痛的患者心电图。（a）弥漫性 ST 段抬高、T 波高尖和 V_1 导联镜像 ST 段压低。（b）给予硝酸盐 20 min 后，心电图改变逐渐好转。（c）10 min 后，心绞痛消失，心电图改变逐渐恢复。（d）次日心电图恢复正常

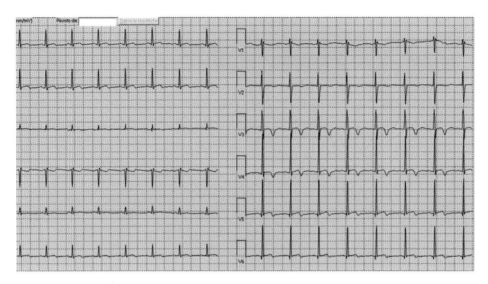

图 9.5　年轻女性患者输注 5-氟尿嘧啶时发生静息心脏毒性（典型心绞痛伴 ST 段抬高）。停止输注并开始静脉注射硝酸盐和口服硝苯地平后，轻微的症状和心电图改变（轻度 ST 段抬高，T 波倒置）持续 3 天以上

道阻滞剂和硝酸盐同时应用[4]。

  ■ 住院观察期间应进行心脏监测（心肌酶、心电图）包括：
    ▫ 所有出现心律失常和（或）持续性静息心肌缺血体征/症状的患者都必须进行心脏监测。监测期应延长至症状完全恢复。
    ▫ 对于所有静息时或轻度体力活动后出现症状的患者，以及无相关症状但存在心电图或超声心动图改变的患者，建议至少监测数小时（最好 24 h）。

9.2.8　恢复时间

5-FU 可从血液中迅速消失，但导致细胞毒性的活性 5-FU 核苷酸代谢物（也常见于卡培他滨）在细胞水平上比 5-FU 母体药物保留时间更长[21]。因此，心脏毒性效应可以在停止治疗后持续数天（图 9.5）。

9.2.9　再用药

在 FP 致心脏毒性后，再次使用同一种药物（即使使用卡培他滨替代 5-FU）时心脏毒性复发的风险非常高，死亡率也很高。因此，应尽可能避免再次用药（图 9.6）。

  ■ 雷替曲塞（胸苷酸合成酶抑制剂）不具有 FP 的心脏毒性谱，可以被

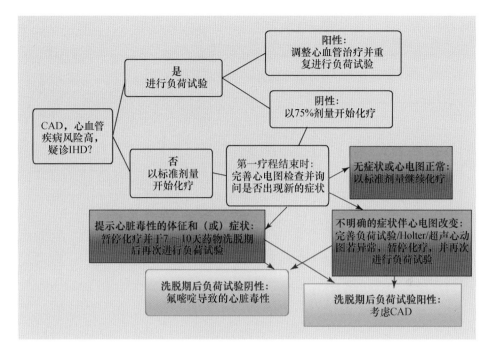

图 9.6　针对未接触过氟嘧啶的患者，筛选患者、心脏毒性鉴别的流程图。CAD，冠心病；IHD，缺血性心脏病

　　考虑作为一种替代药物[22-23]。

　　— 替加氟是另一种在特定情况下可以考虑的替代药物，需根据癌症的类型和临床情况；事实上，与 FP 相比，它的使用较少[24-27]。

　　如果在肿瘤治疗上有明确的指征使用 FP，则应由负责的肿瘤学家和心脏病学家共同评估风险/获益情况（图 9.7）。针对再用药可有多种尝试方法，结果各不相同[28]：

　　■ 在部分患者中，使用钙通道阻滞剂（常用地尔硫䓬、硝苯地平、氨氯地平）联用或不联用硝酸盐可预防心脏毒性[17,20,28]。

　　■ 最有效的策略是降低剂量和缩短药物暴露时间：

　　　　= 5-FU 静脉推注替代长期输注或口服卡培他滨[14-15]。

　　　　= 减少总剂量。该方法会明显降低抗癌治疗的效果；因此应确定最大耐受剂量。可行的方法是从原始剂量的 50% 开始，并密切监测；如果药物耐受性良好，则后续疗程中剂量可以增加到 70%～75%。

　　■ 根据临床经验，最佳方法是将上述两种方法结合（减小剂量和预防性治疗，并谨慎增加剂量）。

　　■ 再次用药时进行负荷试验以评估预防性干预措施的效果可能会有所帮

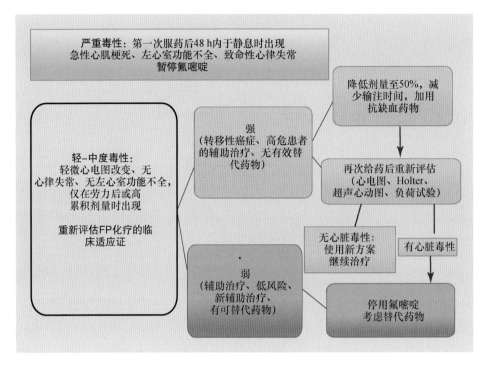

图 9.7 氟嘧啶致心脏毒性患者再次用药的决策流程图

助，但仅应在特定患者中应用[29]。

9.3 抗 VEGFR 药物

新生血管生成是一个涉及新血管增生的过程，在肿瘤的生长和转移中起着至关重要的作用。这一过程主要由血管内皮生长因子（VEGF）驱动，VEGF 信号通路是许多新型抗肿瘤药物的靶点，包括贝伐珠单抗、索拉非尼、舒尼替尼等。然而，这些药物也会影响正常血管，并导致多种心血管副作用（图 9.8）（见第 10 章"高血压"）。

— 在 2010 年发表的一项 meta 分析中，与接受传统化疗的患者相比，接受贝伐珠单抗（阿瓦斯丁®）治疗的患者发生急性血栓栓塞事件的风险增加，急性心肌缺血的风险增加 2.2 倍；在结直肠癌和肾癌患者中均存在这种风险[30]。

━ 在更近的一项研究中，缺血性心脏病的风险显著增加，总体相对风险率（RR）为 2.49，但风险因剂量（每周 2.5 mg/kg，RR＝2.10；每周 5 mg/kg，RR＝4.89）和肿瘤类型而异：在结直肠癌患者中可观察到明显的风险升高，在肾癌或肝癌中则没有[31]。

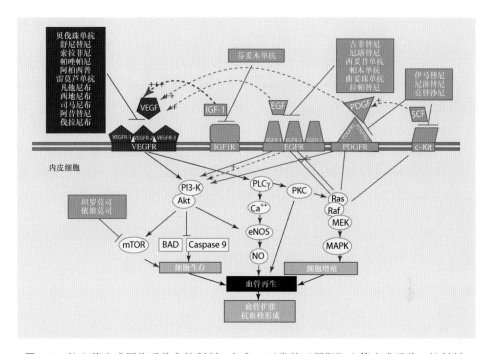

图 9.8　抗血管生成网络通路和抑制剂。红色：正常的"预期"血管生成通路、抑制剂、受体和配体。绿色：广泛意外的或"偶然"血管生成通路、抑制剂、受体和配体。浅黄色：细胞内途径。蓝色和浅蓝色：对血管系统的最终影响。EGF，表皮生长因子；EGFR，表皮生长因子受体；IGF，胰岛素样生长因子-1；DGF，血小板衍生生长因子；PDGFR，血小板衍生生长因子受体；SCF，干细胞因子；VEGF，血管内皮生长因子；VEGFR，血管内皮生长因子受体（VEGFR-1、VEGFR-2、VEGFR-3）。经允许引自［44］

　　— 抗 VEGF 的酪氨酸激酶抑制剂（TKI）舒尼替尼和索拉非尼可引起血栓栓塞事件、急性冠脉综合征和心肌梗死[32-33]。然而在最近的报告中，索拉非尼和舒尼替尼辅助治疗时心肌缺血发生率较低[34]。TKI 除 VEGF 外，还有其他治疗靶点，如血小板衍生生长因子受体（PDGFR）、RAF/RAS/MAP 激酶。

9.3.1　病理生理学机制

　　— VEGF 家族包括多种因子（VEGF-A、VEGF-B、VEGF-C、VEGF-D 和 VEGF-E，研究最多的是 VEGF-A），它们可与多种受体（VEGFR 1、VEGFR 2 和 VEGFR 3）结合，在维持内皮细胞完整性、调节血管扩张、防止细胞凋亡、促进新生血管形成、保护细胞免受氧化应激损伤等方面发挥关键作用，同时具有抗炎作用[35-37]。在动脉粥样硬化病变和缺血区，VEGF 的表达增加；在较晚期病变中，VEGF 可促进侧支血管的生长[38-39]。VEGF-B 在心肌缺血期间被激活，可增强功能性冠状动脉血流供应，保护心肌细胞免受缺血应激的影响，并预防心肌梗死后的心肌重构[40-41]。急性心肌梗死后，血液中 VEGF 显著增加，表明 VEGF（连同其他因子）在保护和修复心脏组织中发挥重要作用[42]。

— 内皮细胞损伤可导致促血栓的基底膜暴露。内皮下血管性血友病因子的暴露可诱导血小板聚集和活化（原发性止血），而组织因子的暴露可引发凝血级联反应（继发性止血）。以血管内皮生长因子信号通路为靶点，也会产生血小板抑制剂，如前列腺素 I-2 和天然血管扩张剂一氧化氮（NO）[43-44]（图 9.7）。

— 在动脉粥样硬化患者中，阻断 VEGF 可导致炎症和动脉粥样硬化不稳定性的增加，随后导致斑块破裂和血栓形成[45]。

9.3.2　治疗

— 抗 VEGF 药物的副作用是缺血和出血，出血是贝伐珠单抗相关性死亡的最常见原因[46-47]。因此，应慎用抗血小板治疗和抗凝治疗。目前尚无相关指南[48]。

— 一项会议共识建议应谨慎选择接受抗 VEGF 治疗的患者，特别关注那些患有动脉粥样硬化疾病和心脏缺血的患者，但是针对急性事件，除了停止抗肿瘤治疗之外没有特殊治疗[49]。

— 根据病理生理学机制，可能合理的方法如下：
  — 奈必洛尔，一种增加 NO 释放的 β 受体阻滞剂。
  — 硝酸盐，增强血管扩张。
  — 低分子量肝素，根据出血风险进行使用。
  — 阿司匹林。在回顾性研究中，与贝伐珠单抗联用时，阿司匹林仅轻微增加出血风险[50]。

— 抗血管生成药物联合抗肿瘤治疗可引起急性心肌缺血或加重已有的缺血性心脏病。
  — 在开始治疗前应仔细了解冠心病的临床病史和心血管危险因素。
  — 应严格禁烟，在抗肿瘤治疗之前，应优化对高血压、血脂异常、糖尿病和（或）心肌缺血的治疗。
  — 缺血和血运重建后，VEGF 在毛细血管网的修复中发挥重要作用[51-52]。理论上讲，急性心肌梗死、急性冠脉综合征和（或）血运重建干预后不久，应禁用抑制新生血管形成的药物。另一方面，尚无关于其实际临床风险的报告数据，血管成形术后循环中 VEGF 的增加可能与再狭窄风险的增加有关[53]。

— 在急性冠脉综合征或血运重建后，需评估患者抗 VEGF 治疗应立即开始或推迟数周的风险/获益比。无论哪种情况，应尽可能在至少前 3 个月对症状进行密切监测。

9.4 参与急性心肌缺血或增加中远期心肌梗死风险的其他药物

9.4.1 BCR-ABL 靶向的酪氨酸激酶抑制剂

BCR-ABL 靶向酪氨酸激酶抑制剂（尼洛替尼、泊那替尼）可引起心血管不良事件[54-55]。因此，既往出现动脉粥样硬化或伴有心绞痛样症状的缺血患者，应该考虑行冠状动脉造影。泊那替尼对血小板聚集有轻度抑制作用。接受泊那替尼治疗的患者中有 8.9% 发生严重的动脉血栓事件（包括心血管、脑血管和外周血管事件），所有动脉血栓事件的总发生率为 17.1%。在"新诊断的慢性髓细胞性白血病中使用波那替尼"试验中，动脉血栓事件主要发生在有缺血病史或本身存在危险因素的患者中[56]。应密切监测这些患者，并评估使用阿司匹林或其他抗血小板药物是否可降低事件风险。

9.4.2 全反式维甲酸

在接受全反式维甲酸（ATRA）治疗的急性早幼粒细胞白血病（APL）患者中可发生严重的急性心肌梗死，且疑诊 ATRA 综合征的患者发病率更高。APL 患者的主要血栓事件可以发生在诱导治疗前、治疗中或治疗后，其中 80% 以上发生在诱导治疗前或治疗中，且两个阶段中的发生率相似[57]。

9.4.3 铂类药物

在睾丸癌患者的长期随访中，铂类药物与冠心病风险增加有关[58-60]。

— 可直接导致弥漫性内皮损伤（与急性毒性有关），以及血浆胰岛素水平增加、胰岛素抵抗、总胆固醇和低密度脂蛋白胆固醇、体重指数增加，以及化疗后数月内会伴随内脏和皮下脂肪增加（可能导致冠心病）。

— 为期 20 年的随访调查显示，与单纯手术相比，基于顺铂的睾丸癌治疗可导致严重动脉粥样硬化疾病风险增加 2.6 倍；接受放疗和化疗的患者风险增加 4.8 倍；博来霉素、依托泊苷和顺铂（BEP）可导致冠心病风险增加 5.7 倍，心肌梗死风险增加 3.1 倍，但 CVB 方案（顺铂、长春新碱、博来霉素）未观察到此类现象[63]。有趣的是，另一项研究发现，接受 PVB 方案（铂类、长春新碱、博来霉素）治疗的患者心肌梗死的发病率增加，但接受顺铂治疗的患者未发现此类现象；在该研究中，与普通人群相比，非精原细胞癌患者及 45 岁以下患者的心肌梗死风险增加尤为明显（增加 2 倍）[64]。

- 最近一项大型的、基于人群的睾丸非精原细胞瘤研究显示，化疗后非癌症相关原因导致的死亡率为 60%（与普通人群相比）；其中 24.2% 是由心血管疾病导致的[65]。在该研究中，仅在癌症诊断的第一年可观察到心血管死亡率的显著升高。

- 铂类药物是否直接引起心肌缺血，或通过影响代谢导致动脉粥样硬化而引起缺血，以及上述效应是由于铂类药物单独作用或与其他药物联合作用，这些问题尚不清楚。还应考虑其他因素的影响，如睾丸切除术后亚临床性腺功能减退、放射治疗和糖皮质激素止吐治疗导致代谢综合征[66]。

❯ 目前已有充分的数据表明，与普通人群相比，使用铂类化合物治疗的患者短期和中远期发生心肌缺血更加频繁。在接受治疗的睾丸癌年轻男性患者中风险更高。

❯ 睾丸癌治疗后，应当建议患者避免吸烟、规律锻炼、定期检查血糖和血脂水平。

9.4.4　白细胞介素-2（IL-2）和 α-干扰素

关于高剂量白介素-2（IL-2）治疗期间引起急性冠脉综合征和 α-干扰素（IFN）相关心肌缺血已有相关报道[67-69]。

干扰素导致心脏毒性的机制尚未完全阐明，目前有几种假设：直接损伤心肌细胞、自身免疫反应（Kounis 综合征）、肿瘤坏死因子和细胞因子增加引起的毒性效应。

IL-2 可引起严重的流感样综合征，伴有心动过速和弥漫性水肿，其导致缺血最可能的机制是毛细血管渗漏综合征导致间质水肿。

- 这些药物在肿瘤治疗中已较少使用，使用剂量也已经减少。心肌缺血已成为一种非常罕见的副作用。

9.4.5　紫杉烷

紫杉烷（紫杉醇和多西他赛）可通过促进微管蛋白聚合导致微管功能障碍并干扰细胞分裂，从而具有抗癌作用。

- 紫杉醇可导致多达 30% 的患者出现急性无症状性心动过缓。早期的病例系列研究显示严重心律失常和心肌梗死的发生率为 5%，包括 140 例患者中的 5 例（3.6%）室性心动过速[70]。然而，最近的研究中未发现显著的心肌缺血风险。
- 其机制尚不清楚。
- 多西他赛的心脏毒性比紫杉醇小。
- 紫杉烷可增强蒽环类药物的心脏毒性，并升高多柔比星的血浆水平。

9.4.6　芳香酶抑制剂

芳香酶抑制剂（AI）可用于辅助治疗、新辅助治疗和治疗转移性肿瘤。

AI 可抑制脂肪和其他组织（包括肿瘤）中雄激素向雌二醇的转化，从而降低血浆和组织中的雌激素水平。

- 一项大型Ⅲ期试验（BIG-198）比较了 AI 来曲唑和他莫昔芬（TAM），结果显示随访中位数为 26 个月时，来曲唑组心脏事件发生率略有升高，这与 51 个月时的亚组分析结果相似[71]。由于 TAM 有利于脂质代谢并可降低心血管风险，因此该结果可能是由于 TAM 缺乏有益作用，而非真正的 AI 毒性[72]。
- 纳入 30 023 例患者共 7 项试验的 meta 分析表明，与单独使用 TAM 或短期使用 AI 相比，较长期使用 AI 可导致心血管疾病发生率显著升高；然而，TAM 治疗 2~3 年后使用 AI 的亚组心血管事件的严重程度较低[73]。另一方面，根据这项研究，在绝经后的早期乳腺癌患者使用 AI 可降低静脉血栓形成的发生率。不同治疗方案组在脑血管疾病、其他继发肿瘤或无乳腺癌复发的死亡率方面没有差异。
- 在一项比较 TAM 治疗 2 年和 5 年结果的研究中，服用 TAM 5 年可降低心血管事件和心血管事件致死的风险，特别是在 50~59 岁的人群中[74]。
- 一项纳入关于 AI 和 TAM 的随机试验的 meta 分析发现，与 TAM 相比，无论是作为单药初始治疗还是在 TAM 治疗 2~3 年后使用，AI 均能显著降低复发率，且不增加非癌症相关的死亡率[75]。

❯ **心脏病患者使用 AI 一般需谨慎考虑，但总体人群中没有明确的禁忌证。**

❯ **TAM 治疗后转为 AI 可降低心血管风险。**

❯ **在决定是否以 AI 或 TAM 作为初始治疗，是否在 TAM 治疗 2~3 年后改用 AI，或持续使用 TAM 5 年时，取决于仔细评估每位患者的一般健康情况和复发风险[76]。**

9.4.7　雄激素剥夺治疗

雄激素剥夺治疗（ADT）是局部晚期和转移性前列腺癌的主要治疗方法。雄激素剥夺可以通过外科手术（睾丸切除术）、药物治疗［促性腺激素释放激素（GnRH）激动剂和拮抗剂、雌激素］以及诱导雄激素抵抗（雄激素受体拮抗剂）来实现。

- 多年前人们就已经知道 ADT 与胰岛素抵抗、糖尿病、血脂异常、代谢综合征和心血管疾病的风险增加有关，ADT 治疗的持续时间与代谢紊乱的严重程度直接相关[77-78]。
- 有研究发现 ADT 可导致静脉血栓栓塞、周围动脉疾病和心肌梗死，而睾丸切除术则不会[79-82]。
- 这种风险与是否存在传统的心血管危险因素无关[83]。
- 一项大型队列研究发现，内分泌药物治疗与心肌梗死和卒中的风险升高相关，但未发现睾丸切除术有此类相关性[84]。
- 在最近的研究中，睾丸切除术和 GnRH 激动剂均与心血管疾病风险升高相关，且既往发生至少 2 次心血管事件（特别是上一次事件发生在近 1 年内）的男性患者在治疗最初的 6 个月内具有更高的心血管疾病风险[85]。

- ⏩ 每个接受睾丸切除术或药物治疗进行 **ADT** 的患者，中远期患糖尿病、胰岛素抵抗、血脂异常和心血管疾病（包括冠心病）的风险增加，应严密随访。

- ⏩ 已经存在两个及以上心血管危险因素的患者，短期内发生心肌梗死和卒中的风险增加。

参考文献

1. Polk A, Vistisen K, Vaage-Nilsen M, Nielsen DL. A systematic review of the pathophysiology of 5-fluorouracil-induced cardiotoxicity. BMC Pharmacol Toxicol. 2014;15:47.
2. Lemaire L, Malet-Martino MC, de Forni M, et al. Cardiotoxicity of commercial 5-fluorouracil vials stems from the alkaline hydrolysis of this drug. Br J Cancer. 1992;66:119–27.
3. Jensen SA, Sørensen JB. 5-fluorouracil-based therapy induces endovascular injury having potential significance to development of clinically overt cardiotoxicity. Cancer Chemother Pharmacol. 2012;69: 57–64.
4. Kounis NG, Tsigkas GG, Almpanis G, Mazarakis A. Kounis syndrome is likely culprit of coronary vasospasm induced by capecitabine. J Oncol Pharm Pract. 2012;18:316–8.
5. Kido K, Adams VR, Morehead RS, Flannery AH. Capecitabine-induced ventricular fibrillation arrest: possible Kounis syndrome. J Oncol Pharm Pract. 2015.
6. Schöber C, Papageorgiou E, Harstrick A, et al. Cardiotoxicity of 5-fluorouracil in combination with folinic acid in patients with gastrointestinal cancer. Cancer. 1993;72:2242–7.

7. de Forni M, Malet-Martino MC, Jaillais P, et al. Cardiotoxicity of high-dose continuous infusion fluorouracil: a prospective clinical study. J Clin Oncol. 1992;10:1795–801.

8. Kosmas C, Kallistratos MS, Kopterides P, et al. Cardiotoxicity of fluoropyrimidines in different schedules of administration: a prospective study. J Cancer Res Clin Oncol. 2008;134:75–82.

9. Lestuzzi C, Vaccher E, Talamini R, et al. Effort myocardial ischemia during chemotherapy with 5-fluorouracil: an underestimated risk. Ann Oncol. 2014;25:1059–64.

10. Rezkalla S, Kloner RA, Ensley J, al-Sarraf M, Revels S, Olivenstein A, Bhasin S, Kerpel-Fronious S, Turi ZG. Continuous ambulatory ECG monitoring during fluorouracil therapy: a prospective study. J Clin Oncol. 1989;7:509–14.

11. Meyer CC, Calis KA, Burke LB, et al. Symptomatic cardiotoxicity associated with 5-fluorouracil. Pharmacotherapy. 1997;17:729–36.

12. Meydan N, Kundak I, Yavuzsen T, et al. Cardiotoxicity of de Gramont's regimen: incidence, clinical characteristics and long-term follow-up. Jpn J Clin Oncol. 2005;35:265–70.

13. Floyd JD, Nguyen DT, Lobins RL, Bashir Q, Doll DC, Perry MC. Cardiotoxicity of cancer therapy. J Clin Oncol. 2005;23:7685–96. Review.

14. Saif MW, Garcon MC, Rodriguez G, Rodriguez T. Bolus 5-fluorouracil as an alternative in patients with cardiotoxicity associated with infusion 5-fluorouracil and capecitabine: a case series. In Vivo. 2013;27:531–4.

15. Lestuzzi C, Viel E, Picano E, Meneguzzo N. Coronary vasospasm as a cause of effort-related myocardial ischemia during low-dose chronic continuous infusion of 5-fluorouracil. Am J Med. 2001;111: 316–8.

16. Robben NC, Pippas AW, Moore JO. The syndrome of 5-fluorouracil cardiotoxicity. An elusive cardiopathy. Cancer. 1993;71:493–509. Review.

17. Saif MW, Shah MM, Shah AR. Fluoropyrimidine-associated cardiotoxicity: revisited. Expert Opin Drug Saf. 2009;8:191–202.

18. Kobayashi N, Hata N, Yokoyama S, et al. A case of takotsubo cardiomyopathy during 5-fluorouracil treatment for rectal adenocarcinoma. J Nippon Med Sch. 2009;76:27–33.

19. Jensen SA, Hasbak P, Mortensen J, Sørensen JB. Fluorouracil induces myocardial ischemia with increases of plasma brain natriuretic peptide and lactic acid but without dysfunction of left ventricle. J Clin Oncol. 2010;28:5280–6.

20. Ambrosy AP, Kunz PL, Fisher PA, Witteles MR. Capecitabine-induced chest pain relieved by diltiazem. Am J Cardiol. 2012;110:1623–6.

21. Miura K, Kinouchi M, Ishida K, et al. 5-fu metabolism in cancer and orally-administrable 5-fu drugs. Cancers (Basel). 2010;2:1717–30.

22. Kelly C, Bhuva N, Harrison M, Buckley A, Saunders M. Use of raltitrexed as an alternative to 5-fluorouracil and capecitabine in cancer patients with cardiac history. Eur J Cancer. 2013;49:2303–10.

23. Ransom D, Wilson K, Fournier M, et al. Final results of Australasian Gastrointestinal Trials Group ARCTIC study: an audit of raltitrexed for patients with cardiac toxicity induced by fluoropyrimidines. Ann Oncol. 2014;25(1):117–21.

24. Deboever G, Hiltrop N, Cool M, Lambrecht G. Alternative treatment options in colorectal cancer patients with 5-fluorouracil- or capecitabine-induced cardiotoxicity. Clin Colorectal Cancer. 2013;12: 8–14.

25. Kroep JR, van Werkhoven E, Polee M, et al. Randomised study of tegafur-uracil plus leucovorin versus capecitabine as first-line therapy in elderly patients with advanced colorectal cancer—TLC study. J Geriatr Oncol. 2015;6:307–15.

26. Ishizuka M, Kubota K, Nemoto T, et al. Administration of adjuvant oral tegafur/uracil chemotherapy post hepatocellular carcinoma resection: a randomized controlled trial. Asian J Surg. 2015.

27. Sadahiro S, Morita S, Sasaki K, et al. Treatment rationale and study design for clinical trial on the efficacy of UFT/LV for stage II colorectal cancer with risk factors for recurrence (JFMC46-1201). Clin Colorectal Cancer. 2015;14:277–80.

28. Sorrentino MF, Kim J, Foderaro AE, Truesdell AG. 5-fluorouracil induced cardiotoxicity: review of the literature. Cardiol J. 2012;19:453–8. Review.

29. Lestuzzi C, Crivellari D, Rigo F, et al. Capecitabine cardiac toxicity presenting as effort angina: a case report. J Cardiovasc Med (Hagerstown). 2010;11:700–3.

30. Ranpura V, Hapani S, Chuang J, Wu S. Risk of cardiac ischemia and arterial thromboembolic events with

the angiogenesis inhibitor bevacizumab in cancer patients: a meta-analysis of randomized controlled trials. Acta Oncol. 2010;49:287–97.

31. Chen XL, Lei YH, Liu CF, et al. Angiogenesis inhibitor bevacizumab increases the risk of ischemic heart disease associated with chemotherapy: a meta-analysis. PLoS One. 2013;8:e66721.

32. Schmidinger M, Zielinski CC, Vogl UM, et al. Cardiac toxicity of sunitinib and sorafenib in patients with metastatic renal cell carcinoma. J Clin Oncol. 2008;26:5204–12.

33. Vaklavas C, Lenihan D, Kurzrock R, Tsimberidou AM. Anti-vascular endothelial growth factor therapies and cardiovascular toxicity: what are the important clinical markers to target? Oncologist. 2010;15:130–41. Review.

34. Haas NB, Manola J, Ky B, et al. Effects of adjuvant sorafenib and sunitinib on cardiac function in renal cell carcinoma patients without overt metastases: results from ASSURE, ECOG 2805. Clin Cancer Res. 2015;21:4048–54.

35. Nachman RL, Rafii S. Platelets, petechiae, and preservation of the vascular wall. N Engl J Med. 2008;359:1261–70.

36. Kamba T, McDonald DM. Mechanisms of adverse effects of anti-VEGF therapy for cancer. Br J Cancer. 2007;96:1788–95.

37. Kajdaniuk D, Marek B, Borgiel-Marek H, Kos-Kudła B. Vascular endothelial growth factor (VEGF)—part 1: in physiology and pathophysiology. Endokrynol Pol. 2011;62:444–55. Review.

38. Vuorio T, Jauhiainen S, Ylä-Herttuala S. Pro- and anti-angiogenic therapy and atherosclerosis with special emphasis on vascular endothelial growth factors. Expert Opin Biol Ther. 2012;12:79–92.

39. Toyota E, Warltier DC, Brock T, et al. Vascular endothelial growth factor is required for coronary collateral growth in the rat. Circulation. 2005;112:2108–13.

40. Bry M, Kivelä R, Leppänen VM, Alitalo K. Vascular endothelial growth factor-B in physiology and disease. Physiol Rev. 2014;94:779–94.

41. Kivelä R, Bry M, Robciuc MR, et al. VEGF-B-induced vascular growth leads to metabolic reprogramming and ischemia resistance in the heart. EMBO Mol Med. 2014;6:307–21.

42. Jiménez-Navarro MF, González FJ, Caballero-Borrego J, Investigadores RECAVA (Red Temática de Investigación Cooperativa de Enfermedades Cardiovasculares), et al. Coronary disease extension determines mobilization of endothelial progenitor cells and cytokines after a first myocardial infarction with ST elevation. Rev Esp Cardiol. 2011;64:1123–9.

43. Elice F, Rodeghiero F, Falanga A, Rickles FR. Thrombosis associated with angiogenesis inhibitors. Best Pract Res Clin Haematol. 2009;22:115–28.

44. Conti E, Romiti A, Musumeci MB, et al. Arterial thrombotic events and acute coronary syndromes with cancer drugs: are growth factors the missed link?: what both cardiologist and oncologist should know about novel angiogenesis inhibitors. Int J Cardiol. 2013;167:2421–9.

45. Kuenen BC, Levi M, Meijers JC, et al. Analysis of coagulation cascade and endothelial cell activation during inhibition of vascular endothelial growth factor/vascular endothelial growth factor receptor pathway in cancer patients. Arterioscler Thromb Vasc Biol. 2002;22:1500–5.

46. Hapani S, Sher A, Chu D, Wu S. Increased risk of serious hemorrhage with bevacizumab in cancer patients: a meta-analysis. Oncology. 2010;79:27–38.

47. Hang XF, Xu WS, Wang JX. Risk of high-grade bleeding in patients with cancer treated with bevacizumab: a meta-analysis of randomized controlled trials. Eur J Clin Pharmacol. 2011;67:613–23.

48. Economopoulou P, Kotsakis A, Kapiris I, Kentepozidis N. Cancer therapy and cardiovascular risk: focus on bevacizumab. Cancer Manag Res. 2015;7:133–43. Review.

49. Steingart RM, Bakris GL, Chen HX, et al. Management of cardiac toxicity in patients receiving vascular endothelial growth factor signaling pathway inhibitors. Am Heart J. 2012;163:156–63.

50. Scappaticci FA, Skillings JR, Holden SN, et al. Arterial thromboembolic events in patients with metastatic carcinoma treated with chemotherapy and bevacizumab. J Natl Cancer Inst. 2007;99:1232–9. Erratum in: J Natl Cancer Inst. 2008;100:156. J Natl Cancer Inst. 2008;100:685.

51. Silvestre JS, Smadja DM, Lévy BI. Postischemic revascularization: from cellular and molecular mechanisms to clinical applications. Physiol Rev. 2013;93:1743–802.

52. Ramos C, Napoleão P, Selas M, et al. Prognostic value of VEGF in patients submitted to percutaneous coronary intervention. Dis Markers. 2014;2014:135357.

53. Katsaros KM, Kastl SP, Krychtiuk KA, et al. An increase of VEGF plasma levels is associated with restenosis of drug-eluting stents. EuroIntervention. 2014;10:224–30.

54. Quintas-Cardama A, Kantarjian H, Cortes J. Nilotinib-associated vascular events. Clin Lymphoma Myeloma Leuk. 2012;12:337–40.

55. Brauchli YB, Wais T, Gratwohl A, et al. Fatal myocardial infarction during nilotinib treatment in a 60-year-old male patient. Acta Oncol (Stockholm, Sweden). 2010;49:523–5.

56. Cortes JE, Kim DW, Pinilla-Ibarz J, et al. A phase 2 trial of ponatinib in Philadelphia chromosome-positive leukemias. N Engl J Med. 2013;369:1783–96.

57. Escudier SM, Kantarjian HM, Estey EH. Thrombosis in patients with acute promyelocytic leukemia treated with and without all-trans retinoic acid. Leuk Lymphoma. 1996;20:435–9.

58. Oh JH, Baum DD, Pham S, et al. Long-term complications of platinum-based chemotherapy in testicular cancer survivors. Med Oncol. 2007;24:175–81.

59. Evans C, Williams M, Mazhar D. Long-term cardiovascular risk following platinum-based chemotherapy for germ cell tumors. Future Oncol. 2010;6:1365–8.

60. Fung C, Fossa SD, Williams A, Travis LB. Long-term morbidity of testicular cancer treatment. Urol Clin North Am. 2015;42:393–408.

61. Dieckmann KP, Struss WJ, Budde U. Evidence for acute vascular toxicity of cisplatin-based chemotherapy in patients with germ cell tumour. Anticancer Res. 2011;31:4501–5.

62. Willemse PP, van der Meer RW, Burggraaf J, et al. Abdominal visceral and subcutaneous fat increase, insulin resistance and hyperlipidemia in testicular cancer patients treated with cisplatin-based chemotherapy. Acta Oncol. 2014;53:351–60.

63. Haugnes HS, Wethal T, Aass N, et al. Cardiovascular risk factors and morbidity in long-term survivors of testicular cancer: a 20-year follow-up study. J Clin Oncol. 2010;28:4649–57.

64. van den Belt-Dusebout AW, Nuver J, de Wit R, et al. Long-term risk of cardiovascular disease in 5-year survivors of testicular cancer. J Clin Oncol. 2006;24:467–75.

65. Fung C, Fossa SD, Milano MT, et al. Cardiovascular disease mortality after chemotherapy or surgery for testicular nonseminoma: a population-based study. J Clin Oncol. 2015;33:3105–15.

66. Christensen JF, Bandak M, Campbell A, et al. Treatment-related cardiovascular late effects and exercise training countermeasures in testicular germ cell cancer survivorship. Acta Oncol. 2015;54:592–9.

67. Margolin KA, Rayner AA, Hawkins MJ, et al. Interleukin-2 and lymphokine-activated killer cell therapy of solid tumors: analysis of toxicity and management guidelines. J Clin Oncol. 1989;7(4):486–98.

68. Sonnenblick M, Rosin A. Cardiotoxicity of interferon. A review of 44 cases. Chest. 1991;99:557–61.

69. Kruit WH. Cardiotoxicity as a dose-limiting factor in a schedule of high dose bolus therapy with interleukin-2 and alpha-interferon. An unexpected frequent complication. Cancer. 1994;74:2850–6.

70. Rowinsky EK, McGuire WP, Guarnieri T, et al. Cardiac disturbances during the administration of taxol. J Clin Oncol. 1991;9:1704–12.

71. Coates AS, Keshaviah A, Thurlimann B, et al. Five years of letrozole compared with tamoxifen as initial adjuvant therapy for postmenopausal women with endocrine-responsive early breast cancer: update of study BIG 1-98. J Clin Oncol. 2007;25:486–92.

72. Yang TL, Wu TC, Huang CC, et al. Association of tamoxifen use and reduced cardiovascular events among Asian females with breast cancer. Circ J. 2014;78:135–40.

73. Amir E, Seruga B, Niraula S, et al. Toxicity of adjuvant endocrine therapy in postmenopausal breast cancer patients: a systematic review and meta-analysis. J Natl Cancer Inst. 2011;103:1299–309.

74. Hackshaw A, Roughton M, Forsyth S, et al. Long-term benefits of 5 years of tamoxifen: 10-year follow-up of a large randomized trial in women at least 50 years of age with early breast cancer. J Clin Oncol. 2011;29:1657–63.

75. Dowsett M, Cuzick J, Ingle J, et al. Meta-analysis of breast cancer outcomes in adjuvant trials of aromatase inhibitors versus tamoxifen. J Clin Oncol. 2010;28:509–18.

76. Ribeiro J, Sousa B, Cardoso F. Optimal approach in early breast cancer: adjuvant and neoadjuvant treatment. EJC Suppl. 2013;11:3–22.

77. Basaria S, Muller DC, Carducci MA, et al. Hyperglycemia and insulin resistance in men with prostate carcinoma who receive androgen-deprivation therapy. Cancer. 2006;106:581–8.

78. Shahani S, Braga-Basaria M, Basaria S. Androgen deprivation therapy in prostate cancer and metabolic risk for atherosclerosis. J Clin Endocrinol Metab. 2008;93:2042–9.

79. Keating NL, O'Malley AJ, Smith MR. Diabetes and cardiovascular disease during androgen deprivation therapy for prostate cancer. J Clin Oncol. 2006;24:4448–56.

80. Keating NL, O'Malley AJ, Freedland SJ, Smith MR. Diabetes and cardiovascular disease during androgen

deprivation therapy: observational study of veterans with prostate cancer. J Natl Cancer Inst. 2010;102:39–46.

81. Saigal CS, Gore JL, Krupski TL, Urologic Diseases in America Project, et al. Androgen deprivation therapy increases cardiovascular morbidity in men with prostate cancer. Cancer. 2007;110:1493–500.

82. Hu JC, Williams SB, O'Malley AJ, et al. Androgen-deprivation therapy for nonmetastatic prostate cancer is associated with an increased risk of peripheral arterial disease and venous thromboembolism. Eur Urol. 2012;61:1119–28.

83. Keating NL, O'Malley AJ, Freedland SJ, Smith MR. Does comorbidity influence the risk of myocardial infarction or diabetes during androgen-deprivation therapy for prostate cancer? Eur Urol. 2013;64:159–66.

84. Jespersen CG, Nørgaard M, Borre M. Androgen-deprivation therapy in treatment of prostate cancer and risk of myocardial infarction and stroke: a nationwide Danish population-based cohort study. Eur Urol. 2014;65:704–9.

85. O'Farrell S, Garmo H, Holmberg L, et al. Risk and timing of cardiovascular disease after androgen-deprivation therapy in men with prostate cancer. J Clin Oncol. 2015;33:1243–51.

第 10 章
心脏毒性：高血压
Cardiotoxicity：Hypertension

Maurizio Garozzo，Anna Clementi，Giorgio Battaglia

汪 漫 译 赵树梅 审校

10.1 引言

　　长期以来，化疗药物在抗击癌症方面得到了广泛的应用，在过去几年中，化疗药物的应用使美国癌症患者的无进展生存率得到了提高，同时死亡率降低约 20%[1]。无论如何，大量的癌症研究表明，癌症患者（尤其是转移性癌症患者）使用新型生物药物可能是适宜的。

　　多年来，肾脏手术一直是肾癌的一线治疗方法，但同时减少了肾单位数量，从而导致或加重慢性肾功能不全和高血压。最近，意大利肿瘤医学协会（AIOM）指南指出，与外科手术干预相比，α 干扰素和（或）白细胞介素-2治疗并未改善肾癌患者的全球生存率。因此，尽管肾癌有可能是生物化疗药物的靶点，但已经被证明，仅在肾转移癌的情况下生物化疗药物是有效的。

　　尽管存在有利的药理学作用，这些新型化疗药物也会产生副作用，特别是心血管系统和肾脏系统。在本章中，我们将介绍与新型生物化疗药物相关的心血管和肾不良事件。

10.2 蛋白尿

靶向血管内皮生长因子（VEGF）的药物通常耐受性良好，最常见的不良事件为高血压、无症状性蛋白尿和乏力[2-3]。贝伐珠单抗是一种抗 VEGF 的单克隆抗体，接受贝伐珠单抗治疗的结直肠癌患者中蛋白尿的发生率为 23%～38% 和肾癌患者超过 64% 的[4-6]。在 AVOREN 研究中，在接受贝伐珠单抗（每 2 周 10 mg/kg）和 α 干扰素（9 MIU 每周 3 次）治疗 1 年以上的患者中 95% 出现蛋白尿，6% 的患者出现重度蛋白尿。在 BEAT 研究中，仅 1% 的患者出现蛋白尿[7]。

最近一项针对使用贝伐珠单抗随机试验的 meta 分析显示，当给予低剂量（2.5～7.5 mg/kg）时，发生蛋白尿的相对风险率为 1.4。当给予较高剂量（10～15 mg/kg）时，相对风险率增加至 1.6，因此提示发生蛋白尿的风险是剂量依赖性的[2]。此外，研究证实中断贝伐珠单抗治疗可减少蛋白尿[8]。

在意大利 XELBEVOCT 研究中，45 例转移性内分泌肿瘤患者接受长效奥曲肽、卡培他滨节拍化疗和贝伐珠单抗治疗，其中 48% 的患者出现蛋白尿和 40% 的患者出现高血压[9]。所有程度的蛋白尿与长期无进展生存率相关（$P=0.017$），且即使在校正贝伐珠单抗治疗的持续时间后，这种相关性仍存在[9]。此外，蛋白尿和维生素 D 水平呈负相关；特别是在维生素 D 水平＜10 ng/ml 的患者中，75% 的患者会发生蛋白尿。因此，建议维生素 D 缺乏的患者补充维生素 D[9]。

在慢性肾脏病患者中，肾对维生素 D 的活化能力逐渐丧失，这被认为与蛋白尿及疾病的进展有关[10]。给予患者维生素 D 类似物可具有肾保护作用，与血管紧张素转化酶抑制剂和血管紧张素受体拮抗剂对肾的保护作用相似[11]。

此外，由于可导致足细胞功能受损从而使选择性肾小球通透性丧失，贝伐珠单抗与帕米膦酸二钠联用可增加发生蛋白尿的风险[8]。

Patel 等报道了 7 例接受多靶点激酶抑制剂舒尼替尼和索拉非尼治疗后，出现先兆子痫样综合征的病例。这些患者均出现蛋白尿（平均 3.8 g/g，范围 1.1～10.4 g/g）、水肿和高血压，其中出现尿蛋白排泄峰值的中位时间为 24 周[12]。随访中，随着药物剂量减小或治疗中止，4 例患者出现血压控制改善及蛋白尿的消退[12]。

肾小球足细胞表达 VEGF，而肾小球内皮细胞表达 VEGF 受体。特异性敲除足细胞上单个 VEGF 等位基因会导致啮齿类动物出现蛋白尿和毛细血管内皮增生，并且阻断肾小球 VEGF 信号通路与人类先兆子痫的发病机制密切相关[13-14]。因此，抗 VEGF 药物可能参与先兆子痫的发病机制。

在由靶向 VEGF 的药物诱导的重度蛋白尿或先兆子痫样综合征的病例中，推荐行肾活检。Izzedine 等回顾了应用抗 VEGF 药物治疗并且接受肾活检的患者资料，其中有 12 例肾小球血栓性微血管病（可能由同时应用帕米膦酸二钠引起），1 例冷球蛋白血症肾小球肾炎，1 例增生性肾小球肾炎和 1 例由索拉非尼诱发的间质性肾炎[8]。

蛋白尿与高血压的进展有一定的相关性。在一项纳入 116 例接受贝伐珠单抗治疗的患者的随机试验中，轻度高血压患者蛋白尿发生率为 16%，中重度高血压患者蛋白尿发生率为 54%[4]。此外，在联用贝伐珠单抗和卡培他滨治疗的患者中，出现蛋白尿的患者发生高血压的概率高于无蛋白尿的患者（47.1% vs. 16.9%，$P \leqslant 0.001$）[15]。

目前尚不清楚应用靶向 VEGF 的药物治疗时发生蛋白尿的风险是否高于用抗 VEGF 抗体药物。无论如何，所有需要这种治疗的患者都应该接受蛋白尿和既往肾病的筛查。因此，开始治疗时和每个治疗周期前均应评估蛋白尿和肾功能。对于蛋白尿 $<1 \sim 2$ g/24 h 的患者，可以给予维生素 D 补充剂或类似物，特别是维生素 D 缺乏症患者。建议给予血管紧张素转化酶抑制剂和血管紧张素受体拮抗剂，尤其在合并高血压时。如果蛋白尿 >2 g/24 h 或发生急性肾损伤，则强烈建议进行肾活检，并且必须转诊肾病专科医生。实际上，明确肾小球血栓性微血管病、急性间质性肾炎和副肿瘤性肾小球肾炎十分重要，因为它们的存在与肿瘤的类型有关，而与药物的使用无关。肺部肿瘤和胃肠道肿瘤与副肿瘤综合征的相关性更为常见。

10.3　高血压

高血压是抗 VEGF 治疗的另一副作用，发生率为 9%～30%[2,16-19]。Di Lorenzo 等对接受舒尼替尼治疗的 175 例转移性肾细胞癌患者的心脏不良事件进行了多中心研究。其中 17 例患者出现了 3 级高血压（9.7%）[16]。

此外，据 Rixe 等报道，高血压恶化（≥2 级高血压）是转移性肾细胞癌患者对舒尼替尼临床反应较好的独立预测因子[18]。该研究显示，3 级高血压（需要治疗或比强化治疗）与更好的结局相关[18]。在抗 VEGF 治疗中，高血压是一种与时间相关并且可逆的副作用[2,8,20-21]。在 Zhu 等发表的一篇关于5000 例用舒尼替尼治疗肾细胞癌、胃肠道间质瘤及其他恶性肿瘤患者的综述中，观察到患者发生严重高血压的相对风险率显著升高（RR=22.72；95% CI 4.48～115.29；$P<0.001$）[19]。高血压与左心室功能不全相关，左心室功能不全可能是药物副作用或是高血压的结果[19]。

　　高血压是 VEGF 通路抑制的靶向作用[21]。Rini 等的回顾性分析中，舒尼替尼诱发高血压（最大收缩压≥140 mmHg 或舒张压≥90 mmHg）的转移性肾细胞癌患者与未出现药物诱导的高血压的患者相比，临床结局更好（客观缓解率：54.8% vs. 8.7%）（图 10.1）[21]。

　　抑制 VEGF 是舒尼替尼诱导高血压的发病机制中重要的一步。它可降低细胞再生的能力，加快血管内皮细胞凋亡，决定毛细血管和小动脉的稀疏性，干扰细胞产生血管扩张剂（如一氧化氮和前列环素），促进血管收缩，增加外周阻力，并且减少肾钠排泄[22-23]。

　　在贝伐珠单抗治疗的转移性乳腺癌患者中，所有这些效应均可能与 VEGF 的基因型有关，VEGF 的基因型与中位总生存期以及 3 级或 4 级高血压有关[24]。

　　为维持抗 VEGF 药物治疗的早期强化的抗高血压治疗可提高上述患者的缓解率。利尿剂、β 受体阻滞剂、血管紧张素转化酶抑制剂、血管紧张素受体拮抗剂可用于心力衰竭的患者，而钙通道阻滞剂、硝酸盐类药物和 β 受体阻滞剂可能对缺血性心脏病患者有益。另外，血管紧张素转化酶抑制剂和血管紧张素受体拮抗剂可能对肾病患者有益，但肾动脉狭窄患者需慎用[17]。

10.4　心脏毒性

10.4.1　抗血管内皮生长因子药物

　　抗 VEGF 药物可导致心血管毒性。贝伐珠单抗是一种特异性作用于 VEGF-A 的单克隆抗体，可导致 1% 的患者在治疗中出现左心室功能不全[15]。

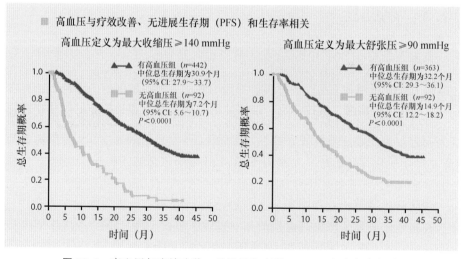

图 10.1　高血压与疗效改善、无进展生存期（PFS）和生存率相关

相反，舒尼替尼和索拉非尼是选择性相对较低的抗 VEGF 药物，其心脏毒性风险增加，射血分数降低的发生率达 28%[25]。

近期的一项研究中，Gore 等招募了 4371 例接受舒尼替尼治疗的转移性肾细胞癌患者，其中＜1% 的患者出现该药物治疗的副作用：心力衰竭[26]。在 Di Lorenzo 等的研究中，175 例接受舒尼替尼治疗的转移性肾细胞癌患者心脏损伤的发生率较高[16]。其中 12 例患者被诊断为左心室功能不全 3 级和（或）充血性心力衰竭（6.9%）[16]。在纳入接受舒尼替尼治疗的 7000 例患者和接受索拉非尼治疗的 900 例患者的两项 meta 分析中也报告了类似的数据，结果显示舒尼替尼导致的心力衰竭的发生率为 4.1%，索拉非尼相关的心功能不全发生率为 1.0%[16,27]。

在一项观察性研究中，Schmidinger 等发现在接受舒尼替尼或索拉非尼治疗的 74 例患者中，33.8% 的患者发生心脏事件，40.5% 的患者出现心电图改变，18% 的患者出现症状。7 例患者（9.4%）病情严重，需要立即处理和（或）转入重症监护室。所有患者在心血管治疗（药物治疗、冠状动脉造影、起搏器植入、心脏手术）后均恢复，并可继续治疗[28]。

舒尼替尼和索拉非尼属于小分子酪氨酸激酶抑制剂，能够阻断除 VEGF 之外的信号级联反应[29]。较高的心脏毒性事件发生率确实可以通过抑制靶外激酶（如核糖体 S6 激酶）活性来解释，其随后可激活内源性凋亡途径和 $5'$-AMP 活化的蛋白激酶进而导致的 ATP 耗竭[29]。因此，由于心肌细胞功能障碍会出现左心室功能不全[29]。

此外，抗血管生成药物可能会破坏内皮细胞膜的完整性，从而影响一氧化氮的产生并诱导高血压和凝血功能障碍[30-31]。事实上，研究发现贝伐珠单抗与肾癌患者动脉和静脉血栓栓塞[30-32]和出血事件[33]风险增加有关。据报道，舒尼替尼和索拉非尼也可导致肾癌患者发生动脉血栓栓塞[16,34]和出血事件[35]。此外，在一项纳入 67 例接受索拉非尼或舒尼替尼治疗的转移性肾细胞癌患者的回顾性研究中，5 例（7%）患者在治疗期间死于脑出血[31]。

抗血管生成药物也可干扰心肌细胞上的钾离子通道。特别是，丝氨酸/苏氨酸激酶 BRAF 可增加细胞膜上钾离子通道的表达，从而使细胞内钾离子浓度升高以及动作电位增强。索拉非尼、维罗非尼、瑞戈非尼和达拉非尼等化疗药物对 BRAF 的抑制作用可能导致 QT 间期延长，心律失常和猝死的风险增加[36]。

10.4.2　抗人表皮生长因子受体 2 药物

曲妥珠单抗是一种抗人表皮生长因子受体 2（HER2）重组单克隆抗体，可有效治疗 HER2 过表达的乳腺癌和胃癌患者[37]。但其可减小心肌收缩力从而诱发心功能不全，特别是在与蒽环类药物联用时[37-38]。因为这两种药物均具有心脏毒性，所以应避免两种药物联用。事实上，蒽环类药物会造成心肌细胞损伤，而同时应用曲妥珠单抗会加重损伤[39]。

目前还没有关于帕妥珠单抗心脏毒性的数据，而 HER2 抑制剂拉帕替尼比曲妥珠单抗的心脏毒性小[38]。

抗 HER2 药物的心脏毒性与神经调节蛋白-1 的抑制有关[39-40]。神经调节蛋白-1 基因是表皮生长因子基因家族中的一员，在心血管系统中广泛表达。神经调节蛋白-1 以旁分泌的方式发挥其对心脏的保护作用，它被抗 HER2 药物（属于蒽环类药物）抑制，导致心脏对毒素损害的敏感性增加[29]。

10.4.3　抗活性 BCR-ABL 受体药物

伊马替尼和达沙替尼是抗断点簇区 Abelson（BCR-ABL）受体的新一代药物，用于治疗慢性髓细胞性白血病和消化道肿瘤。尽管初步数据表明这些药物具有潜在的心脏毒性作用，但近期的研究尚未证实这些结果[29]。

10.4.4　心脏毒性的预防及处理

在开始使用生物制剂治疗之前，应评估每位患者的心脏毒性风险[29]。建议进行临床评估、心电图和超声心动图检查，以明确心脏病和心律失常。同时，应监测血压并且谨慎治疗高血压。还应评估甲状腺功能，特别是对于已知有心脏病或具有较多心血管危险因素的患者。在这些患者中，前 4 个治疗周期的每个周期开始前均应评估射血分数[17]。对于无心血管危险因素的患者，可以每 3 个周期评估射血分数[17]。

对于使用抗 VEGF 药物治疗的患者应评估其凝血系统以避免血栓形成。如果患者出现中重度血栓形成或出血事件，则必须中断治疗。

10.5　肾功能不全

在化疗开始前以及整个治疗期间应仔细评估和监测肾功能，特别是既往进行肾切除术的患者。在这些患者中，特别是在肾功能轻度降低的情况下，由于肾小管分泌的肌酐增加，肾功能不全的实际发生率可能被低估[19]。

Zhu 等的研究发现，与对照组相比，接受舒尼替尼治疗的肾细胞癌患者肾功能不全的发生率为 65.6%，消化道肿瘤患者肾功能不全的发生率为 12.4%（RR＝1.359；95%CI 1.197～1.544；P＜0.001）。除肾切除术外，肾功能不全还可能与高血压或抗 VEGF 药物对足细胞和肾小管的作用有关[20]。

此外，恶心、呕吐和长期腹泻（化疗常见的副作用）可使患者脱水，从而诱发急性肾损伤，尤其是在慢性肾脏病的患者中。

表 10.1 概括了目前报道的生物化疗药物的所有副作用。

表 10.1 生物化疗药物的副作用

药物	靶点	作用机制	适应证	心脏毒性	肾毒性	间接肾毒性	慢性肾脏病病者	透析患者
伊马替尼	c-Kit BCR-ABL 受体	酪氨酸激酶抑制剂	慢性粒细胞白血病 胃肠道间质瘤	常见 水肿 高血压 心力衰竭 肺动脉高压 心动过速 肺水肿 少见 心律失常 心房颤动 心绞痛/心肌梗死 心包积液	血尿 肾功能不全 低钾血症 高钾血症 低镁血症	腹泻		
达沙替尼	BCR-ABL 受体	酪氨酸激酶抑制剂	慢性粒细胞白血病 胃肠道间质瘤	常见 水肿 心力衰竭 心包积液 心动过速 少见 室性心律失常 QT 间期延长 肺动脉高压 心绞痛/心肌梗死 脑卒中	肾功能不全 蛋白尿	恶心 呕吐 腹泻 横纹肌溶解 高尿酸血症	无需调整剂量	

续表

药物	靶点	作用机制	适应证	心脏毒性	肾毒性	间接肾毒性	慢性肾脏病患者	透析患者
曲妥珠单抗 拉帕替尼	EGFR EGFR2 （HERE2）	MEK 抑制剂	乳腺癌 转移性胃癌	高血压 心动过速 心房扑动 射血分数减低 心力衰竭 房性心律失常 心肌病 心包积液	膜性肾病 肾功能不全	恶心 呕吐 腹泻	无需调整剂量	
厄洛替尼 阿法洛替尼	EGFR	受体阻滞剂	肺癌	与抗凝药物和他汀类药物相互作用	肾功能不全	恶心 呕吐 腹泻 食欲不振	无需调整剂量 不推荐肾清除率＜15 ml/min 的患者应用厄洛替尼 不推荐肾清除率＜30 ml/min 的患者应用阿法替尼	
西妥昔单抗	EGFR	受体阻滞剂	肺癌	深静脉血栓形成 心脏缺血性疾病和心力衰竭（与氟嘧啶联用）	低镁血症 低钾血症 低钙血症（与顺铂联用）肾功能不全	恶心 呕吐 腹泻 食欲不振	无需调整剂量	

续表

药物	靶点	作用机制	适应证	心脏毒性	肾毒性	间接肾毒性	慢性肾脏病患者	透析患者
贝伐珠单抗 阿柏西普	VEGF	抗血管生成单克隆抗体	转移性结直肠癌 转移性肾癌 乳腺癌 肺癌	高血压 动脉和静脉血栓形成 心力衰竭（贝伐珠单抗）	蛋白尿 肾病综合征 肾功能不全 血栓性微血管病变	恶心 呕吐 腹泻	无需调整剂量	
舒尼替尼 阿昔替尼 帕唑帕尼	VEGF2	酪氨酸激酶抑制剂	转移性肾癌 胃肠道间质瘤	高血压 动脉和静脉血栓形成（舒尼替尼）心肌病 心力衰竭 QT间期延长	尿色异常（舒尼替尼）蛋白尿 肾病综合征 急性肾损伤	恶心 呕吐 腹泻 横纹肌溶解	无需调整剂量	无需调整剂量
索拉非尼	VEGFR2 VEGFR-3 RET RET/PTC CRAF BRAF BRAFV600E c-Kit FLT-3 PDGFR-β	酪氨酸激酶抑制剂	肝细胞癌 肾细胞癌 分化型甲状腺癌	高血压 心绞痛/心肌梗死 心力衰竭 与华法林相互作用的QT间期延长	蛋白尿 肾病综合征 急性肾损伤 低钙血症	恶心 呕吐 腹泻 横纹肌溶解	无需调整剂量	无文献报道

续表

药物	靶点	作用机制	适应证	心脏毒性	肾毒性	间接肾毒性	慢性肾脏病患者	透析患者
卡博替尼	VEGFR2	酪氨酸激酶抑制剂	无法手术治疗的甲状腺髓样癌	高血压 心房颤动 QT间期延长 心绞痛 室上性心动过速 血栓栓塞 动脉血栓形成	蛋白尿 血尿 排尿困难 急性肾损伤	恶心 呕吐 腹泻 横纹肌溶解	轻中度肾功能不全患者慎用	无针对严重慢性肾功能不全和透析患者的数据
依维莫司 坦罗莫司	mTOR	丝氨酸/苏氨酸蛋白激酶抑制剂	乳腺癌 神经内分泌性胰腺肿瘤 肾癌	高血压 少见 心力衰竭 深静脉血栓形成	蛋白尿 轻度肾功能不全	腹泻 恶心 高热	无需调整剂量	无需调整剂量
曲美替尼	MEK	MEK抑制剂	BRAF V600阳性的转移性黑色素瘤	高血压 QT间期延长 射血分数减低 视网膜静脉闭塞 深静脉血栓形成 肺栓塞	肾小球肾炎（少见）	恶心 呕吐 腹泻 高热 横纹肌溶解 严重脱水伴急性肾损伤	无需调整剂量	无文献报道

c-Kit 受体，在胃肠道间质瘤中过表达；BCR-ABL，R 断点簇区域 abelson 受体；EGFR，表皮生长因子受体；VEGF，血管内皮生长因子受体；VEGFR，血管内皮生长因子受体；BRAF，编码 BRAF 蛋白的基因；PDGFR，血小板衍生性生长因子受体；mTOR，哺乳动物雷帕霉素靶蛋白；MEK，有丝分裂原激活蛋白激酶

参考文献

1. Cancer Treatment & Survivorship Facts & Figures 2014–2015. ▶ http://www.cancer.org/acs/groups/content/@research/documents/document/acspc-042801.pdf.

2. Zhu X, Wu S, Dahut WL, Parikh CR. Risks of proteinuria and hypertension with bevacizumab, an antibody against vascular endothelial growth factor: systematic review and meta-analysis. Am J Kidney Dis. 2007;49:186–93.

3. Izzedine H, Rixe O, Billemont B, Baumelou A, Deray G. Angiogenesis inhibitor therapies: focus on kidney toxicity and hypertension. Am J Kidney Dis. 2007;50:203–18.

4. Yang JC, Haworth L, Sherry RM, et al. A randomized trial of bevacizumab, an anti-vascular endothelial growth factor antibody, for metastatic renal cancer. N Engl J Med. 2003;349:427–34.

5. Escudier B, Pluzanska A, Koralweski P, AVOREN Trial Investigators, et al. Bevacizumab plus interferon alfa-2a for treatment of metastatic renal cell carcinoma: a randomised, double-blind phase III trial. Lancet. 2007;370:2103–11.

6. Tang P, Cohen SJ, Bjarnason GA, et al. Phase II trial of aflibercept (VEGF Trap) in previously treated patients with metastatic colorectal cancer (MCRC): a PMH phase II consortium trial. J Clin Oncol. 2008;26(Suppl.).

7. Van Cutsem E, Rivera F, Berry S, Kretzschmar A, Michael M, DiBartolomeo M, Mazier MA, Canon JL, Georgoulias V, Peeters M, Bridgewater J, Cunningham D. Safety and efficacy of first-line bevacizumab with FOLFOX, XELOX, FOLFIRI and fluoropyrimidines in metastatic colorectal cancer: the BEAT study. Ann Oncol. 2009;20(11):1842–7. doi:10.1093/annonc/mdp233. Epub 2009 Apr 30.

8. Izzedine H, Massard C, Spano JP, Goldwasser F, Khayat D, Soria JC. VEGF signalling inhibition-induced proteinuria: mechanisms, significance and management. Eur J Cancer. 2010;46(2):439–48.

9. Berruti A, Fazio N, Ferrero A, Brizzi MP, Volante M, Nobili E, Tozzi L, Bodei L, Torta M, D'Avolio A, Priola AM, Birocco N, Amoroso V, Biasco G, Papotti M, Dogliotti L. Bevacizumab plus octreotide and metronomic capecitabine in patients with metastatic well-to-moderately differentiated neuroendocrine tumors: the xelbevoct study. BMC Cancer. 2014;14:184.

10. Goncalves JG, de Braganca AC, Canale D, et al. Vitamin D deficiency aggravates chronic kidney disease progression after ischemic acute kidney injury. PLoS One. 2014;9:e107228.

11. Humalda JK, Goldsmith DJA, Thadhani R, de Borst MH. Vitamin D analogues to target residual proteinuria: potential impact on cardiorenal outcomes. Nephrol Dial Transplant. 2015;30:1988–94.

12. Patel TV, Morgan JA, Demetri GD, et al. A preeclampsia-like syndrome characterized by reversible hypertension and proteinuria induced by the multitargeted kinase inhibitors sunitinib and sorafenib. J Natl Cancer Inst. 2008;100:282–4.

13. Eremina V, Sood M, Haigh J, et al. Glomerular specific alterations of VEGF—a expression lead to distinct congenital and acquired renal diseases. J Clin Invest. 2003;111(5):707–16.

14. Maynard SE, Min JY, Merchan J, et al. Excess placental soluble fms-like tyrosine kinase 1 (sFlt1) may contribute to endothelial dysfunction, hypertension, and proteinuria in preeclampsia. J Clin Invest. 2003;111(5):649–58.

15. Miller KD, Chap LI, Holmes FA, et al. Randomized phase III trial of capecitabine compared with bevacizumab plus capecitabine in patients with previously treated metastatic breast cancer. J Clin Oncol. 2005;23:792–9.

16. Di Lorenzo G, Autorino R, Bruni G, et al. Cardiovascular toxicity following sunitinib therapy in metastatic renal cell carcinoma: a multicenter analysis. Ann Oncol. 2009;20:1535–42.

17. Di Lorenzo G, Porta C, Bellmunt J, Sternberg C, Kirkali Z, Staehler M, Joniau S, Montorsi F, Buonerba C. Toxicities of targeted therapy and their management in kidney cancer. Eur Urol. 2011;59:526–40.

18. Rixe O, Billemont B, Izzedine H. Hypertension as a predictive factor of sunitinib activity. Ann Oncol. 2007;18:1117–25.

19. Zhu X, Stergiopoulos K, Wu S. Risk of hypertension and renal dysfunction with an angiogenesis inhibitor sunitinib: systematic review and meta-analysis. Acta Oncol. 2009;48:9–17.

20. Moreo A, Vallerio P, Ricotta R, Stucchi M, Pozzi M, Musca F, Meani P, Maloberti A, Facchetti R, Di Bella S, Giganti MO, Sartore-Bianchi A, Siena S, Mancia G, Giannattasio C. Effects of cancer therapy targeting vascular endothelial growth factor receptor on central blood pressure and cardiovascular system. Am

J Hypertens. 2016 Feb;29(2):158–62.

21. Rini BI, Cohen DP, Lu DR, Chen I, Hariharan S, Gore ME, Figlin RA, Baum MS, Motzer RJ. Hypertension as a biomarker of efficacy in patients with metastatic renal cell carcinoma treated with sunitinib. J Natl Cancer Inst. 2011;103(9):763–73.

22. Porta C, Szczylik C. Tolerability of first-line therapy for metastatic renal cell carcinoma. Cancer Treat Rev. 2009;35(3):297–307.

23. Hicklin DJ, Lee ME. Role of the vascular endothelial growth factor pathway in tumor growth and angiogenesis. J Clin Oncol. 2005;23(5):1011–27.

24. Schneider BP, Wang M, Radovich M, Sledge GW, Badve S, Thor A, Flockhart DA, Hancock B, Davidson N, Gralow J, Dickler M, Perez EA, Cobleigh M, Shenkier T, Edgerton S, Miller KD. Association of vascular endothelial growth factor and vascular endothelial growth factor receptor-2 genetic polymorphisms with outcome in a trial of paclitaxel compared with paclitaxel plus bevacizumab in advanced breast cancer: ECOG 2100. J Clin Oncol. 2008;26(28):4672–8.

25. Chu TF, Rupnick MA, Kerkela R, et al. Cardiotoxicity associated with tyrosine kinase inhibitor sunitinib. Lancet. 2007;370(9604):2011–9.

26. Gore ME, Szczylik C, Porta C, et al. Safety and efficacy of sunitinib for metastatic renal-cell carcinoma: an expanded-access trial. Lancet Oncol. 2009;10:757–63.

27. Richards CJ, Je Y, Schutz FAB, et al. Incidence and risk of congestive heart failure in patients with renal and nonrenal cell carcinoma treated with sunitinib. J Clin Oncol. 2011;29(25):3450–6.

28. Schmidinger M, Zielinski CC, Vogl UM, et al. Cardiac toxicity of sunitinib and sorafenib in patients with metastatic renal cell carcinoma. J Clin Oncol. 2008;26(32):5204–12.

29. Molinaro M, Ameri P, Marone G, Petretta M, Abete P, Di Lisa F, De Placido S, Bonaduce D, Tocchetti CG. Recent advances on pathophysiology, diagnostic and therapeutic insights in cardiac dysfunction induced by antineoplastic drugs. Biomed Res Int. 2015;2015:138148. doi:10.1155/2015/138148. Epub 2015 Oct.

30. Ranpura V, Hapani S, Chuang J, Wu S. Risk of cardiac ischemia and arterial thromboembolic events with the angiogenesis inhibitor bevacizumab in cancer patients: a meta-analysis of randomized controlled trials. Acta Oncol. 2010;49:287–97.

31. Pouessel D, Culine S. High frequency of intracerebral hemorrhage in metastatic renal carcinoma patients with brain metastases treated with tyrosine kinase inhibitors targeting the vascular endothelial growth factor receptor. Eur Urol. 2008;53:376–81.

32. Nalluri SR, Chu D, Keresztes R, Zhu X, Wu S. Risk of venous thromboembolism with the angiogenesis inhibitor bevacizumab in cancer patients: a meta-analysis. JAMA. 2008;300:2277–85.

33. Sher AF, Chu D, Wu S. Risk of bleeding in cancer patients treated with the angiogenesis inhibitor bevacizumab: a meta-analysis. J Clin Oncol. 2009;27:15s.

34. Choueiri TK, Schutz FA, Je Y, Rosenberg JE, Bellmunt J. Risk of arterial thromboembolic events with sunitinib and sorafenib: a systematic review and meta-analysis of clinical trials. J Clin Oncol. 2010;28:2280–5.

35. Je Y, Schutz FA, Choueiri TK. Risk of bleeding with vascular endothelial growth factor receptor tyrosine-kinase inhibitors sunitinib and sorafenib: a systematic review and meta-analysis of clinical trials. Lancet Oncol. 2009;10:967–74.

36. Bronte E, Bronte G, Novo G, Bronte F, Bavetta MG, Lo Re G, Brancatelli G, Bazan V, Natoli C, Novo S, Russo A. What links BRAF to the heart function? New insights from the cardiotoxicity of BRAF inhibitors in cancer treatment. Oncotarget. 2015;6(34):35589–601.

37. Slamon DJ, Leyland-Jones B, Shak S, et al. Use of chemotherapy plus a monoclonal antibody against her2 for metastatic breast cancer that overexpresses HER2. New Engl J Med. 2001;344(11):783–92.

38. Tocchetti CG, Ragone G, Coppola C, et al. Detection, monitoring, and management of trastuzumab-induced left ventricular dysfunction: an actual challenge. Eur J Heart Fail. 2012;14(2):130–7.

39. Ewer MS, Lippman SM. Type II chemotherapy-related cardiac dysfunction: time to recognize a new entity. J Clin Oncol. 2005;23(13):2900–2.

40. Odiete O, Hill MF, Sawyer DB. Neuregulin in cardiovascular development and disease. Circ Res. 2012;111(10):1376–85.

第 11 章
癌症患者的心律失常
Cardiac Arrhythmias in Cancer Patients

Nicola Maurea，Iris Parrini，Irma Bisceglia

于善栋 译 赵树梅 审校

11.1 引言

癌症患者可能会发生多种心律失常。心律失常可能是独立于癌症而存在的合并症，也可能由癌症引起或者由抗肿瘤治疗引起。

11.1.1　心律失常的发病率

心律失常的真实发病率很难评估，并且由于以下原因经常被低估：

- 若癌症患者无症状，通常不进行常规心脏监测。
- 常规监测并不能发现所有的心律失常[1-2]。
- 心脏病患者或心脏毒性高危患者，有时会被临床试验排除。
- 许多患者同时接受多种化疗药物，因此很难确定是哪种药物导致了心律失常。
- 治疗中会使用大量新型药物。

11.2　心房颤动

心房颤动（AF）是一种无序、快速且不规则的心房激动。受心房激动影响，心室激动也不规律。发生 AF 时，心率会波动于 120～160 次/分，但有时也会达到 200 次/分。几种 AF 类型的定义如下：

- 阵发性 AF：通常会在 48 h 内自行终止。7 天内可转复窦性心律的 AF，应考虑为阵发性 AF。
- 持续性 AF：AF 持续时间超过 7 天，或者持续 7 天之后需要由心脏复律终止。
- 永久性 AF：AF 持续数月或数年，医生和患者放弃心脏复律。

普通人群中 AF 的患病率为 1.5％～2％，在 80 岁以上人群中，患病率上升至 10％，而在 85 岁以上人群中，患病率进一步上升至 18％[3-5]。

11.2.1　流行病学

大多数癌症相关性 AF 发生于肿瘤手术之后。

- AF 在胸部手术中和术后尤为常见：
  - 尤其是肺癌的肺切除术[6]，其与术后死亡率升高有关；由于结直肠癌行选择性结肠切除术[7]或由于食管癌行食管切除术的患者术后也容易发生 AF[8]。

癌症和 AF 之间的联系不仅限于术后，在结肠癌、乳腺癌、肺癌、肾癌、卵巢癌患者中均发现 AF 发生率升高[9]。

11.2.2　病理生理学机制

在下列情况中，癌症患者更易出现 AF：

- 原发于肺部和食管的肿瘤侵犯心脏或转移性心脏肿瘤。
- 电解质紊乱、代谢性疾病、交感神经张力增加、副肿瘤表现（甲状旁腺功能亢进）或者自身免疫反应。
- 药物治疗，如蒽环类药物、紫杉烷、5-氟尿嘧啶和卡培他滨、顺铂、异环磷酰胺、吉西他滨、高剂量糖皮质激素、靶向药物和二膦酸盐。
- 炎症也可能导致 AF[10]：
  - 慢性炎症会增加肿瘤的发生风险，而且会影响肿瘤发生的每一个阶段，触发基因突变或表观遗传学改变，促进肿瘤发生、进展和转移扩散。事实上，血浆和细胞中主要炎症标志物（如 C 反应蛋白和血清淀粉样蛋白 A）水平的升高与 AF 的发生有关[11]。

11.2.3　临床注意事项

在临床实践中，AF 的诊治需要考虑以下几方面：

- 筛查和预防 AF。
- 心率控制与节律控制。
- 预防血栓栓塞。
- 评估出血风险。

- 以下情况需考虑预防性使用抗心律失常药物：
  - 肺或食管切除术。
  - 某些特定肿瘤或使用某些化疗方案时。
- 以下情况需考虑使用药物复律或电复律：
  - 患者血流动力学不稳定：
    AF 持续时间＜48 h，直接在静脉注射普通肝素的情况下复律。
    AF 持续时间＞48 h 或持续时间未知，心脏复律前必须先进行抗凝治疗或使用经食管超声心动图排除心房血栓。
  - 有证据表明，使用胺碘酮有助于预防 AF 及维持窦性心律。
- 对于血流动力学稳定或已发生肿瘤转移的患者应考虑心率控制。
  - 使用 β 受体阻滞剂或钙通道阻滞剂（如维拉帕米或地尔硫䓬）可很好地控制心室率。

> 治疗癌症患者的 AF 时应权衡血栓栓塞和出血的风险。肿瘤本身导致的高凝状态会增加 AF 患者的栓塞风险，此外，要注意特定类型癌症患者的出

血风险。

癌症相关性 AF 的抗凝治疗包括使用 CHADS$_2$ 或 CHA$_2$DS$_2$-VASc 和 HAS-BLED 评分评估血栓栓塞及出血风险[3]（图 11.1）。

这两种评分的研究对象中并不包括癌症患者，所以这两种评分并不能完全反映癌症患者的血栓栓塞及抗凝出血风险：CHA$_2$DS$_2$-VASc 的研究排除了既往有血栓栓塞的患者，HAS-BLED 的研究排除了血液系统恶性肿瘤、凝血障碍、血小板减少、严重的肝脏转移肿瘤的患者。

因此，癌症患者 AF 的抗凝治疗应严格根据患者具体情况。

此外，由于合并用药或代谢紊乱使出血风险增加，这些患者对抗凝治疗的反应可能是复杂而难以预测的[12]。

11.2.4 治疗

- 使用低分子量肝素的患者预后可能好于使用维生素 K 抑制剂的患者[13]。
- 目前为止尚无癌症患者使用新型口服抗凝药的证据[14]。
- 确诊癌症 1 年后应该考虑口服抗凝药[15]。
- 尚无充分的证据支持射频消融隔离肺静脉治疗癌症患者的 AF，但是当药物治疗难以控制节律时，射频消融可能对患者预后有好处。

2014 年，发布了详细而全面的针对胸外科手术围术期/术后心房颤动和心房扑动（POAF）的预防和治疗的循证指南[16]。这些指南可用于指导一般癌

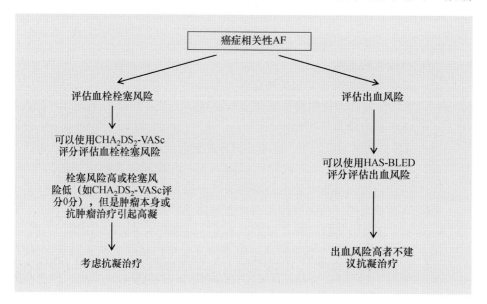

图 11.1 癌症相关性 AF 患者的抗凝治疗

症患者的治疗。然而，在接受化疗的患者中，应考虑治疗 AF 的药物和抗肿瘤药物之间的相互作用。

临床评估参见图 11.2。

11.3　缓慢性心律失常

缓慢性心律失常包括窦性心动过缓、窦房结功能障碍（窦房传导阻滞，窦性停搏）和房室传导阻滞。

窦性心动过缓是指在窦性心律下，心室率<60 次/分。病态窦房结综合征是指因窦房结功能障碍引起的心动过缓与心动过速和心房颤动交替发作。

房室传导阻滞由房室结和希浦系统传导功能障碍引起。根据其严重程度房室传导阻滞可分为三种类型：一度、二度和三度房室传导阻滞。一度房室传导阻滞时所有的激动都能传导至心室（即心室率与心房率相同），但是传导时间延长超过 200 ms。二度房室传导阻滞时部分心房激动不能传导至心室。

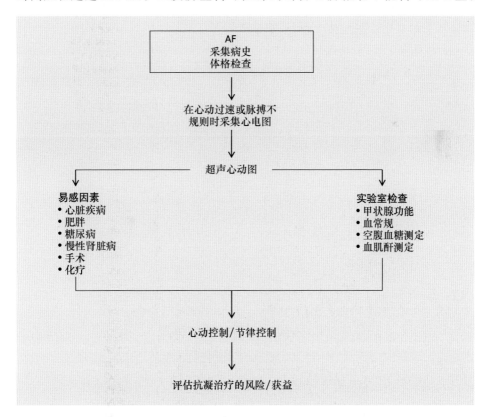

图 11.2　癌症患者发生 AF 的临床评估及治疗策略

心室率低于心房率。三度房室传导阻滞（也被称为"完全性房室传导阻滞"）时心房激动完全不能传导至心室，心室率由心室起搏点的激动来维持，导致心率缓慢（25～30 次/分），心电图显示 QRS 波增宽，通常需要植入人工起搏器。

　　无论是否接受化疗，癌症患者均可能出现缓慢性心律失常。以下几种情况出现心动过缓或房室传导阻滞的风险增加：

- 其他情况包括潜在的心脏疾病（使用或未使用药物治疗）、转移性心脏肿瘤以及肿瘤导致的继发性心脏浸润。
- 既往接受过纵隔放疗。
- 电解质紊乱、甲状腺功能减退、迷走神经刺激或毒品。

　　癌症患者的缓慢性心律失常通常是化疗中比较少见、呈一过性且为自限性的表现。

　　心动过缓相关的症状（如呼吸困难、晕厥、眩晕、胸痛、乏力）通常与房室传导阻滞的严重程度或潜在的心脏疾病有关（图 11.3）。

　　一些化疗药物可能会引起心动过缓，如多柔比星、米托蒽醌、环磷酰胺、顺铂、紫杉醇和沙利度胺（表 11.1）。

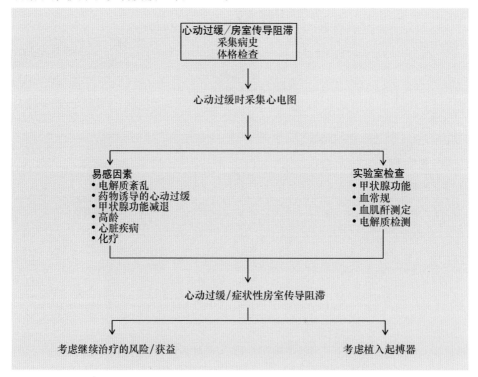

图 11.3　癌症患者发生心动过缓的临床评估及治疗策略

　　最常见的引起心动过缓或房室传导阻滞的药物是沙利度胺和紫杉醇。

表 11.1　化疗药物诱发窦性心动过缓、房室传导阻滞和室内传导阻滞

药物	窦性心动过缓	房室传导阻滞	室内传导阻滞
安吖啶	少见		
三氧化二砷	少见	少见	少见
硼替佐米	少见	少见	
卡培他滨	少见	少见	
顺铂	少见	少见	少见
考布他汀	少见		
克唑替尼	少见		
环磷酰胺	少见	少见	
阿糖胞苷	少见		
柔红霉素	少见	少见	
氟达拉滨	少见		
5-FU	常见	少见	少见
米托蒽醌	少见	少见	
紫杉醇	0.1%～31.0%	25.0%	少见
泊那替尼	少见	少见	
利妥昔单抗	少见	少见	
紫杉烷类	少见	少见	
沙利度胺	27%	少见	
长春花生物碱	少见		
伏林司他	少见		
多柔比星	少见	少见	少见
表柔比星		少见	
异环磷酸胺		少见	
白介素-2	少见	少见	少见
α干扰素		少见	
曲妥珠单抗			少见
伊马替尼			少见

11.3.1　沙利度胺

沙利度胺可用于治疗部分实体瘤。约 1/3 使用沙利度胺的患者可出现窦性心动过缓。也有报道用药后出现三度房室传导阻滞伴低血压和意识丧失的病例[17]。

在临床实践中：

— 使用沙利度胺时，须严密监测心动过缓的症状和体征（乏力、晕厥、头晕或眩晕）。

— 当心率为 50～60 次/分且出现心动过缓症状时，应该减小剂量或暂停使用。

— 当心率＜50 次/分时，应当停用沙利度胺。

— 停药后心动过缓通常能够恢复，但是有时需要植入起搏器[18-19]。

— 需持续使用沙利度胺的骨髓瘤患者若出现三度房室传导阻滞，应考虑植入起搏器。

— 出现心动过缓时，应检测促甲状腺素水平以排除甲状腺功能减退。

11.3.2　紫杉醇

紫杉醇导致的窦性心动过缓、一度房室传导阻滞、高度房室传导阻滞和传导功能异常比较少见，而且通常无症状。

在临床实践中：

— 心律失常通常在开始注射后 24 h 内出现，在接下来的 48～72 h 内自行缓解[20-21]。

— 在注射的第 1 个小时建议进行心电监护。

— 当出现传导功能异常时应当考虑停药。

— 根据症状的严重程度、血流动力学状态以及是否需要继续治疗，决定是否植入起搏器[21]。

— 提前使用抗组胺药和糖皮质激素抑制组胺的释放，可降低发生心动过缓的风险。

11.3.3　其他药物

其他较少导致心动过缓的药物包括：

— 5-氟尿嘧啶（5-FU）和卡培他滨：有时可以观察到一过性超过 24 h 的无症状心动过缓[21]，很少需要植入起搏器。

— 顺铂：很少发生缓慢性心律失常，6 个治疗周期中每个周期均有可能出现明显的窦性心动过缓[22]。

总之，处理这些心律失常需要个体化：治疗决策需要考虑药物的种类、是否需要继续治疗、心动过缓的严重程度和相关症状。

11.4　QT 间期正常的室性心律失常

室性心动过速（VT）是指起源于心室的、频率超过 100 次/分的持续 3 个或 3 个以上的宽 QRS 波。非持续性心动过速是指 VT 持续时间<30 s。

持续性 VT 是指 VT 持续时间>30 s 和（或）持续时间<30 s 但因血流动力学不稳定需要终止。

QT 间期正常的 VT 比较少见，可能具有以下特点：

— 表现为急性或慢性毒性损伤，多数存在易感因素（左心室功能不全、缺血、电解质紊乱、代谢性疾病、明显心动过缓）。

— 原发性肿瘤或转移性心脏肿瘤的直接表现。

最常见的可导致 VT 的药物见表 11.2。

表 11.2　化疗药物诱发室性心动过速

药物	室性心动过速/心室颤动
三氧化二砷	50.00%
卡培他滨	2.10%
顺铂	8.00%
环磷酰胺	少见
柔红霉素	少见
5-FU *	1.10%
紫杉烷	0.26%
多柔比星	6.00%
异环磷酰胺	少见
IL-2	0.50%～1.10%
α 干扰素，γ 干扰素	少见
曲妥珠单抗	少见
美法仑	少见
安吖啶	少见
吉西他滨	少见
甲氨蝶呤	少见
达沙替尼	少见
帕比司他	少见
罗米地新	少见
阿仑珠单抗	少见
利妥昔单抗	少见

* 持续静脉输注

- 5-FU 和卡培他滨
  - 室性心律失常和心脏性猝死通常发生于心绞痛或心肌梗死发作时[23-24]。不伴有心肌缺血的心律失常很少见。
  - 缺血样心电图改变和室性心律失常通常在用药 2～5 天出现，并在停药后数小时到 5 天消失。
- 白介素-2（IL-2）。使用 IL-2 的患者很少出现 VT，可见于接受高剂量静脉推注 IL-2 的肾细胞癌患者中[25]。
- 使用高剂量异环磷酰胺可能会出现恶性心律失常[26]。
- 环磷酰胺和顺铂很少导致室性心律失常[27-28]。
- 长期使用蒽环类药物会导致心脏毒性，即使在化疗结束后很多年患者也有发生心肌病的风险，这些情况会引起严重的室性心律失常[29]。

11.5 心律失常的诊断

首先应该识别容易发生心律失常的患者，优化临床监测和治疗流程（图 11.4）。

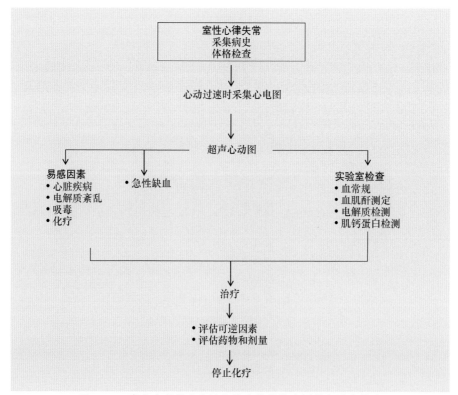

图 11.4 癌症患者发生室性心律失常的临床评估和治疗策略

应当对患者的心脏基线状态进行仔细评估。

- 在癌症治疗前和治疗过程中，积极处理合并症可以降低心律失常的风险。
- 密切监测和关注患者的症状和体征可改善患者预后。

治疗前和治疗过程中均应行心电图检查：

- 心电图可发现心律失常、传导功能障碍、QTc 间期延长、心肌缺血或左心室肥大的表现。
- 有助于明确心脏肿瘤的位置[30]。

当疑诊心律失常时，动态心电图（Holter）监测有助于预防和治疗心律失常。

总之，心律失常的治疗应该个体化。治疗决策应根据抗肿瘤药物的种类和剂量以及肿瘤的类型来确定。如果出现严重的心律失常，应停用化疗药物（图 11.4）。

11.6　心律失常和靶向治疗

QTc 间期延长和心律失常：许多药物可延迟心脏复极化其在体表心电图上可表现为心率相关的 QTc 间期延长。尽管 QTc 间期延长不会立即造成心脏损伤，但有引起致命性心律失常的风险。QTc 间期延长会引起尖端扭转型室性心动过速。这种心动过速通常为一过性，如果持续发生会引起脑供血不足甚至心室颤动，通常会导致致命性的结局。

靶向血管内皮生长因子（VEGF）受体的酪氨酸激酶抑制剂（TKI）凡他尼布和舒尼替尼已经被证实能够延长 QTc 间期，尽管其他靶向 VEGF 受体（VEGFR）的 TKI，如索拉非尼对 QTc 间期的影响尚不明确[31]。

在一项纳入 6548 例患者的大型 meta 分析中，使用 VEGFR TKI 的患者中有 4.4％存在不同程度的 QTc 间期延长，0.83％的患者为高度 QTc 间期延长。使用舒尼替尼和凡他尼布的患者出现 QTc 间期延长的相对风险率（RR）更高，但是大多数患者均无症状。在该分析中，使用帕唑帕尼和阿昔替尼并不明显增加 QTc 间期延长的风险。高剂量凡他尼布（RR＝12.2）与低剂量（RR＝3.6）相比，可明显增加 QTc 间期延长的风险。

- 在高度 QTc 间期延长的患者中，严重心律失常（如尖端扭转型室性心动过速）的发生率未升高。
- QTc 间期延长的风险与治疗持续时间无关。

11.6.1　凡他尼布

在一些临床试验中，凡他尼布与 QTc 间期延长，尖端扭转型室性心动过速和猝死相关[31-33]。在一项纳入 9 项凡他尼布治疗多种恶性肿瘤的 Ⅱ 期和 Ⅲ 期临床试验的 meta 分析中，各种程度的 QTc 间期延长（>450 ms）的总发生率为 16.4%，高度 QTc 间期延长（>500 ms 或有症状且需要治疗）的发生率为 3.7%。非甲状腺癌（主要为乳腺癌和肺癌）以及需要接受更长时间治疗的甲状腺癌患者 QTc 间期延长的发生率分别为 18% 和 12%[33]。由于存在心血管风险，凡他尼布仅能通过严格限制的项目获得（REMS 项目）。

❯ **QTc 间期>450 ms 的患者不能使用凡他尼布治疗[34]。**

由于存在心脏毒性，美国处方信息中包含黑框警告：使用凡他尼布前应纠正低钙血症、低钾血症和（或）低镁血症。

此外，由于凡他尼布半衰期很长（19 天），建议行心电图监测 QT 间期。

- 于基线状态、治疗后 2～4 周、8～12 周，此后每 3 个月行心电图检查。
- 建议相同时间点检测血钾、血钙、血镁和 TSH 水平。
- 避免同时使用能够延长 QTc 间期的药物。
- 使用药物的过程中如果发现 QTc 间期>500 ms，应当停止用药直到 QTc 间期恢复至<450 ms，再次使用时应该降低药物剂量。

11.6.2　舒尼替尼和索拉非尼

舒尼替尼对 QTc 间期的影响呈剂量依赖性[31,35-37]。与此相反，索拉非尼对 QTc 间期的影响并不明显[31,38]。关于如何对使用舒尼替尼造成 QTc 间期延长的患者进行心电图监测及调整药物剂量。目前还没有指南性的文件。

- 总之，使用舒尼替尼治疗之前，要进行基线心电图检查。若患者同时使用其他可延长 QTc 间期的药物，需要动态监测心电图变化。

11.6.3　乐伐替尼

在一项安慰剂对照试验中，使用乐伐替尼的患者有 9% 出现 QTc 间期延长，而对照组中只有 2%。在使用乐伐替尼的患者中，2% 发生 3 度及以上 QTc 间期延长，而对照组中未发生。

- 美国处方信息建议先天性长 QT 综合征、心力衰竭、心动过缓或使用可延长 QT 间期药物的患者，应动态监测心电图。

11.6.4　泊那替尼

大约有 1％ 使用泊那替尼的患者会出现症状性心动过缓，约 5％ 的患者会出现室上性心动过速（主要是心房颤动）[39]。尚无报道泊那替尼可延长 QTc 间期。

11.7　靶向治疗引起心律失常的监测与治疗

已有针对使用凡他尼布和乐伐替尼患者 QTc 间期监测和基于心脏毒性分级的药物治疗指南和建议（表 11.3）。其他抗血管生成的酪氨酸激酶抑制剂尚无相关正式的指南文件。

> **推荐意见：**
>
> 对于接受抗血管生成的酪氨酸激酶抑制剂治疗的患者，须仔细询问合并用药。尤其是能够延长 QTc 间期的药物。
>
> 有 QT 间期延长病史、使用抗心律失常药物、既往有心脏疾病、心动过缓或电解质紊乱的患者更容易发生 QTc 间期延长。

表 11.3　NCI CTCAE 4.0 版 QT 间期延长分级

不良事件	1 度	2 度	3 度	4 度
QT 间期延长	QTc 间期 450～480 ms	QTc 间期 481～500 ms	至少 2 次心电图中 QTc 间期≥501 ms	QTc 间期≥501 ms，或比基线增加＞60 ms，出现尖端扭转型室性心动过速，或出现多形性室性心动过速，或出现严重心律失常的症状和体征

NCI CTCAE，美国国家癌症研究所通用不良反应术语标准；QTc，校正的 QT 间期

参考文献

1. Senkus E, Jassem J. Cardiovascular effects of systemic cancer treatment. Cancer Treat Rev. 2011;37(4): 300–11.
2. Suter TM, Ewer MS. Cancer drugs and the heart: importance and management. Eur Heart J. 2013;34(15):1102–11.
3. Camm AJ, Lip GY, De Caterina R, et al. 2012 focused update of the ESC guidelines for the management of atrial fibrillation: an update of the 2010 ESC guidelines for the management of atrial fibrillation. Eur Heart J. 2012;33:2719–47.
4. Camm AJ, Kirchhof P, Lip GY, et al. Guidelines for the management of atrial fibrillation: the task force for

the management of atrial fibrillation of the European Society of Cardiology (ESC). Eur Heart J. 2010;31:2369–42.

5. Driver JA, Djoussé L, Logroscino G, Gaziano JM, Kurth T. Incidence of cardiovascular disease and cancer in advanced age: prospective cohort study. BMJ. 2008;337:a2467.

6. D'Amico T, Zhao Y, O'Brien S, Harpole D. Risk factors for atrial fibrillation after lung cancer surgery: analysis of the Society of Thoracic Surgeons general thoracic surgery database. Ann Thorac Surg. 2010;90:368–74.

7. Siu CW, Tung HM, Chu KW, Jim MH, Lau CP, Tse HF. Prevalence and predictors of new-onset atrial fibrillation after elective surgery for colorectal cancer. Pacing ClinElectrophysiol. 2005;28 Suppl 1:S120–3.19.

8. Bhave PD, Goldman LE, Vittinghoff E, Maselli J, Auerbach A. Incidence, predictors, and outcomes associated with postoperative atrial fibrillation after major non cardiac surgery. Am Heart J. 2012;164:918–24.

9. Guzzetti S, Costantino G, Vernocchi A, Sada S, Fundaro C. First diagnosis of colorectal or breast cancer and prevalence of atrial fibrillation. Intern Emerg Med. 2008;3:227e231.

10. Velagapudi P, Turagam MK, Kocheril AG. Atrial fibrillation in cancer patients: an underrecognized condition. South Med J. 2011;104:667–8.

11. Lainscak M, Dagres N, Filippatos GS, Anker SD, Kremastinos DT. Atrial fibrillation in chronic non-cardiac disease: where do we stand? Int J Cardiol. 2008;128:311–5.

12. Lee AY. Deep vein thrombosis and cancer: survival, recurrence, and anticoagulant choices. Dis Mon. 2005;51:150–7.

13. Klerk CP, Smorenburg SM, Otten HM, et al. The effect of low molecular weight heparin on survival in patients with advanced malignancy. J ClinOncol. 2005;23:2130–5.

14. Connolly SJ, Ezekowitz MD, Yusuf S, et al. For the RE-LY Steering Committee and Investigators. Dabigatran versus warfarin in patients with atrial fibrillation. N Engl J Med. 2009;361:1139–51.

15. Lee Y-J, Park J-k, Uhm J-S, Kim J-Y, Pak H-N, Lee M-H, Sung J-H, Joung B. Bleeding risk and major adverse events in patients with cancer on oral anticoagulation therapy International. J Cardiol. 2016;203:372–8.

16. Frendl G, Sodickson AC, Chung MK, et al.; American Association for Thoracic Surgery. 2014 AATS guidelines for the prevention and management of perioperative atrial fibrillation and flutter for thoracic surgical procedures. J Thorac Cardiovasc Surg. 2014;148(3):e153–93. Epub 2014 Jun 30. Review.

17. Hinterseer M, Becker A, Kaab S, Lang N, Nabauer M, Steinbeck G. Thalidomide-induced symptomatic third-degree atrioventricular block. Clin Res Cardiol. 2006;95:474–6.

18. Fahdi IE, Gaddam V, Saucedo JF, Kishan CV, Vyas K, Deneke MG, et al. Bradycardia during therapy for multiple myeloma with thalidomide. Am J Cardiol. 2004;93(8):1052–5.

19. Barlogie B, Tricot G, Anaissie E, Shaughnessy J, Rasmussen E, van Rhee F, et al. Thalidomide and hematopoietic-cell transplantation for multiple myeloma. N Engl J Med. 2006;354(10):1021–30.

20. Ettinger DS, Armstrong DK, et al. Taxol: a unique antineoplastic agent with significant activity in advanced ovarian epithelial neoplasms. Ann Intern Med. 1989;111(4):273–9.

21. Arbuck SG, Strauss H, Rowinsky E, Christian M, Suffness M, Adams J, et al. A reassessment of cardiac toxicity associated with taxol. J Natl Cancer Inst Mono. 1993;15:117–30.

22. Yavas O, Aytemır K, Celık I. The prevalence of silent arrhythmia in patients receiving cisplatin-based chemotherapy. Turkish J Cancer. 2008;38(1):12–5.

23. Eskilsson J, Albertsson M. Failure of preventing 5-fluorouracil cardiotoxicity by prophylactic treatment with verapamil. Acta Oncol. 1990;29(8):1001–3.

24. Kosmas C, Kallistratos MS, Kopterides P, Syrios J, Skopelitis H, Mylonakis N, et al. Cardiotoxicity of fluoropyrimidines in different schedules of administration: a prospective study. J Cancer Res ClinOncol. 2008;134(1):75–82.

25. Oleksowicz L, Escott P, Leichman GC, Spangenthal E. Sustained ventricular tachycardia and its successful prophylaxis during high-dose bolus interleukin-2 therapy for metastatic renal cell carcinoma. Am J ClinOncol. 2000;23:34–6.

26. Quezado ZM, Wilson WH, Cunnion RE, Parker MM, Reda D, Bryant G, et al. High-dose ifosfamide is associated with severe, reversible cardiac dysfunction. Ann Intern Med. 1993;118(1):31–6.

27. Cazin B, Gorin NC, Laporte JP, Gallet B, Douay L, Lopez M, et al. Cardiac complications after bone marrow transplantation. A report on a series of 63 consecutive transplantations. Cancer. 1986;57(10):2061–9.

28. Kupari M, Volin L, Suokas A, Timonen T, Hekali P, Ruutu T, et al. Cardiac involvement in bone marrow transplantation:electrocardiographic changes, arrhythmias, heart failure and autopsy findings. Bone Marrow Transplant. 1990;5(2):91–8.

29. Steinherz LJ, Steinherz PG, Tan C. Cardiac failure and dysrhythmias 6–19 years after anthracycline therapy: a series of 15 patients. Med Pediatr Oncol. 1995;24(6):352–61.

30. Haqqani HM, Morton JB, Kalman JM. Using the 12-lead ECG to localize the origin of atrial and ventricular tachycardias: part 2--ventricular tachycardia. J Cardiovasc Electrophysiol. 2009;20(7):825–32.

31. Shah RR, Morganroth J, Shah DR. Cardiovascular safety of tyrosine kinase inhibitors: with a special focus on cardiac repolarisation (QT interval). Drug Saf. 2013;36:295.

32. US FDA drug approval summary for vandetanib in medullary thyroid cancer. http://www.accessdata.fda.gov/drugsatfda_docs/label/2011/022405s000lbl.pdf. Accessed 25 Apr, 2011.

33. Zang J, Wu S, Tang L, et al. Incidence and risk of QTc interval prolongation among cancer patients treated with vandetanib: a systematic review and meta-analysis. PLoSOne. 2012;7, e30353.

34. FDA-approved manufacturer's package insert for vandetanib. http://dailymed.nlm.nih.gov/dailymed/lookup.cfm?setid=4dc7f0af-77fb-4eec-46b9-dd1c2dcb4525. Accessed 25 Jan 2013.

35. Schmidinger M, Zielinski CC, Vogl UM, et al. Cardiac toxicity of sunitinib and sorafenib in patients with metastatic renal cell carcinoma. J ClinOncol. 2008;26:5204.

36. Strevel EL, Ing DJ, Siu LL. Molecularly targeted oncology therapeutics and prolongation of the QT interval. J ClinOncol. 2007;25:3362.

37. Bello CL, Mulay M, Huang X, et al. Electrocardiographic characterization of the QTc interval in patients with advanced solid tumors: pharmacokinetic- pharmacodynamic evaluation of sunitinib. Clin Cancer Res. 2009;15:7045.

38. Tolcher AW, Appleman LJ, Shapiro GI, et al. A phase I open-label study evaluating the cardiovascular safety of sorafenib in patients with advanced cancer. Cancer Chemother Pharmacol. 2011;67:751.

39. US Food and Drug Administration (FDA)-approved manufacturer's package insert. http://dailymed.nlm.nih.gov/dailymed/lookup.cfm?setid=807f988e-117b-4497-934d-73aa78baac71. Accessed 03 Jan 2013.

第 12 章
放射治疗：临床特征和心脏毒性
Radiotherapy：Clinical Aspects and Cardiotoxicity

Chiara Lestuzzi，Anju Nohria，Riccardo Asteggiano，
Paola Vallerio

于善栋　译　　赵树梅　审校

12.1　病理生理学

放疗可引发炎症，激活促纤维化细胞因子并导致内皮和微血管损伤。辐射可通过产生自由基导致氧化应激水平增加，促进基质金属蛋白酶和促炎性细胞因子（如 IL-4、IL-13 和 TGF-β）的募集。成肌纤维细胞被激活后，组织可通过自分泌机制导致不依赖于 TGF-β 通路的胶原持续沉积和成纤维细胞分化。这些改变可能会导致急性心脏毒性（在放疗过程中或者放疗结束后短时间内较明显），并会启动慢性损伤过程，在数年后出现明显心功能不全。急性损伤主要由辐射损伤和即刻的炎症反应导致。远期损伤主要由干细胞丢失和持续的组织纤维化导致。因此，辐射导致的慢性损伤不可逆，且可影响多个心脏结构，包括冠状动脉、心肌、心包、瓣膜和传导系统[1]（表 12.1）。

表 12.1　经允许引自 [74]

	超声心动图	心脏磁共振	心脏 CT	负荷超声心动图	平衡法放射性核素心血管造影（ERNA）/SPECT 灌注显像
心包疾病					
积液筛查和阳性诊断率	＋＋＋＋	＋	＋	－	＋/－
积液随访	＋＋＋＋	－	－	－	＋/－
缩窄性心包炎筛查和阳性诊断率	＋＋＋＋	＋＋＋＋	＋＋	－	＋/－
心肌疾病					
左心室收缩功能不全	＋＋＋＋（为一线影像学检查，如果声窗差可以使用心脏声学造影）	＋＋＋＋	＋	＋＋＋＋（评估收缩储备功能）	＋＋＋＋/＋＋＋＋（当需要同时评估心功能和灌注时使用）
左心室舒张功能不全	＋＋＋＋	＋	－	－	＋＋/＋
左心室功能不全随访	＋＋＋＋（为一线影像学检查，如果声窗差可以使用心脏声学造影）	＋	－	＋＋（评估收缩储备功能）	＋＋/＋＋
心肌纤维化	－	＋＋＋＋	＋	－	－

	超声心动图	心 脏 磁共振	心脏 CT	负荷超声心动图	平衡法放射性核素心血管造影（ERNA）/SPECT灌注显像
心脏瓣膜疾病					
阳性诊断率和严重程度评估	＋＋＋＋	＋＋	－	＋＋	＋/－
随访	＋＋＋＋	－	－	＋＋	＋/－
冠心病					
阳性诊断率	＋（若存在静息室壁运动异常）	＋＋＋＋（负荷心脏磁共振）	＋＋（CT 血管造影）	＋＋＋＋（运动或多巴酚丁胺负荷）	＋/＋＋＋＋
随访	＋	＋	－	＋＋＋＋（为一线影像学检查）	＋/＋＋

12.2　急性心脏毒性

12.2.1　急性心包炎

最常见的急性心脏毒性为急性心包炎。常见于接受高剂量放疗的纵隔霍奇金和非霍奇金淋巴瘤、食管癌、肺癌、胸腺瘤患者。引起急性心包炎的原因包括：①血管通透性增加导致心包液体生成增加。②淋巴管纤维化导致淋巴液排出受阻。

➡ 现代放疗技术已使急性心包炎的发生率从 20％下降至 2.5％。

➡ 最常见的并发症是少量的、无症状性心包渗出，通常呈自限性，可在数周内消失，无需特殊处理[2]。

🔹 **淋巴瘤和纵隔肿瘤较大的患者在放疗前会出现少量心包积液（通常由淋巴管引流受阻引起），此时的心包积液不是放疗的并发症。**

➡ 一些食管癌或肺癌患者，在放疗过程中或放疗后第一个月内会出现急性心包炎。伴有胸痛、心电图改变和（或）心包摩擦音。这些患者的心包积液通常为中少量，甚至无心包积液。

　　= 心包炎的治疗同急性病毒性心包炎或特发性心包炎。如使用非甾体抗炎药。治疗效果不佳的患者可以考虑使用秋水仙碱。

12.2.2　心室功能不全

　　心室功能不全是一种少见的并发症。通常在放疗同时或即将开始放疗前使用蒽环类药物或高剂量化疗药物时出现[3-4]，由放疗和化疗的协同作用导致心肌损伤引起。

　　■ 这种功能不全既有收缩功能不全也有舒张功能不全，通常可以观察到心肌的限制性病变。

12.2.3　心肌缺血

　　心肌缺血可于放疗后第一个月内出现，尤其是在放疗区域接近心脏时。一项前瞻性研究显示，40%的患者在接受放疗 2 年内会出现容量依赖的灌注损伤[5]。长期随访发现，早期出现灌注损伤的患者远期心血管事件发生率较高[6]。

12.3　迟发心脏毒性

　　迟发性放射性心脏病（RIHD）是一个严重的问题，尤其是在淋巴瘤和乳腺癌的长期生存者中。从放疗至出现明显 RIHD 的中位时间为 15 年，其发生率随着时间的推移而逐渐增加[7-11]。

12.3.1　冠心病

　　冠心病是最常见的 RIHD。有研究显示，在接受放疗的霍奇金淋巴瘤患者中，急性心肌梗死导致的死亡风险是同龄对照组的 2～4 倍，在一些亚组中，这种风险会升高 7 倍[12]。动物研究中，研究者发现放疗会加快动脉粥样硬化斑块形成，使斑块处于易出血的炎症状态，且与年龄匹配的动物相比，放疗会增加总斑块负荷。

　　■ 与胸部放疗后出现冠心病关系最密切的危险因素包括：

　　　= 心脏的总辐射暴露剂量：放疗时未进行心脏防护、累积剂量较高（≥30 Gy）、分次剂量≥2 Gy、左侧乳腺癌放疗（与右侧乳腺癌放疗对比）。

　　　= 接受放疗时年龄≤25 岁。

　　　= 高血清胆固醇水平、主动吸烟者以及存在其他心血管危险因素。

　　■ 目前认为斑块形成的机制是自发性动脉粥样硬化。然而，放疗患者的斑块纤维成分较多，脂质成分较少，且病变更靠近近端，更光滑、更长，呈同心圆管状分布。

— 冠心病通常发生在放疗区域。

　　=　纵隔放疗引起的典型病变是冠状动脉开口处狭窄。左主干病变发生率明显升高，其次为右冠状动脉开口和左前降支开口处病变。

　　=　乳腺癌患者接受左侧胸部放疗后常累及尖部。放疗可导致其微血管损伤，其中大部分患者表现为心脏运动异常而不是急性心肌梗死[13]。

— 放疗导致的冠心病通常无症状，急性心肌梗死可能为首发症状（图12.1）。患者可出现无症状性缺血和负荷试验假阴性[14]。根据临床经验，75%的患者在负荷试验中可诱发出心肌缺血，而平时无症状。

　　=　可能的原因是放疗损伤心脏神经，导致心脏功能性失神经而无法感知到疼痛。

　　=　因此，筛查辐射导致冠心病的风险时，不应仅根据症状，而应根据功能和（或）影像学评估。

12.3.2　左心室功能不全

左心室功能不全是胸部放疗常见的并发症。

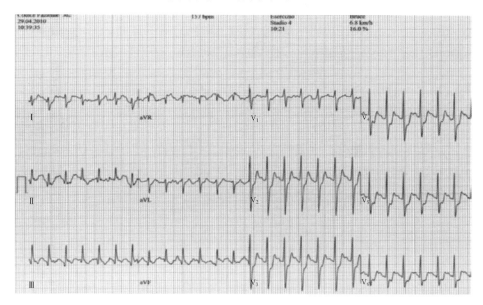

图 12.1　一例48岁无症状性心肌缺血男性患者行运动试验的心电图表现。该患者无心血管危险因素，22年前曾行纵隔放疗。冠状动脉造影结果显示左主干狭窄，成功行经皮冠状动脉血管成形术治疗

- 可能由以下一种或多种机制引起：
  - 宏观上，冠心病可导致心脏慢性缺血、心肌冬眠、心肌顿抑和（或）心肌坏死（图 12.2）。
  - 心脏毛细血管密度减小从而导致心肌细胞缺氧。
  - 心肌细胞的直接损伤和坏死。同时接受蒽环类药物治疗（接受 CHOP 和 ABVD 化疗方案的患者）时更加明显。有活性的心肌组织不断被纤维组织代替。
  - Ⅰ型胶原（非Ⅲ型胶原）增加，导致心肌扩张能力下降。

> 与心肌缺血引起的心室功能不全相比，心血管系统对于放射性心肌损伤的反应不尽相同，左心室扩大较少见。

- 在心脏发生收缩或舒张功能不全之前，心脏压力参数可发生显著改变（图 12.3）。
- 左心室舒张功能不全较多见，一些严重的病例最终会演变成限制型心肌病[15]。

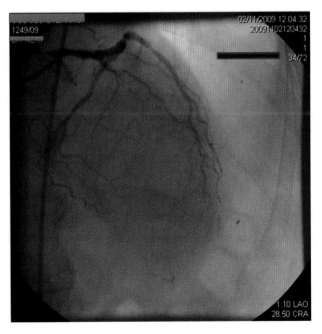

图 12.2　冠状动脉造影图。患者男，53 岁，既往吸烟，伴高血压、高脂血症。该患者于 2006 年因非霍奇金淋巴瘤接受放疗和化疗。2009 年左心室射血分数由 61％下降至 49％。冠状动脉造影显示左前降支 100％闭塞。行冠状动脉成形术。2 年后左心室射血分数上升至 59％

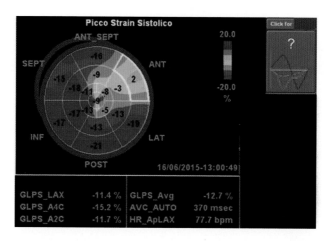

图 12.3　患者女，43 岁，17 岁时因霍奇金淋巴瘤行纵隔放疗，18 岁时接受包括多柔比星在内的化疗。10 年后因放疗导致的乳腺癌而接受乳腺手术及表柔比星化疗。患者射血分数正常（63%），舒张功能仅轻度降低（E/A 0.83，E/E′13），但心脏整体应变下降（－13%），以前壁最为明显

12.3.3　心脏瓣膜疾病

放疗导致的心脏瓣膜疾病可从瓣膜硬化至严重的瓣膜疾病，出现瓣膜钙化、瓣膜狭窄和（或）反流。纵隔放疗导致心脏瓣膜疾病的风险高于治疗乳腺癌进行的胸壁放疗。在乳腺癌患者中，接受左胸放疗后发生心脏瓣膜疾病的风险高于右胸放疗[16]。

- 在一项针对霍奇金淋巴瘤存活者的筛查性研究中，32%接受纵隔放疗的患者在 6 年后出现无症状性心脏瓣膜疾病[17]。
- 在确诊霍奇金淋巴瘤之后 20~30 年中，25%~40%患者发生心脏瓣膜疾病（图 12.4）。
- 从接受放疗到发展为明显心脏瓣膜疾病的中位时间约为 20 年，超过50%的患者最终需要手术治疗。通常首发症状为瓣膜反流，数年后发展为瓣膜狭窄[18]（图 12.5）。
- 在放疗导致的心脏瓣膜疾病中，主动脉瓣反流和狭窄最常见，其次是二尖瓣反流和（或）二尖瓣狭窄[19]。
- 心脏辐射剂量≥30 Gy 可增加心脏瓣膜疾病的风险。而低剂量照射时，剂量小幅增加其风险增加并不明显。因此可能存在阈剂量，此阈值以下不会增加心脏瓣膜疾病的风险。
- 主要危险因素包括接受放疗时年龄＜20 岁、诊断霍奇金淋巴瘤时伴肥胖、随访结束时患高脂血症[20-21]（图 12.1）。

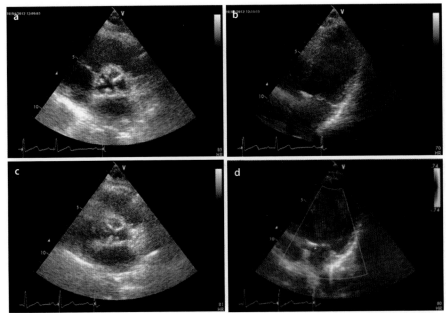

图 12.4　与图 12.3 为同一患者。（a-b）患者 41 岁时，主动脉瓣叶出现增厚和轻度钙化，伴轻度狭窄和反流。二尖瓣环增厚，但是瓣叶正常。（c-d）3 年后，主动脉瓣病变稳定，而二尖瓣环和瓣叶增厚伴轻度反流

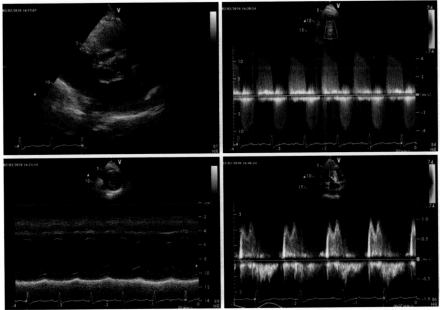

图 12.5　患者女，60 岁，27 岁时因霍奇金淋巴瘤接受斗篷野放疗。图中可见主动脉瓣钙化狭窄（峰值压差 71 mmHg，平均压差 46 mmHg，瓣口面积 0.7 cm²）和中度反流。左心室射血分数 52％。NYHA 心功能分级 2 级。心包和二尖瓣血流正常

■ 其他可能的危险因素包括诊断霍奇金淋巴瘤时行脾切除术，以及随访过程中出现高血压[21]。
■ 未发现化疗是心脏瓣膜疾病的独立危险因素。

12.3.4 慢性心包炎

慢性心包炎可能由放疗时或放疗后短期内发生的急性心包炎发展而来，也可能由放疗的远期损伤引起。
■ 心包通常会增厚或出现钙化。
■ 最常见的临床表现是缩窄性心包炎。
■ 一些患者可出现心包增厚伴有中少量心包积液。当心包积液量增加时，可出现临床症状（渗出-缩窄性心包炎）。
■ 心包炎的症状和体征可能比较轻微，并随血容量的变化而改变。
　　– 大多数患者既有缩窄性又有限制性病变，因此放疗导致的心包炎患者行心包剥脱术通常不能和其他原因导致的心包炎患者获得相同的益处。

❯ 如果疑诊缩窄性心包炎，静脉输注 300～500 ml 生理盐水可使患者表现出缩窄性病变的血流动力学特点。

12.3.5 心律失常

放疗既可以导致缓慢性心律失常，也可以导致快速性心律失常，表现为高动力性或低动力性。
■ 胸部放疗可能会损伤心脏自主神经功能，静息或运动时常出现不恰当窦性心动过速[22]。
■ 心脏重要结构，如窦房结、房室结的直接损伤及最终纤维化可能会导致多种心律失常。包括各种程度的房室传导阻滞、完全性心脏传导阻滞以及病态窦房结综合征[23-24]。

也可出现右束支或左束支传导阻滞，可能由于微血管损伤或缺血。

12.4 临床表现

■ 心律失常的临床表现因主要病理学改变不同而异，但应注意以下几点：
　　– 多种病理学改变可能同时存在。因此会出现混合症状。表现为呼吸困难的重度心脏瓣膜疾病患者可能会被误诊为缩窄性心包炎（图 12.6）。

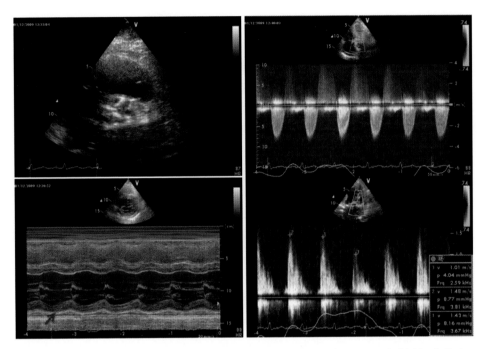

图 12.6　患者女，65 岁，35 岁时因霍奇金淋巴瘤接受纵隔放疗。主动脉瓣钙化狭窄（峰值压差 55 mmHg，平均压差 30 mmHg，瓣口面积 0.6 cm²）及中度反流。左心室射血分数 51%，NYHA 心功能分级 3 级。颈静脉怒张、肝大、踝部水肿。心包增厚（红色箭头），吸气时舒张期二尖瓣口血流流速下降（右下图）。这些表现提示存在缩窄性心包炎

　　— 即使心脏结构存在明显改变，RIHD 患者可能多年无临床症状[25]。如前所述，多数冠心病患者均为无症状性[25]。

❯ **若疑诊 RIHD，应首先进行全面评估以排除影响其他心脏结构的病理学改变。**

> **要点：**
>
> 　　表现为呼吸困难、乏力和活动耐力下降的患者，鉴别诊断时应当考虑到放疗或化疗导致的其他器官损伤。

　　— 急性放射性肺炎可见于绝大多数接受胸部放疗的患者中，通常发生于放疗后的 6～12 周。表现为间质水肿、炎症浸润以及肺细胞增生。患者通常无症状或体征。一些患者可能表现为呼吸困难和喘息，有时会合并干咳，听诊可有湿啰音。大约一半接受放疗的患者放疗区域会出

现肺泡融合和间质浸润。极少数患者可能会进展为急性呼吸窘迫综合征（ARDS）。偶可出现闭塞性细支气管炎伴机化性肺炎（BOOP），临床上常常表现为放疗后立刻出现的非特异性肺炎。影像学表现为散在和转移性肺泡浑浊阴影。这种情况可使用类固醇治疗，但是停用类固醇后可能会复发[26]。同时接受吉西他滨化疗（如肺癌）会增加肺部的辐射敏感性和肺炎的发病率。乳腺癌患者接受紫杉醇和他莫昔芬均会增加放射性肺炎的发生率。

- 迟发放射性肺炎通常在胸部放疗结束后 6 个月左右发生，即使未表现为急性肺炎也会在放疗结束后的 2 年内表现出持续的放射损伤。从病理学角度上看，炎症浸润被纤维化和毛细血管闭塞代替，导致慢性缺血。纤维化可能会导致比较少见的慢性限制性呼吸衰竭。

- 复发性肺炎是指放疗后接受化疗（蒽环类药物、吉西他滨、依托泊苷、长春瑞滨、紫杉烷）或靶向治疗后原放疗区域出现的肺炎[27-28]。

- 化疗相关肺部疾病可由多种化疗药物都引起[29]。尤其是博来霉素，可以导致 20%～40% 的患者出现肺毒性（从急性肺炎到晚期肺纤维化等多种肺损伤）[30]。值得注意的是，博来霉素是淋巴瘤 ABVD 和 VEPEB 化疗方案中的一部分。

- 甲状腺功能减退颈部放疗（如霍奇金淋巴瘤的斗篷野放疗）可能会导致甲状腺功能减退。霍奇金淋巴瘤放疗范围包括甲状腺的患者，26 年后发生甲状腺疾病的风险是 67%。放疗可以引起多种甲状腺疾病，包括甲状腺功能减退、Graves 病（RR＝7.2～20.4）、甲状腺炎、甲状腺结节和甲状腺癌[31]。最常见的是甲状腺功能减退，可表现为显性甲状腺功能减退（游离 T4 降低和 TSH 升高）或亚临床甲状腺功能减退（游离 T4 正常而 TSH 升高）。大多数亚临床甲状腺功能减退会进展为显性甲状腺功能减退，尽管有 20% 的患者 TSH 能够自发恢复到正常水平或有较大程度的改善[32]。

12.5　放射性心脏病的诊断

心电图和超声心动图是最常用的筛查放射性心脏病的检查手段。心电图可正常，或表现为传导系统异常和（或）复极异常。超声心动图能够检测心脏结构异常（包括心脏瓣膜疾病及心包疾病）和测量左心室功能。根据临床情况可以选用多种超声心动图检查方法（M 型超声心动图、多普勒超声心动图、二维/三维经胸或经食管超声心动图、造影剂或负荷超声心动图）。计算机断层扫描（CT）在显示心包病变、冠状动脉病变和心脏钙化方面比较有优势。磁共振成像（MRI）是超声心动图理想的补充：使用造影剂增强显像和黑血-亮血序列不仅能够获得心脏的解剖学信息，还能检测炎症征象，实时显影对于评估功能异常十分有价值。无创性检查中，标准运动负荷试验、心肺负荷试验和肺功能检查（用于鉴别放疗导致的心脏病或肺部疾病）也是放疗后筛查的常规手段。心导管检查是评估冠状心病的有效手段，可以用来确诊或鉴别缩窄性或限制性生理学状态[33-34]（表 12.1）。

12.5.1　冠心病

- 发生冠心病时超声心动图可表现为心脏节段运动异常。然而，心室运动减弱并不是冠心病的特异性表现，但可以反映心肌病的状态。负荷引起的室壁运动异常高度提示短暂心肌缺血，对诊断心外膜冠心病有较高的敏感性和特异性。也可应用多巴酚丁胺和运动负荷超声心动图，能够耐受运动的患者推荐进行运动负荷试验。一项纳入 294 例接受纵隔放疗的无症状性霍奇金淋巴瘤患者的研究显示，负荷超声心动图对于冠状动脉狭窄≥70%和 50%的预测值分别为 80%和 87%。该项研究中，中位随访 6.5 年后，23 例患者发展为症状性冠心病，其中 10 例发生急性心肌梗死。在筛查的众多因素中，心脏事件的风险与超声心动图静息室壁运动异常和负荷试验时缺血有关[35]。
- 心脏 CT 扫描是评估冠状动脉钙化斑块位置和程度的无创性方法。在普通人群中，冠状动脉钙化和不良预后相关，并且能够用来进行危险分层。和其他患者相比，放疗幸存者中没有冠状动脉钙化的患者不太可能出现阻塞性冠心病。因此，心脏 CT 冠状动脉钙化评分可以用来排除冠心病。图像质量不佳和钙化过多（合并运动伪影）会高估冠状动脉阻塞的严重程度。冠状动脉 CT 已经被用于一些小样本量霍奇金淋巴瘤患者放疗后的随访。这些研究显示，年轻患者中严重的冠状动脉钙化和阻塞性冠心病（通常需要血运重建）可能没有任何症状，负荷试验也可能正常[14,36]。
- MRI 能够直接显示心外膜冠状动脉、心肌的微血管灌注、心室功能和心肌活性。负荷诱导的心肌灌注和（或）功能可用于评估可逆性心肌缺血。过去十年中，心脏 MRI 已成为评价急性和慢性心肌梗死的金标准[37-38]。在最近一项针对霍奇金淋巴瘤 20 年生存者的研究中，心脏 MRI 显示 68%的患者有灌注缺损，29%的患者出现延迟强化[39]。
- 放射性核素显像（SPECT 和 PET）可准确而可靠地评估心肌灌注。由于受暴露于辐射区域的左心室范围、年龄和筛查时间点的选择、闪烁摄影法的使用等因素影响，接受胸部放疗的长期生存者心肌灌注缺损的患病率差异很大。一项前瞻性研究显示，运动诱发的灌注异常在放疗后 2～10 年，11～20 年和＞20 年的患病中患病率分别为 5％，11％和 20％。该项研究中，SPECT 检测的心肌缺血与随后发生冠状动脉事件风险增加相关，而且提示相当一部分患者需要心脏血运重建[40]。

注意事项

影像学检查和功能学检查常会出现不一致：在检测放疗诱导的心肌缺血和冠心病方面，没有任何一项检查具有 100％的敏感性和特异性[41]。目前比较不同影像学检查评估接受纵隔放疗的患者冠心病准确性的数据十分有限。在一项头对头研究中，与负荷超声心动图和运动负荷试验相比，SPECT 的敏感性最高（59％ *vs.* 65％），虽然其假阳性率也较高（11％ *vs.* 89％）。大多数假阳性结果可能由微血管病变，内皮功能障碍或血管痉挛导致[34]。

12.5.2 左心室收缩和舒张功能不全

- 超声心动图：超声心动图测量左心室射血分数可以作为评估放疗期间和放疗后左心室整体收缩功能的标准。然而，微小的变化，尤其是治疗早期的改变可能会由于测量误差而被忽略。超声应变影像中的形变参数可用于检测被普通超声心动图忽略的微小改变（图 12.3）。左心室舒张功能通常使用传统多普勒（二尖瓣血流、肺静脉血流）和组织多普勒技术（用于检测二尖瓣环运动）评估。然而，需要注意的是舒张功能参数对心脏负荷的改变是高度敏感的。

- MRI：当患者声窗较差时，MRI 是一种很好评估左心室功能的替代检查。使用稳态自由进动（SSFP）序列的亮血成像技术能够准确地纵向评估心室容量、质量和收缩功能，也可以评估局部收缩力和收缩模式[42]。使用增强 MRI 评估舒张功能和多普勒超声心动图评价效果类似[43]。

- 放射性核素心室显像（RNV）：无论是使用门控平衡法还是首次通过法，放射性核素显像都能够精确地定量评估静息和负荷状态（使用门控平衡法）下左心室收缩和舒张功能。放射性核素心室显像的优点是可以通过放射性计数计算左心室容量，而不需要用二维超声根据假设的左心室几何模型来计算心室体量。舒张功能可以通过高时间分辨率显像以及计算最大充盈速率和达峰时间来评估[44]。缺点是花费相对较高以及辐射暴露。

12.5.3　限制型心肌病

- 超声心动图：典型的限制型心肌病在超声心动图检查中可表现为心肌顺应性下降以及左心室缩小伴左心房增大。这会导致左心室充盈早期左心室内压力快速上升。传统超声心动图常显示收缩功能正常。多普勒超声心动图可显示二尖瓣口典型的血流模式：E 峰减速时间缩短以及 A 峰血流速度减慢导致 E/A 升高[45]。组织多普勒超声心动图中 E'峰通常会减小。缩窄性心包炎合并限制性心肌病会导致跨二尖瓣左心室充盈模式的解读更加困难。
- MRI：MRI 可能会提供更多有用的信息。限制型心肌病通常是由弥漫性心肌纤维化引起。MRI 的 T1 mapping 能够识别心肌纤维化。T1 mapping 能够定量钆增强显像时心肌中和血池中的钆浓度。但其诊断价值仍然不高[46]。
- CT 扫描和核素显像：诊断限制型心肌病的价值很小或无价值。

12.5.4　心脏瓣膜疾病

- 超声心动图特征：放疗导致的心脏瓣膜疾病的超声心动图特点为主动脉根部纤维化和钙化，主动脉瓣环、主动脉瓣叶、主动脉瓣-二尖瓣间纤维化，二尖瓣环、二尖瓣叶基底部和中部钙化、纤维化[5-8]。这些典型病变一般不会发生在二尖瓣瓣尖和接合处，这是放射性心脏瓣膜疾病和风湿性心脏病的主要区别所在。三维超声心动图在评估瓣膜接合处是否存在融合时尤其有效。
  - 评估瓣膜病变严重程度的误区：在二尖瓣瓣尖区域测量瓣口面积可能会低估瓣膜狭窄的程度，因为瓣尖部位未累及，且此处无接合处融合。限制型心肌病合并严重舒张功能不全可能会导致压力降半时间缩短，而高估二尖瓣口面积。此外，左心室舒张末压升高会使二尖瓣 E 峰增大，导致二尖瓣连续多普勒信号的速度-时间积分增大，这导致舒张期平均多普勒梯度曲线升高。在明显的左心室收缩功能不全患者中，主动脉瓣狭窄程度可能会被低估。值得注意的是，左心室功能正常的患者也可出现低血流状态。当左心室射血分数降低时，多巴酚丁胺负荷超声心动图能够帮助鉴别真性和假性严重主动脉狭窄。二尖瓣环明显钙化时很难评估二尖瓣反流程度，因为声窗声影遮盖使测量二尖瓣环直径非常困难。二尖瓣环严重钙化时，经食管超声心动图有助于评估二尖瓣疾病。

- MRI：MRI：可评估病变瓣膜的解剖结构和活动情况，包括瓣叶数目、瓣膜厚度、瓣膜结构、瓣叶活动和瓣口情况。瓣膜功能不全可以通过测量瓣膜狭窄程度（测量跨瓣压力梯度、评估主动脉瓣口面积）和（或）瓣膜反流（测量反流容量和分数）以及对心腔大小和功能的影响[38-39]来定量。

12.5.5　心包疾病

- 超声心动图是疑诊或确诊心包疾病的首选影像学检查。心包积液在超声心动图中显示为心包与心肌壁之间的无回声区。心包增厚在二维超声心动图上显示心包回声增强，在 M 型超声心动图上显示为左心室后壁的多个平行增强回声。然而，正常心包与增厚的心包很难区分。缩窄性心包炎的超声心动图特点包括以下几个方面：
  - 心包增厚。
  - 明显的呼吸相室间隔弹跳征。
  - 限制性舒张充盈模式（E/A 比值>2 和二尖瓣 E 峰减速时间<140 ms）。
  - 吸气相二尖瓣 E 峰速度变化明显（>25%）（图 12.6）。
  - 左心室后壁在舒张时被压扁。
  - 下腔静脉增宽。
  - 呼气时，肝静脉在心脏舒张时逆流。
  - 组织多普勒检查显示二尖瓣间隔侧瓣环运动速率正常或增加，比侧壁瓣环运动速率大。
  - 肺动脉收缩压无明显升高。

❯ **缩窄性心包炎与限制型心肌病（均为放疗并发症时）可以通过以下两点鉴别：缩窄性心包炎二尖瓣环组织多普勒运动速率正常；肺动脉收缩压<50 mmHg。**

- MRI 可以检测到缩窄性心包炎的间接征象。比如单侧或双侧心房增大、心室圆锥样变形、腔静脉或肝静脉扩张、胸腔积液和腹水。心包炎的典型特点是心包增厚。急性（而非慢性）心包炎给予造影剂后可出现延迟增强，这种变化有治疗指征[47-48]。实时显像评估呼吸对室间隔运动影响有重要的价值，容易检测到病理性心室运动的相互依赖[49]。此外，标记序列能够检测出心包粘连。最近，实时相位对比显像被用来评估呼吸对心脏充盈的影响[50]。
- 心脏 CT 不需要造影剂就能够分辨心包腔与心包膜。正常心包厚度通常<3 mm，心包增厚有时很难与少量心包积液鉴别。而心包钙化和大量心包积液可通过非增强 CT 鉴别。缩窄性心包炎不是一个解剖学诊断，尽管在 CT 上其可以表现为心包钙化、心包增厚（>4 mm）、右心室缩窄或管状变形，也可出现静脉充盈的表现。心包异常可为局限性。

12.6　放疗患者心脏毒性的预防策略

放射性心脏病（RIHD）是接受放疗的霍奇金淋巴瘤和乳腺癌患者非恶性疾病致死的最常见原因。在被治愈的霍奇金淋巴瘤患者中 RIHD 导致的死亡率为 25%，其中心肌梗死是最常见的致死原因。接受放疗的乳腺癌患者心血管死亡率也会增加，尤其是左侧乳腺癌患者[34]。

- 放射肿瘤医师是放射技术的使用者（确定放射区域和心脏防护），因此放射肿瘤医师有义务进行放射性心脏病的第一步预防[51]。随着现代放射技术的发展，RIHD 的风险在未来可能会下降。

❯ 很多 **40 岁以上的患者过去接受的不是新型放疗技术治疗，对这些患者应当积极进行心脏疾病预防及随访。一般来说，霍奇金淋巴瘤和乳腺癌患者在达到完全缓解后 5～10 年可以终止肿瘤随访。很少有癌症生存者能够有机会进行长期的关于放疗相关病的随访。全科医生和心脏医生应该关注这个问题。**

- 风险最高的是儿童肿瘤生存者（详见第 13 章 "儿童的心脏毒性"）。本章我们主要关注这些患者在成年时期的治疗；关于这类患者的最佳筛查方法以及筛查频率，目前仍没有官方指南。综合已发表的推荐意见和临床经验，有以下建议：
- 一级预防包括冠心病的常用策略：接受胸部治疗的患者应该鼓励戒烟，采取健康的生活方式（包括饮食及日常锻炼）和保持理想体重。
- 常规监测血压、血糖和胆固醇，必要时进行饮食和药物干预。
  - 放疗结束后启动心脏筛查，包括每年 1 次临床随访及心电图检查，每 3～5 年 1 次超声心动图检查（图 12.7）。
  - 如果同时使用可致心脏毒性的化疗药物，超声心动图随访应该更加严格。
  - 根据临床情况，可能还需要进行其他检查。
  - 目前关于心脏标志物（利尿钠肽、肌钙蛋白）检测放射性心脏损伤的数据尚不足，而且结果并不一致[52]。
- 放疗结束后 10 年，应该通过无创性手段检测冠心病或缺血性心脏病，随后每 2～3 年复查 1 次。
  - 对于有其他危险因素的患者（接受放疗时年龄较小或其他冠心病危

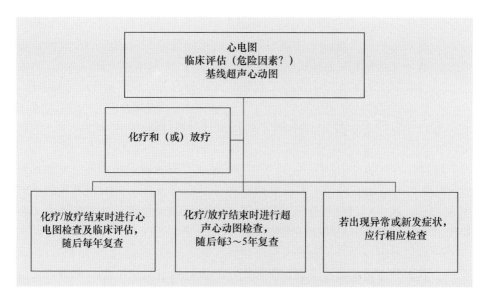

图 12.7 无心脏病和症状的患者放疗前评估以及放疗后短期和中期随访的建议

　　险因素），应在放疗结束后 5 年进行筛查。

- 在接下来的数年里，应每 3 年复查超声心动图，如果发现心脏瓣膜异常，复查频率应更高（图 12.8）。

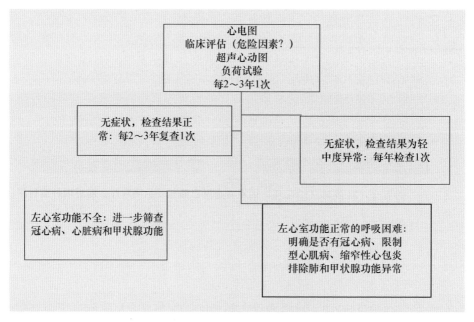

图 12.8 无心脏病和症状的患者长期随访的建议。如果患者有心血管疾病的高危因素，随访从放疗结束后 5 年开始，如果无高危因素，可从放疗结束后 10 年开始

　　— 应终身随访。

12.7　治疗

当计划进行治疗时，应当考虑到 RIHD 的一些特殊情况：

— 快速性心律失常和缓慢性心律失常均会影响放疗生存者。对于高度房室传导阻滞的患者，应植入永久起搏器。然而，最常见的问题是不恰当窦性心动过速，可使用 β 受体阻滞剂。但需要逐步滴定剂量避免症状性低血压。伊伐布雷定可作为替代药物，其在部分患者中耐受性更好（图 12.9）。
— 与非放疗导致的冠心病相比，放疗导致的冠心病较难进行经皮腔内冠状动脉成形术（PTCA），而且会出现早期再狭窄[53]。
— 放疗损伤导致内乳动脉远端血流量下降以及放疗引起肺部疾病和淋巴引流受损相关的并发症都会使冠状动脉旁路移植术更加困难且预后不良。

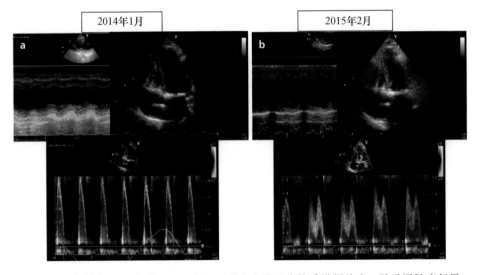

图 12.9　患者女，24 岁时（1981 年）因霍奇金淋巴瘤接受纵隔放疗。随后因肿瘤行甲状腺切除术（2000 年）；因发生急性心肌梗死（下壁和右心室）伴右冠状动脉开口 95％狭窄（2008 年）行血管成形术；反复发作肺炎；因完全性房室传导阻滞植入起搏器（2012 年）；由于主动脉瓣严重狭窄行经导管主动脉瓣置换术（2013 年）；右冠状动脉完全闭塞（2013 年）。（a）收缩期四腔心切面，心室 M 型超声心动图和舒张期二尖瓣多普勒血流（2014 年 1 月）。可见二尖瓣环明显广泛钙化，心率 101 次/分，射血分数 57％，多普勒超声心动图显示限制型改变。（b）1 年后，加用比索洛尔 2.5 mg 和伊伐布雷定 10 mg 后，心率下降至 68 次/分，射血分数上升至 62％，二尖瓣血流及症状均改善，NYHA 心功能分级由 3 级变为 2 级

- 放疗导致的缩窄性心包炎患者行心包切除术的预后比非放疗导致的缩窄性心包炎患者的预后差。这是由于许多放疗患者均合并限制型心肌病，且心包切除术后仍然存在。由于心包脏层通常黏附于心外膜，因此心包剥离术也会非常困难。放疗导致的心包炎患者行心包切除术的围术期死亡率和长期死亡率均较高[55-56]。

- 瓣膜修补术难度较大，而且长期治疗效果不如瓣膜置换术。但是，多个瓣膜受累、合并冠心病、限制型心肌疾病、主动脉异常以及纵隔纤维化会增加手术的时间及复杂程度，导致不良预后。对放疗患者来说，经导管瓣膜置换术可能尤为合适[19,57]。

- 心脏手术的技术难题包括放疗导致的纵隔炎以及皮肤损伤后修复引起的纵隔致密瘢痕[58]。

- 由于放疗会引起多种心脏并发症，放射性心脏病患者通常需要反复进行心脏手术治疗甚至需要心脏移植。然而，在 2 项已经发表的小型病例研究中，继发性恶性肿瘤、肾损伤和呼吸衰竭也与术后死亡率显著升高有关[59-60]

❯ 两项大型研究结果显示，放射性心脏病患者行心胸手术的短期和长期死亡率均高于非放射性心脏病患者（年龄、性别匹配）。其围术期发病率和死亡率高的主要原因是呼吸功能障碍及多器官衰竭[61-62]。

  − 仅仅使用标准术前评分预测放射性心脏病患者行心脏手术的死亡风险并不准确，辐射暴露的程度也与死亡风险相关。

❯ 放疗导致的肺纤维化是独立于欧洲心脏手术风险评分系统的术后长期死亡率升高的强预测因子。

❯ 对拟行心脏手术的患者应进行临床评估（包括全面的肺功能检查）和多种影像学检查（超声心动图、CT，部分患者应行颈动脉超声检查）以充分了解患者术前心血管受累的程度十分重要[63]。

12.8 放疗的血管并发症

- 放疗的风险在乳腺癌和非霍奇金淋巴瘤患者中表现最为明显。但是，从理论上讲，任何辐射区域中的血管发生早期动脉粥样硬化的风险均会增加。这在患有头颈部恶性肿瘤的患者中尤其明显，因为颈部放疗是颈动脉疾病的重要危险因素。事实上，纵隔、颈部或头部放疗均会增加卒中风险[64-65]。

- 辐射对人体脑血管的病理生理学效应已经在体外及动物模型中得到证

实[66]。放疗对人体脑血管的组织学和细胞学影响可以用血管直径和治疗时间的相关性来表示。大脑的最小动脉、小动脉和毛细血管在接受辐射后可发生炎症反应、内皮损伤、内膜增生和血栓形成，从而使血脑屏障通透性增加[67]。大血管、颈动脉和 Willis 环不易受到损伤，但可能发生晚期动脉粥样硬化。

- 颈部放疗后的第一年，颈动脉壁厚度会有一定程度的增加。在大中型血管中，营养血管的闭塞会导致中膜坏死进而纤维化、外膜纤维化以及加速粥样硬化[68]。

  - 这些改变会在较长时间后（放疗后 10 年）引起颈动脉僵硬度增加及动脉粥样硬化进展[69]。

  - 辐射诱发的颈动脉疾病产生的颈动脉病变比一般的分叉部位狭窄更为广泛，并且通常出现在非典型区域，如出现在颈动脉的较长节段[70]。

  - 脑血管事件的总体风险增加，常见的动脉粥样硬化危险因素和既往存在的动脉粥样硬化病变会使风险进一步升高[71]。因此，目前已证实辐射可增加血管疾病风险，而剂量 - 效应关系与患者个体特征有关。

  - 高血压是动脉粥样硬化的原因，同时也是放疗导致动脉粥样硬化后血管壁僵硬的长期后果。

  - 患者在放疗后接受包括化疗和靶向药物在内的抗肿瘤治疗时（用于治疗癌症复发或继发性肿瘤），许多治疗会加重高血压。

- 主动脉和其他外周动脉也有类似的改变，包括锁骨下动脉和髂 - 股动脉，伴有肢体缺血性症状[72]。

- 通常，放疗导致的颈动脉疾病不会表现出明显的症状。因此，临床医生应积极对适龄患者进行心血管疾病筛查，以发现病变较重但无症状的颈动脉疾病[73]。

  - 对于有颈动脉疾病风险的患者，超声是最安全和最有效的筛查工具，而且应被用于动脉粥样硬化损伤的随访。

  - 近年来，人们越来越关注评估血管功能的方法，如脉搏波分析、动脉硬度和内膜功能障碍分析，这些方法能够检测到非常早期的血管损伤，但它们的作用仍然存在争议，因为它们会与并存的风险因素相互干扰。

- 考虑到肿瘤治疗会导致心血管风险增加，故必须对整体心血管风险与靶器官的亚临床损害进行综合评估。

操作方法

- 对于症状性卒中/短暂性脑缺血发作或有颈动脉杂音的患者，建议行多普勒超声结合 MRI 血管造影或 CT 血管造影进行检查。
- 这些检查也适用于有其他血管疾病表现的无症状性患者、心血管风险较高的患者或放疗后至少 10 年的患者。已确诊颈动脉疾病的患者，需要每年进行随访，其他患者每 5 年进行 1 次随访。

参考文献

1. Taunk NK, Haffty BG, Kostis JB, Goyal S. Radiation-induced heart disease: pathologic abnormalities and putative mechanisms. Front Oncol. 2015;5:39.
2. Murthy SC, Rozas MS, Adelstein DJ, et al. Induction chemoradiotherapy increases pleural and pericardial complications after esophagectomy for cancer. J Thorac Oncol. 2009;4:395–403.
3. Murdych T, Weisdorf DJ. Serious cardiac complications during bone marrow transplantation at the University of Minnesota, 1977-1997. Bone Marrow Transplant. 2001;28:283–7.
4. de Ville de Goyet M, Brichard B, et al. Prospective cardiac MRI for the analysis of biventricular function in children undergoing cancer treatments. Pediatr Blood Cancer. 2015;62:867–74.
5. Marks LB, Yu X, Prosnitz RG, et al. The incidence and functional consequences of RT-associated cardiac perfusion defects. Int J Radiat Oncol Biol Phys. 2005;63(1):214–23.
6. Gayed I, Gohar S, Liao Z, et al. The clinical implications of myocardial perfusion abnormalities in patients with esophageal or lung cancer after chemoradiation therapy. Int J Cardiovasc Imaging. 2009;25:487–95.
7. Galper SL, Yu JB, Mauch PM, et al. Clinically significant cardiac disease in patients with Hodgkin lymphoma treated with mediastinal irradiation. Blood. 2011;117:412–8.
8. Darby SC, Ewertz M, McGale P, et al. Risk of ischemic heart disease in women after radiotherapy for breast cancer. N Engl J Med. 2013;368:987–98.
9. Adams MJ, Hardenbergh PH, Constine LS, Lipshultz SE. Radiation-associated cardiovascular disease. Crit Rev Oncol Hematol. 2003;45:55–75. Review.
10. Gaya AM, Ashford RF. Cardiac complications of radiation therapy. Clin Oncol (R Coll Radiol). 2005;17:153–9. Review.
11. van Nimwegen FA, Schaapveld M, Janus CP, et al. Cardiovascular disease after hodgkin lymphoma treatment: 40-year disease risk. JAMA Intern Med. 2015;175:1007–17.
12. Swerdlow AJ, Higgins CD, Smith P, et al. Myocardial infarction mortality risk after treatment for Hodgkin disease: a collaborative British cohort study. J Natl Cancer Inst. 2007;99:206–14.
13. Duma MN, Molls M, Trott KR. From heart to heart for breast cancer patients-cardiovascular toxicities in breast cancer radiotherapy. Strahlenther Onkol. 2014;190:5–7.
14. Daniëls LA, Krol AD, de Graaf MA, et al. Screening for coronary artery disease after mediastinal irradiation in Hodgkin lymphoma survivors: phase II study of indication and acceptance†. Ann Oncol. 2014;25:1198–203.
15. Heidenreich PA, Hancock SL, Vagelos RH, et al. Diastolic dysfunction after mediastinal irradiation. Am Heart J. 2005;150:977–82.
16. McGale P, Darby SC, Hall P, et al. Incidence of heart disease in 35,000 women treated with radiotherapy for breast cancer in Denmark and Sweden. Radiother Oncol. 2011;100:167–75.
17. Cella L, Liuzzi R, Conson M, et al. Dosimetric predictors of asymptomatic heart valvular dysfunction following mediastinal irradiation for Hodgkin's lymphoma. Radiother Oncol. 2011;101:316–32.
18. Wethal T, Lund MB, Edvardsen T, et al. Valvular dysfunction and left ventricular changes in Hodgkin's lymphoma survivors. A longitudinal study. Br J Cancer. 2009;101:575–81.
19. Handa N, McGregor CG, Danielson GK, et al. Valvular heart operation in patients with previous mediastinal radiation therapy. Ann Thorac Surg. 2001;71:1880–4.

20. Schellong G, Riepenhausen M, Bruch C, et al. Late valvular and other cardiac diseases after different doses of mediastinal radiotherapy for Hodgkin disease in children and adolescents: report from the longitudinal GPOH follow-up project of the German-Austrian DAL-HD studies. Pediatr Blood Cancer. 2010;55:1145–52.

21. Cutter DJ, Schaapveld M, Darby SC, et al. Risk of valvular heart disease after treatment for Hodgkin lymphoma. J Natl Cancer Inst. 2015;107(4)

22. Groarke JD, Tanguturi VK, Hainer J, et al. Abnormal exercise response in long-term survivors of hodgkin lymphoma treated with thoracic irradiation: evidence of cardiac autonomic dysfunction and impact on outcomes. J Am Coll Cardiol. 2015;65:573–83.

23. Slama MS, Le Guludec D, Sebag C, et al. Complete atrioventricular block following mediastinal irradiation: a report of six cases. Pacing Clin Electrophysiol. 1991;14:1112–8.

24. Orzan F, Brusca A, Gaita F, et al. Associated cardiac lesions in patients with radiation-induced complete heart block. Int J Cardiol. 1993;39:151–6.

25. Heidenreich PA, Hancock SL, Lee BK, et al. Asymptomatic cardiac disease following mediastinal irradiation. J Am Coll Cardiol. 2003;42:743–9.

26. Chargari C, Riet F, Mazevet M, et al. Complications of thoracic radiotherapy. Presse Med. 2013;42:e342–51.

27. Ding X, Ji W, Li J, Zhang X, Wang L. Radiation recall pneumonitis induced by chemotherapy after thoracic radiotherapy for lung cancer. Radiat Oncol. 2011;6:24.

28. Levy A, Hollebecque A, Bourgier C, et al. Targeted therapy-induced radiation recall. Eur J Cancer. 2013;49:1662–8.

29. Limper AH. Chemotherapy-induced lung disease. Clin Chest Med. 2004;25:53–64.

30. Della Latta V, Cecchettini A, Del Ry S, Morales MA. Bleomycin in the setting of lung fibrosis induction: From biological mechanisms to counteractions. Pharmacol Res. 2015;97:122–30.

31. Hancock SL, Cox RS, McDougall IR. Thyroid Diseases after Treatment of Hodgkin's Disease. N Engl J Med. 1991;325:599–605.

32. Jereczek-Fossa BA, Alterio D, Jassem J, et al. Radiotherapy-induced thyroid disorders. Cancer Treat Rev. 2004;30:369–84. Review.

33. Lancellotti P, Nkomo VT, Badano LP, et al.; European Society of Cardiology Working Groups on Nuclear Cardiology and Cardiac Computed Tomography and Cardiovascular Magnetic Resonance; American Society of Nuclear Cardiology; Society for Cardiovascular Magnetic Resonance; Society of Cardiovascular Computed Tomography. Expert consensus for multi-modality imaging evaluation of cardiovascular complications of radiotherapy in adults: a report from the European Association of Cardiovascular Imaging and the American Society of Echocardiography. Eur Heart J Cardiovasc Imaging. 2013;14:721–40.

34. Jaworski C, Mariani JA, Wheeler G, Kaye DM. Cardiac complications of thoracic irradiation. J Am Coll Cardiol. 2013;61:2319–28.

35. Heidenreich P, Schnittger I, Strauss H, et al. Screening for coronary artery disease after mediastinal irradiation for Hodgkin's disease. J Clin Oncol. 2007;25:43–9.

36. Kupeli S, Hazirolan T, Varan A, et al. Evaluation of coronary artery disease by computed tomography angiography in patients treated for childhood Hodgkin's lymphoma. J Clin Oncol. 2010;28:1025–30.

37. Schwitter J, Arai AE. Assessment of cardiac ischaemia and viability: role of cardiovascular magnetic resonance. Eur Heart J. 2011;32:799–809.

38. Greenwood JP, Maredia N, Younger JF, et al. Cardiovascular magnetic resonance and single-photon emission computed tomography for diagnosis of coronary heart disease (CE-MARC): a prospective trial. Lancet. 2012;379:453–60.

39. Machann W, Beer M, Breunig M, et al. Cardiac magnetic resonance imaging findings in 20-year survivors of mediastinal radiotherapy for Hodgkin's disease. Int J Radiat Oncol Biol Phys. 2011;79:1117–23.

40. Pierga J, Maunoury C, Valette H, et al. Follow-up thallium-201 scintigraphy after mantle field radiotherapy for Hodgkin's disease. Int J Radiat Oncol Biol Phys. 1993;25:871–6.

41. Mulrooney DA, Nunnery SE, Armstrong GT, et al. Coronary artery disease detected by coronary computed tomography angiography in adult survivors of childhood Hodgkin lymphoma. Cancer. 2014;120:3536–44.

42. Grothues F, Smith G, Moon JC, et al. Comparison of interstudy reproducibility of cardiovascular magnetic resonance with two-dimensional echocardiography in normal subjects and in patients with heart failure or left ventricular hypertrophy. Am J Cardiol. 2002;90:29–34.

43. Caudron J, Fares J, Bauer F, Dacher JN. Evaluation of left ventricular diastolic function with cardiac MR imaging. Radiographics. 2011;31:239–59.
44. Brouwer C, Postma A, Vonk J, et al. Systolic and diastolic dysfunction in long-term adult survivors of childhood cancer. Eur J Cancer. 2011;47:2453–62.
45. Nagueh S, Appleton C, Gillebert T, et al. Recommendations for the evaluation of left ventricular diastolic function by echocardiography. Eur J Echocardiogr. 2009;10:165–93.
46. Dickerson JA, Raman SV, Baker PM, Leier CV. Relationship of cardiac magnetic resonance imaging and myocardial biopsy in the evaluation of nonischemic cardiomyopathy. Congest Heart Fail. 2013;19:29–38.
47. Zurick A, Bolen M, Kwon D, et al. Pericardial delayed hyperenhancement with CMR imaging in patients with constrictive pericarditis undergoing surgical pericardiectomy: a case series with histopathological correlation. JACC Cardiovasc Imaging. 2011;4:1180–91.
48. Feng D, Glockner J, Kim K, et al. Cardiac magnetic resonance imaging pericardial late gadolinium enhancement and elevated inflammatory markers can predict the reversibility of constrictive pericarditis after antiinflammatory medical therapy: a pilot study. Circulation. 2011;124:1830–7.
49. Francone M, Dymarkowski S, Kalantzi M, et al. Assessment of ventricular coupling with real-time cine MRI and its value to differentiate constrictive pericarditis from restrictive cardiomyopathy. Eur Radiol. 2006;16:944–51.
50. Thavendiranathan P, Verhaert D, Walls M, et al. Simultaneous right and left heart real-time, free-breathing CMR flow quantification identifies constrictive physiology. JACC Cardiovasc Imaging. 2012;5:15–24.
51. Johansen S, Tjessem KH, Fosså K, et al. Dose Distribution in the Heart and Cardiac Chambers Following 4-field Radiation Therapy of Breast Cancer: a Retrospective Study. Breast Cancer (Auckl). 2013;7:41–9.
52. Tian S, Hirshfield KM, Jabbour SK, et al. Serum biomarkers for the detection of cardiac toxicity after chemotherapy and radiation therapy in breast cancer patients. Front Oncol. 2014;4:277.
53. Schömig K, Ndrepepa G, Mehilli J, et al. Thoracic radiotherapy in patients with lymphoma and restenosis after coronary stent placement. Catheter Cardiovasc Interv. 2007;70:359–65.
54. Brown ML, Schaff HV, Sundt TM. Conduit choice for coronary artery bypass grafting after mediastinal radiation. J Thorac Cardiovasc Surg. 2008;136:1167–71.
55. Ling LH, Oh JK, Schaff HV, et al. Constrictive pericarditis in the modern era: evolving clinical spectrum and impact on outcome after pericardiectomy. Circulation. 1999;100:1380–6.
56. Bertog SC, Thambidorai SK, Parakh K, et al. Constrictive pericarditis: etiology and cause specific survival after pericardiectomy. J Am Coll Cardiol. 2004;43:1445–52.
57. Crestanello JA, McGregor CG, Danielson GK, et al. Mitral and tricuspid valve repair in patients with previous mediastinal radiation therapy. Ann Thorac Surg. 2004;78:826–31.
58. Handa N, McGregor CG, Danielson GK, et al. Coronary artery bypass grafting in patients with previous mediastinal radiation therapy. J Thorac Cardiovasc Surg. 1999;117:1136–42.
59. Uriel N, Vainrib A, Jorde UP, et al. Mediastinal radiation and adverse outcomes after heart transplantation. J Heart Lung Transplant. 2010;29(3):378–81.
60. Saxena P, Joyce LD, Daly RC, et al. Cardiac transplantation for radiation-induced cardiomyopathy: the Mayo Clinic experience. Ann Thorac Surg. 2014;98:2115–21.
61. Chang AS, Smedira NG, Chang CL, et al. Cardiac surgery after mediastinal radiation: extent of exposure influences outcome. J Thorac Cardiovasc Surg. 2007;133:404–13.
62. Wu W, Masri A. Popovic ZBet al. Long-term survival of patients with radiation heart disease undergoing cardiac surgery: a cohort study. Circulation. 2013;127:1476–85.
63. Desai MY, Karunakaravel K, Wu W, et al. Pulmonary fibrosis on multidetector computed tomography and mortality in patients with radiation-associated cardiac disease undergoing cardiac surgery. J Thorac Cardiovasc Surg. 2014;148:475.e3–81.
64. De Bruin ML, Dorresteijn LD, van't Veer MB, et al. Increased risk of stroke and transientischemic attack in 5-year survivors of Hodgkin lymphoma. J Natl Cancer Inst. 2009;101(13):928–37.
65. Plummer C, Henderson RD, O'Sullivan JD, Read SJ. Ischemic stroke and transientischemic attack after head and neck radiotherapy: a review. Stroke. 2011;42:2410–8.
66. Acker JC. Serial in vivo observation of cerebral vasculature after treatment with a large single fraction of radiation. Radiat Res. 1998;149:350.
67. Ye J, Rong X, Xiang Y, et al. A study of radiation-induced cerebral vascular injury in nasopharyngeal carcinoma patients with radiation-induced temporal lobe necrosis. PLoS One. 2012;7(8), e42890.

68. Louis EL, McLoughlin MJ, Wortzman G. Chronic damage to medium and large arteries following irradiation. J Can Assoc Radiol. 1974;25(2):94–104.

69. Hull MC, Morris CG, Pepine CJ, Mendenhall NP. Valvular dysfunction and carotid, subclavian, and coronary artery disease in survivors of Hodgkin lymphoma treated with radiation therapy. JAMA. 2003;290:2831–7.

70. Cheng SW. Carotid stenosis after radiotherapy for nasopharyngeal carcinoma. Arch Otolaryngol Head Neck Surg. 2000;126:517.

71. Steele SR, Martin MJ, Mullenix PS, et al. Focused high-risk population screening for carotid arterial stenosis after radiation therapy for head and neck cancer. Am J Surg. 2004;187:594–8.

72. Jurado JA, Bashir R, Burket MW. Radiation-induced peripheral artery disease. Catheter Cardiovasc Interv. 2008;72:563–8.

73. Zagar TM, Marks LB. Breast cancer radiotherapy and coronary artery stenosis: location, location, location. J Clin Oncol. 2012;30:350.

74. Mousavi N, Nohria A. Radiation-induced cardiovascular disease. Curr Treat Opt Cardiovasc Med. 2013; 15:507–17.

第13章
儿童癌症患者的心脏毒性
Cardiotoxicity in Children

Francesca Cairello，Sara Pessano，Vera Morsellino，
Riccardo Haupt，Maria Derchi

朱 超 译 郭春艳 审校

13.1 概述

- 儿童癌症（0～14岁）较为罕见，占普通人群新发癌症比例的
  <1%[1]。

- 据估计，欧洲每年新增约11 000例儿童癌症患者，而美国每年新增超
  过12 000例儿童和青少年癌症患者[2-3]。

- 在过去的几十年中，随着癌症治疗技术的进步，0～14岁癌症患儿5年
  生存率显著提高，即生存率从1970年的<60%提高至2010年的
  >80%。

- 据估计，美国有超过30万儿童癌症生存者（CCS）[1]，而欧洲约有
  30万～50万。各大洲每年新增8000余名CCS患者，导致CCS患者
  总体数量及生存年龄增加[4-6]。据估计，目前CCS患者生存年龄中位
  数约30～34岁，而有些地区已超过50岁。

> **要点：**
>
> 据估计，目前新发癌症儿童自确诊后的 10 年生存率为 75%～80%，而成人癌症患者 5 年生存率约为 65%[1,7-8]。

- 但是，随着预后的改善，长期治疗引起的相关并发症显著增加。在确诊后的第一个 30 年中，多达 75% 的儿童癌症患者会并发至少一种与慢性治疗相关的疾病[4-6,9]。

> **要点：**
>
> 心血管并发症是影响儿童癌症长期生存者发病率和死亡率的主要原因，仅次于癌症复发和继发性恶性肿瘤[2,4-5]。
>
> 癌症治疗后可出现进行性心肌病，进而导致充血性心力衰竭（CHF）、心脏瓣膜疾病、缺血性心脏病、心脏传导系统疾病和心包疾病。其中，心肌病是癌症治疗后最常见且严重危害生命的心脏毒性。
>
> 与同龄和同性别普通人群相比，儿童癌症生存者发生慢性心力衰竭的风险可增加 15 倍[1,8]，心源性早期死亡风险可增加 4～7 倍[10-11]。

- 为了早期诊断或预防治疗相关性心脏损伤，改善患者生活质量，必须对癌症生存者进行严密筛查和护理。
- 必须建议合理的生活方式和心脏病筛查方案，以预防和（或）早期识别心脏损伤的症状和体征。（表 13.1）[12]。

表 13.1　各种儿童恶性肿瘤的构成比

癌症类型	构成比（%）
白血病	34.1
急性淋巴细胞白血病	26.8
急性髓细胞白血病	4.7
慢性骨髓增生性疾病	0.4
其他	2.2
淋巴瘤和网状内皮组织肿瘤	11.5
霍奇金淋巴瘤	4.8
非霍奇金淋巴瘤	5.3
Burkitt 淋巴瘤	1.3
混合型/非特异性肿瘤	0.1

续表

癌症类型	构成比（%）
中枢神经系统肿瘤	22.6
室管膜瘤和脉络丛肿瘤	2.2
星形细胞瘤	10.5
颅内胚胎瘤	5.0
其他神经胶质瘤	1.0
其他/非特异性肿瘤	3.1
神经母细胞瘤和其他周围神经细胞瘤	7.6
视网膜母细胞瘤	2.1
肾肿瘤	5.6
Wilms肿瘤（肾母细胞瘤）	5.5
其他肿瘤	0.1
肝肿瘤	1.1
肝母细胞瘤	0.9
肝癌/其他肿瘤	0.2
恶性骨肿瘤	4.6
骨肉瘤	2.3
尤因肉瘤	2.1
其他/非特异性肿瘤	0.2
软组织肉瘤	6.1
横纹肌肉瘤	3.4
其他软组织肉瘤	1.7
纤维肉瘤/非特异性肿瘤	1.0
生殖细胞肿瘤	3.1
恶性性腺生殖细胞瘤	1.3
颅内生殖细胞瘤	0.9
恶性颅外和性腺外肿瘤	0.8
其他恶性上皮细胞肿瘤及恶性黑色素瘤	1.5
甲状腺癌	0.8
其他肿瘤	0.7
其他恶性肿瘤	0.1
总计	100

引自 Kaatsch P. Epidemiology of childhood cancer. Cancer Treatment Reviews 36：277-285（2010）

13.2　病因和病理生理学机制

已有研究证实，应用蒽环类药物化疗和（或）胸部放疗可增加儿童癌症患者的心脏毒性风险。

— 近 60% 的 CCS 患者既往有蒽环类药物化疗和（或）胸部放疗史[2,6]。

13.2.1　导致心脏毒性的药物

— 蒽环类药物（多柔比星、柔红霉素、表柔比星）：
    — 蒽环类药物引起心脏损害的确切机制目前尚未完全清楚[1]。
    — 这些药物可能通过 DNA 碱基对插入而干扰细胞复制，并通过抑制拓扑异构酶 2 的活性阻断 DNA 解螺旋[7]（表 13.2）[7,13]。
    — 自由基产生增加和脂质过氧化导致氧化应激在心脏损伤中发挥重要作用。与其他组织相比，心肌细胞由于相对缺乏自由基清除酶（如过氧化氢酶、谷胱甘肽过氧化物酶），因此更易受到氧化损伤（表 13.3）。
    — 氧化损伤
        - 氧化损伤线粒体膜可抑制能量产生，降低心肌细胞收缩能力。
        - 氧化损伤肌节可引起肌丝断裂和细胞凋亡激活，造成心肌细胞丢失。

表 13.2　人拓扑异构酶（Top）[7]

人拓扑异构酶 Ⅱ（Top2）有两种亚型：Top2α 和 Top2β
Top2α 主要存在于增殖细胞中，与 DNA 复制有关，是蒽环类药物抗肿瘤作用的分子基础
Top2β 存在于所有稳定细胞中，包括心肌细胞。蒽环类药物抑制 Top2 可导致 DNA 双链断裂，引起心肌细胞死亡

要点：

在 CCS 中，蒽环类药物的毒性作用不仅诱导细胞凋亡导致肌丝结构破坏和心肌细胞丢失，而且可通过减少心肌干细胞数量而影响心脏修复机制，损伤心肌细胞的再生能力[8]。这意味着对于儿童患者，随着生长发育，心脏生长不足，即使剩余心肌细胞通过自身肥厚代偿性增加左心室质量。长期作用可导致心脏重构、心室壁变薄、室壁张力增加、心肌收缩力下降、进行性心室肌纤维化、进行性心室功能不全[1,8]。

表 13.3   蒽环类药物致心肌毒性的机制

蒽环类药物的心脏毒性作用可能与以下机制有关：

活性氧类（ROS）生成增加。由于抗氧化酶、Top2β 依赖的基因转录减少及形成蒽环类离子复合物，导致细胞膜损伤、通透性增加、脂质过氧化及 DNA 损伤

对心磷脂的高亲和力。心磷脂主要在线粒体内膜高密度聚集，对细胞呼吸至关重要。心磷脂对蒽环类药物具有高亲和力，使药物被动进入心肌细胞并在细胞内积聚，使其浓度比细胞外高出数百倍，从而造成心肌细胞损伤

线粒体能量代谢异常。离子复合物累积和线粒体基因表达改变可导致线粒体能量代谢异常，同时可出现心脏线粒体呼吸链异常。有研究表明，在蒽环类药物存在的情况下，由于 mtDNA 改变和呼吸链异常可导致 ROS 持续增加，这可能有助于解释蒽环类药物诱导心脏毒性具有较长潜伏期

ATP 生成减少。线粒体相关蛋白表达降低可使 ATP 生成减少，从而诱导线粒体功能改变

细胞内钙紊乱。细胞膜通透性增加可引起细胞内钙离子水平增加，导致细胞内钙紊乱，激活细胞凋亡和死亡信号通路

mRNA 表达水平异常。编码肌质网的 mRNA 表达水平降低可抑制核酸和肌节蛋白合成，诱导毒性代谢物形成和血管活性胺类物质释放

心肌细胞较其他组织细胞更易受到蒽环类药物毒性作用的原因：

高代谢活性

再生能力有限，从而增加了长期不良反应的易感性

过氧化氢酶和谷胱甘肽过氧化物酶含量低导致抗氧化能力较弱

- 基因多态性参与多种细胞代谢途径，如多柔比星细胞转运和自由基代谢，这些基因多态性在蒽环类药物诱导心脏损伤的易感性中发挥重要作用[8,14]。
- 蒽环类药物的累积剂量与发生心肌病和 CHF 风险之间存在很强的剂量依赖关系。
- 除了累积剂量外，其他因素也可增加蒽环类药物导致心脏毒性的风险[8]（表 13.4）。

要点：
蒽环类药物累积剂量与其相关心肌病和 CHF 发病率之间的关系如下：
- 蒽环类药物累积剂量 $<250 \ mg/m^2$ 时，发病率 $<5\%$。
- 蒽环类药物累积剂量 $250 \sim 600 \ mg/m^2$ 时，发病率接近 10%。
- 蒽环类药物累积剂量 $>600 \ mg/m^2$ 时，发病率 $>30\%$[6]。
  - 一般认为累积剂量 $>250 \ mg/m^2$ 发生心脏毒性的风险较高。

- 蒽环类药物没有绝对"安全"剂量，累积剂量<100 mg/m² 也可能发生相关心脏事件[6]。

表 13.4　增加蒽环类药物致心脏毒性的危险因素

女性[a]
确诊时年龄较小[b]
联合化疗：蒽环类药物合用其他化疗药物（如环磷酰胺、异环磷酰胺、长春新碱、顺铂、曲妥珠单抗、甲氨蝶呤）。在儿童患者中，使用蒽环类药物和环磷酰胺联合化疗发生急性心脏毒性的相对风险最高
同时进行放疗
唐氏综合征
非洲裔美国人

[a]造成"性别差异效应"的原因可能与多柔比星不在脂肪组织中聚集有关[4]（女性脂肪含量比男性多）。因此，在相同剂量下，女性心肌细胞暴露的药物浓度更高[6,53]
[b]4 岁以下儿童使用蒽环类药物发生左心室功能不全的风险增加[4,54]。一些研究表明，蒽环类药物代谢动力学和清除率在特定年龄中的差异可解释"年龄效应"对治疗相关心脏毒性发生率的影响[55]

- 胸部放疗（RT）：
    - 任何涉及心脏的放疗（如纵隔、胸部、脊柱、左上腹或上腹部、全身放疗）都可能对心脏产生损害，并影响心脏结构，如心肌、瓣膜、冠状动脉、心包和传导系统，导致心脏并发症[8]。
    - 其机制主要是微循环障碍和炎症反应导致长期弥漫性心肌纤维化。
    - 存在剂量依赖效应并与辐射部位相关。胸部辐射剂量≥15 Gy 可显著增加 CHF 的发生风险。剂量<15 Gy 时 CHF 发生风险增加的证据较少（表 13.5）。
    - 据报道，辐射剂量≥35 Gy 时心血管疾病累积发病率约 21%，发病中位年龄为癌症确诊后 20 年[2,15]。

表 13.5　放疗相关心脏毒性的危险因素

辐射剂量：长期随访发现，任何涉及心脏且辐射剂量超过 1.5～3.5 Gy 的放疗都会增加发生心脏病的风险，<1.5 Gy 时 CHF 风险增加的证据不足[6]
放疗部位：纵隔、胸部、脊柱、左腹或上腹部、全身放疗均对心脏有潜在危害。全脑和颅-脊柱放疗可影响下丘脑-垂体轴和甲状腺功能，间接导致心血管损伤，从而可能增加代谢综合征发生风险
放疗技术
患者年龄，年龄较小者心脏毒性发生率较高

> **要点：**
>
> 高剂量蒽环类药物与放疗合用可进一步增加发生心脏损害的风险，使心血管事件的诱导期缩短。

- 其他药物：
  - 其他抗肿瘤药物：烷化剂、5-FU、紫杉醇、安吖啶、酪氨酸激酶抑制剂以及新型单克隆抗体均可通过不同作用机制直接和间接对心肌细胞和心脏结构产生影响，导致心脏毒性。

> **要点：**
>
> 除了上述危险因素外，并非所有暴露于心脏毒性药物或接受相同标准化疗方案的儿童和青少年都会发生心脏毒性，这表明可能与遗传易感性相关[1,4]。

13.2.2　既往心血管疾病或心脏危险因素及合并症

- 在进行可导致心脏毒性的抗癌治疗之前，应充分考虑既往心血管疾病或心脏危险因素和合并症。以便早期识别心血管疾病高风险人群，并采取心脏保护措施或尽量减少使用心脏毒性药物，从而使这类患者从中获益（表 13.6）。

13.3　心血管并发症的临床表现

抗肿瘤药物引起的心血管并发症可在给药后不久出现（急性期症状）或在治疗数月或数年后出现（慢性期症状）。

然而，多数情况下，CCS 患者从抗肿瘤治疗至出现心脏并发症之间存在较长的潜伏期。

表 13.6　既往心血管疾病或心脏危险因素及合并症

1. 既往存在心血管疾病或心脏危险因素：高血压、心肌病、心脏瓣膜疾病、药物过敏反应
2. 合并症：可增加心脏病风险的合并症包括内分泌疾病、感染、炎症反应、高脂血症、肥胖和代谢疾病、发育不良、久坐、肺部疾病、肌肉骨骼疾病、肾疾病、肝疾病、早产和遗传性疾病（如遗传性血色素沉着症、唐氏综合征等），以及吸烟[56-57]

通常，早期心脏毒性表现为亚临床症状，只能通过相关检查（如超声心动图或心电图）被发现。进展至中期，会逐渐表现出临床症状，并可影响正常活动。发展至后期则需要进行相应治疗。

- 蒽环类药物致心脏毒性的临床症状

蒽环类药物导致的心脏毒性可根据临床症状出现的时间分为：

  - 急性心脏毒性：在治疗第 1 周内出现症状。
  - 早发性心脏毒性：治疗完成后 1 周至 1 年内出现症状。
  - 迟发性心脏毒性：治疗完成后 ≥1 年或首次治疗后 10～30 年出现症状。

- 急性心脏毒性
  - 较少见，据报道发生率约为 1.6%[1,16]。
  - 临床表现包括：

    心脏传导阻滞、心律失常。

    心电图表现可从轻微改变至出现致命性心律失常：患者可表现为房性心动过速、阵发性室上性心动过速、室性心律失常伴或不伴 QT 间期延长（常由抗癌治疗与电解质紊乱及应用其他药物如止吐药、抗生素、抗真菌药物共同作用所致）。

    心包炎

    急性左心室衰竭（少见）。通常为一过性，但也有致死的病例报道。

要点：

尽管急性症状可能对患者造成永久性损伤，但其通常可在停药后消失。

早发性和迟发性心脏毒性

- 早发性和迟发性心脏毒性是接受蒽环类药物治疗的 CCS 患者最常见且可影响寿命的心脏毒性，早发性心脏毒性的发生率为 1%～16%。
- 随着随访时间的延长，其发生率逐渐增加。
- 通常呈进行性，一般不可逆，初期为无症状性左心室功能不全，进一步可发展为症状性 CHF[1]，并因继发泵衰竭和猝死导致心源性死亡率升高。
  - 无症状期：患者无任何症状，但超声心动图检查可发现早期心功能不全：
  - 收缩功能不全：表现为左心室扩张、室壁变薄、收缩力下降。随着收缩力逐渐下降，左心室进一步扩张，室壁应力随之增加以维持心排血量，同时伴随心脏重构，与先天性扩张型心肌病的心脏重构过

　　　　程相似[6,16]。
　　　■ 舒张功能不全：CCS 患者可进展为限制型心肌病，其特点为心室壁
　　　　顺应性降低导致舒张功能异常，充盈压升高，而左心室收缩功能基
　　　　本正常[6,8,17]。
　　　■ 症状期：表现出 CHF 的症状和体征，症状发生时间不定。
　　■ 儿童 CHF 分级：

> ❯ **CHF 的特点为体循环和肺循环供血不足（即收缩功能不全）或静脉回流受阻（即舒张功能不全）。**

　　从婴儿期到青春期，各个年龄段出现的症状和体征有所不同（表 13.7)[18]。
　　■ 儿童 CHF 的分级（修改自 NYHA/Ross 分级)[19]：
　　　Ⅰ级：无症状。
　　　Ⅱ级：婴幼儿喂养时表现为轻度呼吸急促或出汗；年长儿表现为活动
　　　　　　时出现呼吸困难。
　　　Ⅲ级：婴幼儿喂养时出现明显的呼吸急促或出汗，同时由于心力衰竭
　　　　　　导致生长发育迟缓而延长喂养时间；年长儿表现为活动时出现
　　　　　　明显呼吸困难。
　　　Ⅳ级：静息时出现呼吸急促、蜷缩、发出呼噜声或出汗。

要点：
蒽环类药物还可导致其他心血管并发症[5,8]（表 13.8）

表 13.7　儿童心力衰竭的症状和体征[18-19]

		婴幼儿	年长儿/青少年
常见症状		呼吸急促	疲劳
		喂养困难	运动不耐受
		出汗	喘息、劳力性呼吸困难、静息呼吸困难、端坐呼吸
		苍白	腹痛、恶心和呕吐
少见症状		发绀	胸痛
		心悸	心悸
		晕厥	体位性水肿
		面部和体位性水肿	腹水
		腹水	

表 13.8　症状性远期心脏事件的发生率[5,8]

充血性心力衰竭	54%
心律失常	18%
心脏瓣膜疾病	12%
缺血或心肌梗死	12%
心包炎	4%

放疗致心脏毒性的临床表现：

— 放疗导致的心脏毒性往往是一个渐进的过程，辐射暴露后 10 年或更久才表现出临床症状[2]。与化疗相似，这种损害是进行性的，在不同临床时期表现出不同临床症状：

— 心肌病：心脏放疗最主要的后遗症为舒张功能不全，而无明显收缩功能不全。约 37% 的患者可出现限制型心肌病相关症状，少数患者会进展为扩张型心肌病[6,20]。通常情况下，尽管晚期可出现典型的心力衰竭症状，但患者早期可无任何症状，或仅有不明原因的乏力。

— 心脏瓣膜功能异常：约占 29%，主要由于进行性心脏瓣膜增厚伴纤维化和钙化。左心瓣膜、主动脉瓣和二尖瓣最常受累。这提示高压循环的机械应力在其中发挥重要作用。

❯ **无症状性心室功能不全通常是抗肿瘤治疗导致心脏毒性的首发表现，可发生于超过 50% 的患者中[1,7,8]，因此，应对患者进行严格筛查。**

在长期随访的患者中，约 5% 会出现 CHF 的临床症状和体征[8-9]。

— 冠心病：约占 10%。可表现为心绞痛或心肌梗死，甚至猝死。

— 心包疾病：较少见，可表现为缩窄性心包炎或心包积液，后者是由静脉和淋巴液回流受阻所致。

— 心律失常：少见，表现为由心脏传导系统纤维化和缺血引起的心脏传导阻滞或其他心律失常。

其他药物引起心脏毒性的临床表现：

— 烷化剂（如白消安、环磷酰胺、异环磷酰胺和顺铂）：成人临床症状可从无症状心包积液到心力衰竭和心肌心包炎[2]。

该类药物引起心脏毒性风险多与单次给药剂量有关，而与累积剂量无关。

— 环磷酰胺：症状往往在给予初始剂量后 1～2 周出现；在部分患者中，心脏事件可持续几天或可自行消失。在儿童人群中，其与蒽环类药物联合治疗会增加急性心脏毒性风险。高剂量 [>60 mg/(kg·d)] 可引起急性心力衰竭。单次剂量>180 mg/kg 可引起心包积液。儿童使用环磷酰胺剂量>150 mg/kg 导致心肌炎的发病率约为 5%。

- 异环磷酰胺：可诱发急性剂量相关性心脏并发症，如心律失常和心力衰竭。其还可能损伤肾功能，进一步恶化心功能。

- 顺铂：心脏毒性可发生在输注过程中或治疗后数月。已有其导致男性患儿出现心肌缺血的报道。顺铂还可引起电解质紊乱、低镁血症、血小板聚集和血管内皮损伤。

- 长春新碱：是治疗多种恶性肿瘤的常用药物，可通过影响自主神经系统功能导致心脏节律异常。

- 靶向微管药物（依托泊苷、紫杉醇）：可引起传导系统异常，通过作用于浦肯野系统导致可逆性窦性心动过缓，以及心律失常、低血压、高血压和心绞痛[21]。

- 安吖啶：不常用于儿童患者，急性心脏毒性表现为两种：心电图改变（QT 间期延长、非特异性 ST 段和 T 波改变）和心律失常（房性和室性）[22]。可发生于用药后数分钟到数小时内。

- 抗代谢药物（5-FU）：5-FU 不常用于治疗儿童肿瘤。根据成人患者用药经验，5-FU 除了延长 QTc 间期外，还可导致冠状动脉痉挛引起缺血综合征。既往冠心病和胸部放疗是 5-FU 致心脏毒性的危险因素[2]。

- 酪氨酸激酶抑制剂（贝伐珠单抗、伊马替尼、达沙替尼等）：此类药物在儿童肿瘤患者中较少应用[2]。根据成人患者用药经验，其与 QT 间期延长有关，可导致冠状动脉痉挛或血栓形成，引起心肌缺血[23]。也有引起收缩压升高的报道，其发病机制尚未完全清楚，可能与抑制 VEGF 受体有关。接受伊马替尼治疗的成人患者也可发生左心室功能不全。

- 生物制剂（利妥昔单抗）：可引起左心室功能不全、心律失常。

- 其他化疗药物（天冬酰胺酶、全反式维甲酸、三氧化二砷）：可致心电图改变、QT 间期延长、尖端扭转型室性心动过速或其他心律失常和低血压。

其他临床危险因素：

还应注意的是，CCS 患者有早发动脉粥样硬化的风险，通常是由于早期存在心血管疾病危险因素，如代谢综合征（MS）（血脂异常、高血压、肥胖、胰岛素抵抗和其他内分泌功能障碍）。

头颅放疗、全身放疗、下丘脑手术、内分泌功能障碍（如生长激素异常，性腺功能减退)、治疗过程中不良饮食习惯、高剂量类固醇治疗以及日常运动障碍(截肢、骨科手术、神经系统或心肺后遗症)均为主要危险因素。

> **要点:**
>
> 在上述高危人群中,早发动脉粥样硬化会进一步增加发生症状性心脏病的总体风险。
>
> 合并代谢性疾病时,尽早进行干预。如果健康的生活方式不能改善代谢异常,应请代谢病专家会诊[24]。

关注抗癌治疗中和治疗后的高血压问题

高血压是 CCS 患者常见的并发症之一。

抗癌治疗可引起血管系统损伤、内皮功能障碍、自主神经系统功能障碍,进而导致血压异常。

高血压:

- 可发生于抗癌治疗过程中,可持续较短时间或数年,它不仅是抗癌治疗的直接结果,也与其他非肿瘤相关因素有关,如生活方式和遗传易感性。据文献报道,16% 的患者在急性期需要降压治疗,抗癌治疗结束后,其发生率可下降至 1%。
- 可增加心血管疾病的总体风险,是诊断 MS 的五个标准之一。因此,应定期监测血压。

> **要点:**
>
> 儿童肿瘤专家小组建议,对接受蒽环类药物、顺铂、甲氨蝶呤、胸部和颅骨放疗以及肾切除术治疗的患者应每年进行血压监测。该建议也推荐用于符合至少 1 项 MS 诊断标准的患者。

13.4　儿童癌症患者或癌症生存者心脏相关检查

- 既往史
  - 个人健康史。
  - 抗癌治疗史:接受化疗和(或)放疗的累积剂量,主要关注蒽环类药物和胸部放疗。
  - 生活方式。
  - 家族史。

— 体格检查

    — 评估外周血管灌注状态（皮肤颜色和温度、毛细血管充盈时间）、外周动脉搏动（强度和频率）、血压、体重。

    — 胸部检查：呼吸模式和频率、肺捻发音。

    — 心脏检查：心脏节律、心音、杂音、心包摩擦音。

    — 腹部检查：肝、脾评估。

    — 其他体液潴留体征。

— 辅助检查：根据病史和（或）临床表现首选和优先相关检查。

    — 胸部 X 线

    仅用于疑诊心力衰竭的儿童[18]。

    — 心电图

    是一种非特异性无创性检查，可用于检测心脏毒性高危患者是否有心律失常、心脏传导系统及 QT 间期异常[8]。

    — 超声心动图

    推荐用于早期识别无症状性心功能不全患者以及评估症状性患者[6,17,25]。

    超声心动图是一种无创性、性价比高、应用广泛的检查方法。

    二维超声心动图、M 型超声心动图和多普勒超声心动图最常用于评估心脏结构（心腔直径、室壁厚度、瓣膜情况）和心室收缩/舒张功能［收缩分数（FS）、射血分数（EF）是最常用的评估左心室收缩功能的指标］（表 13.9），也可以使用其他测量指标来评价心脏收缩功能（表 13.10）。

要点[8]：

FS 和 EF 在儿童中的参考值范围

	EF（%）	FS（%）
正常	55～60	＞29
临界值	50～54	25～28
异常	＜50	＜25

抗癌治疗后发生以下情况认为与临床相关：

— 既往 EF 正常，抗癌后 EF 下降 15%。

— 既往 EF 低于正常值，抗癌后 EF 下降 10%。

表 13.9 评价左心室收缩功能的常用超声心动图测量指标

评价左心室收缩功能的超声心动图指标[6,17,25,58-59]：

射血分数（EF）：测量左心室舒张末期容量（LVEDV）和收缩末期容量（LVESV）

EF（%）＝（LVEDV－LVESV/LVEDV）×100

回声技术：利用双平面法（改良的 Simpson 法）进行二维测量计算容量

正常值（n. v.）：55～60%

局限性：

　心尖四腔面投影缩短会导致 EF 值偏高

　如果单个平面中心室几何形状不对称或心室壁运动异常，会降低准确度

受心内膜界定的影响

受心率、前负荷、后负荷的影响

　耗时

表 13.10 评价左心室收缩功能的其他超声心动图测量指标

1. 16 节段可视化分析可识别局部室壁运动异常（可划分为 4 级，1 级—正常，2 级—运动减弱，3 级—无运动，4 级—矛盾运动）

2. 容量法：基于流体力学原理，在血流速度恒定的情况下，流量（Q）与横截面积（CSA）成正比：

　每搏量（SV）＝VTI×CSA

　心排血量（CO）＝SV×HR/1000

　心脏指数（CI）＝CO/BSA ［正常值 3.5 L/（min·m²）］

3. 左心室 Dp/Dt

　正常值＞1200 mmHg/s

　临界值 1000～1200 mmHg/s

　异常值＜800 mmHg/s

4. TEI 指数：等容收缩时间＋等容舒张时间/射血时间（正常值 0.39±0.05）

5. 组织多普勒成像（脉冲/彩色）[60]：脉冲波组织多普勒成像测量心肌瞬时峰值速度（左心室基底外侧/间隔 S 波），此参数与 LVEF 具有较好的相关性

6. 其他指标：左心室室壁应力、左心室质量、经心率校正的缩短速度、左心室厚度/直径比值

　　■ 用于评估左心室舒张功能的测量指标包括二尖瓣血流模式（E/A 比值）、减速时间（DT）和等容舒张时间（IVRT）（表 13.11）。这些测

量指标可用于判断舒张功能不全的类型（表 13.12）[26]。

- 其他复杂的超声心动图检查方法可提高诊断的敏感性和特异性，包括以下方法：
  - 组织多普勒成像测量：
    - 在标准多普勒超声心动图检查中，脉冲组织多普勒检查很容易实现，其已被成功应用于多种临床情况，且可对心脏舒张和收缩功能进行可靠的定量评估（如 E′峰、A′峰和 S 峰速度）。
    - 组织多普勒超声心动图观察左心室侧壁二尖瓣环结合脉冲多普勒超声心动图观察二尖瓣流入道可准确评估左心室充盈压。
- 心肌收缩速率和形变成像（应变和应变率成像）、扭矩分析和三维超声心动图测量心脏大小，对早期定量分析整体和局部心肌收缩和舒张功能不全具有潜在价值[27]（表 13.13）。

表 13.11 评价左心室舒张功能的超声心动图测量指标

左心室舒张功能的超声心动图评估[5,22,31,33-34]

1. 二维超声心动图：左心室室壁厚度、腔径、大小；左心房大小；心包

2. 二尖瓣口多普勒血流

　E 峰（cm/s）：儿童 73±9（左心室充盈早期流速峰值）
　A 峰（cm/s）：儿童 38±8（左心室充盈晚期流速峰值）

　E/A 比值正常值：2.0±5

3. 减速时间（DT）正常值：儿童（100±22）ms

4. 等容舒张时间（IVRT）正常值：儿童（55±10）ms

5. 肺静脉血流参数：

　S 峰（cm/s）：44±10（年龄＞1 岁）

　D 峰（cm/s）：61±10（年龄＞1 岁）

　S/D 比值：0.7±0.3（年龄＞1 岁）

6. 组织多普勒成像（TDI）[60]：

　侧壁 E/e′正常值＜10～12

　间隔 E/e′正常值＜15

7. 心肌形变参数：可评估应变和应变率

表 13.12 舒张功能不全分级

1. 正常
2. 舒张功能改变（Ⅰ级）
二尖瓣 E 峰速度降低，E/A 比值降低＜1
DT 延长，IVRT 延长
肺静脉多普勒成像示 S/D 比值＞1，S＞D
二尖瓣 A 峰持续时间＞肺静脉 AR 峰持续时间
TDI：E（充盈早期经二尖瓣血流峰值）/e'（充盈早期二尖瓣瓣环室间隔侧速度）＜10
3. 假性正常化（Ⅱ级）
二尖瓣血流流速表面正常（Valsalva 动作时可见异常），E/A 比值 1.1～1.5
DT 基本正常
肺静脉多普勒成像示 S/D 比值＜1（S 峰波速度降低，S＜D）
二尖瓣 A 峰持续时间＜肺静脉 AR 峰持续时间
TDI：E/e'＞10
4. 限制性心功能不全（Ⅲ级）
E 峰升高或 A 峰显著降低（E/A 比值＞1.5）
DT 缩短，IVRT 缩短
肺静脉 S 峰明显降低或甚至消失，Ar 峰显著
二尖瓣 A 峰持续时间＜肺静脉 AR 峰持续时间
TDI：E/e'＞10

　　引自 Lai，Mertens，Cohen，Geva 的《小儿先天性心脏病从胎儿到成人超声心动图变化》[26]

表 13.13 过去十年评估心室功能的新超声心动图技术[61]

应变和应变率成像（应用色彩编码组织多普勒成像）是一种评估心肌功能和收缩力的定量分析方法
心肌应变是一种评估局部和整体心室形变的无量纲测量方法
心肌应变率是应变的时间导数，与左心室弹性峰值有关，而左心室弹性峰值是一种与负荷无关的整体心室功能测量指标
斑点追踪超声心动图评估心肌应变和应变率，可发现传统方法检测心功能正常的无症状性患者的早期心脏收缩和舒张功能不全。然而，这些新技术依赖于成像系统和图像质量
三维超声心动图评估左心室局部或整体收缩功能与 MRI 相关性好

> **要点：**
>
> 标准超声心动图由于其测量方法的内在变异性，导致对诊断早期心功能不全的预测价值有限
>
> 当这些指标发生变化时说明已经存在明显的心肌损伤，即"晚期改变"
>
> 越来越多的证据建议，应重视心脏生物标志物和超声心动图对于早期发现无症状性患者心功能不全的互补作用

- 心脏磁共振成像（CMR）：
  - 是一种无创、安全、敏感、可重复的技术。
  - 具有诊断早期心室受累的潜能，可提供心脏结构和功能的相关信息。
  - 与超声心动图相比具有一定优势，可重复性和标准化评估心室质量和功能，尤其在超声评估技术不可行或不理想时更具优势。
  - 当应用造影剂增强时，CMR 可通过延迟增强成像识别超声心动图所不能发现的心肌灌注异常和心内膜下损伤。
  - CMR 有助于评估进行性心室功能不全患儿的预后和治疗时机[6]。
  - 有助于对 EF 值（超声心动图评估）在 50%～59% 的患者行进一步分级。
  - 费用高、时间长和检查时需静止不动是 CMR 在儿童患者中广泛应用的主要局限性[6,28]。
- 放射性核素显像：
  - 当 CMR 不可行时，放射性核素显像可用于评估心肌灌注。
- 动态心电图（Holter）：
  - 可用于监测慢性心力衰竭和（或）既往心律失常的患者。
- 心肺运动试验：
  - 用于评估心功能，可发现无症状性心功能异常。
  - CCS 患者静息时可无症状，但在运动时心功能失代偿会表现出症状。
  - 可评估充血性心力衰竭患者的最大耗氧量（VO$_2$ max），其与预后密切相关。
  - 对 CCS 患者很难区分早期/轻度心脏病和缺乏运动，通过患者对有氧运动的反应可有助于区分这两种临床情况。
  - 研究表明，如果 CCS 患者对心肺运动试验反应正常，则可以参加体育活动。VO$_2$ max 降低的患者应该在有氧训练后重新评估，如果 VO$_2$ max 没有恢复正常，应该进行个体化的适量体育活动[6,29-30]。

- 焦点：儿童肿瘤患者的体育活动：[31-34]

定期参加体育活动是美国心脏协会（AHA）推荐的可促进儿童心血管健康的措施之一。体育活动是儿童健康成长的重要因素。

儿童和青少年患癌会影响他们的日常生活，彻底改变他们的正常运动能力。

越来越多的 CCS 患者在抗肿瘤治疗期间和治疗后会出现生理和心理副作用，其中包括：

- 肌力下降、周围神经病变、机体功能储备下降和易疲劳。
- 恐惧和焦虑加重、社交功能降低、健康生活质量下降。

大部分患者的运动能力均会下降，除了心脏毒性因素外，还包括其他因素，如呼吸肌或骨骼肌功能障碍、心理状态和体能下降、内分泌失调、长期疲劳或周围神经病变。然而，其中大多数因素并不是运动的禁忌证，反而可通过适当规律运动（即使是中等强度）而得到改善。运动已成为减轻癌症及其治疗相关负性作用的有效辅助治疗措施。体育活动对儿童癌症患者至关重要，与健康儿童相比，他们久坐的风险更大，会进一步加重、加速运动缺乏相关疾病的进展，如高血压、糖尿病、肥胖性心血管疾病、冠心病、骨质疏松症和癌症复发。所有这些因素均可使儿童癌症患者面临更高的心脏风险。

建议在维持治疗期间和治疗后随访期间进行全面的体育活动训练[35]。最近，有证据显示儿童癌症患者在急性治疗阶段进行体育活动可改善预后[31]。在儿童癌症治疗中，轻度/中度体育活动是安全、有益且可行的。

> **要点：**
> 关于儿童癌症生存者运动强度的选择，AHA 和 ESC 建议运动强度（高、中、低）应取决于个体心功能障碍严重程度。建议伴有无症状性心肌病的生存者根据心内科医师会诊意见制订运动强度和相关注意事项[33-34]。拟进行高强度运动的高危生存者应进行心内科会诊[6]。

- 实验室检查
  - 常规实验室检查不建议作为筛查手段。
  - 有症状的患者建议行血常规和 C 反应蛋白、酸碱度、电解质（Na^+、K^+、Cl^-、Ca^{2+}）、血糖、肾功能和肝功能、甲状腺激素水平及特殊心肌血清标志物检测。
    肌钙蛋白 I、肌钙蛋白 T：反映急性心肌损伤。
    BNP、NT-proBNP：反映急性和慢性心肌损伤。

- 特殊心肌血清标志物

- 心肌肌钙蛋白 T（cTnT）、心肌肌钙蛋白 I（cTnI）、脑钠肽（BNP）、N-末端脑钠肽前体（NT-proBNP）：
- 目前，BNP、NT-proBNP、cTnT 和 cTnI 是公认的评估成人心脏损伤的重要指标。在接受蒽环类药物治疗的成人患者中，多项研究报道心肌损伤血清生物标志物水平与超声心动图异常具有一定相关性[36]。然而，儿童患者没有相关数据报道。
- 肌钙蛋白：cTnT 和 cTnI 参与钙介导的肌动蛋白和肌球蛋白相互作用。肌钙蛋白是诊断心肌损伤特异性和敏感性较高的生物标志物。
- BNP 和 NT-proBNP[36-39]：在充血性心力衰竭患儿中，BNP 和 NT-proBNP 水平与心功能相关[39]。这两种标志物可用于鉴别婴儿心源性呼吸困难和肺源性呼吸困难。众所周知，NT-proBNP 是识别早期心功能不全最重要的神经体液标志物[40-41]。充血性心力衰竭患儿血浆 NT-proBNP 水平升高与临床严重程度相关[29,41]。由于其正常范围与年龄、检验试剂盒和性别相关，因此其在儿童中的应用和评估较复杂[19,36,38]。该指标可在婴儿出生后最初几天内升高[37,41-42]，此后，其水平下降并在整个儿童时期（直到 10 岁）保持相对稳定，且性别之间没有差异。青春期会逐渐出现性别差异，女孩血浆浓度相对较高[38]。患有心脏病的婴儿和儿童由于右心室或左心室的压力或容量负荷增加，可致 BNP 和 NT-proBNP 水平升高。

13.5 预防措施

为了降低或避免心脏毒性且保证抗肿瘤药物疗效，已开展大量针对预防和治疗措施的相关研究。其中多项措施已经过研究验证[8]，但只有少数措施在儿童随机对照试验中进行验证。

- 心脏保护的一级预防措施包括：
- 限制蒽环类药物的剂量：
  - 理想情况下，避免心脏毒性的主要预防措施是不让患者接受对心脏具有潜在毒性的药物，但迄今为止，这些药物被认为在治疗多种儿童癌症中具有关键作用且不可替代。
  - 虽然已证明蒽环类药物没有"安全"剂量范围，但在癌症治疗方案中，应在保证相同治疗效果的同时尽量减少蒽环类药物剂量以减少心脏毒性作用。
- 连续输注与静脉推注蒽环类药物：
  - 针对成年人群的研究表明，连续输注与单次推注相比，蒽环类药物导致的心脏毒性减少[43-44]。然而，此结果并不一定适用于儿童患者，一项关于儿童急性淋巴白血病患者的研究表明，持续输注与单次推注相比，并未显示出更好的长期心脏保护作用，且未改善生存率[45-46]。

— 结构修饰的蒽环类药物：蒽环素类似物（如表柔比星、依达比星、米托蒽醌等）

　　— 蒽环类脂质体：在过去几年中已研发出新的药物剂型（通过脂质体或聚乙二醇载体）以使药物在注射后缓慢释放。这些新剂型药物由于血液循环时间长、半衰期长、血浆清除率低、不能渗透入心肌细胞，故比传统药物具有更好且更安全的抗肿瘤作用。但是，这些药物的价格很高，因此，它们通常用于已接受蒽环类药物一线治疗后复发的患者[47]。因此，此类药物在儿童中的使用具有一定局限性，尚无确定性结论。

　　— 蒽环素类似物（如表柔比星、依达比星）：在成人患者中，蒽环素类似物比传统药物具有更好、更安全的抗肿瘤作用，但对心血管损伤尚无确定性结论，因为一些指南中使用的多柔比星等效转换分数是基于血液毒性作用而不是心脏毒性作用[6,48]。对于儿童肿瘤患者，尚无明确结论，仍需进一步研究。

要点：
　　需要注意的是，根据血液毒性数据，一般认为蒽环类药物与多柔比星、柔红霉素的剂量等效比为 1：1，与依达比星为 1：5，与表柔比星为 1：0.67。然而，最近一份基于荷兰和美国数据的分析报告显示，柔红霉素的心脏毒性效应远低于多柔比星（心脏毒性效应比为 0.5：1）[62]。因此，在计算每位患者接受的蒽环类药物累积剂量时，应考虑到这种转换。

— 应用心脏保护剂

　　— 右丙亚胺

　　　　- 是一种铁螯合剂，可减少铁-蒽环复合物的形成，是目前在成人患者中研究最多的心脏保护药物。

　　　　- 目前关于儿童使用右丙亚胺具有一定争议，因为使用该药可能会降低疗效并增加继发性肿瘤，降低总体生存率[49]。因此，欧洲药品管理局不建议右丙亚胺应用于儿童。

　　　　- 然而，一些证据强度较弱的研究表明，儿童应用右丙亚胺对心脏有益，不影响长期生存率[50-51]。

　　— 营养素（如辅酶 Q、维生素 C、维生素 E、维生素 A）和抗氧化剂

（如左旋卡尼汀、谷胱甘肽）：

尚无明确的证据支持使用[52]。

— 血管紧张素转化酶抑制剂（ACEI）、β 受体阻滞剂、血管紧张素受体拮抗剂（ARB）：

在癌症治疗过程中，这些药物作为一级预防可改善血流动力学。然而，在降低无症状的超声心动图参数改变发生率和延缓症状性心功能不全进展方面，其有效性仍不明确。

- 二级预防措施：

  - 早期识别：

    — 通过全面、连续的心脏评估对高危患者进行筛查，以识别心肌损伤的早期症状，尽早启动适当治疗，改善预后。

  - 药物治疗：

    — 目前，对于超声心动检测左心室射血分数降低的无症状性患者，不推荐进行药物治疗。

    — 有证据表明，对于出现心力衰竭症状和体征的成人患者，使用 ACEI 和 β 受体阻滞剂可改善心功能，降低死亡率。儿童使用此类药物仍存在一定争议，但有望用于改善心功能。目前为止，还没有明确的结论，因为相关研究均为小样本量且为短期随访研究[2,7,8,18]。

> **要点：**
>
> 综上所述，ACEI 和 β 受体阻滞剂在儿童心力衰竭患者中应用的证据是由成人患者的用药经验推理而来，其至少短期内可有效改善心功能。
>
> ACEI 推荐应用卡托普利，依那普利。
>
> β 受体阻滞剂（卡维地洛、美托洛尔或比索洛尔）可用于治疗中重度收缩功能不全的患者。

13.6 实时心脏监测方法

- 治疗前心脏病筛查：

  — 系统的临床基线和心脏检查评估（既往心血管危险因素或合并症病史、临床心血管评估、血压、心电图、超声心动图）。

- 治疗期间，以下情况需进行心脏复查：

  — 如果治疗前既往病史提示为高危心脏病患者。

  — 如果患者暴露于高累积剂量的蒽环类药物和（或）高剂量辐射。

  — 如果患者出现临床症状及体征和（或）怀疑有感染并发症或其他心脏并发症。

> **要点：**
> 　　如果发现任何程度的心功能异常，必须在每次治疗周期后再次进行评估。对于这些患者，检测特异性心脏生物标志物是合理的。
> 　　如果出现严重的心功能不全，应考虑终止治疗。

　　■ 治疗后心脏病筛查：

❯❯ 最近，国际指南协调小组联合欧洲和北美合作小组制定了相关指南，建议应对接受心脏毒性药物治疗的儿童进行长期心脏随访[6]。

　　根据相关指南，心肌病风险与暴露蒽环类药物和（或）胸部放疗累积剂量相关：
　　■ 根据暴露蒽环类药物和胸部放疗的累积剂量，将 CCS 患者发生心肌病的风险分为低风险、中等风险、高风险：

心肌病风险	蒽环类药物剂量	胸部放疗辐射剂量	蒽环类药物＋胸部放疗辐射剂量
高	$\geqslant 250$ mg/m^2	$\geqslant 35$ Gy	$\leqslant 100$ mg/m^2＋$\geqslant 15$ Gy
中	$100 \sim 250$ mg/m^2	$\geqslant 15 \sim < 35$ Gy	
低	$\leqslant 100$ mg/m^2		

　　■ 强烈建议对高危患者进行筛查，而对于中等或低风险的患者，建议视情况筛查。
　　■ 若拟进行筛查，建议如下：

问题	推荐强度
应采用何种检查方法？	
推荐超声心动图作为心肌病的首选检查方法	强
在特殊情况下，超声心动图不可行或不理想，推荐应用 CMR 或放射性核素显像 如果可行，应首选 CMR，原因如下： 无辐射 具有发现早期心室受累的潜能，可提供心脏结构和功能的相关信息 可重复和标准化评估心室质量和功能，特别是在超声不可行时具有明显优势 当应用造影剂增强时，通过延迟增强可识别超声心动图所不能发现的心肌灌注异常和心内膜下损伤 局限性： 费用高、时间长和检查时需要保持儿童静止不动 并非所有医学中心均具备相关设备和专家	中

续表

问题	推荐强度
心肌血清生物标志物不推荐作为检测无症状性 CCS 患者心功能异常的唯一方法	不建议
如果在影像学检查中出现心肌病征象，可进一步检测心肌损伤血清生物标志物	中
以下情况应用心肌损伤血清生物标志物监测是合理的： 症状明显，但收缩功能正常的患者 初诊心功能指标处于正常临界值的患者	中
心脏监测何时启动？持续多久？	
对于 CCS 高危患者，心脏评估应： 化疗结束后 2 年内进行 确诊后 5 年复查 此后每 5 年复查 1 次	强
对于中低危 CCS 患者，心脏评估应： 化疗结束后 2 年内进行 确诊后 5 年复查 此后每 5 年复查 1 次	中
高危患者心脏复查频率更高是合理的，其对于中低危患者可能也是合理的	中
高危患者行终身心肌病监测是合理的，对于中低危患者可能也是合理的	中/低
当发现心脏异常时应该做什么？	
上述建议为初步监测。如果发现无症状性心肌病，应向心脏病学专家咨询后续的复查项目和复查频率	强
接受蒽环类药物或胸部放疗的妊娠患者，应如何处理？	
妊娠前或妊娠早期进行心功能评估，以确保心功能正常	中
如果第一次评估未发现心功能改变，关于整个妊娠期间的进一步监测和（或）定期复查无特殊建议	无建议
患者及医护人员应该注意呼吸短促、疲劳和脚踝肿胀等相关症状。这些症状在妊娠期较常见，但也可能是心功能不全进展的表现。	强
体育活动的建议	
运动对每位患者均有益，只要运动试验无心功能异常改变，建议规律进行体育活动	强
如果想进行高强度运动，建议咨询心脏病学专家	中
如果心脏试验显示心功能异常，建议咨询心脏病学专家，根据个人情况给予合理的运动方案和注意事项	强

　　强烈建议筛查可改善的心血管危险因素和代谢性疾病，以便明确发展阶段，确定是否可通过生活方式改变或必要时行药物治疗。

　　如果早期发现心功能不全，合理的治疗方法可以显著提高患者生活质量和延长预期寿命。考虑到抗肿瘤治疗致心脏毒性具有较长的潜伏期及儿童患者预期寿命较长，早期发现并及时治疗对于儿童患者比成人更为重要。

　　为了减少心脏毒性并发症，同时保持和提高抗癌治疗的效果，未来儿童恶性肿瘤的治疗应取决于新型生物和分子靶向制剂的研制，及基于临床、生物学和遗传因素采用的治疗强度及治疗效应。

参考文献

1. Barry E, Alvarez JA, Scully RE, Miller TL, Lipshultz SE. Anthracycline-induced cardiotoxicity: course, pathophysiology, prevention and management. Expert Opin Pharmacother. 2007;8:1039–58.
2. Lipshultz SE, et al. Long-term cardiovascular toxicity in children, adolescents, and young adults who receive cancer therapy: pathophysiology, course, monitoring, management, prevention, and research directions: a scientific statement from the American Heart Association. Circulation. 2013;128: 1927–95.
3. Mariotto AB, et al. Long-term survivors of childhood cancers in the United States. Cancer Epidemiol Biomark Prev. 2009;18:1033–40.
4. Lipshultz SE, et al. Cardiotoxicity and cardioprotection in childhood cancer. Acta Haematol. 2014;132:391–9.
5. van der Pal HJ, et al. High risk of symptomatic cardiac events in childhood cancer survivors. J Clin Oncol. 2012;30:1429–37.
6. Armenian SH, et al. Recommendations for cardiomyopathy surveillance for survivors of childhood cancer: a report from the International Late Effects of Childhood Cancer Guideline Harmonization Group. Lancet Oncol. 2015;16:e123–36.
7. Vejpongsa P, Yeh ETH. Prevention of anthracycline-induced cardiotoxicity: challenges and opportunities. J Am Coll Cardiol. 2014;64:938–45.
8. Dillenburg RF, Nathan P, Mertens L. Educational paper: decreasing the burden of cardiovascular disease in childhood cancer survivors: an update for the pediatrician. Eur J Pediatr. 2013;172:1149–60.
9. Oeffinger KC, et al. Chronic health conditions in adult survivors of childhood cancer. N Engl J Med. 2006;355:1572–82.
10. Geenen MM, et al. Medical assessment of adverse health outcomes in long-term survivors of childhood cancer. JAMA. 2007;297:2705–15.
11. Armstrong GT, et al. Late mortality among 5-year survivors of childhood cancer: a summary from the Childhood Cancer Survivor Study. J Clin Oncol. 2009;27:2328–38.
12. Kaatsch P. Epidemiology of childhood cancer. Cancer Treat Rev. 2010;36:277–85.
13. Vejpongsa P, Yeh ETH. Topoisomerase 2β: a promising molecular target for primary prevention of anthracycline-induced cardiotoxicity. Clin Pharmacol Ther. 2014;95:45–52.
14. Visscher H, et al. Validation of variants in SLC28A3 and UGT1A6 as genetic markers predictive of anthracycline-induced cardiotoxicity in children. Pediatr Blood Cancer. 2013;60:1375–81.
15. Schellong G, et al. Late valvular and other cardiac diseases after different doses of mediastinal radiotherapy for Hodgkin disease in children and adolescents: report from the longitudinal GPOH follow-up project of the German-Austrian DAL-HD studies. Pediatr Blood Cancer. 2010;55:1145–52.
16. Krischer JP, et al. Clinical cardiotoxicity following anthracycline treatment for childhood cancer: the Pediatric Oncology Group experience. J Clin Oncol. 1997;15:1544–52.
17. Santin JC, Deheinzelin D, Junior SPC, Lopes LF, de Camargo B. Late echocardiography assessment of systolic and diastolic function of the left ventricle in pediatric cancer survivors after anthracycline therapy. J Pediatr Hematol Oncol. 2007;29:761–5.

18. Kantor PF, et al. Presentation, diagnosis, and medical management of heart failure in children: Canadian Cardiovascular Society guidelines. Can J Cardiol. 2013;29:1535–52.

19. Ross RD, Bollinger RO, Pinsky WW. Grading the severity of congestive heart failure in infants. Pediatr Cardiol. 1992;13:72–5.

20. Armstrong GT, et al. Modifiable risk factors and major cardiac events among adult survivors of childhood cancer. J Clin Oncol. 2013;31:3673–80.

21. Chatterjee K, Zhang J, Tao R, Honbo N, Karliner JS. Vincristine attenuates doxorubicin cardiotoxicity. Biochem Biophys Res Commun. 2008;373:555–60.

22. Simbre VC, Duffy SA, Dadlani GH, Miller TL, Lipshultz SE. Cardiotoxicity of cancer chemotherapy: implications for children. Paediatr Drugs. 2005;7:187–202.

23. Lipshultz SE, et al. Managing chemotherapy-related cardiotoxicity in survivors of childhood cancers. Paediatr Drugs. 2014;16:373–89.

24. Bizzarri C, Bottaro G, Pinto RM, Cappa M. Metabolic syndrome and diabetes mellitus in childhood cancer survivors. Pediatr Endocrinol Rev. 2014;11:365–73.

25. Cheitlin MD, et al. ACC/AHA/ASE 2003 Guideline update for the clinical application of echocardiography: summary article. A report of the American College of Cardiology/American Heart Association Task Force on Practice Guidelines (ACC/AHA/ASE Committee to Update the 1997 Guidelines for the Clinical Application of Echocardiography). J Am Soc Echocardiogr. 2003;16:1091–110.

26. Lai WW, Mertens LL, Geva T, Cohen MS. Echocardiography in pediatric and congenital heart disease: from fetus to adult. Chichester: Wiley; 2012.

27. Ganame J, et al. Myocardial dysfunction late after low-dose anthracycline treatment in asymptomatic pediatric patients. J Am Soc Echocardiogr. 2007;20:1351–8.

28. de Ville de Goyet M, et al. Prospective cardiac MRI for the analysis of biventricular function in children undergoing cancer treatments. Pediatr Blood Cancer. 2015;62:867–74.

29. De Caro E, et al. Exercise capacity in apparently healthy survivors of cancer. Arch Dis Child. 2006;91:47–51.

30. De Caro E, et al. Subclinical cardiac dysfunction and exercise performance in childhood cancer survivors. Pediatr Blood Cancer. 2011;56:122–6.

31. Baumann FT, Bloch W, Beulertz J. Clinical exercise interventions in pediatric oncology: a systematic review. Pediatr Res. 2013;74:366–74.

32. San Juan AF, Wolin K, Lucía A. Physical activity and pediatric cancer survivorship. Recent Results Cancer Res. 2011;186:319–47.

33. Maron BJ, et al. Recommendations for physical activity and recreational sports participation for young patients with genetic cardiovascular diseases. Circulation. 2004;109:2807–16.

34. Pelliccia A, et al. Recommendations for participation in competitive sport and leisure-time physical activity in individuals with cardiomyopathies, myocarditis and pericarditis. Eur J Cardiovasc Prev Rehabil. 2006;13:876–85.

35. Viña CC, Wurz AJ, Culos-Reed SN. Promoting physical activity in pediatric oncology. Where do we go from here? Front Oncol. 2013;3:173.

36. Mavinkurve-Groothuis AMC, Kapusta L, Nir A, Groot-Loonen J. The role of biomarkers in the early detection of anthracycline-induced cardiotoxicity in children: a review of the literature. Pediatr Hematol Oncol. 2008;25:655–64.

37. Koch A, Singer H. Normal values of B type natriuretic peptide in infants, children, and adolescents. Heart. 2003;89:875–8.

38. Nir A, et al. NT-pro-B-type natriuretic peptide in infants and children: reference values based on combined data from four studies. Pediatr Cardiol. 2009;30:3–8.

39. Nir A, Nasser N. Clinical value of NT-ProBNP and BNP in pediatric cardiology. J Card Fail. 2005;11:S76–80.

40. Mir TS, et al. Plasma concentrations of N-terminal pro-brain natriuretic peptide in control children from the neonatal to adolescent period and in children with congestive heart failure. Pediatrics. 2002;110:e76.

41. Soker M, Kervancioglu M. Plasma concentrations of NT-pro-BNP and cardiac troponin-I in relation to doxorubicin-induced cardiomyopathy and cardiac function in childhood malignancy. Saudi Med J. 2005;26:1197–202.

42. Lipshultz SE, et al. Changes in cardiac biomarkers during doxorubicin treatment of pediatric patients

with high-risk acute lymphoblastic leukemia: associations with long-term echocardiographic out-comes. J Clin Oncol. 2012;30:1042–9.

43. Levitt GA, Dorup I, Sorensen K, Sullivan I. Does anthracycline administration by infusion in children affect late cardiotoxicity? Br J Haematol. 2004;124:463–8.

44. Wouters KA, Kremer LCM, Miller TL, Herman EH, Lipshultz SE. Protecting against anthracycline-induced myocardial damage: a review of the most promising strategies. Br J Haematol. 2005;131:561–78.

45. Lipshultz SE, et al. Doxorubicin administration by continuous infusion is not cardioprotective: the Dana-Farber 91-01 Acute Lymphoblastic Leukemia protocol. J Clin Oncol. 2002;20:1677–82.

46. Lipshultz SE, et al. Continuous versus bolus infusion of doxorubicin in children with all: long-term cardiac outcomes. Pediatrics. 2012;130:1003–11.

47. Gabizon AA, Lyass O, Berry GJ, Wildgust M. Cardiac safety of pegylated liposomal doxorubicin (Doxil/Caelyx) demonstrated by endomyocardial biopsy in patients with advanced malignancies. Cancer Invest. 2004;22:663–9.

48. van Dalen EC, Michiels EM, Caron HN, Kremer LC. Different anthracycline derivates for reducing cardiotoxicity in cancer patients. Cochrane Database Syst Rev. 2010. CD005006. doi:10.1002/14651858.CD005006.pub4

49. Kremer LCM, van Dalen EC. Dexrazoxane in children with cancer: from evidence to practice. J Clin Oncol. 2015;33:2594–6. doi:10.1200/JCO.2015.61.7928.

50. Chow EJ, et al. Late mortality after dexrazoxane treatment: a report from the Children's Oncology Group. J Clin Oncol. 2015. doi:10.1200/JCO.2014.59.4473.

51. Lipshultz SE, et al. Assessment of dexrazoxane as a cardioprotectant in doxorubicin-treated children with high-risk acute lymphoblastic leukaemia: long-term follow-up of a prospective, randomised, multicentre trial. Lancet Oncol. 2010;11:950–61.

52. van Dalen EC, Caron HN, Dickinson HO, Kremer LC. Cardioprotective interventions for cancer patients receiving anthracyclines. Cochrane Database Syst Rev. 2011. CD003917. doi:10.1002/14651858.CD003917.pub4

53. Lipshultz SE, et al. Female sex and drug dose as risk factors for late cardiotoxic effects of doxorubicin therapy for childhood cancer. N Engl J Med. 1995;332:1738–43.

54. Grenier MA, Lipshultz SE. Epidemiology of anthracycline cardiotoxicity in children and adults. Semin Oncol. 1998;25:72–85.

55. Li J, Gwilt PR. The effect of age on the early disposition of doxorubicin. Cancer Chemother Pharmacol. 2003;51:395–402.

56. Bhatia S. Long-term health impacts of hematopoietic stem cell transplantation inform recommendations for follow-up. Expert Rev Hematol. 2011;4:437–52.

57. Armenian SH, et al. Long-term health-related outcomes in survivors of childhood cancer treated with HSCT versus conventional therapy: a report from the Bone Marrow Transplant Survivor Study (BMTSS) and Childhood Cancer Survivor Study (CCSS). Blood. 2011;118:1413–20.

58. Lopez L, et al. Recommendations for quantification methods during the performance of a pediatric echocardiogram: a report from the Pediatric Measurements Writing Group of the American Society of Echocardiography Pediatric and Congenital Heart Disease Council. J Am Soc Echocardiogr. 2010;23:465–95.

59. Steinherz LJ, et al. Guidelines for cardiac monitoring of children during and after anthracycline therapy: report of the Cardiology Committee of the Children's Cancer Study Group. Pediatrics. 1992;89:942–9.

60. Eidem BW, et al. Impact of cardiac growth on Doppler tissue imaging velocities: a study in healthy children. J Am Soc Echocardiogr. 2004;17:212–21.

61. Stoodley PW, et al. Two-dimensional myocardial strain imaging detects changes in left ventricular systolic function immediately after anthracycline chemotherapy. Eur J Echocardiogr. 2011;12:945–52.

62. Feijen EA, et al. Equivalence ratio for Daunorubicin to Doxorubicin in relation to late heart failure in survivors of childhood cancer. J CLin Oncol 2015;33:3774–3780.

第 14 章
老年癌症患者的心脏毒性
Cardiotoxicity in the Elderly

Lucia Fratino，Massimiliano Berretta

朱 超 译 赵树梅 审校

14.1 引言

  人口老龄化严重影响疾病负担和伤残负担，包括癌症发病率和死亡率。癌症是目前首要的死亡原因。据报告，过去 25 年全球癌症患者数量翻倍，预计到 2030 年甚至可能增长 3 倍。事实上，目前老年人口迅速增加，欧洲老年人口占总人口的 15%，而 55% 的癌症患者来自于这部分老年人[1-2]。因此，高龄是癌症的一个重要危险因素。此外，65 岁以上人群癌症的发病率是 20～44 岁人群的 40 倍。老年癌症患者与年轻癌症患者的治疗有所不同，由于老年

236

患者具有复杂基础疾病、多种服药史、特殊社会状况、老龄导致认知功能障碍及器官功能自然衰退的特点，因此对于老年癌症患者的治疗需要多方面综合考虑。虽然癌症与老龄相关，但是对于老年癌症患者的临床关注较少。事实上，癌症治疗指南主要来自于针对年轻人群的研究，很少有针对老年人群的研究。正是由于对老年癌症患者研究较少，导致目前癌症治疗指南主要来自针对年轻患者人群的研究。但目前，肿瘤学专家对老年患者的治疗方法发生了重大转变，他们开始意识到老龄本身并不是抗肿瘤治疗的禁忌证，并在 20 世纪 80 年代中期开始收集相关数据和资料[3-4]。随着时间的推移，衰老与器官功能下降有关，甚至最终导致器官损伤、疾病或不良生活方式（如不健康饮食、缺乏锻炼、滥用药物）。最初，器官功能的改变并不影响其基本功能，损伤的首要表现为应激状态（如癌症、化疗损伤）下器官维持稳态的功能降低。心血管、肾和中枢神经系统是最易受累的器官（即最薄弱环节）[5]。

14.2 老年癌症患者的特征

无论急、慢性疾病，衰老过程的特征是身体和认知功能逐渐减退，其根本原因尚未完全明确。因此，衰老最主要的特征之一是个体差异较大：有些人一生中均能保持良好的身体和认知功能（成功的衰老），而另一些人在成年早期就已出现功能障碍。在极小部分个体中，器官功能可能会随着时间的推移而有所提高，这种异质性的原因尚未可知，可能与个体衰老过程中遗传、环境、机能、社会和心理因素的相互作用有关。

> **要点：老年癌症患者的特征**
> - 多发病或存在合并症。
> - 疾病伴有非典型临床表现。
> - 器官生理功能改变。
> - 伴有功能性或精神性因素。
> - 伴有衰弱综合征。

14.3 用于筛选的老年癌症患者评估：老年综合评估（CGA）

在老年患者中，筛选出最适合接受具有潜在心脏毒性化疗的患者至关重要[6]。

从临床角度看，由于老龄化异质性高且真实年龄反映差，因此对老年患者临床评估受多种因素影响，在临床决策中至关重要。老年健康咨询可提供多种相关资料，使医护团队能够解决复杂的老年健康问题，这个过程被称为老年综合评估（CGA）。

　　CGA 是多维度、跨学科的诊断过程，旨在明确老年人的医学、心理和功能活动等方面的状况，以便制订治疗和长期随访的整体计划。其与标准化医疗评估的不同点包括①关注病情复杂的衰弱老年患者。②强调功能状态和患者生活质量。③得益于跨学科团队治疗。多项研究表明，CGA 可有效改善老年患者的功能状态、减少住院时间、降低医疗成本和延长生存时间。Stuck 等的 meta 分析表明，CGA 具有积极作用，建议在跨学科治疗中应用 CGA[7-8]。

　　CGA 的目的是明确老年患者多方面的复杂性，并应用生物学、生物化学、行为学和社会学等方面的有关知识，对老年患者进行综合诊断、治疗和护理。

　　肿瘤-老年病学专门针对因疾病或老龄导致的多重相互作用的问题，其可导致多器官功能储备进行性降低或功能不全（如功能损伤和依赖）、多合并症、衰弱和老年综合征。这类患者不仅年龄大，而且心理和身体交互作用问题。此外，老年患者可能不会出现典型的临床症状和体征，也可能无临床表现，且易发生医源性疾病。慢性病在老年患者中较为常见，且病情较为复杂[9-11]。

　　因此，老年患者的健康状况评估不能仅关注单一疾病和（或）治疗后疗效或生存率，而是需要对老年患者的"功能状态"进行全面评估。功能状态评估主要是衡量患者完成功能性任务的能力，从简单的自理日常生活活动（ADL）[12]到日常生活中复杂的工具操作能力（IADL）[13]，以及社会功能。ADL 包括进食、梳洗、移动和如厕。IADL 包括购物、财务管理、家政管理、洗衣、做饭、使用交通工具和打电话以及服用药物的能力。根据 ADL 和 IADL 量表对独立能力或者依赖程度的评分，可判断老年患者能否在没有看护的情况下独自生活。至于社会实践能力，主要包括使用交通工具、紧急情况下寻求帮助，以及在人际关系中生活的能力。身体、社会或心理功能中任意一种损伤均被认为是功能障碍。

　　20 世纪 90 年代初，Monfardini 等设计并验证了一种针对老年癌症患者的综合评估系统[14]，该系统包括功能状态（ADL、IADL）评估、合并症［疾病累积评分量表（CIRS）][15]、认知功能（简易精神状态评估)[16]、抑郁症状[17]、多重用药和营养状况评估。

　　这种"老年"评估方法有助于对老年癌症患者的管理，其至少表现在 3 个方面：识别衰弱、治疗突发情况和制订个性化治疗方案[11,18]。

> **要点：**
>
> 对于老年癌症患者，应用 CGA 具有以下优点：
> - 评估预期寿命。
> - 评估功能储备和化疗耐受性。
> - 识别可能影响癌症治疗的可逆性合并症。
> - 了解可能影响癌症治疗的特殊社会经济需求。
> - 有助于营养和药物管理。

　　国际老年肿瘤学会（SIOG）包括 CGA 在老年癌症患者管理指南中建议：这些量表可应用于所有老年癌症患者，无论其年龄大小，通过评估其功能状态，从而确定治疗方案，评价临床试验，并预测治疗毒性[19]（表 14.1）。

　　该方法的进一步革新是应用老年多维评估方法进行筛查和决策，具有里程碑意义，肿瘤专家可根据评估结果选择激进或姑息治疗进行干预或靶向治疗，并预防心脏毒性。通过对整体健康水平和年龄相关问题的评估可对老年癌症患者

表 14.1　SIOG 关于蒽环类药物心血管风险管理的建议[19]

推荐	建议
严格筛选并排除不能接受的心脏病高危患者（1a 级）	综合患者既往史： 伴有 CHF 体征或既往 CHF 病史 心血管合并症（如高血压、糖尿病或冠心病） 当前或既往因恶性肿瘤使用蒽环类药物（1a 级）
不超过推荐的最高累积剂量（1a 级）	减少最高累积剂量（5 级）
应用心脏毒性较小的治疗（1a 级）	连续输注（1a 级） 表柔比星（1a 级） 右丙亚胺（1b 级，老年患者：5 级） 蒽环素脂质体制剂（1b 级，老年患者：5 级） HER2 阳性乳腺癌患者按常规蒽环类药物及曲妥珠单抗序贯给药（1b 级，老年患者：5 级）
定期监测心功能、症状和体征（1a 级）	应用超声心动图（首选，5 级）或 MUGA 测量 LVEF，每 2～3 个蒽环类药物治疗周期评估 1 次（1a 级） 如果 LVEF 下降超过 10% 需要特别注意，即使长期随访（1a 级）仍在正常范围内（5 级）
降低心血管风险的干预措施（1a 级）	早期处理功能障碍（1a 级） 改善生活方式（如戒烟、规律运动、适当减肥）（1a 级） β 受体阻滞剂和 ACEI（1a 级） 降低血脂水平（1a 级）

　　CHF，充血性心力衰竭；MUGA，多门控采集扫描；ACEI，血管紧张素转化酶抑制

进行危险分层，使患者获得最佳治疗和（或）入选临床试验。通常根据 CGA
对老年癌症患者治疗的评估，将其分为健康、不健康和衰弱三组（图 14.1）。

14.4 衰弱癌症患者：定义和识别

在肿瘤-老年病学领域，患者评估中的一个重要进步是对衰弱癌症患者的
定义和识别，这也是老年临床病学中的一个主要问题。尽管自 20 世纪 80 年
代开始越来越多的文献中应用了"衰弱"一词，但其真正定义尚未明确。

不同学者定义衰弱的侧重点不同[5]，主要包括以下几种：

- 存在严重依赖性和其他危害健康的极大风险。
- 失去"生理功能储备"。
- 存在复杂的医学和心理-社会问题。

在肿瘤学领域，Balducci 首次将衰弱状态定义为年龄超过 80 岁，存在部
分 ADL 障碍或受 3 种及以上合并症或老年综合征的影响[4]。衰弱是一种可逆
性状态，其特征是对需要一定适应和代偿的外部变化高度敏感。基于此，当
癌症作为一种"外部变化"因素时，识别衰弱的主要目的是采取不同水平的

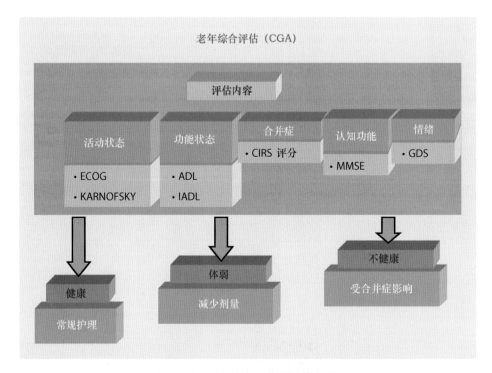

图 14.1 老年综合评估的评估内容

补偿措施。例如，细胞生物水平（如生长因子、促红细胞生成素）、生理学水平（如支持治疗）和代谢途径（营养支持）在功能状态和社会行为中相互影响。在社会行为方面，看护者扮演了特殊角色，他们的存在保证了治疗计划的持续实施。

由于上述原因，在老年患者的诊断和治疗过程中必须考虑到衰老的影响[20]。

临床医生应该：
— 应用经验证的老年评估系统，从多维度对老年患者进行评估。

临床医生不应该：
— 将单纯衰老误认为疾病（如信息接收迟缓不是痴呆）。
— 将疾病误认为衰老（如将退行性关节炎、震颤或痴呆归因于衰老）。
— 忽视药物不良反应可增加易受累器官受损的风险。
— 忽视老年人常伴有多种潜在疾病（如高血压、糖尿病、动脉粥样硬化），这些疾病会促发潜在危害。

此外，临床医生应警惕老年患者的常见疾病（如舒张性心力衰竭、阿尔茨海默病、尿失禁、正常压力脑积水），这有助于临床医生更好地理解和管理老年患者的复杂合并症（图 14.2）。

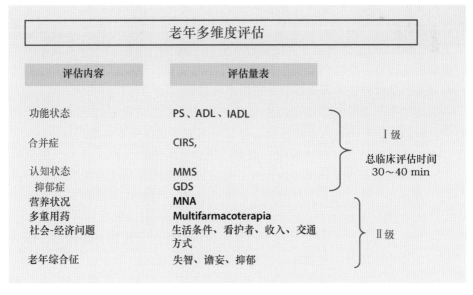

图 **14.2**　老年患者的 I 级和 II 级评估

衰老所带来的不可改变的影响可能没有想象中那么大，对许多人来说，更健康、更有活力的衰老已经成为可能。如今，65 岁以上的老年人比他们的前辈更加健康长寿。由于健康状况已经有所改善，对老年人衰退的关注有所降低。

14.5　年龄相关的生理变化

对老年患者的评估通常不同于标准医学评估。对于老年患者，尤其是高龄或衰弱的患者，可能需要在不同时间进行病史采集和体格检查，由于患者易疲乏，可能需要分两次进行体格检查。

老年患者往往还会合并不同的、复杂的健康问题，如伴有多种疾病，可能需要使用多种药物（也称为多重用药），因此医生很有可能会开具高风险药物的处方。

14.5.1　多发病和合并症

疾病与单纯衰老相互作用可导致老年特异性并发症，尤其是易受累器官，即使这些器官不是疾病最先累及的器官。典型例子是老年人谵妄常合并肺炎或尿路感染（UTI），跌倒、头晕、晕厥、体重减轻常合并许多轻微疾病[21]。

14.5.2　老年患者疾病的非典型临床表现

老年患者可发生许多常见疾病，但无特征性症状。相反，老年患者可能存在 1 种及以上非特异性老年综合征症状（如谵妄、眩晕、晕厥、跌倒、体重下降、尿失禁）。这些综合征由多种疾病和功能损伤引起。尽管如此，当只纠正部分诱因后，症状仍可能会好转。治疗策略是识别并尽可能纠正导致这些综合征的危险因素，降低综合征进展的可能性。

虽然几乎所有的疾病或药物中毒都可能引起老年综合征的症状，但下列疾病特别容易诱发一种或多种症状，但有时其症状和体征不典型：

- 心力衰竭可引起意识错乱、激越、厌食、疲劳、失眠、乏力、体重减轻或嗜睡；患者可无呼吸困难。痴呆症患者出现端坐呼吸可表现为夜间躁动不安。相对于年轻患者，老年患者心力衰竭导致的外周水肿并不典型，长期卧床患者水肿常发生于骶区，而不是下肢。
- 甲状旁腺功能亢进可引起非特异性症状：疲劳、认知功能障碍、情绪不稳定、厌食、便秘和高血压。通常典型表现。
- 甲状腺功能亢进可能不会出现典型体征（如眼征、甲状腺肿大）。相反，症状和体征可能比较轻微，可表现为心动过速、体重减轻、疲劳、乏力、心悸、震颤、心房颤动和心力衰竭，也可表现为淡漠，而不是过度兴奋。

- 甲状腺功能减退在老年患者中可能仅有轻微表现。最常见非特异性症状（如疲劳、乏力、跌倒），也可能会出现厌食、体重减轻和关节痛。与年轻患者常表现出的寒冷不耐受、体重增加、抑郁、感觉异常、脱发和肌肉痉挛等症状不同，老年患者常表现为认知功能障碍。甲状腺功能减退最特异性的体征腱反射松弛延迟在老年患者中可能不能检出，因为老年人腱反射振幅降低或反射缺失[21-24]。

14.6 老年癌症患者的药物治疗

老年人用药率随年龄增长而显著增加。在≥65 岁的老年人群中，90％的老年人每周至少使用 1 种药物，＞40％的老年人每周至少使用 5 种不同的药物，12％的老年人每周使用≥10 种不同的药物。女性服用药物更多，特别是精神活性药物和关节炎药物。衰弱老年患者、住院患者及疗养院老人多重用药最为显著，通常情况下，疗养院老人会常规服用 7～8 种不同的药物[25]。

给予老年患者安全、有效的药物治疗具有很大的挑战性，其原因包括以下几点：

- 老年人群比其他年龄段人群用药多，增加了不良反应和药物相互作用的风险，而且使得依从性较差。
- 他们更有可能伴有慢性疾病，这些疾病可能因用药而恶化或影响药物疗效。
- 他们的生理储备功能通常会降低，并可因急、慢性疾病而进一步加重。
- 衰老可改变药效学和药代动力学。
- 他们可能无法获得或购买药品。

优化老年患者药物治疗的两种主要方法包括：
- 使用合适的药物以提高成本-效益比。
- 避免药物不良反应。

由于药物不良反应风险较高，处方过度用药（多重用药）已成为老年患者治疗的主要问题之一。然而，同时还须避免适宜药物处方不足的情况。

14.7 老年癌症患者的用药相关问题

老年患者的用药相关问题十分常见，包括药物无效、药物不良反应、药物过量、剂量不足和药物相互作用。

14.7.1　新药起始用药前

为降低老年患者药物不良反应的风险，临床医生在决定使用新药之前应做到以下几点：

- 考虑非药物治疗。
- 与患者讨论药物治疗目的。
- 记录每种新药的适应证（避免使用不必要的药物）。
- 考虑年龄对药代动力学或药效学的影响及其对剂量需求的影响。
- 选择最安全的替代药物（如非炎性关节炎选用对乙酰氨基酚代替非甾体抗炎药）。
- 检测潜在药物与疾病以及药物之间的相互作用。
- 从低剂量开始用药。
- 尽量使用最少的药物。
- 注意合并症，及其引起药物不良反应的可能性。
- 向患者解释每种药物的作用和不良反应。
- 向患者提供清晰的药品说明书（包括通用名和商品名、每种药物名称的拼写、每种药物的适应证以及配方说明），使其了解如何用药以及服药时间。
- 提示由于发音相似而易混淆的药物，并指出可能导致混淆的药名（如 Glucophage® 和 Glucovance®）。

14.7.2　起始用药后

开始用药后应做到以下几点：

- 假定用药后出现的新症状与药物相关，直至证明由其他原因导致（以防止处方混乱）。
- 监测患者药物不良反应，包括监测量血药浓度和必要时进行其他相关实验室检查。
- 记录治疗反应，并根据需要增加剂量以达到预期效果。
- 定期重新评估是否需要继续药物治疗并停用非必需药物。

14.7.3　用药中

用药过程中应做到以下几点：

- 药物重整是指在患者入院、转科或出院时，通过复核及与患者沟通，确保医疗交接前后整体用药方案的传递。该过程包括在入院、转科或出院时明确并列出患者正在服用的所有药物（名称、剂量、频次、给药途径），并将现行服用的所有药物与新医嘱中开具的药物进行比较。

— 计算机化医嘱程序可以提醒临床医生潜在的问题（如过敏性反应、肾功能受损患者需要减少剂量、药物–药物相互作用），这些程序还可提示临床医生密切监测某些患者的药物不良反应。

14.7.4 抗癌治疗对老年癌症患者心脏的影响

在以往的临床试验中，老年受试者的比例一直偏低，65 岁以上患者仅占入组患者的 38%，因此，我们对老年肿瘤生存者用药的长期风险知之甚少。

癌症治疗包括化疗、靶向治疗和激素治疗，均具有短期和长期毒性作用，但最需警惕的毒性作用之一是心脏毒性。抗癌治疗也可产生间接影响，如造成血压变化或代谢异常，从而增加心脏事件的风险[6,18,26-28]。

14.7.5 蒽环类药物

蒽环类药物是治疗大多数老年恶性肿瘤化疗方案中的一部分，常见的心脏毒性表现为心肌病，多见于接受多柔比星治疗的患者中。在年龄大于 70 岁的患者中，使用蒽环类药物导致充血性心力衰竭的发生率随年龄明显增加，此结果已经多元分析得到证实[29]。

这可解释为什么许多老年患者禁用蒽环类药物或应用其他毒性小的化疗药物。

然而，蒽环类药物仍然是非霍奇金淋巴瘤（NHL）和转移性癌症一线治疗的基础，确定治疗决策需要平衡获益与风险的可能性[30-31]。

蒽环类药物的给药方法和方式也可能影响老年患者心脏功能：

疗程和用药频次

— 一项 Cochrane 综述对 5 项主要针对成人患者的随机对照试验进行回顾分析，结果显示，与持续输注 1 h 或更短时间相比，持续注射 6 h 或更长时间可显著降低心力衰竭（也可能减少亚临床心脏损害）的风险［相对风险率（RR）＝0.27；95%CI 0.09～0.81］[32]。

— Von Hoff 等[33]早期的回顾性研究表明，每周给药 1 次比每 3 周大剂量给药 1 次发生充血性心力衰竭的风险低。

蒽环类药物的类型

— 表柔比星比多柔比星心脏毒性小，Cochrane 综述分析多项临床对照试验证实，应用表柔比星治疗的患者较应用多柔比星的患者充血性心力衰竭的发生率低，而反应率和生存率没有差异[34]。

- 多柔比星脂质体与常规多柔比星相比，具有相似的疗效，且提高了心脏安全性（HR ＝ 3.16；95％ CI 1.58～6.31；$P < 0.001$）[35-36]（表14.2）。

表 14.2 药物相关问题预防

原因	定义
药物的相互作用	药物使用引起药物-药物、药物-食物、药物-补充剂或药物-疾病相互作用，导致不良反应或降低药效
监测不足	药物使用正确，但患者没有得到足够的并发症和（或）疗效监测
药物选择不当	需要药物治疗，但没有选择最优药物
治疗不当	患者无合理的理由服用药物
患者依从性差	医生处方正确，但患者未服用药物
用药过量	药物应用正确，但用药过量
缺乏沟通	当医护人员和（或）机构之间进行交接时，导致不恰当地继续使用或停止使用药物
用药不足	药物应用正确，但药不足
无治疗药物	需要药物治疗，但无相关治疗药物

参考文献

1. Baili P, Di Salvo F, Marcos-Gragera R, et al. (2015). EUROCARE-5 Working Group, Age and case mix-standardised survival for all cancer patients in Europe 1999–2007: results of EUROCARE-5, a population-based study. Eur J Cancer. 2015;51:2120–9.
2. Levi F, et al. Changed trends of cancer mortality in the elderly. Ann Oncol. 2001;12:1467–77.
3. Fratino L, Ferrario L, Redmond K, et al. Global Health care: the role of geriatrician, general practitioner and oncology nurse. Crit Rev Oncol Hematol. 1998;27:101–9.
4. Balducci L, Yates J. General guidelines for the management of older patients with cancer. Oncology (Huntingt). 2000;14:221–7.
5. Ferrucci L, et al. The frailty syndrome: a critical issue in geriatric oncology. Crit Rev Oncol Hematol. 2003;46:127–37.
6. Hurria A, Togawa K, Mohile SG, et al. Predicting chemotherapy toxicity in older adults with cancer: a prospective multicentre study. J Clin Oncol. 2011;29(25):3457–65.
7. Solomon DH, Judd HL, Sier HC, Rubenstein LZ, Morley JE. New issues in geriatric care. Ann Intern Med. 1988;108(5):718–32.
8. Stuck AE, Wieland GD, Adams J, Rubenstein LZ. Comprehensive geriatric assessment: a metaanalysis of controlled trials. Lancet. 1993;342(8878):1032–6.
9. Extermann M. Studies of comprehensive geriatric assessment in patients with cancer. Cancer Control. 2003;10:463–8.
10. Repetto L, et al. Comprehensive geriatric assessment adds information to Eastern Cooperative Oncol-

ogy Group performance status in elderly cancer patients: an Italian Group for Geriatric Oncology Study. J Clin Oncol. 2002;20:404–502.

11. Repetto L, Venturino A, Fratino L, et al. Geriatric oncology: a clinical approach to the older patient with cancer. Eur J Cancer. 2003;39:870–80.

12. Katz S, et al. Studies of illness in the age. The index of ADL: a standarised measure of biological and psychological function. JAMA. 1963;185:914–9.

13. Lawton MP, Brody EM. Assessment of older people: self-maintaining and instrumental activities of daily living. Gerontologist. 1969;9:179–86.

14. Monfardini S, et al. Validation of a multidimensional evaluation scale for use in elderly cancer patients. Cancer. 1996;77:395–401.

15. Miller MD, et al. Rating chronic medical illness burden in gero-psychiatric practice and research: application of the Cumulative Illness Rating Scale. Psychiatry Res. 1992;41:237–48.

16. Folstein MF, et al. "Mini Mental State": a practical method for grading the cognitive state of patients for the clinician. J Psichiatr Res. 1975;12:189–98.

17. Hickie C, Snowdon J. Depression scales for the elderly: GDS. Clin Gerontol. 1987;6:51–3.

18. Extermann M, Aapro M, Bernabei R, et al. Use of the comprehensive geriatric assessment in older cancer patients: recommendations from the task force on CGA of the International Society of Geriatric Oncology (SIOG). Crit Rev Oncol Hematol. 2005;55(3):241–55.

19. Aapro M, Bernard-Marty C. Brain EG, et al:Anthracycline cardiotoxicity in the elderly cancer patient: A SIOG expert position paper. Ann Oncol. 2011;22:257–67.

20. Extermannb M, Boler I, Reich RR, et al. Predicting the risk of chemotherapy toxicity in older patients: the chemotherapy risk assessment scale for high-age patients (CRASH) score. Cancer. 2012;118(13):3377–86.

21. Ritchie CS, Kvale E, Fisch MJ. Multimorbidity: an issue of growing importance for oncologists. J Oncol Pract Am Soc Clin Oncol. 2011;7:371–4.

22. Jørgensen TL, Hallas J, Friis S, Herrstedt J. Comorbidity in elderly cancer patients in relation to overall and cancer-specific mortality. Br J Cancer. 2012;106(7):1353–60.

23. Koroukian SM, Murray P, Madigan E. Comorbidity, disability, and geriatric syndromes in elderly cancer patients receiving home health care. J Clin Oncol Off J Am Soc Clin Oncol. 2006;24:2304–10.

24. Guiding principles for the care of older adults with multimorbidity: an approach for clinicians: American Geriatrics Society Expert Panel on the Care of Older Adults with Multimorbidity. *J Am Geriatr Soc.* 2012;60(10):E1–E25

25. Steinman MA, Seth Landefeld C, Rosenthal GE, Berthenthal D, Sen S, Kaboli PJ. Polypharmacy and prescribing quality in older people. J Am Geriatr Soc. 2006;54(10):1516–23.

26. Sogaard M, Thomsen RW, Bossen KS, Sorensen HT, Norgaard M. The impact of comorbidity on cancer survival: a review. Clin Epidemiol. 2013;5:3–29.

27. Luciani AB, Battisti N, Romanato G, Caldiera S, Bergamo F, Roma A, Zagonel V, Foa P. The assessment of chemotherapy risk in elderly cancer patients: validation of the CRASH score in an Italian cohort. J Clin Oncol. 2015; 33 (suppl; abstr e20521).

28. Maggiore RJ, Dale W, Gross CP, Feng T, Tew WP, Mohile SG, et al. Polypharmacy and potentially inappropriate medication use in older adults with cancer undergoing chemotherapy: effect on chemotherapy-related toxicity and hospitalization during treatment. J Am Geriatr Soc. 2014;62:1505–1512 ([Epub 2014/07/22]).

29. Zauderer M, Patil S, Hurria A. Feasibility and toxicity of dose-dense adjuvant chemotherapy in older women with breast cancer. Breast Cancer Res Treat. 2009;117:205–10.

30. Giordano SH, Pinder M, Duan Z, et al. Congestive heart failure (CHF) in older women treated with anthracycline (A) chemotherapy (C). J Clin Oncol. 2006; 24 (abstr 521)

31. Balducci L, Beghe C. Pharmacology of chemotherapy in the older cancer patient. Cancer Control. 1999;6:466–70.

32. Van Dalen EC, van der Pal HJ, Caron HN, Kremer LC. Different dosage schedules for reducing cardiotoxicity in cancer patients receiving anthracycline chemotherapy. Cochrane Database Syst Rev. 2006;4, CD005008.

33. Van Dalen EC, Michiels EMC, Caron HN, Kremer LCM. Different anthracycline derivates for reducing cardiotoxicity in cancer patients. Cochrane Database Syst Rev. 2006;4, CD005006. doi:10.1002/14651858.CD00506.pub2.

34. Fumoleau P, Roché H, Kerbrat P, et al. Long-term cardiac toxicity after adjuvant epirubicin-based chemotherapy in early breast cancer: French Adjuvant Study Group results. Ann Oncol. 2006;17:85–92.

35. Giotta F, Lorusso V, Maiello E, et al. Liposomal-encapsulated doxorubicin plus cyclophosphamide as first line therapy in metastatic breast cancer: a phase II multicentric study. Ann Oncol. 2007;18:

vi66–69.

36. O'Brien MER, Wigler N, Inbar M, et al. Reduced cardiotoxicity and comparable efficacy in a phase III trial of pegylated liposomal doxorubicin HCl (CAELYX/Doxil) versus conventional doxorubicin for first-line treatment of metastatic breast cancer. Ann Oncol. 2004;15:440–9.

第 15 章
癌症合并心脏病患者的治疗
Treatments in Patients with Cancer and Cardiac Diseases

Iris Parrini，Chiara Lestuzzi，Cezar Iliescu，Brigida Stanzione

何晓全　译　赵树梅　审校

15.1　引言

近年来，随着治疗水平和生存率的提升，心血管疾病和癌症的发病率和患病率均呈不断升高的趋势。因此，在开始抗肿瘤治疗前确定癌症患者最佳的心血管疾病管理方案成为一个相当普遍的问题。

两种不同疾病共存可能引发多种临床问题：

- 肿瘤可能使心脏功能恶化。
- 抗肿瘤治疗可能直接或间接地加重既往心血管疾病，或限制心血管疾病治疗方案的选择。
- 心血管药物和抗肿瘤药物之间存在药物相互作用。
- 心脏病和癌症的预后均可能影响治疗方案的选择。

本章将对上述要点进行总结分析（更多内容请参见相关章节）。

15.1.1　肿瘤导致心功能恶化的风险

- 多种肿瘤可引起高凝状态并增加血栓栓塞的风险[1-2]。对于心房颤动（AF）、有深静脉血栓和（或）肺栓塞病史及置入机械人工瓣膜的患者，除非存在活动性出血，否则均应强化抗凝治疗并密切随访。
- 部分特殊患者可能需要调整抗凝策略：肠道疾病患者服用口服抗凝药（OA）效果较差，而另一方面他们对出血的耐受性也较差。低分子量肝素（LMWH）比口服抗凝药更加安全有效，因此是治疗和预防癌症患者静脉血栓的首选药物。迄今为止，尚无足够的证据推荐 NOCA 用于癌症患者[3-5]（参见第 4 章 "血栓栓塞性疾病"）。

> 慢性心房颤动或置入机械人工瓣膜的患者在癌症治愈之前，每日 2 次 100 UI/kg LMWH 应作为口服抗凝药的最佳替代方案。

- 新发或复发心房颤动在肺癌患者中相当普遍，多发生在胸外科手术后，并会对临床预后产生不良影响。
  - 心电图和 Holter 监测有助于早期发现心律失常。高风险患者（复发性心房颤动病史、左心房扩大、左心室功能下降）需要进行预防性抗心律失常治疗。除存在甲状腺功能异常或药物相互作用等禁忌证，β 受体阻滞剂和胺碘酮应作为首选药物。
- 严重贫血（可见于某些血液系统恶性肿瘤或伴有严重出血的实体瘤）可显著加重缺血性心脏病或扩张型心肌病患者症状。继发性心动过速可导致收缩期和舒张期功能不全患者发生心绞痛或心力衰竭。
  - 尽量纠正贫血。
  - 不能耐受的持续性窦性心动过速应给予相应治疗：推荐应用低剂量β 受体阻滞剂（比索洛尔起始剂量为 1.25 mg 每日 1 次，并根据血压水平调整剂量），对于低血压患者推荐应用伊伐布雷定 5～7.5 mg，每日 2 次。

15.1.2　抗肿瘤治疗对心功能的影响

— 许多抗肿瘤治疗与血栓栓塞风险增加有关，部分可能是致命的[6]。

　　═ 同时合并其他血栓危险因素的患者应接受适当的预防性治疗[7]。

— 部分抗肿瘤药物（如铂类）需要注射大量的液体以预防肾毒性，对于扩张型心肌病或舒张功能不全的患者，容量超负荷可诱发心功能急性失代偿和肺水肿。

⚫ 对于左心室功能不全的患者，须谨慎平衡体液负荷。

— 部分抗肿瘤治疗可引起电解质紊乱（包括由呕吐、骨溶解或肿瘤溶解等间接引起）或 QT 间期延长，这对有心律失常或缺血性心脏病病史的患者可能有害。

　　═ 所有肿瘤患者的常规基线检查应包括心电图，心电图异常患者应进一步评估心功能。

　　═ 对于高危患者，应积极预防并及时纠正可能的危险因素（贫血、电解质紊乱等）。

— 腹部手术或抗肿瘤治疗可引起长时间呕吐，导致部分患者无法按时服用心血管药物。

　　═ 对于存在上述风险的患者，肿瘤科医生和外科医生均应在进行治疗前征求心内科会诊意见。部分治疗（如降脂药、阿司匹林、窦性心律的复发性心房颤动患者应用抗凝药物、长半衰期药物如胺碘酮等）可能需要暂时停药；其他治疗应从口服改为皮下注射、静脉注射或经直肠给药（如阿司匹林 300 mg）。调整方案应提前数天确定并评估其疗效。

15.1.3　心血管药物和抗肿瘤药物的药物相互作用

　　药物相互作用可能是由于代谢相互作用［经细胞色素 P450（CYP450）代谢的抑制剂或底物］或累积效应。

代谢相互作用

　　由 CYP450 代谢的药物与同一细胞色素的底物、抑制剂或诱导剂同时应用时易增加副作用，需适当调整剂量。

— 几乎所有的酪氨酸激酶抑制剂（TKI）和许多心脏药物（胺碘酮、阿哌沙班、地尔硫䓬、艾多沙班、氟卡尼、氯沙坦、普拉格雷、雷诺嗪、利伐沙班、除普伐他汀和瑞舒伐他汀外的大多数他汀类药物、维拉帕米等）都经过 CYP450 3A4 代谢。

— 维拉帕米、地尔硫䓬、胺碘酮和伊马替尼是 CYP450 3A4 的抑制剂。

— 其他抗肿瘤药物（多西他赛、紫杉醇、伊马替尼、伊立替康、昂丹司琼、西罗莫司、他莫昔芬、长春新碱）和心血管系统药物（所有钙通道阻滞剂、阿托伐他汀、洛伐他汀、辛伐他汀）是 CYP450 3A4 的底物。

❯ 表 15.1 对最常用的抗肿瘤药物和心血管药物的主要药物相互作用进行了总结。但也可能存在许多表中未列出的其他相互作用。很多定期更新的网站可以检索药物相互作用，如：www. drugs. com/drug _ interaction. php。

❯ 表 15.2 总结了心脏毒性较低的抗肿瘤药物。

累积效应

常用的抗肿瘤药物（TKI、三氧化二砷、硼替佐米、昂丹司琼、他莫昔芬、他克莫司）和许多心血管药物（胺碘酮、决奈达隆、氟卡尼、呋塞米、吲达帕胺、尼卡地平、雷诺嗪、奎尼丁、索他洛尔等）可延长 QT 间期。

— 同时应用两种及以上可延长 QT 间期的药物可能导致严重的、致命的室性心律失常，如尖端扭转型室性心动过速和心室颤动。

— 但有些药物（如奥曲肽以及止吐药多拉司琼和格雷司琼）虽可延长 QT 间期但不会引起心律失常。另一些药物仅在较大剂量使用时有心律失常风险或存在遗传易感性。

❯ 可通过 www. qtdrugs. org 检索可能延长 QT 间期并增加相关心律失常风险的药物。

— 部分 TKI 如舒尼替尼和沙利度胺等可能引起心动过缓，当与同样可引起心动过缓的心血管药物如 β 受体阻滞剂和可乐定透皮贴剂同时应用时，可引起症状或严重后果。

　　— 如果发生严重的心动过缓，需减少或调整心血管药物。极端的病例甚至需要植入起搏器以保证继续治疗。

— 利那度胺与他汀类药物联用可能增加横纹肌溶解的风险。

— 冠心病患者，特别是置入药物洗脱支架的患者常使用抗血小板药物氯吡格雷，该药经肝代谢，但在肝功能衰竭的癌症患者中其疗效尚不明确。

— 普拉格雷不需经肝代谢但出血风险较高。

表 15.1　心血管药物与抗肿瘤药物的药物相互作用

药物		舒尼替尼	索拉非尼	阿昔替尼	瑞戈非尼	帕唑帕尼	伊马替尼	尼洛替尼	厄洛替尼	达沙替尼	依维莫司	其他
利尿剂	呋塞米	NO	NO	NO	NO	NO	NO	NO	NO	NO	NO	NO
	托拉塞米	NO	NO				A+	A+		NO		
	氢氯噻嗪	NO	NO	NO	NO	NO					NO	NO
	螺内酯	NO	NO									
β受体阻滞剂	美托洛尔	AE*§	NO				A+	A+		P+		
	比索洛尔	AE*§	NO				A+	A+		A+		
	卡维地洛	AE*§	NO	NO			A+	A+		A+		
	阿替洛尔	AE*§	NO	NO		NO	NO	NO		NO	NO	NO
	奈必洛尔	NO	NO			NO	II	NO		NO	NO	NO
	索他洛尔	AE#	AE#	AE#		AE#		A+AE#				
血管紧张素转化酶抑制剂	依那普利	NO	NO	NO	NO	NO	A+P+	A+		P+	NO	NO
	雷米普利	NO	NO	NO	NO	NO	NO	NO		NO	NO	NO
	赖诺普利	NO	NO	NO	NO	NO	A+			P+	NO	NO
	喹那普利	NO	NO	NO	NO	NO					NO	NO
血管紧张素受体拮抗剂	氯沙坦	NO	A−	II	II	II	A−P+	A+	II	A+P+	II	II
	坎地沙坦	NO	NO	NO	NO	NO	NO	NO	NO	NO	NO	NO
	替米沙坦	NO	NO	NO	NO	NO					NO	NO
	奥美沙坦	NO	NO	NO	NO	NO					NO	NO
	厄贝沙坦	NO	NO	NO	NO	NO			NO	NO	NO	NO

续表

药物	舒尼替尼	索拉非尼	阿普替尼	瑞戈非尼	帕唑帕尼	伊马替尼	尼洛替尼	厄洛替尼	达沙替尼	依维莫司	其他
钙通道阻滞剂											
维拉帕米	ØAE*§	Ⅱ	(P+)	Ⅱ	ØP+	ØP+	A+P+	ØP+	A+P+	ØP+	+依鲁替尼：P+Ø
地尔硫䓬	ØP+ AE*§	Ⅱ	(P+)	Ⅱ	ØP+	ØA+P+	P+	ØP+	ØP+ AE§ A+	ØP+ AE§	+依鲁替尼：P+Ø
硝苯地平	AE*	Ⅱ	Ⅱ (P+)	Ⅱ	Ⅱ	A+	A+		A+	Ⅱ	
氨氯地平	AE*	Ⅱ	Ⅱ (P+)	Ⅱ	Ⅱ	A+	A+		A+	Ⅱ	
拉西地平	Ⅱ	Ⅱ	Ⅱ (P+)	Ⅱ	Ⅱ					Ⅱ	
尼卡地平	Ⅱ	Ⅱ	Ⅱ (P+)							ØP+	
雷诺嗪	AE#	AE#	Ⅱ (P+)	Ⅱ	AE#		AE#		AE#	Ⅱ	
降脂药											
辛伐他汀	NO	A+				A+P+	A+P+	Ø^^	A+P+	A+	+来那度胺：横纹肌溶解
阿托伐他汀	NO	A+				A+P+	A+	Ø^^	A+P+	NO	+来那度胺：横纹肌溶解
普伐他汀	NO		NO	NO	NO	NO	NO	Ø^^	NO	NO	+来那度胺：横纹肌溶解
瑞舒伐他汀	NO	NO	NO	NO	NO			Ø^^			+来那度胺：横纹肌溶解
依折麦布	NO	NO	NO	NO	NO	NO	NO	NO	NO	NO	
吉非罗齐	NO	NO	NO	NO	NO	NO	NO	NO	NO	NO	
氟伐他汀	NO	NO	NO	NO	NO	NO	NO	NO	NO	NO	+来那度胺：横纹肌溶解

续表

	药物	舒尼替尼	索拉非尼	阿昔替尼	瑞戈非尼	帕唑帕尼	伊马替尼	尼洛替尼	厄洛替尼	达沙替尼	依维莫司	其他
抗血小板药物、抗凝药	阿司匹林	NO	A+				NO	NO	&			+依鲁替尼：AE&；+西罗莫司：肾功能衰竭
	氯吡格雷	NO	NO	NO	NO		A+	A+		A+	NO	+依鲁替尼：AE&
	噻氯匹定				AE&					AE		+依鲁替尼：AE&
	醋硝香豆素	NO	A+		AE&		A+	A+				+依鲁替尼：AE&
	替格瑞洛				AE&							+依鲁替尼/卡博替尼：AE&
	普拉格雷											+依鲁替尼/卡博替尼：AE&
	华法林	II	II				A+	A+	&	A+		+依鲁替尼：AE&
	肝素	NO	NO				A+			P+		+依鲁替尼：AE&
	达比加群	NO	NO	NO	○AE&	NO	NO	NO		○AE&	NO	+依鲁替尼：AE&

续表

分类	药物	舒尼替尼	索拉非尼	阿普替尼	瑞戈非尼	帕唑帕尼	伊马替尼	尼洛替尼	厄洛替尼	达沙替尼	依维莫司	其他
抗血小板药物、抗凝药	利伐沙班				AE&					AE&		＋依鲁替尼：AE&
	阿哌沙班									AE&		＋依鲁替尼：/坦罗莫司：AE&
	地高辛	EA#	A−				A−	AE#		AE#		
抗心律失常药物	胺碘酮	AE P+	AE# P+	II	AP+	AE+	A+P+	A+AE#		A+AE#	II	
	决奈达隆	OAE#	OAE#			OAE#	A+AE#	A+AE#			OAE#	＋依鲁替尼：P+
	普罗帕酮	AE#	AE#	II	II			A+AE#			II	
	氟卡尼	AE#	AE#	II	II			A+AE#			II	

A. 主动作用（抗肿瘤药物可影响心血管药物代谢）；AE. 相加作用；NO. 没有相互作用；P. 被动作用（抗肿瘤药物代谢被心血管药物影响）

＋增加药物的浓度或药效

−降低药物的浓度或药效

＊ 延长 PR 间期（可能引起房室传导阻滞）

§ 心动过缓

＃ 延长 QT 间期（可能引起室性心律失常）

& 出血风险

粗体代表最常见或临床相关的相互作用

O=危险的相互作用（黑框警告）

II 目前无相关报道，尚不明确

O⌒⌒目前无相关报道，但可能有相关作用

表 15.2 心脏毒性较低的抗肿瘤药物

药物	抗肿瘤应用	心脏毒性	警告
阿糖胞苷	急性粒细胞白血病和其他淋巴组织增生性疾病	在常规剂量下，仅有非常罕见的心律失常病例报告；仅在高剂量应用于自体细胞移植时有致命性心肌病报告	血液系统、肺、中枢神经系统、胃肠道毒性
吉西他滨	膀胱癌、肺癌、胰腺癌、乳腺癌和卵巢癌	心脏毒性不常见或罕见。可用于除严重心力衰竭患者外的所有患者	肺、肝胆系统、胃肠道和血液系统毒性
长春瑞滨	非小细胞肺癌和乳腺癌	仅有少数心绞痛、心肌梗死和心电图异常病例报告。可能引起类似心力衰竭的呼吸窘迫	肺、胃肠道和血液系统毒性
卡铂	非小细胞肺癌、乳腺癌、卵巢癌、子宫内膜癌	心血管事件，如心脏病发作鲜有报告	血液系统和神经毒性。肾功能受损或免疫抑制患者禁用
苯丁酸氮芥	慢性淋巴细胞白血病和滤泡性淋巴瘤	无心脏事件报告	胃肠道和骨髓毒性
卡氮芥	脑癌、多发性骨髓瘤、霍奇金淋巴瘤和非霍奇金淋巴瘤	罕见心脏事件报告	肺、胃肠道、血液系统、肝、肾和睾丸毒性
达卡巴嗪	黑色素瘤、霍奇金淋巴瘤和肉瘤	无心脏事件报告	血液系统毒性、肝静脉闭塞性疾病、肝坏死
博来霉素	睾丸癌和霍奇金淋巴瘤	中度增加年轻患者心肌梗死风险，可能是由于与其他药物同时应用导致	肺纤维化
依托泊苷	小细胞肺癌、睾丸癌和高级别神经内分泌肿瘤	心律失常和心肌缺血较少见，高剂量疗法中有充血性心力衰竭的报道	胃肠道和血液系统毒性
氟达拉滨	慢性淋巴细胞白血病和滤泡性淋巴瘤	心律失常和心力衰竭罕见报告	血液系统和胃肠道毒性
甲氨蝶呤	乳腺癌	心包炎和心包积液非常罕见；低血压罕见报告	
丝裂霉素 C	多种类型的癌症如乳腺癌或结肠癌	无心脏事件报告	血液和胃肠道不良事件
奥沙利铂	结肠癌和胰腺癌	无心脏事件报告	神经系统和胃肠道毒性
托泊替康	卵巢癌、宫颈癌和小细胞肺癌	无心脏事件报告	血液系统毒性

非常常见≥1/10
常见 1/100～1/10
较少见 1/1000～1/100
罕见 1/10 000～1/1000

15.2　心血管疾病患者的实践指导

　　所有心脏疾病都可能受到各种抗肿瘤治疗副作用的不良影响（图 15.1）。一般情况下，心脏病患者在开始抗肿瘤治疗前，应重新评估其心功能并优化其治疗方案（表 15.3）。

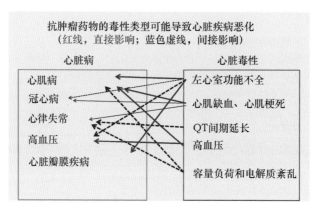

图 15.1　部分抗肿瘤药物的副作用（右列）可能导致心脏疾病（左列）恶化或失代偿

表 15.3　心内科医生在评估接受抗肿瘤治疗的患者时应遵循的一般原则

1. 心脏问题的基线评估
严重性（必要时进一步评估）
临床影响（症状、必须服用药物等）
合并症（肾衰竭、糖尿病等）
对进展的风险进行分层
2. 优化药物治疗
控制血压
纠正电解质紊乱
检查药物相互作用
首选保护心脏的药物
3. 考虑可能的非药物干预措施
临时性干预
长期维持

15.2.1　扩张型和（或）收缩功能减低性心肌病（CMP）

以下情况可能导致心功能或症状恶化：
- 应用可能损害左心室功能的药物（如蒽环类药物、曲妥珠单抗、酪氨酸激酶抑制剂）。
- 应用需要大量液体负荷的药物（如铂类）。
- 接受可引起心率加快的治疗（直接导致心率加快或导致严重贫血）。

肿瘤科医生在开具以下抗肿瘤药物处方时，应预防或减少相关风险：
- 蒽环类药物：可以通过延长输注时间、应用右丙亚胺、降低剂量或使用脂质体制剂来减轻心脏损伤。
- 尽可能以低剂量应用 TKI。
- 应用促红细胞生成素纠正贫血。

心内科医生应在抗肿瘤治疗开始前评估基线左心室功能，优化心脏治疗方案，并在治疗期间定期随访患者。
- 蒽环类药物：如果基线超声心动图提示存在收缩或舒张功能不全，应遵循以上建议。
- 抗血管内皮生长因子药物：应进行基线和定期随访超声心动图。

❱ 发生急性冠脉综合征或血运重建后的患者，应评估立即开始或推迟数周进行抗血管内皮生长因子治疗的风险/获益比。无论采取哪种方案，应至少在前 3 个月内密切监测临床症状。

- 氟嘧啶：在开始化疗前进行负荷试验，如果结果阳性应调整药物治疗（或考虑血运重建）。第一疗程按常规剂量的 $50\%\sim75\%$ 起始治疗，第一疗程的最后一天完善心电图评估副作用，并尽可能复查负荷试验（参见第 9 章 "心脏缺血"）。

15.2.2　高血压

高血压患者在抗肿瘤治疗前应进行心脏评估，必要时应根据抗肿瘤治疗可能的副作用适当调整长期降压药的治疗方案（表 15.4）。
- 在开始抗血管内皮生长因子治疗前，应稳定控制血压。
- 如果抗肿瘤治疗可能增加心动过缓的风险（如舒尼替尼、索拉非尼、5-氟尿嘧啶），应避免应用维拉帕米、地尔硫䓬（同样影响 TKI 疗效）和强效 β 受体阻滞剂。

表 15.4　根据可能的副作用，高血压患者进行抗肿瘤治疗的首选药物

抗肿瘤药物	可能的副作用	首选的心血管药物
蒽环类药物、曲妥珠单抗	左心室功能不全	ACEI 或 ARB、β 受体阻滞剂
氟嘧啶	心肌缺血	钙通道阻滞剂（氨氯地平、硝苯地平、地尔硫䓬）
贝伐珠单抗	高血压、内皮细胞功能障碍、NO 生成减少	奈必洛尔、ACEI 或 ARB、β 受体阻滞剂、利尿剂
抗 VEGF 的 TKI	高血压、左心室功能不全、CYP450 相互作用	ACEI 或 ARB（不包括氯沙坦）、β 受体阻滞剂（首选奈必洛尔和阿替洛尔）、利尿剂
紫杉烷	心动过速、水肿	β 受体阻滞剂、利尿剂

ACEI，血管紧张素转化酶抑制剂；ARB，血管紧张素受体拮抗剂；TKI，酪氨酸激酶抑制剂；VEGF，血管内皮生长因子

—　在开始蒽环类药物或曲妥珠单抗治疗前，应完善超声心动图检查。如诊断为高血压性心肌病则遵循上述原则。此外，应尽量选择对心肌有保护作用的降压药物（ACEI、β 受体阻滞剂）。

15.2.3　冠心病（CAD）

在应用可导致心脏毒性的抗肿瘤药物之前，应进行基线心脏评估。此后应根据每种抗肿瘤药物不同的心脏毒性而制订进一步干预措施。

慢性冠心病治疗方案的选择

慢性冠心病的治疗方案包括：稳定型心绞痛患者的药物治疗；严重冠心病和严重或不稳定型心绞痛患者进行血运重建。治疗策略的选择取决于癌症的严重程度[8]。

—　预后良好的癌症患者可以考虑冠状动脉旁路移植术（CABG）进行血运重建。应用体外循环需考虑肿瘤扩散、出血和感染的风险。

—　侵袭性癌症患者首选的血运重建方式是经皮腔内冠状动脉成形术（PTCA），并根据具体情况选择不同的技术：

　—　单纯球囊血管成形术（POBA），未置入支架：仅适用于有限的解剖学情况。

　—　球囊扩张并置入裸金属支架（BMS）：需行双联抗血小板治疗 4 周。

　—　球囊扩张并置入药物洗脱支架（DES）：需要行双联抗血小板治疗 1 年。对于癌症患者抗血小板药物的使用，请参阅下文中关于急性冠

脉综合征的内容。第二代和第三代 DES 与 BMS 支架内血栓形成的风险相当，但再狭窄发生率较低，故应作为大多数癌症患者的选择。

- 对于存在冠心病需要进行血运重建又需要手术治疗的癌症患者，手术时机应个体化，可考虑以下选择：分步完成（先进行肿瘤手术后进行血运重建）或联合手术（同时完成两个手术）[9]。

急性冠脉综合征患者治疗方案的选择：

急性冠脉综合征患者的治疗方法包括药物治疗、溶栓治疗和经导管血运重建。

- 由于考虑到癌症预后以及与癌症相关或不相关的合并症，如血小板减少症，更激进的治疗策略通常并不适用于癌症患者。每一项治疗决策都应该个体化，但预后差、肾功能或肝功能衰竭或有其他严重合并症（如败血症或恶病质）的癌症患者更倾向于保守治疗。
- 血小板减少症是癌症患者中较常见并需要重视的情况，应考虑以下几点：
  - 血小板减少症并不能减少血栓事件的发生，因为血小板可能更大，与血管内皮的黏附能力更强。
  - 多种原因可诱发血小板减少症患者发生急性心肌梗死，而合并血小板减少症的癌症患者急性心肌梗死的发病率为 39％。
  - 在 2007 年发表的一项回顾性研究中，无论是否存在血小板减少症，阿司匹林均可显著提高癌症患者发生急性冠脉综合征后 1 周的生存率，且不增加严重出血的风险[10]。
  - 目前尚无大型临床研究来评估抗血小板或纤溶药物在合并血小板减少症的癌症患者中的安全性，但已发表的几个病例报道表明，这类患者应用上述药物可能是相对安全的[11]。
  - 安德森癌症中心于 2012 年发表的一项回顾性研究表明，接受经导管再灌注治疗的患者预后更好。β 受体阻滞剂、阿司匹林和他汀类药物也能显著改善生存率[12]。
  - 对发生急性心肌梗死的血小板减少症患者，进行有创性治疗和抗栓治疗时需进行风险-获益评估，在出血风险评估方面，血小板功能可能优于血小板计数[11]。
  - 血小板减少症患者发生急性冠脉综合征的推荐治疗流程见图 15.2。

❯ **中远期预后良好的癌症患者发生急性冠脉综合征时，其治疗方案应参考目前非癌症患者的相关指南。特殊患者可能需调整治疗策略，但需谨慎**

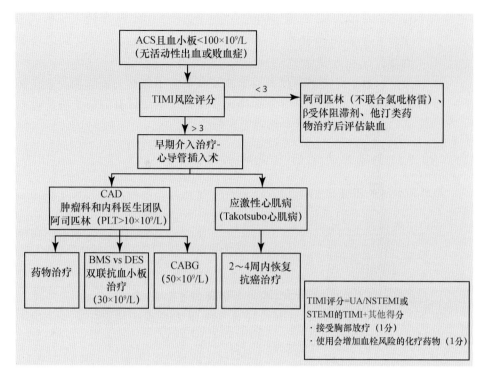

图15.2 血小板减少症患者发生急性冠脉综合征的推荐治疗流程。ASA，阿司匹林；BMS，裸金属支架；CABG，冠状动脉旁路移植术；CAD，冠心病；DES，药物洗脱支架；NSTEMI，非 ST 段抬高型心肌梗死；STEMI，ST 段抬高型心肌梗死；UA，不稳定型心绞痛。经允许引自 Iliescu CA，Iliescu GD，Marmagkiolis K. Myocardial Ischemia and Acute Coronary Syndrome in Cancer Patients. In：OncoCardiology，2015.

权衡风险和获益。

➋ **PCI 术后需行急诊手术的患者，可以给予静脉注射替罗非班并重新使用氯吡格雷 300 mg。**

- 置入 BMS 的癌症患者发生支架内血栓形成的风险比普通人群增加 7 倍，尽管绝大多数患者接受了双联抗血小板治疗[13]。

- 由于癌症是一种血栓前状态，故目前更强效的抗血小板治疗（普拉格雷、替格瑞洛）对这类患者可能是更好的选择。口服可逆性 P_2Y_{12} 受体抑制剂（替格瑞洛）起效迅速，并在停药 2～3 天后抗血小板作用即可消失，可以更灵活地管理所有类型的急性冠脉综合征患者。

  - TRITON-TIMI 38 是一项比较新型抗血小板药物普拉格雷与标准药物氯吡格雷联合阿司匹林的疗效和安全性的头对头临床试验。研究表明，普拉格雷改善缺血的作用优于氯吡格雷，但出血风险显著增加，并且普拉格雷组患者结肠肿瘤的发生率是氯吡格雷组的 3 倍，具有显著差异。只有一半的患者在确诊结肠肿瘤之前发生消化道出血。

— 血小板抑制作用更强和半衰期更短的口服抗血小板药物的应用将越来越普遍。我们已在多支血管置入支架的癌症患者中应用了替格瑞洛，但仍需要大型临床试验比较不同双联抗血小板治疗，以确定最佳方案[14]。

15.2.4　心律失常

— 心房颤动：在开始应用可能损害左心室功能的药物前，应将心室率控制在<80 次/分，并化疗期间定期检查心率；如果应用蒽环类药物，则 β 受体阻滞剂应作为首选药物。应给予口服抗凝药预防血栓栓塞和卒中，但必须权衡血栓栓塞和出血的风险，并评估可能的药物相互作用。

— 心动过缓：使用氟嘧啶（主要是 5-FU）、舒尼替尼和索拉非尼时需关注心动过缓。应至少在第一疗程中进行心电图和 Holter 监测，以评估耐受性。

— 室性心律失常：在开始化疗前及治疗过程中出现长时间呕吐时，应检测血钾和血镁浓度（如果偏低则需要补充纠正）。当使用氟嘧啶、铂类或可延长 QT 间期的药物时，应定期复查心电图，必要时行 Holter 监测。此外还要考虑潜在心肌缺血的可能性。

15.2.5　心脏瓣膜疾病

自体瓣膜疾病患者和人工瓣膜患者在治疗时应区别对待。

自体瓣膜疾病：

应评估瓣膜的功能障碍、临床影响和疾病进展的可能性。
— 轻度功能障碍：通常不需要改变任何治疗计划。
— 中度功能障碍：由于可能需要进行心脏手术并考虑到抗肿瘤治疗的时间以及肿瘤的预后，应对中度瓣膜功能障碍的患者进行评估。接受化疗的患者进行紧急心脏手术的风险非常高。如果不需要紧急化疗，进行心脏手术并置入不需要终身抗凝的生物瓣膜可能是最好的选择，特别是对于低度恶性肿瘤患者。
— 重度功能障碍：通常需要进行心脏手术，并应在抗肿瘤治疗前先行计划。对于合并严重主动脉瓣狭窄且需要行急诊腹部或妇科手术治疗癌症的患者，球囊主动脉瓣成形术可作为桥接治疗[15]。对于预期生存期超过 2 年的患者，可考虑行经导管主动脉瓣置换术（TAVR）。

> 需注意，体外循环支持的心脏手术可能会增加实体瘤转移扩散或恶化血液系统肿瘤预后的风险[16-17]。这一风险尚未在研究中得到证实[18-20]。

> 针对不同患者，须由肿瘤科医生和心内科医生联合评估（包括对每种疾病的严重程度、预后和治疗方案的选择的评估）以制订最佳的个体化治疗方案。

人工瓣膜

- 生物瓣膜：患者除了在免疫系统功能严重低下时有发生细菌性心内膜炎的风险外，没有其他特殊的问题。
- 机械人工瓣膜：需要长期口服抗凝治疗，且在化疗期间也应尽可能继续抗凝。肿瘤科医生应尽量选择引起血小板减少风险较小、与口服抗凝药无相互作用和无呕吐副作用的化疗药物。如果无法避免使用这些药物，或患者存在出血风险，可选择低分子量肝素替代口服抗凝药。

> 低分子量肝素剂量为 100 U/kg，每日 2 次。需要注意的是，机械人工瓣膜的血栓形成仅需数天时间，并且常危及生命，所以必须持续规范抗凝。如果患者血小板低于 $75 \times 10^9/L$ 并存在出血风险，则低分子量肝素需要减量，但仍须每 12 h 给药 1 次。

15.2.6 静脉曲张

他莫昔芬、氟嘧啶、抗血管内皮生长因子等抗肿瘤药物可增加深静脉血栓形成的风险。
- 考虑器械和（或）药物预防。
- 建议规律体育活动（如散步、骑车）。

15.2.7 植入心脏植入电子设备（CIED）并需要接受放疗的患者

放疗可能通过散射辐射损害这些设备的功能（信号干扰、内存数据丢失或参数重置），即使它们不在辐射区域中。其后果可能是无症状或导致严重症状：

- 心脏起搏器（PM）通常用于治疗严重的心脏传导阻滞和症状性心动过缓。如果患者存在"起搏器依赖"，则起搏器功能的丧失可能导致严重的症状。
- 埋藏式心脏复律除颤器（ICD）用于治疗致命性室性心律失常风险较高的患者。如果 ICD 检测到快速性心律失常，则可进行电复律。ICD 的功能障碍可能导致不恰当的（即在没有危险的心律失常时）电击，以及发生致命性心律失常时电击失败。

❯ 发生临床相关并发症的风险主要取决于：

①设备接收的累积辐射剂量。
②患者起搏器依赖的程度。

❯ 最近发表的一项研究表明，辐射治疗区域和电子设备的距离并不能预测设备的故障（实际上，腹部和骨盆放疗导致的设备故障发生率更高），中子辐射（＞10 MV）是引起电子设备故障的主要危险因素[21]。

15.3　植入心脏植入电子设备患者的实践指导[22-23]

15.3.1　放疗前

- 告知患者及其心内科医生。
- 评估患者是否存在起搏器依赖。如果存在，须评估是否有可以减少这种依赖的方法（如减少洋地黄、β 受体阻滞剂等其他引起心动过缓的药物剂量）。
- 如果已植入 ICD，检查其抗心动过速功能是否可以被磁铁关闭。
- 如果最后一次检查距离开始放疗的时间＞3 个月，则需重新进行一次设备检查。

15.3.2　放疗期间

- 如果辐射剂量＜2 Gy：
- 对于植入起搏器的非起搏器依赖患者：在放疗期间监测心率。
    - ICD：程控关闭心动过速治疗或使用磁铁。
- 如果辐射剂量为 2～10 Gy 并且患者存在起搏器依赖：
    - 放疗期间准备急救设备。
    - 每周检测植入设备。
    - 准备体外起搏装置（植入 ICD 的患者需准备体外除颤器）。

- 提醒心内科医生须能够在 10 min 内进行干预。
- 如果预计辐射剂量＞10 Gy，则应考虑重新定位设备，并重新评估导致设备相关风险的放疗的适应证。如果放疗仍是必需的，则应做到以下几点：
  - 每个疗程期间监测心电图。
  - 放疗期间准备急救设备。
  - 准备体外起搏装置（植入 ICD 的患者需要准备体外除颤器）。
  - 提醒心脏科医生须能够在 10 min 内进行干预。
  - 由起搏器技术人员在每个放疗疗程前 24 h 内检查设备。

15. 3. 3　放疗后

由于存在潜在受损的风险，CIED 需要分别在末次放疗后 1 个月、3 个月和 6 个月接受检查评估。

参考文献

1. Mitrugno A, Tormoen GW, Kuhn P, McCarty OJ. The prothrombotic activity of cancer cells in the circulation. Blood Rev. 2016;30(1):11–9.
2. Franco AT, Corken A, Ware J. Platelets at the interface of thrombosis, inflammation, and cancer. Blood. 2015;126:582–8.
3. Donato J, Campigotto F, Uhlmann EJ, et al. Intracranial hemorrhage in patients with brain metastases treated with therapeutic enoxaparin: a matched cohort study. Blood. 2015;126:494–9.
4. Easaw JC, Shea-Budgell MA, Wu CM, et al. Canadian consensus recommendations on the management of venous thromboembolism in patients with cancer. Part 1: prophylaxis. Curr Oncol. 2015;22:133–43.
5. Easaw JC, Shea-Budgell MA, Wu CM, et al. Canadian consensus recommendations on the management of venous thromboembolism in patients with cancer. Part 2: treatment. Curr Oncol. 2015;22: 144–55.
6. Khorana AA, Francis CW, Culakova E, et al. Thromboembolism is a leading cause of death in cancer patients receiving outpatient chemotherapy. J Thromb Haemost. 2007;5:632–4.
7. Oppelt P, Betbadal A, Nayak L. Approach to chemotherapy-associated thrombosis. Vasc Med. 2015;20:153–61.
8. Mistiaen WP. Cancer in heart disease patients: what are the limitations in the treatment strategy? Future Cardiol. 2013;9:535–47.
9. Darwazah AK. Surgical management of coronary artery disease associated with malignancy. J Card Surg. 2012;27:581–8.
10. Sarkiss MG, Yusuf SW, Warneke CL, et al. Impact of aspirin therapy in cancer patients with thrombocytopenia and acute coronary syndromes. Cancer. 2007;109:621–7.
11. Yusuf SW, Iliescu C, Bathina JD, et al. Antiplatelet therapy and percutaneous coronary intervention in patients with acute coronary syndrome and thrombocytopenia. Tex Heart Inst J. 2010;37:336–40.
12. Yusuf SW, Daraban N, Abbasi S. Treatment and outcomes of acute coronary syndrome in the cancer population. Clin Cardiol. 2012;35:443–50.
13. Gross CM, Posch MG, Geier C, et al. Subacute coronary stent thrombosis in cancer patients. J Am Coll Cardiol. 2008;51:1232–3.
14. Serebruany VL. Aggressive chronic platelet inhibition with prasugrel and increased cancer risks: revising oral antiplatelet regimens? Fundamental and Clinical Pharmacology. 2009;23:411–7.

15. Kogoj P, Devjak R, Bunc M. Balloon aortic valvuloplasty (BAV) as a bridge to aortic valve replacement in cancer patients who require urgent non-cardiac surgery. Radiol Oncol. 2014;48:62–6.

16. Bach DS, Cimino N, Deeb GM. Unoperated patients with severe aortic stenosis. J Am Coll Cardiol. 2007;50:2018–9.

17. Samuels LE, Kaufman MS, Morris RJ, et al. Open heart surgery in patients with chronic lymphocytic leukemia. Leuk Res. 1999;23:71–5.

18. Yusuf SW, Sarfaraz A, Durand JB, et al. Management and outcomes of severe aortic stenosis in cancer patients. Am Heart J. 2011;161:1125–32.

19. Guler A, Sahin MA, Cingoz F, et al. Can cardiac surgery be performed safely on patients with haematological malignancies. Cardiovasc J Afr. 2012;23:194–6.

20. Plumereau F, Pinaud F, Roch A, Baufreton C. Do patients with haematological malignancy who need cardiopulmonary bypass have a short-term higher mortality or a higher chance of disease progression? Interact Cardiovasc Thorac Surg. 2014;19:474–8.

21. Grant JD, Jensen GL, Tang C, et al. Radiotherapy-induced malfunction in contemporary cardiovascular implantable electronic devices: clinical incidence and predictors. JAMA Oncol. 2015;1:624–32.

22. Hurkmans CW, Knegjens JL, Oei BS, et al. Dutch Society of Radiotherapy and Oncology (NVRO). Management of radiation oncology patients with a pacemaker or ICD: a new comprehensive practical guideline in The Netherlands. Dutch Society of Radiotherapy and Oncology (NVRO). Radiat Oncol. 2012;7:198.

23. Gauter-Fleckenstein B, Israel CW, Dorenkamp M, et al. DEGRO/DGK. DEGRO/DGK guideline for radiotherapy in patients with cardiac implantable electronic devices. Strahlenther Onkol. 2015;191: 393–404.

第 16 章
造血干细胞移植及其心脏毒性
Hematopoietic Stem Cell Transplantation and Cardiotoxicity

Annalisa Natale，Stella Santarone，Paolo Di Bartolomeo

高惠宽　译　苏文　审校

16.1 引言

　　造血干细胞移植（HCT）目前已在世界范围内用于治疗许多恶性和非恶性血液系统疾病以及各种实体瘤[1]。每年有数千名患者接受自体或同种异体移植。表 16.1 列举了常见的可通过自体或同种异体 HCT 进行治疗的疾病。目前我们对 HCT 生物学的认知源自于 60 多年来大量的基础实验和临床实践。当前，在对恶性肿瘤的治疗中，基础的造血干细胞移植对清髓剂量的抗肿瘤治疗十分重要。

表 16.1 应用造血干细胞移植治疗的常见疾病

自体移植
恶性疾病
多发性骨髓瘤
非霍奇金淋巴瘤
霍奇金淋巴瘤
急性髓细胞性白血病
神经母细胞瘤
卵巢癌
生殖细胞肿瘤
其他疾病
自身免疫性疾病
淀粉样变
同种异体移植
恶性疾病
急性髓细胞性白血病
急性淋巴细胞白血病
慢性髓细胞性白血病
骨髓增生异常综合征
骨髓增生性疾病
非霍奇金淋巴瘤
霍奇金淋巴瘤
慢性淋巴细胞白血病
多发性骨髓瘤
幼年型慢性粒细胞白血病
非恶性疾病
再生障碍性贫血
重型地中海贫血
镰状细胞贫血
阵发性睡眠性血红蛋白尿症
Fanconi 贫血
Blackfan-Diamond 贫血
重度联合免疫缺陷病
Wiskott-Aldrich 综合征
先天性代谢缺陷

自体 HCT 是将患者自身的造血干细胞回输，以治疗患者在抗癌治疗过程中由高剂量化疗和（或）放疗（全身放疗）引起的骨髓损伤。这种治疗也称为预处理疗法。通常，患者的造血干细胞先从骨髓或外周血中收集，冷冻保存，然后在回输之前解冻。在这种情况下，预处理方案的急性并发症非常少，包括一些常见的与治疗相关的器官毒性，如心脏毒性，以及非常短暂的（7～10 天）全血细胞减少和相关感染。

同种异体 HCT 是指健康供体类型（亲属或非亲属）和人类白细胞抗原（HLA）相容性（全相合或半相合）的造血干细胞植入到受者体内的过程，其目的是重新填充和替换全部或部分造血系统。造血干细胞可以从骨髓、外周血或脐带血中获取。同种异体 HCT 前的预处理方案旨在根除癌症并诱导允许供体细胞植入的免疫抑制状态。预处理方案还可以通过引起肿瘤细胞的降解来增强抗肿瘤免疫应答，导致大量肿瘤抗原进入抗原呈递细胞，从而引起 T 细胞增殖，进而攻击存活的恶性肿瘤细胞（移植物抗肿瘤效应）[2]。对移植物抗肿瘤效应的生物学基础的进一步理解促进了 20 世纪 90 年代后期低强度预处理方案的发展。这些方案通常适用于年龄较大的患者（＞50 岁），主要是使用免疫抑制剂。在任何情况下，预处理方案导致器官毒性的风险均很大，使患者易出现一系列急性并发症（表 16.2）。移植物抗宿主病（GVHD）是同种异体 HCT 后的主要并发症，并且与发病率和死亡率显著升高相关。通常认为人类 GVHD 有两种形式：急性（aGVHD）和慢性（cGVHD）。aGVHD 的主要靶器官是皮肤、肝和肠道，但亦可影响包括心脏在内的其他器官。每个器官的表现差异很大，从轻微的自限性疾病到严重的潜在致命性疾病。aGVHD 在所有接受同种异体 HCT 的受体中的发生率为 40%～60%。aGVHD 与 cGVHD 按照发病时间来区分（发生于 HCT 后 100 天内为 aGVHD，100 天后为 cGVHD）。aGVHD 仍然是同种异体 HCT 后短期（100 天）内主要的直接或间接死因。这是供体淋巴细胞对宿主器官组织的同种免疫攻击的结果[3]。尽管 aGVHD 发生的最重要的危险因素是供体和受体之间 HLA 的差异，但也存在其他危险因素，包括患者年龄较大、男性受者使用女性供者的造血干细胞、供者既往的同种异体免疫，以及 GVHD 预防治疗本身。cGVHD 是在同种异体 HCT 后发生的免疫失调，具有自身免疫和免疫缺陷的特征。cGVHD 的特征类似于其他自身免疫病，如干燥综合征、硬皮病、原发性胆汁性肝硬化和免疫细胞减少症。与 aGVHD 类似，cGVHD 也被认为是由供体免疫细胞诱导产生，但其病理生理学机制尚不太清楚。基于许多因素，在同种异体 HCT 后存活 3 个月的患者中，约有一半会出现 cGVHD（10%～80%）。同种异体 HCT 之后的另一个主要问题是移植后长期严重的免疫缺陷。与供体和（或）受体有关的许多因素、造血干细胞的来源及其移植操作均可引起移植后免疫缺陷并能够影响免疫重建。在这些患者的长期随访中，严重的移植后感染、疾病复发、继发恶性肿瘤及器官损伤（包括心脏并发症）均可能与持续性免疫缺陷直接相关。表 16.3 列出了同种异体 HCT 后最重要的迟发并发症。

与 HCT 相关的心脏并发症已在多项研究中得到证实，但不同研究者报道的心脏毒性发生率差异很大，从 2% 到 28% 不等[5-11]，这可能反映了患者选择、HCT 预处理方案的差异以及缺乏心脏毒性事件的通用分级系统。一项回顾性研究评估了在明尼苏达大学接受移植的 2821 例患者，在移植后的前 100 天内仅有 26 例患者（0.9%）出现了危及生命的或致死性的心脏毒性[6]。这种低发病率与先前报道的小型研究相当。Hertenstein 等前瞻性研究了 170 例患者，其中 3 例（1.8%）出现与 HCT 预处理方案相关的临床显著的心脏毒性[7]。在其他几项研究中[8-10]，未观察到严重的或致命的急性心脏毒性，而 Bearman 等[11] 和 Cazin 等[5] 报道了较高的主要心脏事件发生率，分别为 6% 和 9%。

基于我们的临床经验，在 1982—2014 年间接受同种异体 HCT 的 876 例患者中，12 例（1.4%）患者的首要死因是心脏并发症（未发表的数据）。心脏并发症包括充血性心力衰竭（CHF）（$n=6$）、心肌梗死（$n=3$）、心肌病（$n=2$）和心内膜炎（$n=1$）。心脏并发症是导致其他 6 例患者（0.7%）死亡

表 16.2　同种异体造血干细胞移植的急性并发症

全血细胞减少
口腔黏膜炎
恶心、呕吐
胃肠炎、腹泻
急性移植物抗宿主病
出血性膀胱炎
肾毒性
肝损伤（包括肝静脉闭塞性疾病）
皮肤毒性
神经毒性
细菌、真菌、病毒感染
心脏毒性
水、电解质紊乱

表 16.3　同种异体造血干细胞移植的延迟并发症

慢性移植物抗宿主病
骨髓功能障碍
免疫缺陷
感染
自身免疫病
肺部疾病
神经内分泌功能障碍
儿童生长发育不良
不孕不育
白内障
无菌性坏死
继发性恶性肿瘤
智力障碍
心理问题

的重要原因，6 例患者均表现为充血性心力衰竭。

　　HCT 后的临床结果因疾病的类型和阶段、患者的年龄和功能水平、移植干细胞的来源以及 HLA 相容性的程度而不同。许多患者从致命性疾病中存活下来并实现了痊愈的梦想，这是整个移植团队付出巨大努力的结果，包括来自不同科室的医生、科学家、护士、实验室技术员、放疗科医生、血库人员、数据管理员和许多志愿者的背后工作。

　　本章将重点介绍 HCT 后早期或远期的心脏并发症。

16.2　移植前评估

16.2.1　病史

　　心脏并发症的危险因素如下：

- 患者相关因素

　①年龄（＞70 岁）。

　②既往接受过蒽环类药物治疗。

　③既往高血压史：充分的血压控制很重要，因为移植后免疫抑制治疗（环孢素、他克莫司）可加重高血压。

　④既往心脏传导系统或节律异常史：室上性快速性心律失常会增加风险，室性心律失常较少见。

　⑤肥胖。

16.2.2　12 导联心电图

　　移植后发生急性心力衰竭的危险因素如下：

- QT 间期延长（男性正常 QTc 间期为 390～450 ms，女性为 390～460 ms）。

- QT 间期离散度（最大和最小 QT 间期之差，正常 QT 间期离散度为 40～50 ms）。

16.2.3　胸部 X 线

- 心脏扩大（心胸比增大）提示心肌病。

- 肺水肿和胸腔积液提示充血性心力衰竭。

16.2.4　左心室射血分数（LVEF）的评估

- 大多数医疗中心将 LVEF≥45%～50% 作为造血干细胞移植的入选

标准。

- 经胸超声心动图（TTE）是一种常用且公认的诊断方法，且可提供额外的信息，如瓣膜功能、舒张功能和整体纵向应变（心肌功能障碍的早期指标，可预测未来的收缩功能不全）。

16.2.5　无创性负荷试验

- 部分医疗中心会常规进行负荷试验，没有确凿的证据支持其能够提高预测移植后心脏并发症风险的能力。
- 只有在移植前评估提示缺血性心脏病（如新诊断的心肌病、心脏瓣膜疾病、心律失常、冠心病高风险）时才应该进行。

16.2.6　心脏生物标志物

- 心肌肌钙蛋白（cTnT）可反映轻微的心肌细胞损伤或细胞膜完整性的丧失，能够提供心脏结构的相关信息。N-末端脑钠肽前体（NT-proB-NP）升高可反映心肌壁应力，并提供心功能相关信息。这两种生物标志物都被作为预测 HCT 期间和移植后心脏并发症的潜在诊断工具。
- 两种心脏生物标志物的持续升高可能反映了潜在的功能性心肌储备的降低或心脏对应激源的耐受性降低，并可在出现临床表现之前预测心脏毒性。
- 尽管在已发表的数据中尚无明确的证据，但 NT-proBNP 和 TnT 水平同时持续升高超过 14 天，可能表明患者存在心脏病发生风险，需要进一步的心脏随访[12-13]。

16.3　心脏并发症的临床表现

16.3.1　早期表现

在干细胞回输前采用大剂量化疗和（或）放疗的预处理方案是 HCT 的关键步骤。预处理是与毒性相关（心脏、肾、肝、肺和胃肠毒性）的早期死亡的可能原因，但也可能导致远期疾病。在自体移植中，预处理的目的是给予较高剂量的化疗/放疗以根除需进行移植的原发疾病。而在同种异体移植中，预处理的另一个目的是达到足够的免疫抑制以防止对移植物的排斥反应。心脏并发症的管理需采用针对 HCT 患者特殊情况的多学科方法［如在 HCT 预处理后出现严重血小板减少症的患者中需要抗血栓治疗和（或）抗凝治疗以处理心脏缺血或急性冠脉综合征]。

高剂量化疗导致的心脏并发症

- 高剂量环磷酰胺
  - 在采用分次给药的治疗方案后，近年来发病率较 20 世纪 70 年代和 20 世纪 80 年代（发病率高达 43%）有所降低。
  - 剂量和时间依赖，与累积药量无关，剂量相关性风险 [>150 mg/kg 及 1.5 g/(m² · d)][8,10]。
  - 病理生理学机制：内皮毒性损伤，继而导致毒性代谢物外渗，随之发生心肌细胞损伤，间质出血和水肿[4,15]。
  - 临床表现：急性或亚急性充血性心力衰竭伴肺充血、体重增加和少尿；心包炎；心包积液；心脏压塞可能是相关的或唯一的临床表现[14]。
  - 心脏并发症可能是可逆的，但出现严重进行性慢性心力衰竭的患者可能在数周内死亡。
  - 心脏并发症在第一次给药后 1～10 天内发生。
  - 相关危险因素：既往蒽环类药物治疗、全身和纵隔放疗、高龄、肥胖、潜在心脏病，以及同时使用阿糖胞苷或米托蒽醌[15]。
- 高剂量美法仑
  - 心脏毒性仅在较高剂量时（>280 mg/m²）出现[4]。
  - 是所有化疗药物中是易致心律失常的药物。
  - 高龄和（或）伴心血管合并症的患者发病率为 6%～20%[16-17]。
  - 病理生理学：机制尚未完全明确，可能的机制为化疗介导的直接或间接的心脏损伤，以及作用于心房基质导致更易发展为心房颤动[17]。
- 依托泊苷
  - 与血管痉挛性心绞痛和心肌梗死相关。
  - 与心房颤动相关[13]。
- 高剂量皮质类固醇
  - 心房颤动。
  - 液体潴留[13]。

放疗导致的心脏并发症

- 加速冠心病进展
  - 病理生理学机制：血管内增生、促进动脉粥样硬化。

- ■ 常见冠状动脉开口病变，常累及左前降支。
- ■ 处理同缺血性心脏病的常规治疗，由于手术区域既往接受过放疗，故进行冠状动脉旁路移植术的难度比普通人群更大。

- ▪ 心脏瓣膜疾病
- ■ 病理生理学机制：心脏瓣膜纤维化改变。
- ■ 反流性病变比狭窄性病变更常见。
- ■ 左心瓣膜病变更常见。

- ▪ 心包毒性
- ■ 可出现急性心包炎、亚急性和慢性心包积液、缩窄性心包炎，少见心脏压塞。
- ■ 常累及右心。

- ▪ 限制型心肌病
- ■ 病理生理学机制：心肌纤维化及小血管缺血性病变。
- ■ 心肌顺应性降低→舒张末期压力增加→全身静脉和肺静脉压增加。
- ■ 临床症状表现为右心衰竭：外周水肿，无明显呼吸困难，充分利尿无明显临床获益。

16.3.2　感染性并发症

感染仍然是接受 HCT 的患者发病率和死亡率的重要原因。感染的发生因移植过程的阶段而不同，且反映了免疫缺陷的类型、潜在疾病、内源性菌群、既往暴露史和既往移植前的感染过程。预处理方案后的黏膜损伤、免疫抑制治疗、使用皮质类固醇、B 淋巴细胞和 T 淋巴细胞功能异常、低丙种球蛋白血症和移植物抗宿主病是感染性并发症的诱发因素。移植患者发生感染期间，心脏受累非常罕见，但可能是致命的。

心内膜炎

- — 文献报道的发病率较低，可能是由于在死亡前难以诊断和尸检率低而被低估。在最近发表的大样本研究中，Kuruvilla 等发现在 1547 例接受同种异体或自体 HCT 治疗的患者中有 20 例（1.3%）发生感染性并发症。Martino 等报告的发病率为 5%（141 例患者中有 7 例）[18]。
- — 危险因素：中心静脉导管、败血症、黏膜炎、免疫抑制治疗、移植物抗宿主病。
- — 病因：细菌和真菌。

- 临床症状：非特异性（发热、畏寒、咳嗽）。
- 处理：除了感染相关检查（培养、生化分析、影像学检查），还需行心电图（传导或节律紊乱、心肌缺血性改变）和超声心动图（心脏瓣膜赘生物、心室功能降低）。

心肌炎和心包炎

- 发病率：主要来自于文献中的病例报告，缺乏大样本数据[19-20]。
- 危险因素：感染、免疫因素、毒素、药物、物理因素（如辐射）。
- 病因：明确病因对于制订恰当的处理策略十分重要。但当存在多种风险因素和合并症时，则难以做出确定性诊断。病毒感染被认为是一个重要因素。在许多情况下，尚不清楚病毒感染与心肌炎和心包炎之间是存在相关性还是存在因果关系。外周血或心肌心包中存在病毒可能是偶然的，可能是来源于其他器官的伴随感染或既往感染的病毒播散。腺病毒是心肌炎和扩张型心肌病患者心内膜心肌活检标本中最常见的病原体。在免疫功能低下的患者中，常见多种病毒感染，很难将病因归于一种情况，同时由于缺乏特异性治疗以及治疗药物的毒副作用，使得特定的处理决策更加困难[19-20]。

16.3.3 造血干细胞回输导致的心脏并发症

在自体移植中，从骨髓或外周血中收集的造血干细胞是冷冻保存的，此外需加入二甲基亚砜（DMSO），这对于液氮冷冻保存干细胞是必需的。

二甲基亚砜（DMSO）

- 与低血压、心动过缓、高血压、急性心肌梗死、心房颤动和各种心律失常（如心脏停搏）有关[21-22]。

16.4 移植物抗宿主病的心脏并发症

移植物抗宿主病（GVHD）是造血干细胞移植后发病率和死亡率的主要原因。aGVHD 的表现主要局限于皮肤、胃肠道和肝。然而，严重的 aGVHD 与细胞因子（细胞因子风暴）的大量释放相关[23]，这可能导致更广泛的器官受累。aGVHD 或 cGVHD 心脏受累不常见，症状轻微或通常无症状[24-25]。

评估 GVHD 心脏效应最准确的方法是获得心脏活检样本并对其进行组织病理学分析。不幸的是，进行心脏组织活检并不容易，因为手术的侵入性可能会给患者带来危险。在绝大多数情况下，GVHD 相关性心脏并发症的诊断是根据临床表现和排除其他可能的原因。关于 GVHD 引起心脏损害的数据较少，而且主要是针对儿童患者[26-29]。

除了由 GVHD 直接导致的心脏损伤外，GVHD 相关性心脏并发症大多数是由用于预防或治疗 GVHD 的免疫抑制剂所致。

16.4.1　免疫抑制治疗

环孢素和他克莫司（钙调磷酸酶抑制剂）

- 抑制钙调磷酸酶可导致白介素-2（IL-2）的生成减少，IL-2 是负责 T 细胞活化和增殖的主要细胞因子之一。
- 心血管副作用如下：
- 高血压（常见）：治疗首选钙通道阻滞剂。避免使用血管紧张素转化酶抑制剂（ACEI）和利尿剂，这类药物可进一步加重由于入球小动脉收缩引起的肾血流量减少。治疗目标是保持舒张压＜90 mmHg。
- 电解质紊乱：低镁血症和高钾血症。
- 糖尿病。

吗替麦考酚酯

- 通过抑制肌苷-磷酸脱氢酶（IMPDH）抑制 T 淋巴细胞和 B 淋巴细胞增殖。
- 心血管副作用如下：
  - 高血压。
  - 水肿。

西罗莫司

- 通过与 FK 结合蛋白 12 结合抑制 T 淋巴细胞和 B 淋巴细胞增殖，并直接影响哺乳动物雷帕霉素靶蛋白（mTOR）的功能，mTOR 是一种参与细胞周期 G 期的酶。
- 心血管副作用如下：
  - 高血压。
  - 水肿。
  - 高胆固醇血症/高甘油三酯血症。
  - 电解质紊乱：低钾血症。

16.5 远期并发症

HCT 生存者（甚至在移植术后 $10\sim15$ 年）出现治疗相关并发症的风险显著增加，而这些并发症能够影响生存时间和生活质量。

BMTSS 研究对 1022 例 HCT 后生存至少 2 年的患者进行了随访，研究发现同种异体 HCT 后的 15 年生存率为 80%，15 年后的死亡率是普通人群的 2 倍。每 3 例 HCT 生存者中就有 2 例患慢性疾病，并且超过 33% 的患者将发展为严重危及生命或致死性的疾病[30]。

对于自体 HCT 受者，移植后前 10 年的死亡率较高，随后下降至接近普通人群。女性自体 HCT 患者因心功能不全导致的死亡风险会增加 4 倍[31]。

HCT 生存者死于心脏病的可能性是普通人群的 2 倍。心血管并发症不仅在 HCT 生存者中更常见，而且通常比普通人群更早出现[32-33]。

密切监测身体状况、健康的生活方式以及迅速处理相关疾病对于降低无复发死亡率和改善患者生活质量至关重要。

16.5.1 危险因素

- 蒽环类药物使用史。
- HCT 前后接受胸部放疗（心脏处于辐射区域中）。
- 血脂异常。
- 高血压。
- 糖尿病：
  ①BMTSS 研究数据表明同种异体 HCT 受者患糖尿病的可能性是其匹配的同胞对的 3.7 倍。
  ②危险因素：皮质类固醇治疗、肥胖、家族史和缺乏体育活动。
  ③随访：每年检测空腹血糖和糖化血红蛋白水平，必要时应用降糖药，调整饮食改变和体育活动。
- 代谢综合征［定义为存在以下情况中的 3 种：高血压、胰岛素抵抗、腹型肥胖、甘油三酯升高、高密度脂蛋白（HDL）降低］：
  ①HCT 生存者的患病率是普通人群的 $2\sim3$ 倍。
  ②患心血管疾病的风险增加 $2\sim3$ 倍。
- 铁过载（多次输血的后果）。

16.5.2 随访

- 每年筛查高血压和心血管病风险。

- 每年复查血脂谱。
- 建议行心电图和（或）超声心动图。

16.5.3　干预

- 对确定的危险因素进行早期干预。
- 提倡健康的生活方式：健康饮食、运动和戒烟。
- 必要时转诊至心内科进行评估。
- 预防心内膜炎。

参考文献

1. Copelan EA. Hematopoietic stem-cell transplantation. N Engl J Med. 2006;354(17):1813–26.
2. Lake RA, Robinson BW. Immunotherapy and chemotherapy—a practical partnership. Nat Rev Cancer. 2005;5(5):397–05.
3. Markey KA, MacDonald KP, Hill GR. The biology of graft-versus-host disease: experimental systems instructing clinical practice. Blood. 2014;124(3):354–62.
4. Bensinger W. High-dose preparatory regimens. In: Appelbaum FR, Forman SJ, Negrin RS, Blume KG, editors. Thomas hematopoietic cell transplantation. 4th ed. West Sussex: Wiley-Blackwell Ed; 2004. p. 316–32.
5. Cazin B, Gorin NC, Laporte JP, et al. Cardiac complications after bone marrow transplantation: a report on a series of 63 consecutive transplantations. Cancer. 1986;57(10):2061–9.
6. Murdych T, Weisdorf DJ. Serious cardiac complications during bone marrow transplantation at the University of Minnesota, 1977–1997. Bone Marrow Transplant. 2001;28(3):283–7.
7. Hertenstein B, Stefanic M, Schmeiser T, et al. Cardiac toxicity of bone marrow transplantation: predictive value of cardiologic evaluation before transplant. J Clin Oncol. 1994;12(5):998–1004.
8. Baello EB, Ensberg ME, Ferguson DW, et al. Effect of high dose cyclophosphamide and total-body irradiation of left ventricular function in adult patients with leukemia undergoing allogeneic bone marrow transplantation. Cancer Treat Rep. 1986;70(10):1187–93.
9. Jain B, Floreani AA, Anderson JR, et al. Cardiopulmonary function and autologous bone marrow transplantation: results and predictive value for respiratory failure and mortality. Bone Marrow Transplant. 1996;17(14):561–8.
10. Braverman AC, Antin JH, Plappert MT, et al. Cyclophosphamide cardiotoxicity in bone marrow transplantation: a prospective evaluation of new dosing regimens. J Clin Oncol. 1991;9(7):1215–23.
11. Bearman SI, Petersen FB, Schor RA, et al. Radionuclide ejection fractions in the evaluation of patients being considered for bone marrow transplantation: risk of cardiac toxicity. Bone Marrow Transplant. 1990;5(3):173–7.
12. Roziakova L, Bojtarova E, Mistrik M, et al. Serial measurements of cardiac biomarkers in patients after allogeneic hematopoietic stem cell transplantation. J Exp Clin Cancer Res. 2012;31:13.
13. Roziakova L, Mistrik M, Batorova A, et al. Can we predict clinical cardiotoxicity with cardiac biomarkers in patients after haematopoietic stem cell transplantation? Cardiovasc Toxicol. 2015;15(3):210–6.
14. Heitner S, Chou S. Cardiovascular complications. In: Maziarz R, Slater S, editors. Blood and marrow transplant handbook Comprehensive guide for patient care. 2nd ed. Heidelberg: Springer; 2015. p. 287–97.
15. Morandi P, Ruffini PA, Benvenuto GM, et al. Cardiac toxicity of high-dose chemotherapy. Bone Marrow Transplant. 2005;35(4):323–34.
16. Shaw PJ, Nath CE, Lazarus HM. Not too little, not too much—just right! (Better ways to give high dose melphalan). Bone Marrow Transplant. 2014;49(12):1457–65.
17. Feliz V, Saiyad S, Ramarao SM, Khan H, et al. Melphalan-induced supraventricular tachycardia: incidence and risk factors. Clin Cardiol. 2011;34(6):356–9.

18. Kuruvilla J, Forrest DL, Lavoie JC, et al. Characteristics and outcome of patients developing endocarditis following hematopoietic stem cell transplantation. Bone Marrow Transplant. 2004;34(11): 969–73.
19. Bhattacharya S, Paneesha S, Chaganti S, et al. Viral myocarditis in a patient following allogenic stem cell transplant: diagnostic dilemma and management considerations. J Clin Virol. 2009;45(3):262–4.
20. El-Asmar J, Kharfan-Dabaja MA, Ayala E. Acute pericarditis and tamponade from Coxsackie B3 in an adult Hematopoietic-Cell-Allograft recipient: a rare but potentially serious complication. Hematol Oncol Stem Cell Ther. 2016;9(2):82–5. pii: S1658-3876(15)00056-4. doi: 10.1016/j.hemonc.2015.06.004.
21. Morris C, de Wreede L, Scholten M, et al. Chronic Malignancies and Lymphoma Working Parties of EBMT. Should the standard dimethyl sulfoxide concentration be reduced? Results of European Group for Blood and Marrow Transplantation prospective non interventional study on usage and side effect of dimethyl sulfoxide. Transfusion. 2014;54(10):2514–22.
22. Zenhäusern R, Tobler A, Leoncini L, et al. Fatal cardiac arrhythmia after infusion of dimethyl sulfoxide-cryopreserved hematopoietic stem cells in a patient with severe primary cardiac amyloidosis and end-stage renal failure. Ann Hematol. 2000;79(9):523–6.
23. Antin JH, Ferrara JL. Cytokine dysregulation and acute graft versus-host disease. Blood. 1992;80(12): 2964–68.
24. Moir D, Turner J, Ma D, et al. Autopsy findings in bone marrow transplantation. Pathology. 1982;14(2): 197–204.
25. Shulman HM, Sullivan KM, Weiden PL, et al. Chronic graft versus host disease: a long term clinico-pathologic study of 20 Seattle patients. Am J Med. 1980;69(2):204–17.
26. Roberts S, Leeborg N, Loriaux M, et al. Acute graft-versus-host disease of the heart. Pediatr Blood Cancer. 2006;47(5):624–8.
27. Rackley C, Schultz K, Goldman F, et al. Cardiac manifestations of graft-versus-host disease. Biol Blood Marrow Transplant. 2005;11(10):773–80.
28. Norkin M, Ratanatharathorn V, Ayash L, et al. Large pericardial effusion as a complication in adults undergoing SCT. Bone Marrow Transplant. 2011;46(10):1353–6.
29. Gilman AL, Kooy NW, Atkins DL, et al. Complete heart block in association with graft-versus-host disease. Bone Marrow Transplant. 1998;21(1):85–8.
30. Sun CL, Francisco L, Kawashima T, et al. Prevalence and predictors of chronic health conditions after hematopoietic cell transplantation: a report from the Bone Marrow Transplant Survivor Study. Blood. 2010;116(17):3129–39.
31. Bhatia S, Robison LL, Francisco L, et al. Late mortality in survivors of autologous hematopoietic cell transplantation. Blood. 2005;105(11):4215–22.
32. Tichelli A, Passweg J, Wojcik D, et al. Late cardiovascular events after allogeneic hematopoietic stem cell transplantation: a retrospective multicenter study of the Late Effects Working Party of the European Group for Blood and Marrow Transplantation. Haematologica. 2008;93(8):1203–10.
33. Armenian SH, Chow EJ. Cardiovascular disease in survivors of hematopoietic cell transplantation. Cancer. 2014;120(4):469–79.

第 17 章
长期生存者的心脏毒性
Cardiotoxicity in Long-Term Survivors

Paolo Tralongo，Sebastiano Bordonaro，Antonino Carmelo Tralongo，Massimiliano Berretta

李晟羽　译　苏　文　审校

17.1　对癌症生存者的整体思考

随着癌症患者人数的增加，癌症生存者代表了一个癌症新时期[1]。在意大利，有 280 万人被确诊为癌症，是 15 年前的两倍，其主要是由于筛查程序的完善、治疗水平的提高和老龄化的社会。

据估计，在未来几年内，发病率会以每年 3% 的速度进一步增加。识别生存者是很有必要的，因为它提供了采用共同标准和规划特定护理模式的机会[2]。需要强调的是，癌症的定义是指生物学上不受控制的细胞复制，同时临床上表现为不同的病理类型。这就需要通过癌症的自然发展过程来识别幸存者。

因此，我们必须通过评估每种癌症的自然发展过程和流行病学数据来对患者进行分类。患者可分为以下几类：

- 为早期局部病灶或多年未进展的远处转移病灶的癌症患者。
- 几乎没有复发倾向，并且几年内基本不会复发的癌症患者。
- 可以通过综合治疗得到缓解的晚期癌症患者。
- 病灶倾向于早期复发但极少复发的癌症患者。
- 有转移病灶和严重症状的癌症患者[1]。

前三组可定义为"慢性"癌症患者，第四组为"可治愈"患者，最后一组是"急性"患者。

最近提出了一种对癌症患者进行适当分类的方法[3]（图 17.1）。然而到目前为止，所有被诊断过癌症的患者都被称为癌症生存者[4]，但其实它是指在癌症病程中初次治疗和癌症复发或生命结束之间的一个特殊阶段[5-6]。

现如今，通过新的诊断和治疗方法使诊断癌症后获得更长的存活时间成为可能，这意味着患者可以完全脱离肿瘤生存，或类似于患有慢性疾病。如一些患者在小肿瘤切除术后或长期综合治疗后（手术、放疗、化疗、高剂量

类别	描述
急性	首次诊断或疾病复发，需要紧急干预的癌症患者/生存者
慢性	病灶进展缓慢或在缓解和复发阶段之间变化的癌症患者/生存者，通常生活质量尚可
长程	长期或终身处于临床缓解期，但仍有远处复发或二次肿瘤的风险，并可能出现晚期治疗相关的临床和社会心理后遗症的癌症患者/生存者
治愈	无疾病的患者/生存者，其癌症特异性死亡率和预期寿命与性别和年龄匹配的普通人群相当

图 17.1　癌症患者和生存者的分类[3]

化疗、骨髓移植、内分泌治疗或靶向治疗）可痊愈。但是，这些患者的特点各不相同。如淋巴瘤、乳腺癌或结肠癌患者的晚期副作用和生活质量（QoL）远不及肺癌或肾癌患者[7]。此外，疾病类型及患者的特征（年龄、性别、种族、文化、宗教、教育和社会地位）可能会导致治疗和随访期间出现不同情况。

因此，癌症是一个复杂且不断发展的过程。对于处在不同阶段的患者，应始终对其进行癌症的变异性、癌症疾病本身和癌症治疗方面的把控和宣教。

与其他慢性疾病（糖尿病、高血压性心脏病、慢性肾衰竭）相同，患者在治疗后应监测相关副作用，根据基严重程度可能需要不同的治疗方法。然而，我们面对的是一个重要的文化壁垒，因为尽管在诊断和治疗不断创新的今天，癌症仍被认为是不可逾越的障碍，这个学术名词也代表了完全否定的意思。

17.2 心脏毒性与癌症的治疗

化疗的目的是诱导增殖的癌细胞快速凋亡和（或）坏死，同时抑制癌细胞生长和（或）抑制血管生成。当这些机制作用于心肌时，可能会限制其增殖和分化，同时导致细胞死亡和器官功能障碍。当后者在累积性心肌损伤和内源性心脏修复功能形成障碍的基础上出现时，则易诱发治疗所致的心力衰竭。多种化疗药物可改变心血管稳态，促使心血管疾病的发生。这在生存时间较长的患者中最为明显：随着生存时间的延长，癌症治疗导致的心血管事件等严重问题的发生率逐渐升高。癌症治疗后最常见的副作用包括血管痉挛缺血或血栓栓塞、高血压、心律失常、心功能不全发展为心力衰竭[8-9]。作为化疗的远期并发症，心力衰竭最终可能导致心脏移植。

17.2.1 定义

心脏审查和评估委员会（CROSS）制定了化疗相关心功能不全（CRCD）的诊断标准：

①心肌病，以左心室射血分数（LVEF）降低为特征，可以是整体降低或室间隔较重。

②伴有心力衰竭（HF）的症状。

③伴有心力衰竭相关体征，包括但不限于第三心音奔马律和（或）心动过速。

④LVEF 下降至 10%～55%，无相关体征或症状。

以上 4 项标准中满足任何 1 项即可诊断 CRCD[10]。

17.2.2　分型

CRCD 可分为以下两种类型：

- CRCD Ⅰ型：以蒽环类药物治疗相关的心功能不全为代表，其作用机制尚不清楚。心肌细胞损伤可归因于自由基的产生导致的氧化应激增加[11]。铁离子稳态可能参与心肌损伤，而蒽环类药物可影响铁离子代谢，使铁离子蓄积在心肌细胞中[12]。蒽环类药物的累积剂量[13]与心脏毒性密切相关；然而，心肌对不同剂量的蒽环类药物反应不同[14]。甚至给药方式、联用的其他心脏毒性药物、年龄和性别（女性）都可影响心肌病的进展[15]。蒽环类药物和其他化疗药物（烷化剂、紫杉烷）引起的心肌损伤是不可逆的，特别是与其发病机制相关的心肌损伤，甚至在化疗中止后仍会持续存在。

- CRCD Ⅱ型：以曲妥珠单抗诱导的心肌病为代表，其机制尚不明确，但心肌中表皮生长因子受体（HER2）信号通路表明曲妥珠单抗相关的心脏毒性与 HER2 的阻断有关[16-17]。与蒽环类药物诱导的心脏毒性不同，曲妥珠单抗诱导的心脏损伤与累积剂量无关，并且在中止治疗后通常是可逆的[18]。当患者联用蒽环类药物治疗时发生曲妥珠单抗诱导的心脏毒性风险最高，尤其是当多柔比星累积剂量＞300 mg/m² 时。其他危险因素包括年龄大于 50 岁、心功能不全病史和高体重指数。Ⅱ型心脏毒性通常无症状，并且会伴随 LVEF 降低，但一般不会出现明显的心力衰竭[18]。该类型还包含了由其他生物分子靶向药物（抗血管生成类药物、TKI）引起的心脏毒性，其发生率和发病机制将在后文提及。

17.2.3　发病机制

目前研究最多的与心脏不良事件相关的化疗药物是蒽环类药物（多柔比星，表柔比星），其主要用于治疗各种成人恶性肿瘤，如乳腺癌、肉瘤、淋巴瘤或妇科肿瘤，以及许多儿童肿瘤。蒽环类药物与其他化疗方案联合应用时可使总生存率超过 75%[22]。最常见的与心脏毒性作用相关的其他细胞抑制剂包括紫杉烷（紫杉醇、多西他赛）、烷化剂（卡铂、顺铂、环磷酰胺）、小分子酪氨酸激酶抑制剂（拉帕替尼、伊马替尼、索拉非尼、舒尼替尼）、抗 VEGF 药物（贝伐珠单抗、阿柏西普）和赫塞汀［针对人表皮生长因子 2（HER2）受体的单克隆抗体，主要用于治疗乳腺癌］。

17.2.4　诊断

第 8 章中我们所提到的 CRCD 诊断标准强调了一个观点，即超声心动图是化疗药物所致收缩功能受损的心肌病的诊断方法。尽管在检查频率和检查方法没有统一标准，但化疗的癌症患者都应评估 LVEF。并始终以基线 LVEF 值作为标准，与后期超声心动图结果进行比较。已有研究表明心肌生物标志物如肌钙蛋白 I 和心房钠尿肽也可作为参考指标[23-24]。虽然心内膜心肌活检是诊断化疗导致的 I 型心肌病的金标准，但其诊断 II 型心肌病的证据尚不足。遗憾的是，活检操作的有创性限制了它的应用。

17.3　与慢性心脏毒性相关的抗肿瘤药物

17.3.1　蒽环类药物和其他与 I 型心脏毒性相关的药物

蒽环类属于 rodomicine 家族，最初从波赛链霉菌中分离得到，具有很强的抗肿瘤活性[25]。多柔比星和表柔比星是目前在许多癌症中使用最广泛的药物，包括乳腺癌、淋巴瘤和肉瘤。据估计，在使用多柔比星或其衍生物的患者中，大约 10% 会出现心脏并发症，甚至是在化疗结束 10 年后出现[26]。此外，在大多数使用蒽环类药物的患者中，通过多普勒超声或超声心动图可以监测到心脏早期病变和亚临床收缩功能改变[27]。由于心脏保护机制的激活和心功能储备可暂时代偿蒽环类药物的心脏毒性，使心脏损伤与其临床表现之间存在延迟[28]。蒽环类药物相关性心肌病的发生主要与剂量有关[29]。相关因素还包括遗传易感性、高龄或低龄、女性、静脉推注、高血压、糖尿病、既往心脏病、纵隔放疗，以及与烷化剂或微管抑制剂联用[30-31]。化疗导致 I 型心脏毒性的机制详见第 8 章和第 13 章。

17.3.2　与 II 型心脏毒性相关的药物

单克隆抗体和酪氨酸激酶抑制剂的出现极大地改善了许多恶性肿瘤的生存率，使它们变成了慢性疾病，甚至在某些情况下可以痊愈。了解这些药物引起心脏毒性的机制是明确它们对癌症生存者远期影响的有利工具。

　　━ 抗 ErbB2 药物。第一种也是最常见的可导致 II 型心脏毒性的药物是曲妥珠单抗，它是一种针对 HER IV/ErbB2 细胞外结构域的人源单克隆抗体[32]。ErbB2 在大约 30% 的乳腺癌患者中过表达，它可与其他 ErbB 自发性相互作用而不依赖于配体刺激，并触发促进肿瘤生长和生存的信号级联[33]。赫赛汀可有效治疗乳腺癌和 ErbB2 阳性胃癌。然而，它会在相当一部分患者中引起心功能不全，当与蒽环类药物联用时发病率高达 28%。曲妥珠单抗引起的心功能不全主要是由收缩功能不全引起而不是心肌细胞的丢失，且使用蒽环类药物＋曲妥珠单抗序贯治疗所显示的肌钙蛋白释放似乎主要是由之前的化疗所致[35]。事实上，射血分数（EF）一般是可恢复的，并且有证据表明当收缩功能恢复至基线水平时，重新给予曲妥珠单抗治疗是相对安全的[36]。

培妥珠单抗是另一种可与受体 II 结构域结合的抗 HER2 抗体，曲妥珠单抗仅抑制与 HER2 配体无关的信号通路，但培妥珠单抗也干扰配体诱导的 HER2 异二聚体的形成。有关培妥珠单抗毒性的数据有限。在一项旨在评估曲妥珠单抗和培妥珠单抗联合治疗时的肿瘤反应和心脏安全性的 II 期研究中，由于心脏毒性过高，仅有 11 例患者参与了研究（计划 37 例）[37]。所有患者既往均接受过蒽环类药物和曲妥珠单抗治疗，其中 54% 的患者在接受联用培妥珠单抗-曲妥珠单抗治疗后出现 LVEF 降低（1 例患者出现症状性心力衰竭）。结合 CLEOPA-TRA 研究显示的生存期结果（中位总生存期为 56.5 个月而安慰剂为 40.8 个月，HR＝0.68）[38] 及其在临床应用中的成效，评估乳腺癌患者转为慢性疾病时诱发的心脏毒性是十分重要的。

第三种抗 HER2 药物是拉帕替尼，它是一种 HER2 细胞内酪氨酸激酶结构域的小分子抑制剂。拉帕替尼既可抑制 HER2 配体触发的信号通路，也可抑制配体非依赖的信号通路[32]。有趣的是，拉帕替尼的心脏毒性似乎比曲妥珠单抗小[39]。评估化疗或内分泌治疗加用拉帕替尼的 3 项 III 期试验的结果显示不良心脏事件无显著增加[39-41]。抗 HER2 药物的心脏毒性作用详见第 8 章。

— 抗血管生成药物。在引起 II 型心脏毒性的药物中，抗血管生成药物，尤其是贝伐珠单抗、索拉非尼和舒尼替尼，是最常用的抗癌药物。最近，帕唑帕尼和凡他尼布已获得 FDA 批准[32,42-43]。这些药物会干扰血管内皮生长因子（VEGF）信号通路。VEGF 参与调节心肌细胞的生长和扩张功能以及冠状动脉和体循环的完整性[44-46]；因此，拮抗其作用可导致心血管副作用，主要包括高血压、血栓栓塞、左心室功能不全和心力衰竭[47-48]。事实上，和癌症一样，心脏的正常功能高度依赖于充足的血流灌注[43-44,46,49]。在慢性压力超负荷的情况下，p53 可抑制 HIF-1 导致心功能不全[50]，即使在阻断信号受体后，VEGF 的表达改变仍会引起微循环缺血，并使梗死持续数月[51]。这些数据表明心脏对于抗血管生成药物非常敏感，并且压力超负荷的类型与高血压相关。

贝伐珠单抗是一种特异性结合 VEGF-A（激活内皮细胞的信号通路）的抗体，目前已被批准用于治疗肺癌、乳腺癌、结直肠癌和晚期卵巢癌[52-54]。贝伐珠单抗可导致 1％的化疗初治患者和 3％的既往化疗患者出现左心室功能不全[55]。一项纳入 5 项随机试验共 3784 例转移性乳腺癌患者的 meta 分析研究了使用或不使用贝伐珠单抗化疗的患者心力衰竭的发生率。使用贝伐珠单抗治疗的患者重度心力衰竭的发生率为 1.6％，而未使用该药的患者为0.4％。此外，使用贝伐珠单抗治疗的患者比对照/安慰剂组发生心衰的相对风险率更高（RR＝4.74；P＝0.001）[56]。

舒尼替尼和索拉非尼用于治疗对伊马替尼耐药的转移性肾癌、肝癌和胃肠道间质瘤[57-58]，属于小分子酪氨酸激酶抑制剂。它们的选择性较低，可阻断不同类型 VEGF 的信号级联[59]，多项研究已证实这些通路在心血管稳态中的重要性[60-61]。舒尼替尼导致心脏毒性的发生率最高，因为其可抑制核糖体蛋白 S6 激酶（RSK），导致内源性细胞凋亡途径和 $5'$ AMP 活化激酶（AMPK对能量的应激反应很重要）的激活，从而加剧了 ATP 的消耗[62]。心肌细胞的改变可导致左心室功能不全。索拉非尼导致心脏毒性的发生率尚不清楚[63]。3种主要的抗血管生成药物均可引起高血压[64]。出乎意料的是，已有研究表明，药物诱导的高血压可能是抗肿瘤疗效的生物标志物，出现高血压的患者比未出现的患者生存时间更长[65]。Scartozzi 等[66] 的研究表明，在转移性结直肠癌患者中，20％的患者会出现 2～3 级高血压，其中，在贝伐珠单抗导致的高血压患者中，75％的患者获得部分缓解，而非高血压患者只有 32％。此外，2～3 级高血压患者的无进展生存期（PFS）明显长于非高血压患者[66]。图 17.2说明了主要化疗药物的心脏毒性作用。

17.4　癌症生存者的心脏毒性

在过去的 15 年中，越来越多的人认为癌症治疗引起的心脏并发症是癌症生存者发病率和最终死亡的主要原因[68-70]。由于癌症管理的完善，以及控制疾病慢性化的治疗方案越来越复杂，患者可能会出现各种心脏问题，对于癌症生存者来说必须加以考虑。虽然"心脏毒性"一词通常指治疗导致的心脏损伤，但其最常用于描述特定类型化疗药物导致的左心室收缩功能不全和心力衰竭[71-72]。但是，须注意心血管系统的其他组成部分（如瓣膜、血管和心包）也可能会受到放疗的影响，从而影响心脏功能[73-76]。如何识别长期癌者生存者的心脏问题，并对抗癌药物所致心脏毒性的预防、诊断和治疗实施相关策略是欧洲和美国医生广泛探讨、争论的创新方向。该领域许多研究旨在确立共同的指南，来指导科学界制定统一的预防和管理方案。

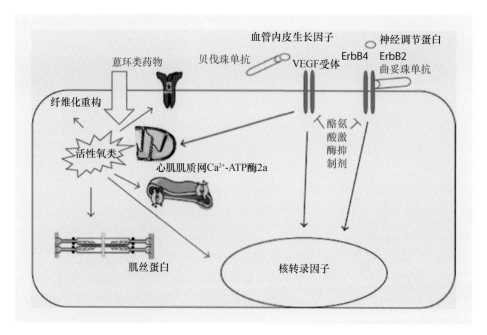

图 17.2　可导致心脏毒性的抗癌药物损伤心肌细胞的主要机制示意图

17.4.1　癌症生存者"心脏毒性"的定义

美国国家癌症研究所制定的通用不良反应术语标准（CTCAE）将"心脏毒性"定义为症状性左心室收缩功能不全，表现为射血分数（LVEF）<50％或充血性心力衰竭[77]。在主要的 3 期研究中，通常只体现 3 级心脏毒性（LVEF<20％的严重收缩功能不全），因此未记录中度左心室功能不全病例。此外，临床心脏病学研究通常会将癌症生存者排除在外，而那些因心脏毒性被纳入研究的患者一般也不会进行系统随访。这意味着无法对癌症生存者心脏毒性的真实发生率进行安全的流行病学研究。在癌症治疗开始［化疗和（或）放疗］和下一个可检测的心脏毒性不良事件之间的潜在时间很长（在某些情况下可达 2 年或 3 年），这可能就是影响长期癌症生存者预后的延迟效应[70,72,78-79]。此外，尽管 LVEF 仍然是监测左心室收缩功能的主要指标，但LVEF 的降低往往较晚出现[80]。目前，心脏毒性通常被定义为 LVEF 下降超过 10％ 且最终 LVEF<50％，或 LVEF 下降超过 15％ 而最终 LVEF>50％[81]。但是显然，当LVEF 最小减少 5％并伴有心力衰竭症状时足以诊断心脏毒性[82]。

17.4.2　心脏毒性的危险因素

蒽环类药物或辐射剂量与心脏毒性之间的关系已被广泛研究[79,83-84]。在一项针对欧洲年轻癌症生存者的前瞻性研究中，心脏功能恶化最重要的预测因子是蒽环类药物的总剂量[85]。使用蒽环类药物的患者罹患慢性疾病（常见扩张型心肌病，可在治疗后数年或数十年被发现）的风险持续增加，尤其是在累积剂量大于 250 mg/m^2 或 300 mg/m^2 的患者中[85-86]。瑞典的一项针对接受化疗或放疗的霍奇金淋巴瘤年轻患者（包括儿童）的回顾性研究显示，在平均随访时间为 20 年时，诊断时的年龄（＜40 岁）和心力衰竭家族史均为远期发生心力衰竭和卒中的预测因子[87]。低龄是儿童癌症患者的危险因素，同样，对于在辅助治疗中使用赫赛汀的乳腺癌老年女性患者来说，高龄也可能是一个重要的危险因素[88]，且之前接受过蒽环类药物治疗的患者风险更高[89]。

与化疗类似，放疗相关的迟发效应通常需要数年时间才能以冠状动脉综合征或其他血管疾病的形式出现，如瓣膜功能障碍、心包疾病，以及伴有左心室功不全的限制型心肌病[90-92]。尽管存在明确的剂量-效应关系，尤其是左侧乳腺癌患者，但一些研究表明，剂量＜5 Gy 时也会增加风险[79]。关于放疗导致的心脏毒性作用详见第 12 章。

虽然针对蒽环类药物和放疗相关心脏并发症的研究最多，但如前所述，也有其他可导致心脏毒性的药物（抗 HER2 药物特别是曲妥珠单抗、抗 VEGF 药物、TKI 等），因此，长期使用这些抗肿瘤药物是心力衰竭的危险因素[93-95]。最后，尽管接受癌症治疗是导致心脏毒性的最主要因素，但许多研究也表明，传统的危险因素如吸烟、高血压[96]和糖尿病[97-98]仍是很重要的独立危险因素。

17.4.3　心脏毒性的早期诊断

由于心脏毒性会严重影响癌症患者的生存率，因此早期发现不良心脏事件是心脏科医生和肿瘤科医生的首要目标。目前，检测心脏毒性的最常用的方法是二维超声心动图（2D ECHO）或多门控采集扫描（MUGA）定期监测左心室收缩功能[99]。然而，目前，对于成人癌症治疗期间和结束之后心脏毒性的监测，尚无有相关证据支持的指南[100-101]。最近公布的 ESMO 指南[102]建议对于 15 岁以前接受蒽环类药物治疗的患者，应分别在治疗后 4 年和 10 年进行心功能评估［证据等级Ⅲ（Ⅰ级为最准确）；推荐类别 B（A 级为最推荐）］。15 岁以后接受治疗，但多柔比星的累积剂量＞240 mg/m^2 或表柔比星

$>360 \, mg/m^2$ 的患者也应进行相同心功能评估（证据等级 Ⅲ B）。对于接受曲妥珠单抗治疗的患者，也建议每 3 个月评估 1 次 LVEF[103-104]。事实上，检测 LVEF 对于监测心脏毒性的初始阶段并不敏感，主要因为 LVEF 在发生严重的心肌损伤之前没有显著变化，其只在失代偿阶段才有所体现。连续检测肌钙蛋白可以提供额外的信息，但不常规推荐[105-106]。因此，LVEF 降低可以明确心脏毒性的存在[107]，而 LVEF 正常并不能排除后续心功能恶化的可能性。此外，LVEF 的结果通常与测量者有关。目前的新超声成像技术，如超声心动图、实时超声心动图和三维超声心动图可以提高计算 LVEF 的准确性[108]。早期诊断还需要进行其他影响学检查和血清生物标志物检测。目前，在癌症治疗的患者以及短期生存的患者中，越来越多地应用心脏生物标志物（TnI、TnT、BNP 和 NT-proBNP）来检测心脏毒性[109]。MUGA 或心脏磁共振成像（MRI）也已被用于检测心脏毒性，尤其在美国。然而，目前，对于成人患者的预期范围或所需检查的相关建议，并没有达成国际共识，因为数据主要来自于长期生存的儿童/年轻患者[110-111]。

17.4.4　癌症生存者心脏毒性的治疗

心脏毒性的治疗在很大程度上受患者合并症和临床情况的影响。例如，处于癌症急性期的患者可能会出现与多种原因有关的过性左心室功能不全，在病情稳定一段时间后，如果有必要应用最理想的治疗方案，可能会恢复患者的心脏毒性化疗。另一种情况下，无心脏病史的患者如果在应用蒽环类药物治疗 4 年后出现严重的左心室功能不全，即使有必要也不考虑继续应用心脏毒性化疗。

①饮食调整，特别是限制钠摄入（见第 3 章）。

②坚持运动并控制体重（见第 3 章）。

③使用肾素-血管紧张素系统抑制剂（ACEI、ARB 和 β 受体阻滞剂）的最大耐受剂量。

④选择性应用醛固酮受体拮抗剂。

⑤适当应用埋藏式心脏复律除颤器或双心室起搏器。

⑥其他预防措施（阿司匹林、他汀类药物、戒烟/酒）[112]。

然而，尚缺乏支持这些干预措施有效性的数据，尤其是针对成人癌症生存者，尚无关于抗癌治疗导致的心力衰竭的有效治疗建议。这种心功能不全的问题之一是它通常在很长一段时间内为无症状性[113]。许多发生心功能不全的癌症患者未接受最佳治疗，而只有在出现症状时才接受治疗[114]，可能是由于患者较衰弱，不适合积极治疗（如 ACEI、β 受体阻滞剂等）。最近发表的一项大型前瞻性研究（$n=5201$，包括许多仍在积极进行癌症治疗的患者）表明，从蒽环类药物化疗结束到开始使用 ACEI 和（或）β 受体阻滞剂治疗心力衰竭的时间是心功能恢复的关键因素[115]。事实上，在化疗结束后 2 个月内开始治疗的患者 LVEF 完全恢复的可能性较大，而后其概率逐渐下降，6 个月后开始治疗的患者 LVEF 均未完全恢复。在该研究中，无症状性患者的临床获益比症状性患者更为明显。这些结果强调了早期检测心脏毒性的重要性，并建议所有蒽环类药物导致的心肌病患者均应考虑使用 ACEI（可与β 受体阻滞剂联用）[116]。尽管有数据表明，化疗相关心力衰竭的治疗应是长期持续的过程，但其治疗时间尚不明确。对于 Ⅱ 型心脏毒性的管理，心力衰竭标准治疗以及停用心脏毒性药物可提高左心室功能恢复的可能性。当患者再次使用心脏毒性药物（曲妥珠单抗、贝伐珠单抗、舒尼替尼）时，应密切监测心脏[118]。

17.4.5　化疗相关心功能不全（CRCD）的预防

癌症患者心脏毒性的有效预防应在化疗前开始：心血管基础评估和有效控制心血管危险因素对于避免晚期心脏毒性是必要的。同时应在必要时给予阿司匹林、控制高血压和血脂异常以及戒烟[119-121]。随着化疗和放疗方案的改进，癌症生存者心血管疾病的发病率逐渐降低[122]。技术的不断优化（如调强放射治疗和质子放射治疗）可减少对关键器官的辐射[123]。除了减少蒽环类药物的累积剂量外，其他能够降低 Ⅰ 型 CRCD 发病风险的方法还包括：输注蒽环类药物而非推注给药[124]、多柔比星的结构改变[125] 和使用多柔比星脂质体制剂[126]。这些措施都有助于降低心脏毒性。EDTA 螯合剂右丙亚胺与多柔比星或表柔比星联用时可以降低心脏毒性的风险[125]。然而，由于它对抗肿瘤疗效的潜在影响，其仅用于接受多柔比星累积剂量 $>300 \ mg/m^2$ 的患者[127]。具有抗氧化特性的 β 受体阻滞剂卡维地洛[128] 也可以降低蒽环类药物诱导心肌病的风险。

17.4.6　癌症生存者化疗相关心功能不全的随访

在开始治疗癌症之前，应先进行对癌症治疗所致心脏毒性的预防，即使在特殊护理结束后也要持续进行。为了癌症的治疗和预防心脏毒性，以及持续监测心血管参数和心功能，肿瘤学家和心脏病学家应共同为患者做详细的评估。因此，须定期评估血生化指标、血压、心电图、心室容量和厚度（超声多普勒成像）、LVEF、ST 段、心律失常以及瓣膜功能。因此，尽管没有真正关于随访方面的心脏监测项目和指南，但仍建议对癌症生存者进行长期监测。然而，在预防或治疗儿童癌症生存者的心脏损伤和管理方面已有一些研究结果[129]。例如，瑞典一项关于霍奇金淋巴瘤年轻生存者心血管疾病长期风险的回顾性研究[130]表明，即使在诊断为淋巴瘤超过 20年之后，他们因心血管疾病住院的风险仍然比普通人群高。因此，肿瘤学界应进一步制定合适的早期心脏风险评估指南，完善能够识别和治疗癌症生存者心脏毒性的随访方案。根据危险因素，多种策略可用于早期诊断化疗导致的心肌病。包括心内膜活检、检测 BNP 或肌钙蛋白水平、MUGA、运动试验和超声心动图[131-132]。目前，这些策略均未成为标准，并且大多数已发表的研究表明，对使用心脏毒性药物的长期生存者的监测是基于超声心动图和超声多普勒[133-134]。由于在癌症生存者中这些诊断方法的应用程度尚不明确，且存在争议，因此需要进一步的临床研究来明确这些方法及其应用价值。

17.5   小结

化疗相关性心功能不全是癌症治疗导致的严重晚期并发症，早期识别高危患者是降低这一风险的关键。心脏病学家和肿瘤学家应根据癌症生存者的健康指南，共同制定一个可接受且统一的化疗诱导的心肌病的定义。为了促进这种合作，欧洲和美国已经设立了新的组织，如意大利肿瘤心脏病学协会（AICO）（www. aicocaroliologio. ）和国际肿瘤心脏病协会（ICOS）[135]，聚集了来自这两个领域的研究人员和临床医生。总之，对于癌症生存者来说，成人应与儿童分别行进一步研究。

参考文献

1. De Angelis R, Sant M, Coleman MP, on behalf of the eurocare-5 Working Group, et al. Cancer survival in Europe 1999–2007 by country and age: results of eurocare-5—a population-based study. Lancet Oncol. 2014;15:23–34.
2. Oeffinger KC, McCabe MS. Models for delivering survivorship care. J Clin Oncol. 2006;24:5117–24.
3. Surbone A, Tralongo P. Categorization of cancer survivors: why we need it. J Clin Oncol. 2016 Jul 25. pii: JCO683870. [Epub ahead of print]
4. Leigh S. Cancer survivorship: today and tomorrow, 2007. Chapter 2, Ed Ganz P, Springer, New York, NY, pp 8–13
5. Institute of Medicine and the National Research Council. From cancer patient to cancer survivor: lost in transition. Washington, DC: National Academies Press; 2006.
6. Rowland JH, Hewitt M, Ganz PA. Cancer survivorship: a new challenge in delivering quality cancer care. J Clin Oncol. 2006;24(32):5101–4.
7. Wu HS, Harden JK. Symptom burden and quality of life in survivorship: a review of the literature. Cancer Nurs. 2015;38(1):E29–54.
8. Suter TM, Ewer MS. Cancer drugs and the heart: importance and management. Eur Heart J. 2013;34(15):1102–11.

9. Ky B, Vejpongsa P, Yeh ETH, Force T, Moslehi JJ. Emerging paradigms in cardiomyopathies associated with cancer therapies. Circ Res. 2013;113(6):754–64.

10. Albini A, Pennesi G, Donatelli F, et al. Cardiotoxicity of anticancer drugs: the need for cardio-oncology and cardio-oncological prevention. J Natl Cancer Inst. 2010;102(1):14–25.

11. Singal PK, Deally CM, Weinberg LE. Subcellular effects of adriamycin in the heart: a concise review. J Mol Cell Cardiol. 1987;19(8):817–28.

12. Kwok JC, Richardson DR. Anthracyclines induce accumulation of iron in ferritin in myocardial and neoplastic cells: inhibition of the ferritin iron mobilization pathway. Mol Pharmacol. 2003;63(4):849–61.

13. Yeh E, Tong A, Lenihan D, et al. Cardiovascular complcations of cancer therapy: diagnosis, pathogenesis, and management. Circulation. 2004;109:3122–31.

14. Shan K, Lincoff AM, Young JB. Anthracycline-induced cardiotoxicity. Ann Untern Med. 1996;125(1):47–58.

15. Yeh E, Bickford C. Cardiovascular complications of cancer therapy: incidence, pathogenesis, diagnosis, and management. J Am Coll Cardiol. 2009;53:2231–47.

16. Perik PJ, de Vries EG, Gietema JA, van der Graaf WT, Smilde TD, Sleijfer DT, van Veldhuisen DJ. Serum HER2 levels are increased in patients with chronic heart failure. Eur J Heart Fail. 2007;9(2):173–7. Epub 2006 Jul 24.

17. Chien KR. Herceptin and the heart – a molecular modifier of cardiacfailure. N Engl J Med. 2006;354(8):789–90.

18. Ewer M, Lippman S. Type II chemotherapy-related cardiac dysfunction: time to recognize a new entity. J Clin Oncol. 2005;23(13):2900–2.

19. Izumiya Y, Shiojima I, Sato K, Sawyer DB, Colucci WS, Walsh K. Vascular endothelial growth factor blockade promotes the transition from compensatory cardiac hypertrophy to failure in response to pressure overload. Hypertension. 2006;47:887–93.

20. Force T, Krause DS, van Etten RA. Molecular mechanisms of cardiotoxicity of tyrosine kinase inhibition. Nat Rev Cancer. 2007;7(5):332–44.

21. Cheng H, Force T. Molecular mechanisms of cardiovascula r toxicity of targeted cancer therapeutics. Circ Res. 2010;106:21–34.

22. Smith LA, Cornelius VR, Plummer CJ, Levitt G, Verrill M, Canney P, et al. Cardiotoxicity of anthracycline agents for the treatment of cancer: systematic review and meta-analysis of randomised controlled trials. BMC Cancer. 2010;10:337.

23. Cardinale D, Sandri MT, Martinoni A, Borghini E, Civelli M, Lamantia G, Cinieri S, Martinelli G, Fiorentini C, Cipolla CM. Myocardial injury revealed by plasma troponin I in breast cancer treated with high-dose chemotherapy. Ann Oncol. 2002;13(5):710–5.

24. Nousiainen T, Vanninen E, Jantunen E, et al. Natriuretic peptides during the development of doxorubicin-induced left ventricular diastolic dysfunction. J Intern Med. 2002;251(3):228–34.

25. Octavia Y, Tocchetti CG, Gabrielson KL, Janssens S, Crijns HJ, Moens AL. Doxorubicin-induced cardiomyopathy: from molecular mechanisms to therapeutic strategies. J Mol Cell Cardiol. 2012;52(6):1213–25.

26. Suter TM, Ewer MS. Cancer drugs and the heart: importance and management. Eur Heart J. 2013;34(15):1102–11.

27. Mavinkurve-Groothuis AMC, Marcus KA, Pourier M, et al. Myocardial 2D strain echocardiography and cardiac biomarkers in children during and shortly after anthracycline therapy for acute lymphoblastic leukaemia (ALL): a prospective study. Eur Heart J Cardiovasc Imaging. 2013;14(6):562–9.

28. Cardinale D, Sandri MT, Martinoni A, et al. Myocardial injury revealed by plasma troponin I in breast cancer treated with high-dose chemotherapy. Ann Oncol. 2002;13(5):710–5.

29. Allen A. The cardiotoxicity of chemotherapeutic drugs. Semin Oncol. 1992;19(5):529–42.

30. von Hoff DD, Layard MW, Basa P, et al. Risk factors for doxorubicin-induced congestive heart failure. Ann Intern Med. 1979;91(5):710–7.

31. Lipshultz SE, Lipsitz SR, Mone SM, et al. Female sex and higher drug dose as risk factors for late cardiotoxic effects of doxorubicin therapy for childhood cancer. N Engl J Med. 1995;332(26):1738–43.

32. De Keulenaer GW, Doggen K, Lemmens K. The vulnerability of the heart as a pluricellular paracrine organ: lessons from unexpected triggers of heart failure in targeted ErbB2 anticancer therapy. Circ Res. 2010;106(1):35–46.

33. Slamon DJ, Clark GM, Wong SG, Levin WJ, Ullrich A, McGuire WL. Human breast cancer: correlation of relapse and survival with amplification of the HER-2/neu oncogene. Science. 1987;235(4785):182–91.

34. Slamon DJ, Leyland-Jones B, Shak S, et al. Use of chemotherapy plus a monoclonal antibody against her2 for metastatic breast cancer that overexpresses HER2. N Engl J Med. 2001;344(11):783–92.

35. Ewer MS, Ewer SM. Troponin I provides insight into cardiotoxicity and the anthracycline-trastuzumab interaction. J Clin Oncol. 2010;28(25):3901–4.

36. Ewer MS, Vooletich MT, Durand J-B, et al. Reversibility of trastuzumab-related cardiotoxicity: new insights based on clinical course and response to medical treatment. J Clin Oncol. 2005;23(31): 7820–6.

37. Portera CC, Walshe JM, Rosing DR, et al. Cardiac toxicity and efficacy of trastuzumab combined with pertuzumab in patients with human epidermal growth factor receptor 2-positive metastatic breast cancer. Clin Cancer Res. 2008;14:2710–6.

38. Baselga J, Cortes J, Kim SB, et al. Pertuzumab plus trastuzumab plus docetaxel for metastatic breast cancer. N Engl J Med. 2012;366:109–19.

39. Geyer CE, Forster J, Lindquist D, et al. Lapatinib plus capecitabine for HER2-positive advanced breast cancer. N Engl J Med. 2006;355:2733–43.

40. Di Leo A, Gomez HL, Aziz Z, et al. Phase III, double-blind, randomized study comparing lapatinib plus paclitaxel with placebo plus paclitaxel as first-line treatment for metastatic breast cancer. J Clin Oncol. 2008;26:5544–52.

41. Johnston S, Pippen Jr J, Pivot X, et al. Lapatinib combined with letrozole versus letrozole and placebo as first-line therapy for postmenopausal hormone receptor-positive metastatic breast cancer. J Clin Oncol. 2009;27:5538–46.

42. Steingart RM, Bakris GL, Chen HX et al. Management of cardiac toxicity in patients receiving vascular endothelial growth factor signaling pathway inhibitors. Am Heart J. 2012; 163(2): 156–63

43. Tocchetti CG, Gallucci G, Coppola C, et al. The emerging issue of cardiac dysfunction induced by anti-neoplastic angiogenesis inhibitors. Eur J Heart Fail. 2013;15(5):482–9.

44. Force T, Krause DS, van Etten RA. Molecular mechanisms of cardiotoxicity of tyrosine kinase inhibition. Nat Rev Cancer. 2007;7(5):332–44.

45. Curigliano G, Cardinale D, Suter T, et al. Cardiovascular toxicity induced by chemotherapy, targeted agents and radiotherapy: ESMOclinical practice guidelines. Ann Oncol. 2012;23 Suppl 7:vii155–66.

46. Marone G, Granata F. Angiogenesis, lymphangiogenesis and clinical implications. Preface. Chem Immunol Allergy. 2014;99:11–2.

47. Schmidinger M, Zielinski CC, Vogl UM, et al. Cardiac toxicity of sunitinib and sorafenib in patients with metastatic renal cell carcinoma. J Clin Oncol. 2008;26(32):5204–12.

48. Gressett SM, Shah SR. Intricacies of bevacizumabinduced toxicities and their management. Ann Pharmacother. 2009;43(3):490–501.

49. Eschenhagen T, Force T, Ewer MS, et al. Cardiovascular side effects of cancer therapies: a position statement from the Heart Failure Association of the European Society of Cardiology. Eur J Heart Fail. 2011;13(1):1–10.

50. Sano M, Minamino T, Toko H, et al. p53-induced inhibition of Hif-1 causes cardiac dysfunction during pressure overload. Nature. 2007;446(7134):444–8.

51. Walsh K, Shiojima I. Cardiac growth and angiogenesis coordinated by intertissue interactions. J Clin Invest. 2007;117(11):3176–9.

52. Hurwitz H, Fehrenbacher L, Novotny W, et al. Bevacizumab plus irinotecan, fluorouracil, and leucovorin for metastatic colorectal cancer. N Engl J Med. 2004;350(23):2335–42.

53. Sandler A, Gray R, Perry MC, et al. Paclitaxel-carboplatin alone or with bevacizumab for non-small-cell lung cancer. N Engl J Med. 2006;355(24):2542–50.

54. Perren TJ, Swart AM, Pfisterer J, et al. A phase 3 trial of bevacizumab in ovarian cancer. N Engl J Med. 2011;365(26):2484–96.

55. Miller KD, Chap LI, Holmes FA, et al. Randomized phase III trial of capecitabine compared with bevacizumab plus capecitabine in patients with previously treated metastatic breast cancer. J Clin Oncol. 2005;23(4):792–9.

56. Choueiri TK, Mayer EL, Je Y, et al. Congestive heart failure risk in patients with breast cancer treated with bevacizumab. J Clin Oncol. 2011;29:632–8.

57. Gressett SM, Shah SR. Intricacies of bevacizumab induced toxicities and their management. Ann Pharmacother. 2009;43(3):490–501.

58. Chintalgattu V, Ai D, Langley RR, et al. Cardiomyocyte PDGFR-β signaling is an essential component of the mouse cardiac response to load-induced stress. J Clin Investig. 2010;120(2):472–84.

59. Cheng H, Force T. Molecular mechanisms of cardiovascular toxicity of targeted cancer therapeutics. Circ Res. 2010;106(1):21–34.

60. Anisimov A, Alitalo A, Korpisalo P, et al. Activated forms of VEGF-C and VEGF-D provide improved vascular function in skeletal muscle. Circ Res. 2009;104(11):1302–12.

61. De Boer RA, Pinto YM, Van Veldhuisen DJ. The imbalance between oxygen demand and supply as a potential mechanism in the pathophysiology of heart failure: the role of microvascular growth and abnormalities. Microcirculation. 2003;10(2):113–26.

62. Kerkela R, Woulfe KC, Durand J-B, et al. Sunitinib-induced cardiotoxicity is mediated by off-target inhibition of AMPactivated protein kinase. Clin Transl Sci. 2009;2(1):15–25.

63. Di Lorenzo G, Autorino R, Bruni G, et al. Cardiovascular toxicity following sunitinib therapy in metastatic renal cell carcinoma: a multicenter analysis. Ann Oncol. 2009;20(9):1535–42.

64. Mourad J, Levy BI. Mechanisms of antiangiogenicinduced arterial hypertension. Curr Hypertens Rep. 2011;13(4):289–93.

65. Goodwin R, Ding K, Seymour L, et al. Treatment-emergent hypertension and outcomes in patients with advanced nonsmall-cell lung cancer receiving chemotherapy with or without the vascular endothelial growth factor receptor inhibitor cediranib: NCIC Clinical Trials Group Study BR24. Ann Oncol. 2010;21(11):2220–6.

66. Scartozzi M, Galizia E, Chiorrini S, et al. Arterial hypertension correlates with clinical outcome in colorectal cancer patients treated with first-line bevacizumab. Ann Oncol. 2009;20(2):227–30.

67. Molinaro M, Ameri P, Marone G, et al. Recent advances on pathophysiology diagnostic and therapeutic insights in cardiac dysfunction induced by antineoplastic. Drugs Biomed Res Int. 2015;2015:138148.

68. Oeffinger KC, Mertens AC, Sklar CA, et al. Chronic health conditions in adult survivors of childhood cancer. N Engl J Med. 2006;355:1572–82.

69. Reulen RC, Winter DL, Frobisher C, et al. Long-term cause-specific mortality among survivors of childhood cancer. JAMA. 2010;304:172–9.

70. Meinardi MT, Gietema JA, van der Graaf WT, et al. Cardiovascular morbidity in long-term survivors of metastatic testicular cancer. J Clin Oncol. 2000;18:1725–32.

71. Lenihan DJ, Cardinale D, Cipolla CM. The compelling need for a cardiology and oncology partnership and the birth of the International CardiOncology Society. Prog Cardiovasc Dis. 2010;53:88–93.

72. van der Pal HJ, van Dalen EC, Hauptmann M, et al. Cardiac function in 5-year survivors of childhood cancer: a long-term follow-up study. Arch Intern Med. 2010;170:1247–55.

73. Hull MC, Morris CG, Pepine CJ, et al. Valvular dysfunction and carotid, subclavian, and coronary artery disease in survivors of Hodgkin lymphoma treated with radiation therapy. JAMA. 2003;290:2831–7.

74. Heidenreich PA, Hancock SL, Lee BK, et al. Asymptomatic cardiac disease following mediastinal irradiation. J Am Coll Cardiol. 2003;42:743–9.

75. Carver JR, Shapiro CL, Ng A, et al. American Society of Clinical Oncology clinical evidence review on the ongoing care of adult cancer survivors: cardiac and pulmonary late effects. J Clin Oncol. 2007;25:3991–4008.

76. Chen MH, Colan SD, Diller L. Cardiovascular disease: cause of morbidity and mortality in adult survivors of childhood cancers. Circ Res. 2011;108:619–28.

77. US Department of Health and Human Services, National Institutes of Health, National Cancer Institute. Common Terminology Criteria for Adverse Events (CTCAE), version 4.0. Available at: http:// evs. nci.nih.gov/ftp1/CTCAE/CTCAE_4.03_2010-06-14_QuickReference_ 5x7.pdf. Accessed May 28, 2009.

78. Cardinale D, Sandri MT, Colombo A, et al. Prognostic value of troponin I in cardiac risk stratification of cancer patients undergoing high-dose chemotherapy. Circulation. 2004;109:2749–54.

79. Schultz-Hector S, Trott KR. Radiation-induced cardiovascular diseases: is the epidemiologic evidence compatible with the radiobiologic data? Int J Radiat Oncol Biol Phys. 2007;67:10–8.

80. Ewer MS, Lenihan DJ. Left ventricular ejection fraction and cardiotoxicity: is our ear really to the ground? J Clin Oncol. 2008;26:1201–3.

81. Bird BR, Swain SM. Cardiac toxicity in breast cancer survivors: review of potential cardiac problems. Clin Cancer Res. 2009;14:14–24.

82. Martin M, Esteva FJ, Alba E, et al. Minimizing cardiotoxicity while optimizing treatment efficacy with trastuzumab: review and expert recommendations. Oncologist. 2009;14:1–11.

83. Gianni L, Herman EH, Lipshultz SE, et al. Anthracycline cardiotoxicity: from bench to bedside. J Clin Oncol. 2008;26:3777–84.

84. Sawyer DB, Peng X, Chen B, et al. Mechanisms of anthracycline cardiac injury: can we identify strate-

gies for cardioprotection? Prog Cardiovasc Dis. 2010;53:105–13.

85. Sorensen K, Levitt GA, Bull C, et al. Late anthracycline cardiotoxicity after childhood cancer: a prospective longitudinal study. Cancer. 2003;97:1991–8.

86. Pinder MC, Duan Z, Goodwin JS, et al. Congestive heart failure in older women treated with adjuvant anthracycline chemotherapy for breast cancer. J Clin Oncol. 2007;25:3808–15.

87. Andersson A, Naslund U, Tavelin B, et al. Long-term risk of cardiovascular disease in Hodgkin lymphoma survivors—retrospective cohort analyses and a concept for prospective intervention. Int J Cancer. 2009;124:1914–7.

88. Tarantini L, Cioffi G, Gori S, et al. Trastuzumab adjuvant chemotherapy and cardiotoxicity in real-world women with breast cancer. J Card Fail. 2012;18:113–9.

89. Du XL, Xia R, Liu CC, et al. Cardiac toxicity associated with anthracycline-containing chemotherapy in older women with breast cancer. Cancer. 2009;115:5296–308.

90. Hull MC, Morris CG, Pepine CJ, et al. Valvular dysfunction and carotid, subclavian, and coronary artery disease in survivors of Hodgkin lymphoma treated with radiation therapy. JAMA. 2003;290:2831–7.

91. Travis LB, Ng AK, Allan JM, et al. Second malignant neoplasms and cardiovascular disease following radiotherapy. J Natl Cancer Inst. 2012;104:357–70.

92. Hooning MJ, Botma A, Aleman BM, et al. Long-term risk of cardiovascular disease in 10-year survivors of breast cancer. J Natl Cancer Inst. 2007;99:365–75.

93. Telli ML, Witteles RM. Trastuzumab-related cardiac dysfunction. J Natl Compr Canc Netw. 2011;9:243–9.

94. Escudier B, Eisen T, Stadler WM, et al. Sorafenib in advanced clearcell renal-cell carcinoma. N Engl J Med. 2008;356:125–34.

95. Richards CJ, Je Y, Schutz FA, et al. Incidence and risk of congestive heart failure in patients with renal and nonrenal cell carcinoma treated with sunitinib. J Clin Oncol. 2011;29:3450–6.

96. Piccart-Gebhart MJ, Procter M, Leyland-Jones B, et al. Trastuzumab after adjuvant chemotherapy in HER2-positive breast cancer. N Engl J Med. 2005;353:1659–72.

97. Zhang S, Liu X, Bawa-Khalfe T, et al. Identification of the molecular basis of doxorubicin-induced cardiotoxicity. Nat Med. 2012;18:1639–42.

98. Sorensen K, Levitt GA, Bull C, et al. Late anthracycline cardiotoxicity after childhood cancer: a prospective longitudinal study. Cancer. 2003;97:1991–8.

99. Geiger S, Lange V, Suhl P, et al. Anticancer therapy induced cardiotoxicity: review of the literature. Anticancer Drugs. 2010;21:578–90.

100. Eschenhagen T, Force T, Ewer MS, et al. Cardiovascular side effects of cancer therapies: a position statement from the Heart Failure Association of the European Society of Cardiology. Eur J Heart Fail. 2011;13:1–10.

101. Hunt SA, Abraham WT, Chin MH, et al. 2009 Focused update incorporated into the ACC/AHA 2005 Guidelines for the Diagnosis and Management of Heart Failure in Adults. A Report of the American College of Cardiology Foundation/American Heart Association Task Force on Practice Guidelines Developed in Collaboration with the International Society for Heart and Lung Transplantation [serial online]. J Am Coll Cardiol. 2009;53:e1–e90.

102. Curigliano G, Cardinale D, Suter T, et al. Cardiovascular toxicity induced by chemotherapy, targeted agents and radiotherapy: ESMO Clinical Practice Guidelines. Ann Oncol. 2012;23 suppl 7:vii155–66.

103. Martin M, Esteva FJ, Alba E, et al. Minimizing cardiotoxicity while optimizing treatment efficacy with trastuzumab: review and expert recommendations. Oncologist. 2009;14:1–11.

104. Jones AL, Barlow M, Barrett-Lee PJ, et al. Management of cardiac health in trastuzumab-treated patients with breast cancer: updated United Kingdom National Cancer Research Institute recommendations for monitoring. Br J Cancer. 2009;100:684–92.

105. Ewer MS, Lenihan DJ. Left ventricular ejection fraction and cardiotoxicity: is our ear really to the ground? J Clin Oncol. 2008;26:1201–3.

106. Cardinale D, Colombo A, Torrisi R, et al. Trastuzumab-induced cardiotoxicity: clinical and prognostic implications of troponin I evaluation. J Clin Oncol. 2010;28:3910–6.

107. Altena R, Perik PJ, van Veldhuisen DJ, et al. Cardiovascular toxicity caused by cancer treatment: strategies for early detection. Lancet Oncol. 2009;10:391–9.

108. Jenkins C, Leano R, Chan J, et al. Reconstructed versus real-time 3-dimensional echocardiography: comparison with magnetic resonance imaging. J Am Soc Echocardiogr. 2008;20:862–8.

109. Cardinale D, Sandri MT. Role of biomarkers in chemotherapyinduced cardiotoxicity. Prog Cardiovasc Dis. 2010;53:121–129. Lenihan D MM, Baysinger KB, et al. Superior detection of cardiotoxicity during chemotherapy using biomarkers [abstract]. J Card Fail. 2007;S151. Abstract 265.

110. Landier W, Bhatia S, Eshelman DA, et al. Development of riskbased guidelines for pediatric cancer survivors: the Children's Oncology Group Long-Term Follow-Up Guidelines from the Children's Oncology Group Late Effects Committee and Nursing Discipline. J Clin Oncol. 2004;22:4979–90.

111. Skinner R, Wallace WH, Levitt GA. Long-term follow-up of people who have survived cancer during childhood. Lancet Oncol. 2006;7:489–98.

112. Lenihan DJ. Statins in preparation for chemotherapy: "do these medications help your fitness for battle?". J Am Coll Cardiol. 2012;60:2391–2.

113. Silber JH, Cnaan A, Clark BJ, et al. Enalapril to prevent cardiac function decline in long-term survivors of pediatric cancer exposed to anthracyclines. J Clin Oncol. 2004;22:820–8.

114. Yoon GJ, Telli ML, Kao DP, et al. Left ventricular dysfunction in patients receiving cardiotoxic cancer therapies are clinicians responding optimally? J Am Coll Cardiol. 2010;56:1644–50.

115. Cardinale D, Colombo A, Lamantia G, et al. Anthracycline-induced cardiomyopathy: clinical relevance and response to pharmacologic therapy. J Am Coll Cardiol. 2010;55:213–20.

116. Cardinale D. Chapter 90: cardiovascular complication of cancer therapeutic agents. In: Bonow RO, Zipes DP, Libby P, editors. Braunwald's heart disease: a textbook of cardiovascular medicine. 9th ed. Philadelphia, PA: Saunders Elsevier; 2012.

117. Shukla A, Yusuf SW, Daher I, Lenihan D, Durand JB. High mortality rates are associated with withdrawal of beta blockers and ACE inhibitors in chemotherapy-induced heart failure [abstract]. Circulation. 2008;118:S797. Abstract 2942.

118. Ewer M, Lippman S. Type II Chemotherapy-related cardiac dysfunction: time to recognize a new entity. J Clin Oncol. 2005;23(13):2900–2.

119. Pinder MC, Duan Z, Goodwin JS, et al. Congestive heart failure in older women treated with adjuvant anthracycline chemotherapy for breast cancer. J Clin Oncol. 2007;25:3808–15.

120. Hooning MJ, Botma A, Aleman BM, et al. Long-term risk of cardiovascular disease in 10-year survivors of breast cancer. J Natl Cancer Inst. 2007;99:365–75.

121. Meacham LR, Chow EJ, Ness KK, et al. Cardiovascular risk factors in adult survivors of pediatric cancer—a report from the Childhood Cancer Survivor Study. Cancer Epidemiol Biomarkers Prev. 2010;19:170–81.

122. Giordano SH, Kuo YF, Freeman JL, et al. Risk of cardiac death after adjuvant radiotherapy for breast cancer. J Natl Cancer Inst. 2005;97:419–24.

123. Travis LB, Ng AK, Allan JM, et al. Second malignant neoplasms and cardiovascular disease following radiotherapy. J Natl Cancer Inst. 2012;104:357–70.

124. Casper ES, Gaynor JJ, Hajdu SI, et al. A prospective randomized trial of adjuvant chemotherapy with bolus versus continuous infusion of doxorubicin in patients with high-grade extremity soft tissue sarcoma and an analysis of prognostic factors. Cancer. 1991;68(6):1221–9.

125. Smith LA, Cornelius VR, Plummer CJ, et al. Cardiotoxicity of anthracycline agents for the treatment of cancer: systematic review and meta-analysis of randomised controlled trials. BMC Cancer. 2010;10:337.

126. Young AM, Dhillon T, Bower M. Cardiotoxicity after liposomal anthracyclines. Lancet Oncol. 2004;5(11):654.

127. Hensley ML, Hagerty KL, Kewalramani T, et al. American Society of Clinical Oncology 2008 clinical practice guideline update: use of chemotherapy and radiation therapy protectants. Clin Oncol. 2009;127(1):127–45.

128. Dulin B, Abraham WT. Pharmacology of carvedilol. Am J Cardiol. 2004;93(9A):3B–6B.

129. Bryant J, Picot J, Levitt G, et al. Cardioprotection against the toxic effects of anthracyclines given to children with cancer: a systematic review . Health Technol Assess. 2007; 11(27): iii, ix–x, 1–84.

130. Andersson A, Naslund U, Tavelin B, Enblad G, Gustavsson A, Malmer B. Long-term risk of cardiovascular disease in Hodgkin lymphoma survivors – retrospective cohort analyses and a concept for prospective intervention. Int J Cancer. 2009;124(8):1914–7.

131. Steinherz LJ, Graham T, Hurwitz R, et al. Guidelines for cardiac monitoring of children during and after anthracycline therapy: report of the cardiology committee of the childrens cancer study group. Pediatrics. 1992;89:942–9.

132. Ganz WI, Sridhar KS, Ganz SS, et al. Review of tests for monitoring doxorubicin-induced cardiomyopa-

thy. Oncology. 1996;53:461–70.

133. Kapusta L, Thijssen JM, Groot-Loonen J, et al. Discriminative ability of conventional echocardiography and tissue Doppler imaging techniques for the detection of subclinical cardiotoxic effects of treatment with anthracyclines. Ultrasound Med Biol. 2001;27:1605–14.

134. Kapusta L, Thijssen JM, Groot-Loonen J, et al. Tissue Doppler imaging in detection of myocardial dysfunction in survivors of childhood cancer treated with anthracyclines. Ultrasound Med Biol. 2000;26:1099–108.

135. www.cardioncology.com [accessed 22 January 2013].

第四部分

心脏肿瘤

第 18 章
心脏恶性肿瘤的临床特征
Cardiac Malignancies：Clinical Aspects

Paolo Giuseppe Pino，Chiara Lestuzzi

高惠宽　译　苏文　审校

18.1　症状

多数心脏肿瘤无临床症状且只能通过尸检诊断。如果存在临床症状，其非特异性也很难与其他心血管疾病病因相鉴别，因而被称为"高超的模仿者"[1]。心脏肿瘤诊断的最重要问题之一是缺乏特定的症状和体征。心脏转移瘤的临床表现主要取决于肿瘤的大小和解剖位置，而不是其组织学类型。心脏转移瘤的症状主要可分为以下几类[2-7]：

- 机械性（梗阻性）症状
  - 大量心包积液致心脏压塞，或肿瘤包裹心脏致心脏压缩。
  - 静脉（如上腔静脉或下腔静脉综合征）或瓣膜阻塞。
  - 肺动脉原发性肿瘤可类似于肺栓塞。
- 全身栓塞
  - 肺栓塞。
  - 由于肿瘤细胞栓塞或肿瘤表面形成的血栓栓塞导致的脑栓塞或外周栓塞（卒中、短暂性脑缺血发作、心肌梗死、视网膜动脉栓塞、下肢或上肢动脉栓塞）。发生栓塞事件的倾向主要取决于肿瘤的类型、位置（心脏壁内或心腔内）以及表面脆性。
- 浸润性症状
  - 房性或室性心律失常（心房颤动、心室颤动）。
  - 肿瘤浸润心肌及心脏传导系统引起房室传导阻滞（包括完全性房室

传导阻滞）。

- 类似于急性冠脉综合征的症状（即使未累及冠状动脉）：胸痛、心脏生物标志物升高、ST-T 改变。它们可能继发于心肌或心包转移瘤[8]。
- 充血性心力衰竭，由肿瘤细胞替代心肌细胞（图 18.1 和图 18.2）或瓣膜口阻塞所致（心腔内巨大肿物及肿物脱垂）（图 18.3）。

导致患者就诊的最常见的临床症状包括：

- 呼吸困难。需与其他心脏疾病（如心肌病、心脏瓣膜疾病等）及胸膜和肺部疾病相鉴别[9]：
  - 当存在心动过速、颈静脉怒张、无肺部啰音时，应考虑心包病变、右心病变、上腔静脉阻塞或肺动脉病变。
  - 胸部 X 线检查通常可用于定位诊断：观察心影（正常/扩大）、胸腔积液、肺部异常和纵隔。

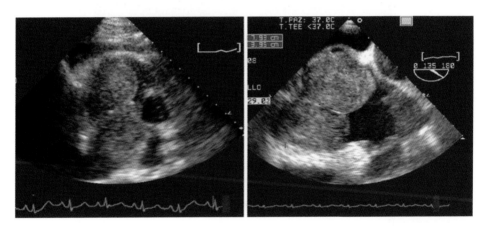

图 18.1　患者出现右心衰竭的体征（颈静脉怒张、外周水肿、肝大）。经胸超声心动图（左图）及经食管超声心动图（右图）可见右心腔内巨大肿物浸润。最终诊断：肺肉瘤

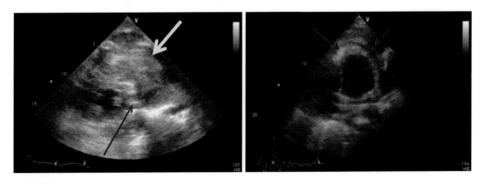

图 18.2　患者有纵隔淋巴瘤（黄色箭头），伴心肌浸润（左图）和心包受累（右图）（红色箭头）

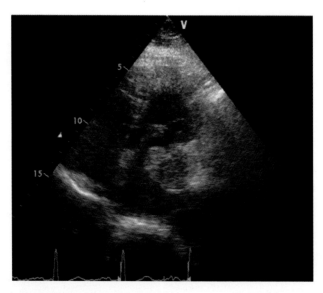

图 18.3　患者主诉眩晕和呼吸困难。图中可见心脏舒张期左心房内巨大肿物通过二
尖瓣口脱垂至左心室内

- 经胸超声心动图为第二个诊断步骤。
- 心动过速可见于多种临床疾病，如发热和贫血。癌症患者出现心动过
  速时应首先考虑这些情况。但在出现颈静脉怒张的情况下，应考虑上
  腔静脉阻塞的可能性。
- 眩晕和晕厥可能是心腔内肿瘤的首发症状，主要见于活动度较大的
  肿物。

18.2　体格检查

体格检查通常无阳性体征。但是，以下体征应引起医生警惕：
- 颈静脉怒张是大量心包积液、上腔静脉阻塞（因血栓、肿瘤或纵隔肿
  物压迫）、右心肿物、肺栓塞的典型体征[10]。
- 奇脉（平静呼吸时收缩压明显降低）可能提示心脏压塞：
  - 警惕：严重的阻塞性肺疾病和纵隔肿物也可引起奇脉。

18.3　心电图异常

原发性和继发性心脏肿瘤可出现心电图异常：
- 心房扑动/心房颤动可能是心律失常低风险的心房肿瘤年轻患者的首要

征兆。对于原因不明的反复发作的房性心律失常患者，必须仔细评估心房（图 18.4 和图 18.5）。

—　缺血的心电图表现可见于原发性或继发性肿瘤的心肌浸润（图 18.6）。如果患者发生心脏事件的风险较低且无胸痛或其他急性冠脉综合征的症状，则该心电图表现更应怀疑心脏肿瘤[10-13]。

—　低电压常见于大量肿瘤性心包积液，多数出现在心脏压塞的情况下。然而，胸腔积液、纵隔大肿瘤和弥漫性水肿也可观察到低电压。同时出现电交替和窦性心动过速也提示心脏压塞。上述三种心电图异常同时存在高度提示心脏压塞（特异性为 100%）[14]。

❯　从临床和查体角度来看，即使是大的原发性或继发性心脏肿瘤也可能是

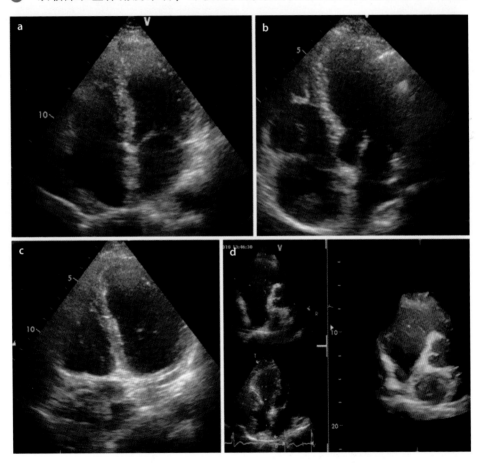

图 18.4　年轻患者反复发作室上性心动过速。a. 经胸超声心动标准心尖四腔心视图下基本正常，只有房间隔增厚。b-c. 利用探头的不同角度可清晰显示起源于右心房顶部和后壁的肿瘤。d. 三维超声心动图可见肿物浸润侧壁

隐匿的。然而，一些症状和体征需引起注意并综合考虑。总结见表 18.1。

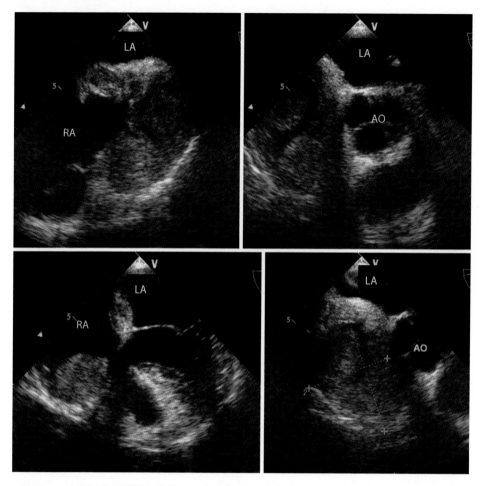

图 18.5 与图 18.4 为同一患者。经食管超声心动图可见右心房内巨大的多腔肿物。肿物浸润房间隔、后壁、侧壁和三尖瓣环

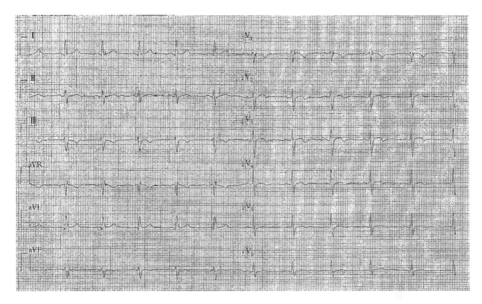

图 18.6　血管肉瘤转移至心尖部的无症状性患者出现类似于急性缺血的心电图异常

表 18.1　不同部位肿瘤症状和体征的发生率

	心包肿瘤	心房肿瘤	心室肿瘤	静脉阻塞	鉴别诊断
呼吸困难	常见	罕见	罕见	罕见	胸腔积液、肺部疾病、纵隔综合征、肺栓塞
心动过速	常见	偶见	偶见	罕见	贫血、发热、肺栓塞
胸痛	偶见	罕见	偶见	罕见	骨转移瘤、胸膜病变、肺栓塞
低血压	常见	罕见	偶见	常见	严重贫血、发热、恶病质、纵隔综合征
晕厥、眩晕	少见	偶见	偶见	少见	严重贫血、发热、恶病质、纵隔综合征
颈静脉怒张	常见	偶见	少见	常见	纵隔综合征
外周水肿	常见	少见	少见	常见	淋巴结肿大、低蛋白血症
心房扑动/心房颤动	罕见	常见	少见	少见	肺癌、缺氧、化疗副作用
心肌缺血的心电图表现	偶见	少见	少见	少见	冠心病、化疗副作用
传导异常	少见	偶见	偶见	少见	冠心病、衰老相关心脏病

参考文献

1. Butany J, Nair V, Naseemuddin A, Nair GM, Catton C, Yau T. Cardiac tumours: diagnosis and management. Lancet Oncol. 2005;6:219–28.
2. Goldberg AD, Blankstein R, Padera RF. Tumour metastatic to the heart. Circulation. 2013;128:1790–4.
3. Neragi-Miandoab S, Kim J, Vlahakes GJ. Malignant tumours of the heart: a review of tumour type, diagnosis and therapy. Clin Oncol (R Coll Radiol). 2007;19:748–56.
4. Hudzik B, Miszalski-Jamka K, Glowacki J, Lekston A, Gierlotka M. Malignant tumors of the heart. Cancer Epidemiol. 2015;39:665–72.
5. Perazzolo Marra M, Thiene G, De Lazzari M, et al. Concealed metastatic lung carcinoma presenting as acute coronary syndrome with progressive conduction abnormalities. Circulation. 2012;125:e499–502.
6. Bussani R, De-Giorgio F, Abbate A, Silvestri F. Cardiac metastases. J Clin Pathol. 2007;60:27–34.
7. Reynen K, Köckeritz U, Strasser RH. Metastases to the heart. Ann Oncol. 2004;15:375–81.
8. Di Michele S, Mirabelli F, Galzerano D, Mankad S. An unusual myocardial infarction. Echo Res Prac. 2014;1:K9–12.
9. Angeli D, Angeli SJ. Respiratory failure in an adolescent with primary cardiac sarcoma. Case Rep Cardiol. 2015;2015, 592385.
10. Huang G, Shu L, Xu J. Heart failure and main pulmonary artery obstruction caused by right ventricular metastatic adult hepatoblastoma: a case report. Medicine (Baltimore). 2015;94, e1535.
11. Lestuzzi C, Nicolosi GL, Biasi S, Piotti P, Zanuttini D. Sensitivity and specificity of electrocardiographic ST-T changes as markers of neoplastic myocardial infiltration. Echocardiographic correlation. Chest. 1989;95:980–5.
12. Abe S, Watanabe N, Ogura S, et al. Myocardial metastasis from primary lung cancer: myocardial infarction-like ECG changes and pathologic findings. Jpn J Med. 1991;30:213–8.
13. Pan KL, Wu LS, Chung CM, et al. Misdiagnosis: cardiac metastasis presented as a pseudo-infarction on electrocardiography. Int Heart J. 2007;48:399–405.
14. Argula RG, Negi SI, Banchs J, Yusuf SW. Role of a 12-lead electrocardiogram in the diagnosis of cardiac tamponade as diagnosed by transthoracic echocardiography in patients with malignant pericardial effusion. Clin Cardiol. 2015;38:139–44.

第 19 章
继发性心脏肿瘤
Secondary Cardiac Tumors

Chiara Lestuzzi，Carlos A. Roldan

刘霄燕 译 苏 文 审校

19.1 引言

- 继发性心脏肿瘤系由其他器官/组织的肿瘤转移至心脏所致。
- 原发肿瘤可位于胸腔内（肺部或纵隔肿瘤）、膈下（肾癌）或胸腔外

（乳腺癌）。

- 尸检研究显示继发性心脏肿瘤的患病率为 $10\%\sim15\%$[1]。
- 存活患者继发性心脏肿瘤的发病率尚不清楚。但根据我们的经验，其较为罕见，且与原发肿瘤的类型相关。如在肺癌或淋巴瘤患者就诊较多的三级医院中，每年约有 $5\sim10$ 例患者被确诊为继发性心脏肿瘤。
- 最常见的可转移至心脏的恶性肿瘤为肺癌（$35\%\sim40\%$）、血液系统恶性肿瘤（$10\%\sim20\%$）和乳腺癌（10%）[2]。其他类型肿瘤约占 30%。
- 心腔内转移瘤最常由肾癌、肝癌或妇科肿瘤经下腔静脉转移至心脏。
  - 这些腔内转移瘤多伴有血栓形成[3]。
- 心脏转移瘤可因非特异性症状（多为呼吸困难）或在常规影像学检查中偶然发现［胸部 X 线、心电图（ECG）、超声心动图、计算机断层成像（CT）或磁共振成像（MRI）］而确诊。

19.2　病理生理学机制

- 心脏转移瘤可经下腔静脉或上腔静脉、冠状动脉及淋巴管或直接蔓延至心脏[4]。
- 心脏受累可局限于心包、心肌和心内膜，亦可多组织受累：
  - 心包壁层和（或）脏层是最常受累的部位（占总病例数 $65\%\sim75\%$），常继发于纵隔淋巴结的逆行淋巴扩散，少数则由胸部肿瘤直接浸润所致：
    - 在心包受累的患者中，约 30% 为心外膜转移灶，多由逆行淋巴扩散、血液扩散，或由心包或心肌转移瘤迁延所致。
  - 心肌转移瘤（占总病例数 $25\%\sim30\%$）多经冠状动脉血管或与血管伴行的淋巴管由心外膜播散进入心肌组织所致，较少经由心包蔓延或腔内转移。
  - 心内膜和心腔内转移瘤较罕见（约占总病例数 3.5%），多由血液循环转移至心脏。

19.3　肿瘤性心包疾病

19.3.1　概述

- 心包积液是癌症患者较为常见的一种并发症，可继发于心包转移、淋巴管阻塞或抗癌治疗（多为放疗）[5]。

🔘 **癌症患者中 65%～70% 的心包积液由转移瘤所致。**

　— 最常见的导致心包积液的肿瘤是肺癌、乳腺癌和淋巴瘤。

🔘 **较少导致心包积液的肿瘤为肾癌和胃肠道肿瘤。**

　— 肿瘤性心包炎导致的心包积液通常进展缓慢，但少数情况下也可迅速增加并导致心脏压塞。

🔘 **与其他原因导致的心包炎相比，肿瘤性心包疾病导致大量心包积液和心脏压塞较为常见。**

　— 实体瘤也可导致症状性肿瘤性心包疾病，但仅伴有少量心包积液。肿瘤可为单发或多发，晚期病例中亦可出现心脏包裹性肿瘤。

19.3.2　临床表现

典型心脏压塞

　— 主要特征表现为颈静脉怒张、奇脉（安静状态下吸气时收缩压降低 > 10 mmHg）、心动过速，重症患者可出现低血压、少尿或休克。

　— 心脏压塞的临床症状取决于心包积液量和积液增长的速度、心脏内压力和容量状态。因此，心脏压塞的临床症状差异很大[6-7]。

非典型心脏压塞

　— 无心脏压塞的特征性临床表现（如奇脉等）。

　— 存在心室舒张末压增高或心包实性肿块（无论是否有心包积液）的患者，可见单纯的心脏压迫（包括左心室、左心房）。

　— 与病毒性或特发性心包炎相比，肿瘤性心包疾病患者更易出现心脏压塞。

缩窄性或渗出性缩窄性心包炎

　— 多见于包裹性或浸润性心包肿瘤或放疗后的癌症患者。

无症状性心包积液

　— 多于常规超声心动图或放射性影像学检查中偶然被发现而诊断。

无症状性心包积液较为常见，占患者总数的 5%～10%，通常为中少量积液，且多数情况下不需要治疗。但需要密切的临床及超声心动图随访。

> **肿瘤性心包疾病临床诊断的误区**
> - 贫血和血容量不足可加重心脏压塞的部分体征或症状（如心动过速、呼吸困难、低血压等），亦可掩盖部分体征（如颈静脉怒张消失等）。
> - 肺实质、胸膜和（或）纵隔受累导致肺动脉高压和（或）肺源性心脏病可引起类似心脏压塞的症状和体征（呼吸困难、心动过速、颈静脉怒张），亦可掩盖其症状或体征（无奇脉）。
> - 大量胸腔积液导致心脏受压或心脏压塞较为罕见。
> - 心脏包裹性肿瘤可导致渗出性缩窄性心包炎，并出现类似于心脏压塞的临床症状。

提示
对于恶性心包疾病患者，典型或非典型心脏压塞及缩窄性心包炎的诊断需要结合完整的病史、体格检查及多普勒超声心动图，亦应结合 CT 或 MRI 进行诊断，少数患者可进行有创性血流动力学评估（可静脉注射 300～500 ml 负荷量生理盐水）。

19.3.3 诊断

超声心动图

- 是最常用的影像学诊断方法。
- 在超声心动图检查中，肿瘤性心包疾病的常见表现如下[7-8]：
  - 中-大量心包积液（心包脏层与壁层间积液量＞10 mm），无压塞迹象。
  - 心脏压塞：
    - 心脏压塞中最常见的超声心动图征象是右心房和右心室舒张受限（表 19.1，图 19.1a-c）
    - 吸气相三尖瓣和二尖瓣血流速度的变化（三尖瓣流速增加＞30%，同时二尖瓣流速减少＞30%）具有补充诊断价值（图 19.1d）。
    - 非典型心脏压塞患者可无右心受压，或出现单个心腔受压（包括左心室、左心房）。此外，二尖瓣和三尖瓣流速也无呼吸变异性。
  - 心包内转移性实体瘤（图 19.1c 和图 19.2）。

表 19.1　心脏压塞时的右心房和右心室舒张受压

右心房	右心室
心包内压力＞4 mmHg 时发生	心包内压力＞6～8 mmHg 时发生
最早出现（最常见）	延迟出现（晚于右心房塌陷征）
敏感性高，特异性低	敏感性低，特异性高
阳性预测值低	阳性预测值高
发生于舒张末期/收缩早期，呼气或呼吸暂停时恶化	发生于舒张早期，可为一过性或持续至舒张早-中期，并于心房收缩后消失
持续≥1/3 心动周期时更具有特异性	程度和持续时间与心脏压塞的严重程度无关
侧壁或后外侧壁中段显著	前壁或后外侧壁显著
心尖和肋下切面可见	胸骨旁和肋下切面可见

经允许引自 Roldan CA. The Ultimate Echo Guide. Lippincott Williams & Wilkins，Philadelphia 2012

- 相关的超声心动图征象：
    - 体积大。
    - 中-强回声。
    - 与已确诊的胸腔内肿瘤回声相似。
    - 注射造影剂后回声增强。
    - 常见心肌浸润与心包积液（图 19.1c）。
- 包裹性肿瘤导致心包缩窄（表 19.2 和图 19.2）：
    - 心外膜增厚（≥2 cm）（伴或不伴心包积液）。
    - 吸气时室间隔左侧移位。
    - 吸气时二尖瓣 E 峰速度降低＞30％，且伴有三尖瓣 E 峰速度增加≥30％。
    - 下腔静脉扩张。

超声心动图诊断的局限性
- 因技术受限，包裹性积液（即使导致血流动力学异常）可能会被漏诊。
- 在肺切除或胸部放疗的患者中，可能无法观察到完整的心脏和心包。
- 心外膜脂肪（低回声，常见于右心室心外膜或右房室沟）、心包内纤维束或血性积液形成的血栓可能被误诊为转移性肿瘤。

▶ 提示
超声心动图具有一定的局限性，癌症患者中高达 30％ 的心包积液或肿块

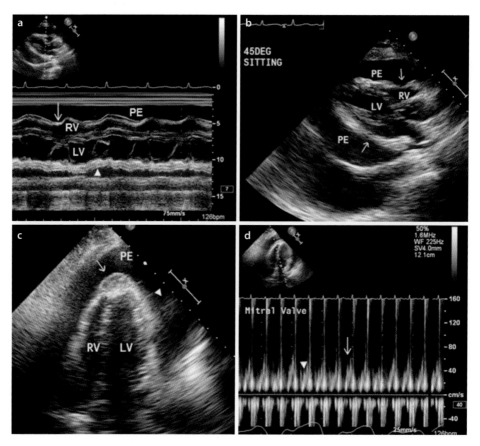

图 19.1 转移性乳腺癌并发大量恶性心包积液和心脏压塞。a. 胸骨旁长轴切面 M 型超声心动图显示大量心包积液导致右心室（RV）前壁（箭头）和左心室（LV）后壁（三角）舒张受限。b. 二维胸骨旁长轴切面可见环形心包积液、脏层心包增厚，以及 RV 前壁和 LV 下侧壁（箭头）舒张受限。c. 二维心尖四腔心切面可见大量的环形心包积液伴脏层心包增厚、心尖部脏层心包肿物（箭头）及纤维束（三角）。d. 脉冲波多普勒超声心动图显示在舒张早期，二尖瓣流速在吸气相显著降低（≥30%，三角）、呼气相则增加（箭头）。经允许引自 Roldan CA. The Ultimate Echo Guide. Lippincott Williams & Wilkins，Philadelphia 2012

并非肿瘤所致，因此，需要通过一种以上的方法来确诊肿瘤性心包疾病。

CT 检查

— 可对心包积液进行量化和定位。

— 在超声心动图成像不理想时（如肥胖、肺气肿以及纵隔肿块或肺切除术后导致心脏移位的患者），CT 成像效果更佳。

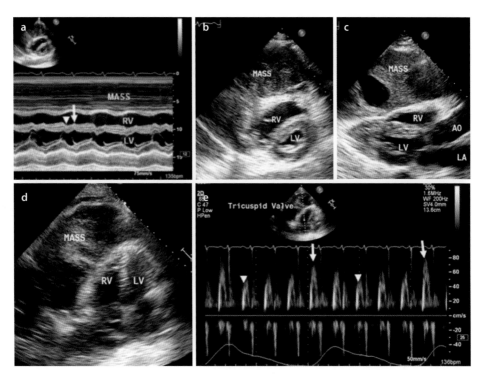

图 19.2　巨大纵隔生殖细胞瘤导致心脏压塞或活动受限的超声心动图表现。a. 胸骨旁短轴切面 M 型超声心动图显示巨大的胸骨后生殖细胞肿瘤（实体瘤）蔓延至心包并压迫整个心脏，主要为是右心室（RV）受累。双心室腔体小、收缩和舒张偏移受限，并导致异常的室间隔双向运动（向后再向前，三角和箭头）。b-d. 胸骨旁短轴（b）、长轴切面（c）和心尖四腔心切面（d）可见囊性变软组织回声团块，延伸至心包前外侧，并挤压整个心脏导致心腔变小。e. 脉冲波多普勒超声心动图显示由呼气相（三角）至吸气相（箭头）时，反映心脏受压的血流动力学指标三尖瓣早期血流速度显著增加（＞30％）。经允许引自 Roldan CA. The Ultimate Echo Guide. Lippincott Williams & Wilkins，Philadelphia 2012

表 19.2　肿瘤性心包炎中缩窄性心包炎的超声心动图表现

超声心动图表现	发生率
心包和（或）心外膜增厚	＞95％
心包积液（多为渗出性缩窄性心包炎）	50％
心房扩大	75％
室间隔舒张期运动异常	≥70％
左心房高压	＞90％
下腔静脉淤血	≥70％
多普勒超声心动图显示二尖瓣或三尖瓣跨瓣血流为缩窄性或限制性（E/A 比值＞1.5）	≥90％
组织多普勒超声心动图示二尖瓣环外侧壁 E′速度＜间隔 E′速度	

经允许引自 Roldan CA. The Ultimate Echo Guide. Lippincott Williams & Wilkins，Philadelphia 2012

- 与超声心动图对心包内肿块的诊断相比，CT 在肿瘤和血栓、纤维蛋白、脂肪等的鉴别诊断中分辨率更高。
- 可鉴别心包积液的其他病因（如主动脉夹层）或相关病理学改变（如肺或纵隔肿块、胸膜炎、肺栓塞等）。

CT 诊断的误区
- 与超声心动图相比，无法明确心包积液、心包增厚或肿块对血流动力学的影响。
- 无法进行 CT 检查。
- 无法在急诊室或床旁进行检查。

磁共振成像（MRI）

- 可对心包积液进行量化和定位。
- 与存在技术局限性的超声心动图相比，MRI 成像效果更佳。
- 钆造影剂的应用使 MRI 在心包内肿块的鉴别诊断中具有较高特异性。
- 可鉴别心包积液的其他病因（如主动脉夹层）或相关病理学改变（如肺或纵隔肿块、胸膜炎、肺栓塞等）。
- 实时 MRI 电影显像可提供血流动力学信息。

MRI 诊断的误区
- 可用性有限。
- 与 CT 相似，MRI 不能在急诊室进行检查。
- 需要较长的采集时间，因此不适合病情不稳定或严重的患者。

^{18}氟-脱氧葡萄糖（^{18}FDG）正电子发射断层成像（PET）

- 当检测到 FDG 高摄取肿块时，诊断恶性肿瘤的特异性较高（图 19.3）。
- 一次检查可完成全身扫描（适用于原发肿瘤或其他转移部位未知的患者）。

PET 诊断的误区
- 检查费用及辐射负荷高。
- 正常心肌和炎性心包对 FDG 的摄取可能会降低 PET 的诊断特异性。

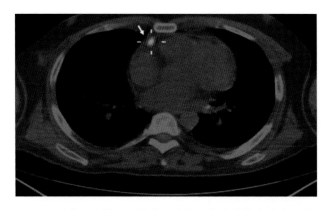

图 19.3 PET 显示淋巴瘤的心包转移。该淋巴瘤患者的右房室沟处可见 FDG 高摄取肿块（箭头）

心包积液的细胞学检查[9]

- 金标准是心包积液中检测到肿瘤细胞：
  - 敏感性和特异性从 30% 到 >90% 不等，因肿瘤的类型和病理学过程而异。
- 诊断阳性率最高（根据临床经验为 >90%）：
  - 抽出的积液立即送至病理科医生进行检测。
  - 病理科医生尽快对液体进行离心和分析（如形态学检查、免疫组化及细胞块分析）。

如果病理学检查需延迟（如在周末或无病理学实验室的医院进行的急诊心包穿刺），则抽吸的积液应置于 4℃ 冷藏并在 48 h 内进行检测。

细胞学检查的误区
- 当积液样本量有限或保存不当时，细胞学诊断较为困难。
- 增生性或反应性间皮细胞与恶性间皮瘤细胞特征相似，故心包积液细胞学诊断间皮瘤的特异性较低。
- 诊断霍奇金淋巴瘤的敏感性非常低。

心包积液中的肿瘤标志物检查

- 检测 Claudine-4 的敏感性较高，但并不能判断肿瘤的组织学类型：
  - 对于已确诊肿瘤的患者最为适用。
  - 在区分反应性间皮细胞和转移瘤方面具有高度的敏感性和特异性

（分别为 85%～99% 和 100%）。

— 其他标志物包括癌胚抗原（CEA）和血清细胞角蛋白 19 片段（CY-FRA 21-1）：

  — 若心包积液中的标志物检测值很高（CEA＞90 ng/ml，CYFRA 21-1＞500 ng/ml），即认为诊断价值较高。

  — CEA＞10 ng/ml 和（或）CYFRA 21-1＞100 ng/ml 时高度提示肿瘤性心包炎。

  — 胸腔积液中 CYFRA 21-1 水平高而 CEA 低，可诊断间皮瘤。

心包积液中肿瘤标志物检查的误区

— 尚无单个肿瘤标志物具有高敏感性或特异性。

— 肿瘤标志物水平轻中度升高无特异性。

19.3.4 影像学诊断

— 超声心动图是常规首选的影像学检查方法：

  — 应用超声造影剂对心包内肿块进行进一步评估。

— 如果超声心动图观察到心包内疑似肿瘤性质的肿块，应进行 CT 和（或）PET 检查以进一步明确心包肿块的病因。

  — 如存在肿瘤学相关的临床表现，需要明确诊断时（如可能改变患者预后或治疗方法）：

  — 若存在中量心包积液且引流安全可行时，应进行心包引流。

  — 若不能进行行心包引流，钆剂 MRI 或高速 CT 可协助确诊。

  — 若心包肿块＞5 mm，则可选择 PET 检查。

19.3.5 治疗

心脏压塞的治疗

— 经皮穿刺引流：

  — 通常由经验丰富的心脏科医生采用 Seldinger 法进行穿刺引流[10]。

  — 是无法实施心脏或胸腔手术的医院的首选治疗方法。

  — 根据对心包积液和心包脏壁层最大距离（＞1.5 cm）的定位，常在超声心动图引导下选择最可行和最安全的穿刺入路（如肋下、心尖部或胸骨旁）[7,11-12]：

    心包穿刺后注射少量生理盐水可用以验证导管在心包内的正确

位置[7,12]。
- 当无法进行专业的超声心动图引导时，CT 也可用于指导心包穿刺术[13-14]。
- 手术引流：
  - 若经皮穿刺引流不安全或心包积液反复出现，可采用手术引流。
  - 对可实施心脏或胸腔手术的医院来说，手术引流是合理可行的。

压塞复发的预防

- 长引流时间：
  - 留置心包导管，将其打开并将积液引入无菌袋中：
    因可引起患者不适并可能增加导管移位、堵塞和感染的风险，一般不推荐延长引流。
- 心包硬化：
  - 与四环素相比，将博来霉素和塞替派（具有硬化作用的抗肿瘤药物）输注至心包脏壁层之间，副作用发生率较低。
  - 心包硬化的风险是出现粘连性心包炎以及心脏压塞复发需要再次手术时难以进行积液定位。
- 心包开窗术：
  - 可通过手术或经皮穿刺置入球囊导管等方法进行[15-16]。
  - 在一项比较单纯应用全身化疗和化疗与心包穿刺或心包开窗术联合治疗的研究中发现，接受心包开窗术治疗的患者疗效更佳[17]。
  - 但与经皮心包穿刺引流相比，心包开窗术并发症的发生率更高[18]。
- 心包转移瘤的治疗
- 心包内化疗：
  - 单独心包内化疗或与联合全身化疗对经淋巴途径逆行扩散的肿瘤有效，如肺癌和乳腺癌。
  - 在一项针对 119 例肺癌患者的研究中发现，与单纯心包内化疗相比，联合全身及局部化疗对肿瘤性心包炎的长期控制率更高[19]。

19.4　心肌转移瘤

19.4.1　概述

- 心肌转移瘤最常见的原发性肿瘤是恶性血液病、乳腺癌和肉瘤。

19.4.2　临床表现

— 心肌转移瘤通常无症状，因此常因偶然被发现而诊断。
— 亦可表现为心绞痛、心力衰竭或室性心律失常。

19.4.3　影像学诊断

心电图（ECG）

— 常为异常心电图，可表现为假性心肌缺血改变[20]。
— 转移瘤较大或肿瘤透壁浸润的典型心电图改变为 ST 段抬高（图 19.4）。
— 当肿瘤浸润局限于心室壁内时，可出现明显的 T 波倒置。

> **ECG 诊断的误区**
> — 缺血性心电图改变可能因缺血性心脏病、急性心包炎、严重贫血、电解质紊乱或化疗相关的心脏毒性所致，故不具有特异性。
> — 无心肌缺血或心包炎的症状或体征的癌症患者心电图中出现新发 ST 段抬高，应完善超声心动图检查以明确诊断。

超声心动图（图 19.5）

— 心肌转移瘤为无收缩性肿块，与周围正常心肌的回声不同（图 19.5a-b）
— 当心肌被广泛浸润时，可出现心室壁增厚、回声不规则，以及收缩功

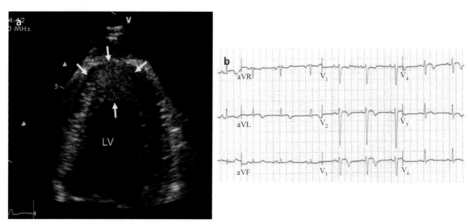

图 19.4 乳腺癌患者心肌转移导致心电图缺血性改变。a. 左心室心尖切面显示心尖部椭圆形软组织回声肿块（箭头）。b. 12 导联心电图显示胸导联（$V_1 \sim V_6$）及侧壁导联（I、aVL）ST 段抬高伴 T 波倒置，类似于急性前侧壁心肌缺血

能减低。

注射超声造影剂后早期，与周围的正常心肌相比，浸润心肌回声显著降低或无回声（图 19.5c-d），但数分钟后表现为不规则强回声肿块（图 19.5e-f）。

超声心动图诊断的误区

- 无法鉴别肿瘤及其他局灶浸润性疾病（如结节病）。
- 声窗差或位置特殊（如靠近二尖瓣或三尖瓣瓣环）时超声心动图的敏感性较低。

CT 和 MRI（图 19.6）

- 用于明确转移瘤的大小和数量。
- 在造影剂注射后数分钟内，心肌转移瘤表现为强回声肿块。

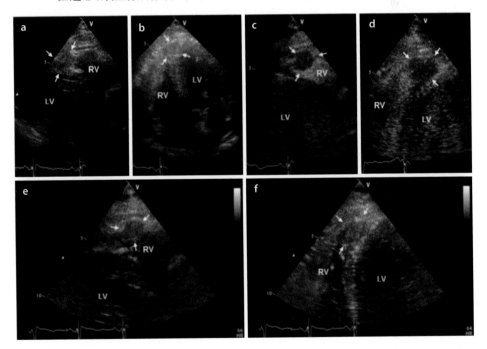

图 19.5　造影超声心动图评估心肌转移瘤。二维胸骨旁长轴切面（a）和心尖四腔心切面（b）显示位于右心室心尖部前壁和心尖部侧壁的椭圆形边界不清的软组织回声肿块（箭头）。c-d. 二维造影剂注射后早期心室腔和正常心肌混沌不清，使位于右心室壁内边界清晰的椭圆形无回声肿块得以显示（箭头）。e-f. 二维造影剂注射 5 min 后肿块对造影剂的摄取增加，表现为强回声且边界清晰的右心室壁肿块（箭头）

— CT 和 MRI 的优势在于可获得整个心脏的高质量图像并识别其他的胸腔内肿瘤。

CT 和 MRI 诊断的误区
— 在心动过速或心律不齐患者中，心电图非同步性严重影响图像质量。
— CT 可漏诊小的肿块。
— CT 或常规 MRI 无法判断肿块对心室收缩功能或舒张功能的血流动力学影响以及流入道或流出道梗阻的程度。

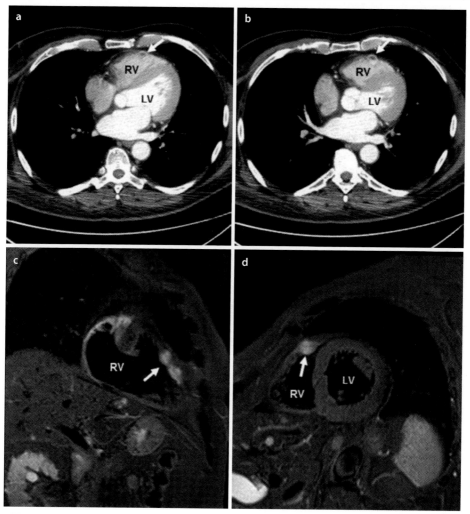

图 19.6 CT 和 MRI 评估心肌转移瘤。舒张期（a）和收缩期（b）四腔 CT 视图显示位于右心室心尖部侧壁内边界清晰且有壁包裹的椭圆形肿块（箭头）。c-d. MRI 证实了右心室心尖部前壁/侧壁内边界清晰的椭圆形肿块（箭头）

PET

- 对于超声心动图联合 CT 和（或）MRI 未能确诊的病例，PET 是有效的影像学辅助诊断技术：
  - 为提高 PET 的诊断能力，患者应在检查前禁食至少 10 h，最后一餐应富含脂肪且少摄入碳水化合物（使心肌代谢向脂肪酸转移并减少正常心肌对 FDG 的摄取）。

> **PET 诊断的误区**
> - 因正常心肌对 ^{18}FDG 的摄取具有高度变异性，故 PET 对心肌内转移瘤的评估价值有限。

活检

- 对于突入心室腔或浸润至心室壁的较大肿块，在技术可行的情况下，经静脉入路对右心肿块或通过小型开胸术对左心肿块进行组织活检具有诊断意义。

19.4.4　治疗

- 应根据原发肿瘤的组织学特点、转移瘤的大小及血流动力学受损的程度来规划治疗方案。
- 全身化疗通常是有效的，多用于淋巴瘤。
- 另一种治疗方法是局部放疗。
- 外科手术仅适用于心功能受损的单一转移瘤患者，或原发肿瘤未知，但存在化疗或放疗禁忌证的患者。

治疗决策应由肿瘤科医生做出。

❯ 提示

心脏科医生应推荐最恰当的影像学诊断方法、提供有关肿瘤对血流动力学影响的专家意见，并提出可行的治疗干预措施。

19.5 心腔内转移瘤

19.5.1 概述

- 最常见的心腔内转移瘤来自于肾癌、肝癌或妇科肿瘤。
- 心腔内肿瘤多经下腔静脉转移至心脏：
  - 这些转移瘤常为肿瘤和血栓的混合物。
- 常见于右心，可同时表现为实性肿块和细长且高活动度的肿块（肿瘤相关血栓形成的典型特征）。

19.5.2 临床表现

- 通常无症状。
- 较大肿块引起流入道或流出道梗阻时可出现症状（如呼吸急促、呼吸困难、眩晕、先兆晕厥或晕厥）。
- 首发症状可为肺栓塞或全身性栓塞。

19.5.3 影像学诊断（详见第 24 章）

- 常规二维经胸超声心动图可诊断较大的肿块（图 19.7a-d 和图 19.8a-b）。
- 彩色多普勒和连续波多普勒超声心动图可准确判断流入道和流出道是否存在梗阻及其严重程度（图 19.7e-f 和图 19.8c-d）。
- 超声造影检查可更好地识别心室肿块：
  - 注射造影剂后，肿块表现为心室腔内的无回声区。
  - 数分钟后，随着肿瘤对造影剂的摄取量增加，肿块的回声可能会增强。
- 常规经胸超声心动图可能漏诊或显示不清心房肿块：
  - 经食管超声心动图或可更清晰地显示心房肿块的大小、形状、活动度及位置。
  - 实时三维超声心动图可进一步明确肿块大小、位置、范围和活动度。
- 腹部超声可更全面地评估下腔静脉，故可用于右心肿块的筛查。
- 通常需要增强 CT 和（或）MRI 评估来源于全身或肺静脉系统的肿块是否存在心外浸润：
  - CT 和 MRI 也可用于明确原发肿瘤的位置及其大小。

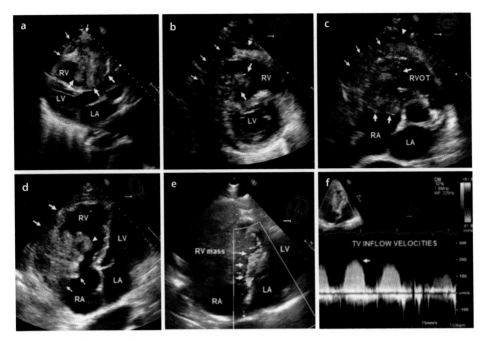

图 19.7 大 B 细胞淋巴瘤合并心腔内、心肌和心包转移。a. 二维胸骨旁长轴切面显示右心室（RV）显著扩大，多叶、不均匀回声和边界不清的心腔内大肿块（箭头）延伸至 RV 前壁、心外膜和脏层心包（小箭头）。b-c. 胸骨旁短轴切面显示位于心腔中段（b）和基底段（c）的心腔内大肿块（箭头），延伸至右心房（c 图中向上箭头）、RV 前侧壁和心外膜（小箭头）以及脏层心包，并有少量积液（三角）。d. 心尖四腔心切面显示 RV 明显扩大且心腔内大肿块延伸至 RV 侧壁（箭头）、三尖瓣环、三尖瓣前叶（三角）及右心房（小箭头）。e. 彩色多普勒超声心动图四腔心切面显示 RV 内肿块几乎占据整个 RV 心腔并延伸至三尖瓣环和瓣叶，导致血流严重受阻，表现为细窄的彩色多普勒射流（箭头）。f. 彩色多普勒引导的连续波多普勒四腔心切图显示三尖瓣重度狭窄，峰值流速为 2 m/s（箭头），相当于 16 mmHg 的舒张期峰值压差

- MRI 特别有助于鉴别血栓和肿瘤。
- PET 可用于鉴别血栓和恶性肿瘤：FDG 摄取增高时高度提示恶性肿瘤。

心腔内肿瘤影像学诊断的误区

- 超声心动图的主要局限性在于无法鉴别血栓、良性肿瘤或转移瘤。
- CT 和 MRI 对于较小的或活动度高的肿块诊断价值有限。
- PET 的主要缺点是空间分辨率较低，可能漏诊直径＜5 mm 的肿块。

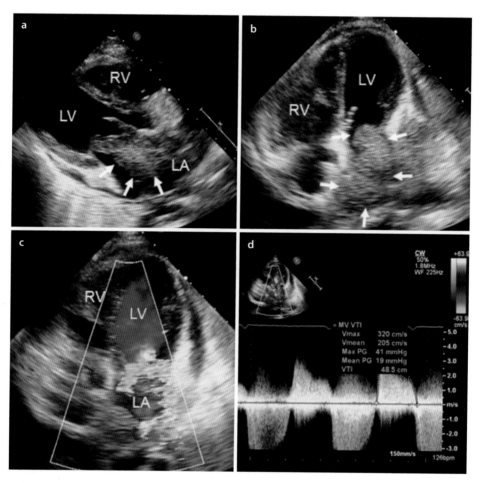

图 19.8 心腔内纤维肉瘤。胸骨旁长轴（a）及心尖四腔心切面（b）二维超声心动图显示多叶、不规则、软组织回声的大肿块，几乎占据整个左心房并脱垂至二尖瓣导致严重的二尖瓣反流（c）和二尖瓣狭窄（d），二尖瓣舒张期血流峰值压差和平均跨瓣压分别为 41 mmHg 和 19 mmHg。同时伴有重度肺动脉高压、右心扩大及功能不全。该肿块的组织病理学诊断为纤维肉瘤。经允许引自 Roldan CA. The Ultimate Echo Guide. Lippincott Williams & Wilkins，Philadelphia 2012

> 提示
>
> 对原发性肿瘤和转移瘤进行分期和随访时，需常规进行 CT、MRI 和/或 PET 检查。上述影像学检查（即使不是主要关注心脏）须结合完整的病史、详细的体格检查及多普勒超声心动图。

19.5.4 治疗

- 最佳治疗方法取决于原发肿瘤、肿块大小和肿瘤栓塞风险：
  - 全身化疗联合低分子量肝素可有效治疗肿瘤栓塞。
  - 如果可行，栓塞风险高的大肿块可进行手术治疗[21]。
- 手术切除来自下腔静脉的转移瘤通常需要心外科和腹部外科或泌尿科医生的团队配合。因为该手术操作复杂、手术时间长，且肺栓塞风险高[22-23]。
- 手术切除来自上腔静脉或肺静脉的转移瘤需要心胸外科医生或心脏外科、胸外科医生的团队配合。

参考文献

1. Bussani R, De-Giorgio F, Abbate A, Silvestri F. Cardiac metastases. J Clin Pathol. 2007;60:27–34.
2. Goldberg AD, Blankstein R, Padera RF. Tumor metastatic to the heart. Circulation. 2013;128:1790–4.
3. Kraft C, Schuettfort G, Weil Y, et al. Thrombosis of the inferior vena cava and malignant disease. Thromb Res. 2014;134(3):668–73.
4. Debourdeau P, Gligorov J, Teixeira L, Aletti M, Zammit C. Tumeurs cardiaques malignes (Malignant cardiac tumors). Bull Cancer. 2004;91:S136–46.
5. Lestuzzi C. Neoplastic pericardial disease: old and current strategies for diagnosis and management. World J Cardiol. 2010;2:270–9.
6. Jacob S, Sebastian JC, Cherian PK, Abraham A, John SK. Pericardial effusion impending tamponade: a look beyond Beck's triad. Am J Emerg Med. 2009;27(2):216–9.
7. Roldan CA. Pericardial diseases. In: Roldan CA, editor. The ultimate echo guide. Lippincott: Philadelphia; 2012. p. 320–39.
8. Lestuzzi C. Epidemiology, diagnosis and therapy of neoplastic pericarditis. J Cardiovasc Echogr. 2011;21(2):86–91.
9. Pawlak Cieślik A, Szturmowicz M, Fijałkowska A, et al. Diagnosis of malignant pericarditis: a single centre experience. Kardiol Pol. 2012;70:1147–53.
10. L'italien AJ. Critical cardiovascular skills and procedures in the emergency department. Emerg Med Clin North Am. 2013;31:151–206.
11. Loukas M, Walters A, Boon JM, Welch TP, Meiring JH, Abrahams PH. Pericardiocentesis: a clinical anatomy review. Clin Anat. 2012;25:872–81. Review.
12. Pepi M, Muratori M. Echocardiography in the diagnosis and management of pericardial disease. J Cardiovasc Med (Hagerstown). 2006;7:533–44. Review.
13. Klein SV, Afridi H, Agarwal D, Coughlin BF, Schielke LH. CT directed diagnostic and therapeutic pericardiocentesis: 8-year experience at a single institution. Emerg Radiol. 2005;11:353–63.
14. Hoey ET, Mankad K. Computed tomography-guided pericardiocentesis: utility in the management of malignant pericardial effusion. Am J Emerg Med. 2010;28:388.e1–3.
15. Jeon HW, Cho DG, Park JK, et al. Prognostic factors affecting survival of patients with cancer-related pericardial effusion managed by surgery. World J Surg Oncol. 2014;12:249.
16. Ruiz-García J, Jiménez-Valero S, Moreno R, et al. Percutaneous balloon pericardiotomy as the initial and definitive treatment for malignant pericardial effusion. Rev Esp Cardiol (Engl Ed). 2013;66:357–63.
17. Celik S, Lestuzzi C, Cervesato E, et al. Systemic chemotherapy in combination with pericardial window has better outcomes in malignant pericardial effusions. J Thorac Cardiovasc Surg. 2014;148:2288–93.
18. Patel N, Rafique AM, Eshaghian S, et al. Retrospective comparison of outcomes, diagnostic value, and complications of percutaneous prolonged drainage versus surgical pericardiotomy of pericardial

effusion associated with malignancy. Am J Cardiol. 2013;112:1235–9.

19. Lestuzzi C, Bearz A, Lafaras C, et al. Neoplastic pericardial disease in lung cancer: impact on outcomes of different treatment strategies. A multicenter study. Lung Cancer. 2011;72:340–7.

20. Lestuzzi C, Nicolosi GL, Biasi S, Piotti P, Zanuttini D. Sensitivity and specificity of electrocardiographic ST-T changes as markers of neoplastic myocardial infiltration. Echocardiographic correlation. Chest. 1989;95:980–5.

21. Kokudo T, Hasegawa K, Yamamoto S, et al. Surgical treatment of hepatocellular carcinoma associated with hepatic vein tumor thrombosis. J Hepatol. 2014;61:583–8.

22. Goto H, Hashimoto M, Akamatsu D, et al. Surgical resection and inferior vena cava reconstruction for treatment of the malignant tumor: technical success and outcomes. Ann Vasc Dis. 2014;7:120–6.

23. George J, Grebenik K, Patel N, Cranston D, Westaby S. The importance of intraoperative transoesophageal monitoring when operating on renal cancers that involve the right atrium. Ann R Coll Surg Engl. 2014;96:e18–9.

第 20 章

原发性心脏恶性肿瘤：流行病学和病理学

Primary Cardiac Malignancies：Epidemiology and Pathology

Stefania Rizzo，Gaetano Tiene，Marialuisa Valente，
Cristina Basso

刘霄燕　译　苏　文　审校

20.1　流行病学

心脏肿瘤多为转移瘤，原发性心脏肿瘤发病率较低，原发性恶性肿瘤则更为罕见。因此，在诊断原发性心脏恶性肿瘤之前，须进行详尽的临床及影像学检查以排除心脏外转移瘤。

须谨记，即使是良性心脏肿瘤也可能通过影响血流及引发心律失常和栓塞而导致较高的发病率和死亡率。

在过去，几乎所有的心脏肿瘤都是在死亡后被诊断的。而如今，得益于影像学诊断技术和心脏外科技术的发展，这些肿瘤可在体诊断并可通过外科手术被治愈。

心脏肿瘤的确切发病率和患病率尚不清楚。目前其患病率仍基于尸检研究。在尸检报告中，原发性心脏肿瘤的患病率为 $0.001\%\sim0.3\%$[1-7]。在一项为期 20 年（1972—1991 年）共 12 485 例尸检病例的研究中，原发性心脏肿瘤的发病率为 0.056%，继发性肿瘤的发病率为 1.23%[8]。McAllister 等对 22 项大型尸检研究的数据分析显示：原发性心脏肿瘤的发病率约为 0.02%[9]。1967—1976 年帕多瓦大学病理学研究所进行的一项研究中发现，7460 例尸检病例中 1181 例死于恶性肿瘤，其中 74 例发生了心脏转移（占所有尸检病例的 1% 和恶性肿瘤患者的 6%）。因此，尸检研究中原发性心脏肿瘤的患病率为 1∶2000，而继发性心脏肿瘤的患病率为 1∶100，继发性肿瘤/原发性肿瘤的比例约为 20∶1[10]。在一项包括 3314 例尸检病例的综述中，心脏转移性肿瘤的发生率为 2.9%，多由邻近器官直接蔓延或经血液、淋巴或腔内途径播散所致[11]。最常见的原发肿瘤是肺癌、乳腺癌和黑色素瘤[12-13]。目前的单中心研究数据不尽相同，其患病率为 $3\%\sim28.7\%$[14-16]。但这些数据可能有较高的转诊偏倚，无法反映人群发病率。根据三甲医院病理科（疑难病例最多）的数据，原发性心脏肿瘤中恶性肿瘤的发生率常被错误地高估至 30%[17]。而外科病理学数据也不可避免地低估了不需要手术（如横纹肌瘤和转移瘤）及因猝死而被发现的肿瘤的发生率。

2015 年，世界卫生组织（WHO）对心脏肿瘤的分类进行了更新（表 20.1）[1]。将心脏肿瘤分为三类：良性肿瘤或肿瘤样病变、恶性肿瘤以及心包肿瘤。心脏恶性肿瘤中主要的更新点为：因与未分化多形性肉瘤定义相似，故删除术语"恶性纤维组织细胞瘤"；将上皮样血管内皮瘤列为低度恶性血管肉瘤；对多种心脏肿瘤的细胞遗传学和分子遗传学特征进行了扩展和详述；再次引入原发性骨肉瘤和黏液肉瘤这两种亚型。近期报道显示，与大血管中的组织学类型相似，内膜肉瘤是最常见的心脏肉瘤，其特征为 *MDM2* 过表达和 *PDGFRA* 和 *EGFR* 等基因变异，这些致病基因有望成为新的治疗靶点[18]。因其还需要更深入的研究，这一临床病理特点尚未被纳入 WHO 新分类。

表 20.1　2015 年 WHO 心脏肿瘤分类

良性肿瘤或肿瘤样病变	
组织细胞样心肌病	
成熟心肌细胞错构瘤	
横纹肌瘤	8900/0
成人型富于细胞性横纹肌瘤	8904/0
心脏黏液瘤	8840/0
乳头状弹性纤维瘤	
血管瘤，非特指型	9120/0
毛细血管瘤	9131/0
海绵状血管瘤	9121/0
心脏纤维瘤	8810/0
脂肪瘤	8850/0
房室结囊性肿瘤	8454/0
炎性肌纤维母细胞瘤	8825/1
颗粒细胞瘤	9580/0
神经鞘瘤	9560/0
生殖细胞瘤	
成熟畸胎瘤	9080/0
未成熟畸胎瘤	9080/3
卵黄囊瘤	9071/3
副神经节瘤	8680/1
恶性肿瘤	
血管肉瘤	9120/3
未分化多形性肉瘤	8830/3
骨肉瘤	9180/3
黏液纤维肉瘤	8811/3
平滑肌肉瘤	8890/3
横纹肌肉瘤	8900/3
滑膜肉瘤	9040/3
混杂性肉瘤	
心脏淋巴瘤	
转移性肿瘤	
心包肿瘤	
孤立性纤维性肿瘤	8815/1
恶性	8815/3
血管肉瘤	9120/3
滑膜肉瘤	9040/3
恶性间皮瘤	9050/3
生殖细胞肿瘤	
成熟畸胎瘤	9080/0
未成熟畸胎瘤	9080/3
混合性生殖细胞瘤	9085/3

在原发性心脏肿瘤中，90％为良性，仅有10％为恶性，其中绝大多数（90％）为肉瘤，来源于心脏中的实质或间充质细胞，如血管、肌肉、结缔组织、脂肪、甚至骨骼；其余则主要为淋巴瘤和原发性心包间皮瘤。

参照帕多瓦大学的数据，有研究对不同组织分型肿瘤的流行病学和患病率进行了分析[6,10]。在1970—2010年间共连续纳入267例原发性心脏肿瘤患者，其中213例（89.5％）为良性，26例（10.5％）为恶性。这些基于活检（89.5％的患者进行了活检）的结果提示，除原发性恶性肿瘤外，目前致命性心脏肿瘤较为罕见。在良性心脏肿瘤中，多为黏液瘤（66％），其次是乳头状淋巴瘤（9.5％），且女性多见（88例，62.5％），平均年龄为54岁。在原发性恶性肿瘤中，平滑肌肉瘤和血管肉瘤最常见（各占19％），且男性多见，平均年龄为50岁。在心脏转移瘤中，最常见的是肺癌（32.5％），多伴有恶性心包积液，其次是淋巴瘤和白血病（16％）、乳腺癌（5％）、肝癌（5％）和肾癌（4％）。

比细胞分型更重要的是肿瘤与重要的心脏结构的邻近程度。肿瘤的生长方式分为以下两种：
- 壁内生长：因出现收缩和舒张功能不全，导致传导异常、心律失常以及心力衰竭。
- 腔内生长：阻塞血流、血栓栓塞或肿瘤细胞栓塞。

20.2 临床特征

心脏肿瘤患者出现心血管相关或全身症状的机制分为以下四种
- 肿瘤作用：阻塞心内血流或影响瓣膜功能。
- 局部浸润：导致心律失常或心包积液伴心脏压塞。
- 栓塞：部分肿瘤或血栓可形成栓子，引起全身或肺栓塞（栓子分别位于左心或右心）。
- 肿瘤还可能引起全身症状或血液系统异常。

此外，心脏恶性肿瘤也可能存在与转移性疾病相关的症状。在极少数情况下，心脏肿瘤的首发症状是心脏性猝死。部分肿瘤为无症状性，多在影像学检查中被偶然发现。

20.3 外科病理学

任何心脏肿块在切除前都必须要完善组织病理学检查，以明确其良、恶性和组织分型。这些信息对于恶性肿瘤的治疗选择及预后至关重要。肿块可能是肿瘤性，也可能是血栓性、钙化、脓毒性或感染性。传统组织学和组织化学染色应与免疫组织化学法（免疫组化）相结合，以明确肿瘤细胞增殖的组织学类型，尤其是对于无法切除的恶性心脏肿瘤需要在化疗前明确肿瘤的组织学类型[1]。对于罕见的心脏肉瘤，电子显微镜也有助于组织分型。建议于心血管或软组织肉瘤病理学权威机构进行咨询、会诊。手术前可通过经皮心内膜心肌活检进行组织学诊断，尤其是右心肿块。此外，心内膜心肌活检还可用于在化疗前明确无法切除的肿瘤的组织分型。

20.4　肿瘤分级与分期

由于心脏恶性肿瘤的发生率较低，尚无特定的组织学分级指标，须参考软组织肿瘤的分级[19]。法国国家抗癌中心联合会（FFNCLCC）提出了基于以下 3 个指标累积评分的组织学分级系统[20]：①肿瘤分化（1 分，肉瘤形态与正常成人的间叶组织相似；2 分，组织分型确定的肉瘤；3 分，未分化肉瘤、血管肉瘤）；②核分裂计数（1 分，每 10 个高倍视野中 0～9 个核分裂，测量范围为 0.1734 mm²；2 分，每 10 个高倍视野中 10～19 个核分裂；3 分，每 10 个高倍视野中≥20 个核分裂）；③肿瘤坏死（0 分，无坏死；1 分，<50%肿瘤坏死；2 分，≥50%肿瘤坏死）。由此得出恶性肿瘤的分级：G1，高分化（总分 2～3）；G2，中度分化（总分 4～5）；G3，低分化（总分 6～8）。

20.5　治疗与预后

即使能够完全切除，原发性心脏恶性肿瘤患者的预后也很差。辅助化疗和放疗在大多数情况下均无效，但与肉瘤相比，原发性心脏淋巴瘤患者反应较好，有更高的生存率。已有报道指出心脏移植对原发性心脏恶性肿瘤有益。对多数原发性恶性心脏肿瘤的患者来说，心脏自体移植（心脏摘除、体外肿瘤切除、心脏修复和再植入）可能是一种新的治疗选择[21]。

20.6　关键点

- 心脏肿瘤很少见，尸检研究的发病率为 0.0017%～0.33%。
- 心脏肿瘤分为原发性和继发性肿瘤。
- 继发性心脏肿瘤（转移瘤）的发病率约为原发性心脏肿瘤的 20 倍。
- 大多数原发性心脏肿瘤是良性的，多为黏液瘤，占所有心脏肿瘤的 90%。

- 最常见的原发性心脏恶性肿瘤为肉瘤。
- 心脏原发性淋巴瘤非常罕见，但生存率较高。
- 症状为非特异性，与许多其他心脏病相似。
- 临床表现取决于心脏肿瘤的大小、位置和生长类型（壁内或腔内生长）。
- 必须对所有切除的心脏肿块进行组织学检查，以明确诊断并制订合适的治疗方案。

20.7　心脏肉瘤

肉瘤是具有多种组织学形态的间叶性肿瘤，是最常见的原发性心脏恶性肿瘤[1,6-7,10,17,22-23]。其定义为：局限于心脏或心包，且无心外原发性肿瘤的证据。好发于成人，且无性别差异。

尽管右心是最常见的原发部位，但原发性心脏肉瘤可发生在所有心腔中。除血管肉瘤好发于右心房外，肿瘤的组织学类型与其在心脏内的好发部位并无相关性。与心肌相比，恶性肿瘤多发生于心内膜或心包，但肿瘤会迅速浸润心肌全层，蔓延至邻近的纵隔结构并发生转移。80％的病例首诊时即存在全身转移，尤其是肺和纵隔淋巴结转移。这使得心脏肉瘤通常无法被切除，因此预后较差，其生存时间为数周或数月。

20.7.1　血管肉瘤

定义

血管肉瘤是一种具有内皮分化功能的恶性肿瘤。根据新的 WHO 分类[1]，其可分为两种具有不同组织学和遗传学特征的类型：血管肉瘤（低分化肉瘤）和上皮样血管内皮瘤（高分化肉瘤）。

流行病学

血管肉瘤是最常见的原发性恶性心脏肿瘤，约占 40％。发病高峰年龄约为 40 岁，男性发病率略高。

肿瘤位置

好发于右心房，靠近房室沟（80％）[4,24-25]，但其他三个心腔以及心包中亦可发生肿瘤。心脏上皮样血管内皮瘤好发于心房，可表现为偶发肿块或栓塞。

临床特征

　　症状多发生于疾病晚期且为非特异性。临床症状通常与心脏压塞或继发于腔内阻塞的右心衰竭相关。累及右心时，血管肉瘤可导致右心衰竭、上腔静脉阻塞和心包积液。常见肺部转移。位于右心的肿瘤可通过心内膜心肌活检进行诊断（图 20.1）[26]。

病理学特点

　　宏观上表现为分叶状、棕红色的大肿块，伴有坏死或出血，广泛浸润心肌和心包，并突入右心腔，还可侵及下腔静脉和三尖瓣环。组织学上，2/3 的血管肉瘤为中高分化，由不规则的乳头状管腔组成，内衬多形性或非典型细胞，核分裂多见。其余 1/3 的肿瘤为低分化，无散在的管腔结构，由透明基质中间变性梭形细胞构成，可见局灶性管腔外红细胞。电子显微镜下无明显的 Weibel-Palade 小体，但可见胞饮小泡、丰富的中间纤维及部分粗面内质网和高尔基体。

　　上皮样血管内皮瘤由短束或实心巢状排列的上皮样细胞组成，其内皮细胞为含有小内腔的圆形或椭圆形细胞，且常有血管浸润。

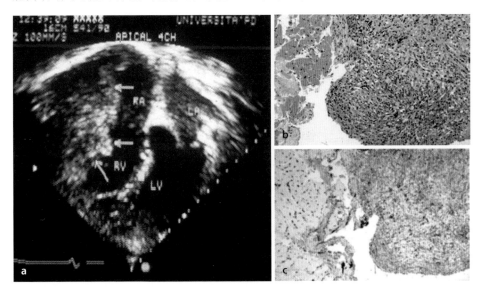

图 20.1　血管肉瘤患者，女，36 岁，临床表现为呼吸困难和发热（引自 Poletti et al[26]）。a. 二维超声心动图四腔心切面显示右心房内浸润至腔内和壁内的大肿块（6 cm×8 cm），蔓延至右心室。b. 经静脉肿瘤活检显示：多形性梭形细胞浸润心肌，其核深染。c. 血管腔中的肿瘤细胞为Ⅷ因子反应阳性

免疫组化

血管肉瘤典型的内皮标志物包括：血管性血友病因子、CD34、CD31 和 VEGF。

鉴别诊断

鉴别诊断包括纤维肉瘤、未分化多形性肉瘤和卡波氏肉瘤。检测内皮空泡或乳头状结构可有助于鉴别。免疫组化在诊断中至关重要，尤其是在未分化的肿瘤中。卡波氏肉瘤多表现为心包小结节，较少侵袭心肌。心包血管肉瘤可被误诊为间皮瘤。细胞角蛋白、钙视网膜蛋白、细胞角蛋白 5/6 及 CD31 染色可对两种肿瘤细胞群进行鉴别。因上皮样血管内皮瘤的细胞内空泡与腺癌中的液泡类似，在显微镜鉴别诊断中应予以考虑。

遗传学

肿瘤组织的分子学分析主要集中于 TP53 和 K-ras 的遗传学改变[27]。

预后

多因诊断延误和肿瘤转移而预后较差，即使接受手术及辅助治疗，患者的中位生存期不足 1 年。

> **关键点：血管肉瘤**
> - 血管肉瘤（低分化肉瘤）是最常见的原发性心脏恶性肿瘤。
> - 上皮样血管内皮瘤是其中一种恶性程度较低的亚型。
> - 男性多见，发病的高峰年龄为 40 岁。
> - 80% 患者为右心房游离壁和房室沟受累，可经心内膜心肌活检诊断。
> - 出血性肿块由内衬多形性或非典型细胞的不规则管腔结构构成，CD31、血管性血友病因子和 CD34 阳性。

20.7.2   未分化多形性肉瘤

定义

为低分代的心脏肉瘤，表现为成纤维细胞或肌纤维母细胞分化，细胞形态多样，且无特异性组织学和免疫组化标志物[1]。亦被称为恶性纤维组织细胞瘤。

流行病学

　　未分化多形性肉瘤是成人第二常见的恶性心脏肉瘤，其患病率为 24％～37.5％。无性别差异，平均患病年龄约为 45 岁（范围为 20～80 岁）。

肿瘤位置

　　常见于左心房腔内，与心脏黏液瘤类似。与房间隔相比，未分化多形性肉瘤多沿后壁生长。

临床特征

　　肿瘤大多数发生于左心，并引起与肺淤血、二尖瓣狭窄和肺静脉阻塞相关的症状和体征。全身症状和体征可能先于心脏症状出现。肿瘤也可能存在转移灶，肺、淋巴结、肾和皮肤是最常见的转移部位。

病理学特点

　　未分化多形性肉瘤以质软或硬的息肉样心内膜肿瘤为典型表现，无柄或有蒂，貌似黏液瘤，但与之不同的是未分化多形性肉瘤可形成多发性肿块。肿块可突入心房并侵及二尖瓣，也可蔓延至肺静脉和肺实质。由于存在出血和坏死，肿瘤可呈均匀的灰白色或杂色，质硬。肿瘤较少出现钙化。当多个免疫组化染色结果均不能证实肿瘤为肌源性或其他特异性分化（如内皮细胞、心肌细胞、平滑肌细胞、成纤维细胞、脂肪、神经或上皮细胞）时，可通过排除来确诊未分化多形性肉瘤。显微镜下表现为多形性细胞增殖，内含多个巨大细胞核，核分裂活性高（图 20.2）。

预后

　　因手术无法完全切除，未分化多形性肉瘤的预后非常差。化疗和放疗只能暂时缓解症状，患者的生存期一般为 5～18 个月。多数患者死于肿瘤转移或局部复发。

关键点：未分化多形性肉瘤
- 未分化多形性肉瘤为成纤维细胞或肌纤维母细胞分化且具有明显细胞多形性的恶性肿瘤，无特异性的组织学和免疫组化标志物。
- 为成人第二常见的原发性恶性心脏肉瘤，患病率为 24％～37.5％。

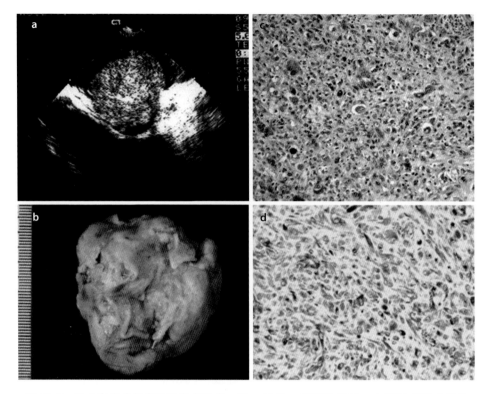

图 20.2 左心房未分化多形性肉瘤患者，男，68 岁，表现为发热，血清标志物水平升高。a. 超声心动图可见左心房腔内圆形肿块，形似黏液瘤。b. 手术切除的肿块表面粗糙、不规则。c. 组织学可见多形性细胞，内含多个巨大细胞核，并混有巨细胞和梭形细胞，核分裂率高。d. 免疫组化示肿瘤细胞波形蛋白染色阳性

- 发病无性别差异，平均发病年龄为 45 岁。
- 肿瘤好发于左心房，为腔内生长。
- 多形性细胞增殖，内含多个巨大细胞核，核分裂活性高。
- 采用排除性诊断，当免疫组化染色不能提供肿瘤细胞特异性分化的证据时，即可确诊。

20.7.3　骨肉瘤

定义

　　原发性心脏骨肉瘤起源于心脏并产生类骨质或骨质，偶伴有软骨母细胞分化。旧版 WHO 分类中，骨肉瘤被归为恶性多形性纤维组织细胞瘤/伴有骨

肉瘤分化的未分化多形性肉瘤，但新版分类将其列为一个独立的亚型[1]。其亦被称为成骨性肉瘤、成骨肉瘤或骨外骨肉瘤。

流行病学

非常罕见，约占原发性心脏肉瘤的 10%。心脏骨肉瘤的发病高峰年龄为 20～50 岁，平均发病年龄为 40 岁，且无性别差异。

肿瘤位置

原发性骨肉瘤多见于左心，可被误诊为心房黏液瘤。其次是右心房，可蔓延至腔静脉。

临床特征

因肿瘤常位于左心房，首发症状常与二尖瓣梗阻有关。已报道过的症状包括呼吸困难、胸痛、心悸、眩晕、心脏杂音和充血性心力衰竭等。

病理学特点

心脏骨肉瘤常表现为伴边缘浸润的结节性肿块。切面为异质性，质硬、白色，部分区域可有出血、坏死。可具有骨性、软骨性或成纤维细胞分化。肿瘤的成骨区域差异较大，可从分化良好且有骨小梁的肉瘤到分化差伴类骨质间质的肉瘤。约一半的病例可出现软骨肉瘤样区域。

免疫组化

大多数肿瘤细胞表达平滑肌肌动蛋白，软骨样区域可表达 S100 蛋白。上皮样区域可局灶性表达上皮细胞膜抗原。

鉴别诊断

鉴于骨肉瘤好发于左心且常伴有钙化，需要与心房黏液瘤相鉴别。

预后

预后较差，因肿瘤可早期转移至肺、皮肤和骨骼，患者的生存期多不足 1 年。

> **关键点：骨肉瘤**
> ━ 骨肉瘤可产生类骨质或骨质，偶伴有软骨母细胞分化。
> ━ 发病率占原发性心脏肉瘤的 10%。
> ━ 发病无性别差异，平均发病年龄为 40 岁。
> ━ 肿瘤好发于左心，为腔内生长。
> ━ 可见骨性、软骨性或成纤维细胞分化。

20.7.4 黏液纤维肉瘤

定义

黏液纤维肉瘤是一种高分化的心脏肉瘤，由黏液样基质内的梭形细胞构成[1,28]。亦被称为恶性黏液样纤维组织细胞瘤、纤维黏液样肉瘤或黏液样纤维肉瘤，但并非由心脏黏液瘤（多为良性）恶变而来。

流行病学

因命名众多，黏液纤维肉瘤的发病率尚未明确，但约占心脏肉瘤的 10%，成为继血管肉瘤、未分化多形性肉瘤和骨肉瘤之后的第四常见的心脏肉瘤。

肿瘤位置

常见于心房（尤其是左心房），其次为右心室和室间隔。

临床特征

心脏黏液纤维肉瘤常见于左心房，为腔内或壁内生长，可引起梗阻和二尖瓣狭窄症状。

病理学特点

黏液纤维肉瘤为心内膜肿瘤，坏死或出血少见，多为腔内生长。组织学上可表现为常位于黏液样间质中的梭形或圆形肿瘤细胞，无明显多形性（图 20.3）。

免疫组化

除了排除其他肿瘤，免疫组化染色对黏液纤维肉瘤的诊断无帮助，仅表

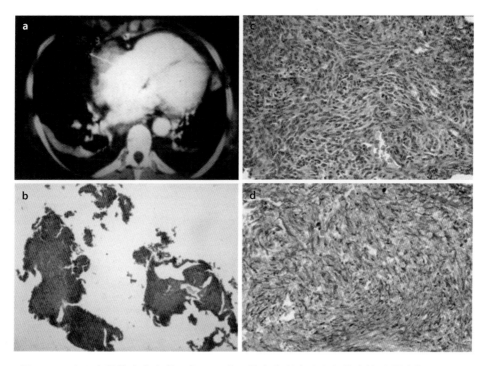

图 20.3　右心房纤维肉瘤患者，女，62 岁，临床表现为乏力和劳力性呼吸困难。a. CT 示肿块侵及右心房游离壁。b. 经静脉心内膜心肌活检可见大量活检组织。c. 高倍镜下可见纤维间质内的非典型梭形细胞。d. 肿瘤细胞为波形蛋白表达阳性

现为波形蛋白阳性。

鉴别诊断

因富含蛋白聚糖基质，黏液纤维肉瘤易与心脏黏液瘤混淆。但前者无特异性的组织学特征，因此肿瘤细胞有无多形性并不能鉴别二者。

预后

虽然通常可进行手术治疗，但患者预后很差，略好于心脏血管肉瘤。

关键点：黏液纤维肉瘤
- 高分化的心脏肉瘤，由黏液样基质内的梭形细胞构成。
- 发病率约占心脏肉瘤的 10%。
- 常见于左、右心房，多为腔内或壁内生长。

20.7.5　平滑肌肉瘤

定义

伴有平滑肌细胞分化的恶性肿瘤[1,29-30]。

流行病学

较罕见，其发病率不足原发性心脏肉瘤的 10%，且无性别差异，发病高峰年龄为 40～50 岁。

肿瘤位置

好发于左心房和肺动脉漏斗部。

临床特征

最常见的临床表现为二尖瓣梗阻导致的呼吸困难和心力衰竭。右心肿瘤还可能发生肺栓塞。

病理学特点

肿瘤外观为灰色、无蒂、质硬的肉瘤。亦可表现为腔内多发性结节。平滑肌肉瘤由致密的梭形细胞束构成，以锐角或呈 90°交错排列，染色质粗，有糖原和核周空泡。多有坏死区域和核分裂。

免疫组化

梭形细胞表现为 α 平滑肌肌动蛋白和结蛋白阳性（图 20.4）。

预后

通常进行姑息性手术治疗，并联合辅助化疗或放疗。患者的平均生存期约为 1 年。

关键点：平滑肌肉瘤
- 伴有平滑肌细胞分化的恶性肿瘤。
- 发病无性别差异，发病高峰年龄为 40～50 岁。
- 好发于左心房和肺动脉漏斗部。

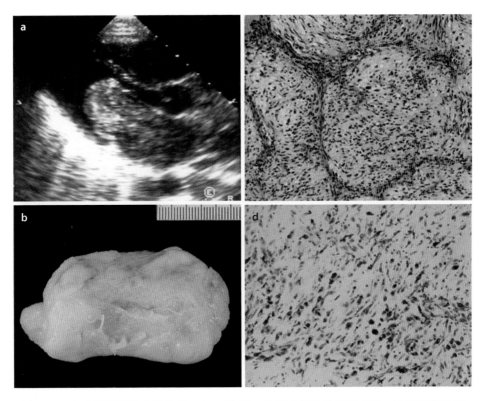

图 20.4　左心房平滑肌肉瘤患者，女，21 岁，临床表现为急性肺水肿，术前诊断为左心房黏液瘤。a. 超声心动图示舒张期左心房腔内肿块脱垂入左心室，形似心房黏液瘤。b. 手术切除的心脏肿块表面粗糙、不规则。c. 黏液样基质中的多形性细胞呈席纹状排列。d. 肿瘤细胞的免疫组化染色显示为结蛋白阳性

━━ 病理学特点为以锐角或呈 90°交错排列的梭形细胞束，α 平滑肌肌动蛋白和结蛋白阳性。

20.7.6　横纹肌肉瘤

定义

伴有横纹肌分化的恶性肿瘤[1]。横纹肌肉瘤为新发肿瘤，而非横纹肌瘤的恶变。

流行病学

横纹肌肉瘤是一种罕见的心脏肉瘤亚型（不足原发性心脏肉瘤的

5%)[31]，但仍是儿童最常见的心脏恶性肿瘤。在应用免疫组化分析之前，大部分的心脏肉瘤均被误诊为横纹肌肉瘤。

肿瘤位置

横纹肌肉瘤可发生于心脏的任何部位，但与其他心脏肉瘤相比，更多见于心室。多为心壁浸润。

临床特征

与其他心脏肿瘤一样，临床表现取决于肿瘤在心脏中的位置。心包积液、呼吸困难、传导异常和心外转移是常见的临床表现。

病理学特点

心脏横纹肌肉瘤是体积较大的浸润性肿瘤，可表现为类似于心脏黏液瘤的黏液状或凝胶状，亦可表现为质软和坏死，呈高度异质性。心脏横纹肌肉瘤可分为 2 种不同的组织学类型：胚胎性（多见于儿童和成人）和多形性（发病率低且多见于成人）。胚胎性横纹肌肉瘤是由不同数量的 PAS 阳性横纹肌细胞（蝌蚪或带状细胞）构成的小细胞肿瘤。心脏中的腺泡状横纹肌肉瘤被认为是转移性病变。心脏中亦存在具有葡萄样结构的葡萄状肉瘤[32]。电子显微镜下的诊断特征是粗、细肌丝和 Z 带。

免疫组化

结蛋白和成肌蛋白表达阳性。

鉴别诊断

鉴别诊断包括其他心脏肉瘤，尤其是儿童或青年人的未分化病灶和转移性小圆细胞肿瘤。免疫组化染色对于识别横纹肌细胞至关重要。

体细胞遗传学

细胞遗传学分析显示 *K-ras* 基因的 1 号外显子存在基因突变。

预后

因存在局部和远处转移，横纹肌肉瘤的手术切除多为姑息性，其对辅助化疗和放疗的反应也较差。特定病例可考虑进行心脏移植。

> **关键点：横纹肌肉瘤**
> - 为累及心肌、具有横纹肌分化特点的恶性肿瘤。
> - 是儿童最常见的心脏恶性肿瘤。
> - 心脏中最常见的横纹肌肉瘤为胚胎型，其特征是由大量 PAS 阳性的横纹肌细胞（蝌蚪状或带状细胞）构成的小细胞肿瘤，结蛋白和成肌蛋白表达阳性。

20.7.7　滑膜肉瘤

定义

滑膜肉瘤是由梭形细胞和上皮样细胞混合构成的双相型肿瘤，具有特征性染色体易位 t（X；18）。

流行病学

滑膜肉瘤约占所有原发性心脏肉瘤的 5%，男女发病比例为 3：1。确诊时患者的平均年龄为 37 岁（范围为 13～70 岁）。

肿瘤位置

滑膜肉瘤最常见的部位是下肢。心脏滑膜肉瘤极为罕见，多发生于心房或心包表面。右心滑膜肉瘤的发生率比左心多 2 倍[33-34]。

临床特征

临床表现缺乏特异性，故大多数病例在确诊时已为晚期。由于肿瘤的占位效应及其对肺静脉的阻塞，左心肿瘤的症状多早于右心肿瘤。

病理学特点

滑膜肉瘤外观为质硬、白色的浸润性肿瘤，伴有坏死和出血区域。肿瘤大小为 2.9～15 cm，左心肿瘤相对较小。心脏滑膜肉瘤可为双相型或单相型。后者是心脏中最常见的类型。典型的双相型滑膜肉瘤由不同比例的上皮样细胞和梭形细胞混合构成。而典型的单相型仅包含梭形细胞。

免疫组化

上皮样细胞高表达细胞角蛋白和上皮膜抗原。梭形细胞则表达波形蛋白和平滑肌肌动蛋白（局灶性表达）。二者均无 CD34 表达。

鉴别诊断

鉴别诊断包括肉瘤样间皮瘤、孤立性纤维瘤和纤维肉瘤。滑膜肉瘤与间皮瘤（另一种双相型肿瘤）的区别在于肿瘤的生长位置（间皮瘤不发生于心房内）和生长模式（滑膜肉瘤多为孤立性肿块，而间皮瘤为心包弥漫性生长）。此外，滑膜肉瘤的梭形细胞形态相对一致。SS18/SSX 转录是滑膜肉瘤的特异性标志物，并可通过逆转录酶‑聚合酶链反应（RT-PCR）进行检测[35]。

遗传学特点

90％以上的软组织滑膜肉瘤可见第 18 号染色体上的 *SYT* 基因与 X 染色体上的 *SSX1* 或 *SSX2* 基因间的相互易位 t（X；18）（p11.2；q11.2）。

预后

原发性心脏滑膜肉瘤是一种极为罕见的恶性肿瘤，局部复发和转移率高，患者的预后极差。化疗或化疗联合放疗或可提高生存率。

关键点：滑膜肉瘤

- 滑膜肉瘤是一种极为罕见且具有高度侵袭性的肿瘤，由上皮样细胞和梭形细胞构成。
- 男女发病比例约为 3∶1，平均发病年龄为 37 岁。
- 右心滑膜肉瘤的发生率比左心多 2 倍。
- 心脏滑膜肉瘤可为双相型（上皮样细胞和梭形细胞）或单相型（仅梭形细胞），后者是心脏中最常见的类型。上皮样细胞表达细胞角蛋白和上皮膜抗原，而梭形细胞则表达波形蛋白和平滑肌肌动蛋白。
- 90％以上的软组织滑膜肉瘤中可见 X 染色体和第 18 号染色体易位。

20.7.8 混杂性肉瘤

定义

混杂性肉瘤包括罕见的原发性心脏肉瘤：恶性外周神经鞘瘤（MPNST）、脂肪肉瘤、骨外尤因肉瘤/原始神经外胚层肿瘤/尤因肿瘤家族（EFT）、癌肉瘤、结缔组织增生性小圆细胞肿瘤（DSRCT）、肾外横纹肌样瘤/恶性肾外横纹肌样瘤（MERT）和软骨肉瘤[1]。

20.8　原发性心脏淋巴瘤

20.8.1　定义

原发性心脏淋巴瘤为仅累及心脏和（或）心包的结外非霍奇金淋巴瘤。

20.8.2　流行病学

原发性心脏淋巴瘤约占所有原发性心脏肿瘤的 1%，中位发病年龄为 60岁，男女发病比例约为 3：1，并且不局限于免疫缺陷人群[36]。

20.8.3　肿瘤位置

原发性心脏淋巴瘤可发生于所有心腔，但约有 2/3 的病例累及右心房，表现为壁内生长的白色浸润性肿块，可延伸至心包，并伴有大量心包积液。

20.8.4　临床特征

临床表现通常为急性起病，伴有胸痛、心包积液、充血性心力衰竭、心律失常、晕厥，甚至完全性房室传导阻滞。

20.8.5　病理学特点

肿瘤体积较大，多浸润心肌并形成多个腔内息肉样结节，最终可填满心腔。由于灰白色肿瘤浸润，心包多表现为增厚，并伴有大量心包积液。

20.8.6　免疫组化

最常见的组织病理学亚型（约占 80%）是 CD20 阳性的弥漫性大 B 细胞淋巴瘤，其余 20% 则为 CD3 阳性的 T 细胞淋巴瘤。免疫细胞化学染色、细胞遗传学分析、聚合酶链反应可通过检测单克隆细胞存在与否对反应性淋巴细胞增生和 B⁻/T⁻ 细胞淋巴癌进行鉴别诊断。

20.8.7　鉴别诊断

鉴别诊断包括原发性纵隔大 B 细胞淋巴瘤的继发性心脏受累和原发性心

脏肉瘤。

20.8.8　预后

预后差，患者的平均生存期为 7 个月。化疗可改善患者发生率（图 20.5）。

20.8.9　关键点：原发性心脏淋巴瘤

- 为原发性且仅累及心脏和心包的结外非霍奇金淋巴瘤。
- 淋巴瘤继发性心脏受累比原发性心脏淋巴瘤更为常见。
- 原发性心脏淋巴瘤常累及右心和一个以上的心腔。
- CD20 阳性的弥漫性大 B 细胞淋巴瘤是最常见的亚型。
- 化疗是主要的治疗方法。

20.9　心包肿瘤

在 WHO 分类[1] 中，心包肿瘤主要包括孤立性纤维性肿瘤、恶性间皮瘤、生殖细胞肿瘤、肉瘤（血管肉瘤和滑膜肉瘤）和转移性心包肿瘤。

心包肿瘤多为转移性，或由周围组织原发性肿瘤（常见于肺癌、乳腺癌、黑色素瘤或血液系统恶性肿瘤）蔓延所致。

心包畸胎瘤和恶性间皮瘤是最常见的原发性心包肿瘤。

心包肿瘤会引起与心包积液相关的症状。

确诊须结合细胞学流体分析和组织学心包活检。

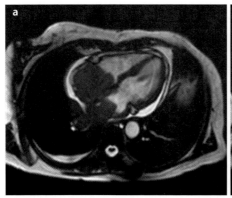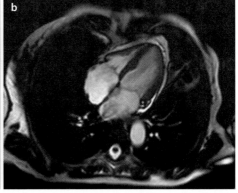

图 20.5　原发性心脏非霍奇金淋巴瘤磁共振成像。a. 确诊时，肿瘤累及双心房，并延伸至肺静脉。b. R-CHOP 化疗后完全缓解

20.9.1　孤立性纤维性肿瘤

定义

具有血管外皮细胞瘤样结构的梭形细胞瘤。亦被称为局灶性纤维性肿瘤或血管外皮细胞瘤。

肿瘤位置

孤立性纤维性肿瘤通常来源于胸膜，但也可发生于其他部位。亦有罕见病例报道肿瘤来源于心包和心脏内[37]。

临床特征

临床特征与心包肿瘤效应相关，包括心包炎和心包积液。

病理学特点

孤立性纤维性肿瘤质硬、边界清。组织病理学检查可见具有血管外皮细胞瘤样结构的梭形细胞增殖。细胞丰富的区域通常与黏液样或纤维样区域交替存在。

免疫组化

孤立性纤维性肿瘤为 CD34 阳性。STAT6 核表达是其特异性和敏感性较高的标志物。

鉴别诊断

心包恶性间皮瘤为弥漫性生长，且有角蛋白和钙视网膜蛋白反应性。纤维肉瘤往往为单形性，且 CD34 阴性。单相型滑膜肉瘤为较低分化肿瘤，具有角蛋白反应活性。

预后

尽管存在术后复发或局部扩散，但总体预后良好。

> **关键点：孤立性纤维性肿瘤**
> ━ 为细胞丰富区和细胞疏松区交替存在且具有血管外皮细胞瘤样结构的梭形细胞肿瘤。

— 弥漫性 CD34 和 STAT6 阳性。

— 预后良好。

20.9.2 恶性间皮瘤

定义

为来自间充质组织、表现为间皮细胞分化的恶性肿瘤。原发性心包间皮瘤的诊断须满足除淋巴结转移外，无心包外肿瘤存在。

流行病学

在所有恶性间皮瘤中，心包间皮瘤仅占不足 1%，但却是最常见的原发性心包肿瘤，男性多发，平均发病年龄为 45 岁。恶性间皮瘤的危险因素包括石棉暴露、放疗等。

临床特征

临床症状多由心脏受压和舒张受限，或因血性心包积液或肿瘤直接浸润导致周围组织受压而引起。不推荐进行细胞学检查。尽管临床数据和影像学检查对心包间皮瘤的诊断非常有帮助，但确诊仍依赖于心包活检或尸检[38]。

病理学特点

宏观上，心包恶性间皮瘤可表现为局灶性结节，可填充于心包腔或于心包表面弥漫性扩散并包裹心脏和大血管。组织学多为上皮样细胞，组成小管和乳头状结构。也可见肉瘤样变。超微结构显示间皮瘤细胞含有微绒毛。

免疫组化

间皮抗原如钙视网膜蛋白和细胞角蛋白 5/6 的表达有助于诊断。腺癌标志物（如癌胚抗原）为阴性。

鉴别诊断

间皮瘤和转移性腺癌之间的鉴别较为困难，常需要结合免疫组化进行鉴别。与反应性间皮细胞增殖的鉴别也较为困难。可能与间皮瘤相混淆的恶性肿瘤包括心包血管肉瘤（可引起显著的间皮反应）、孤立性纤维性肿瘤和滑膜肉瘤。间皮瘤无滑膜肉瘤特异性的 X；18 染色体易位。

预后

心包间皮瘤患者的中位生存期约为 6 个月[39]。

关键点：恶性间皮瘤
- 原发性恶性心包间皮瘤极为罕见；但却是心包最常见的原发性恶性肿瘤。
- 石棉暴露与心包间皮瘤之间并无明确的关系。
- 男女发病比例为 3：1，平均发病年龄为 45 岁。
- 肿瘤进行性包裹心脏可导致呼吸困难和胸痛，通常伴有心包缩窄和（或）心脏压塞的临床症状。
- 预后很差。

20.9.3　生殖细胞肿瘤

定义

发生于心肌或心包腔内的生殖细胞来源的肿瘤。

流行病学

绝大多数生殖细胞肿瘤为良性畸胎瘤，其余为卵黄囊瘤。畸胎瘤好发于婴儿和儿童。成人非常罕见，发生率＜1%[40-41]，发病高峰年龄为 20～30 岁，男性多发。

肿瘤位置

约 90% 的心脏畸胎瘤会累及心包[1]。

临床特征

主要临床症状与心包积液相关。心肌内畸胎瘤表现为充血性心力衰竭或心律失常。

病理学特点

肿瘤为多囊性和分叶状，内含实质区。肿瘤大小从数毫米至 15 厘米不等。

　　组织学上，畸胎瘤由不同程度的三胚层（内胚层、外胚层和中胚层）构成。如果超过 50% 的瘤体为分化良好的结构，则为成熟畸胎瘤。未成熟畸胎瘤的分化程度较低，其成分类似于胎儿组织。在良性畸胎瘤中亦可见到具有卵黄囊瘤特征的恶变区域。

免疫组化

　　甲胎蛋白阳性可提示生殖细胞肿瘤。

鉴别诊断

　　心脏畸胎瘤需要与房室结囊性肿瘤相鉴别；但后者无中胚层或外胚层结构。

预后

　　复发或恶变较为少见。其预后取决于肿瘤恶变区域的扩展。卵黄囊瘤可早期转移并侵犯周围组织或器官。

> **关键点：生殖细胞肿瘤**
> ■ 生殖细胞来源的肿瘤，含内胚层、中胚层和外胚层结构。
> ■ 好发于儿童。
> ■ 大多为心包内良性畸胎瘤。
> ■ 可存在分泌甲胎蛋白的恶变区域（"卵黄囊瘤"）。
> ■ 预后取决于这些恶性区域。

参考文献

1. Travis WD, Brambilla E, Burke AP, Marx A, Nicholson AG. WHO classification of tumours of the lung, thymus and heart. Pleura: IARC Press; 2015.
2. Reynen K. Frequency of primary tumors of the heart. Am J Cardiol. 1996;77:107.
3. Roberts WC. Primary and secondary neoplasms of the heart. Am J Cardiol. 1997;80:671–82.
4. Burke AP, Virmani R. Tumours of the heart and great vessels. 3rd ed. Washington, DC: Armed Forces Institute of Pathology; 1996.
5. Burke A, Jeudy Jr J, Virmani R. Cardiac tumours: an update. Heart. 2008;94:117–23.
6. Basso C, Valente M, Thiene G. Cardiac tumor pathology. New York: Springer Humana Press; 2013.
7. Basso C, Rizzo S, Valente M, Thiene G. Cardiac masses and tumours. Heart 2016; 102:1230-45.
8. Lam KY, Dickens P, Chan AC. Tumors of the heart. A 20-year experience with a review of 12,485 consecutive autopsies. Arch Pathol Lab Med. 1993;117:1027–31.
9. McAllister HA, Hall RJ, Cooley DA. Tumors of the heart and pericardium. Curr Probl Cardiol. 1999;24:

57–116.

10. Basso C, Valente M, Thiene G. Tumori del cuore. Monografie di Cardiologia. Società Italiana di Cardiologia. Novate-Milan: Arti Grafiche Color Black; 2005.

11. Abraham KP, Reddy V, Gattuso P. Neoplasms metastatic to the heart: review of 3314 consecutive autopsies. Am J Cardiovasc Pathol. 1990;3:195–8.

12. Goldberg AD, Blankstein R, Padera RF. Tumors metastatic to the heart. Circulation. 2013;128:1790–4.

13. Bussani R, De-Giorgio F, Abbate A, Silvestri F. Cardiac metastases. J Clin Pathol. 2007;60:27–34.

14. Bossert T, Gummert JF, Battellini R, Richter M, Barten M, Walther T, Falk V, Mohr FW. Surgical experience with 77 primary cardiac tumors. Interact Cardiovasc Thorac Surg. 2005;4:311–5.

15. Centofanti P, Di Rosa E, Deorsola L, Dato GM, Patanè F, La Torre M, Barbato L, Verzini A, Fortunato G, di Summa M. Primary cardiac neoplasms: early and late results of surgical treatment in 91 patients. Ann Thorac Surg. 1999;68:1236–41.

16. Burazor I, Aviel-Ronen S, Imazio M, Markel G, Grossman Y, Yosepovich A, Adler Y. Primary malignancies of the heart and pericardium. Clin Cardiol. 2014;37:582–8.

17. Basso C, Valente M, Poletti A, Casarotto D, Thiene G. Surgical pathology of primary cardiac and pericardial tumours. Eur J Cardiothorac Surg. 1997;12:730–7.

18. Neuville A, Collin F, Bruneval P, Parrens M, Thivolet F, Gomez-Brouchet A, Terrier P, de Montpreville VT, Le Gall F, Hostein I, Lagarde P, Chibon F, Coindre JM. Intimal sarcoma is the most frequent primary cardiac sarcoma: clinicopathologic and molecular retrospective analysis of 100 primary cardiac sarcomas. Am J Surg Pathol. 2014;38:461–9.

19. Fletcher CDM, Unni KK, Mertens F. World health organization classification of tumours. Pathology and genetics of tumours of soft tissue and bone. Lyon: IARC Press; 2002.

20. Trojani M, Contesso G, Coindre JM, Rouesse J, Bui NB, de Mascarel A, Goussot JF, David M, Bonichon F, Lagarde C. Soft-tissue sarcomas of adults: study of pathological prognostic variables and definition of a histopathological grading system. Int J Cancer. 1984;33:37–42.

21. Reardon MJ, Walkes JC, Benjamin R. Therapy insight: malignant primary cardiac tumors. Nat Rev Cardiol. 2006;3:548–53.

22. Burke AP, Cowan D, Virmani R. Primary sarcomas of the heart. Cancer. 1992;69:387–95.

23. Donsbeck AV, Ranchere D, Coindre JM, Le Gall F, Cordier JF, Loire R. Primary cardiac sarcomas: an immunohistochemical and grading study with long-term follow-up of 24 cases. Histopathology. 1999;34:295–304.

24. Rao U, Curtin J, Ryding A. Primary angiosarcoma of the heart. Heart. 2013;99:1878–9.

25. Hermann MA, Shankerman RA, Edwards WD, Shub C, Schass HV. Primary cardiac angiosarcoma: a clinicopathologic study of six cases. J Thorac Cardiovasc Surg. 1992;103:655–64.

26. Poletti A, Cocco P, Valente M, Fasoli G, Chioin R, Thiene G. In vivo diagnosis of cardiac angiosarcoma by endomyocardial biopsy. Cardiovasc Pathol. 1993;2:89–91.

27. Garcia JM, Gonzalez R, Jm S, Dominguez G, Vegazo IS, Gamallo C, Provencio M, España P, Bonilla F. Mutational status of K-ras and TP53 genes in primary sarcomas of the heart. Br J Cancer. 2000;82:1183–5.

28. Basso C, Stefani A, Calabrese F, Fasoli G, Valente M. Primary right atrial fibrosarcoma diagnosed by endocardial biopsy. Am Heart J. 1996;131:399–402.

29. Mazzola A, Spano JP, Valente M, Gregorini R, Villani C, Di Eusanio M, Ciocca M, Minuti U, Giancola R, Basso C, Thiene G. Leiomyosarcoma of the left atrium mimicking a left atrial myxoma. J Thorac Cardiovasc Surg. 2006;131:224–6.

30. Pessotto R, Silvestre G, Luciani GB, Anselmi M, Pasini F, Santini F, Mazzucco A. Primary cardiac leiomyosarcoma: seven-year survival with combined surgical and adjuvant therapy. Int J Cardiol. 1997;60:91–4.

31. Hui KS, Green LK, Schmidt WA. Primary cardiac rhabdomyosarcoma: definition of a rare entity. Am J Cardiovasc Pathol. 1988;2:19–29.

32. Hajar R, Roberts WC, Folger Jr GM. Embryonal botryoid rhabdomyosarcoma of the mitral valve. Am J Cardiol. 1986;57:376.

33. Nicholson AG, Rigby M, Lincoln C, Meller S, Fisher C. Synovial sarcoma of the heart. Histopathology. 1997;30:349–52.

34. Varma T, Adegboyega P. Primary cardiac synovial sarcoma. Arch Pathol Lab Med. 2012;136:454–8.

35. Hazelbag HM, Szuhai K, Tanke HJ, Rosenberg C, Hogendoorn PC. Primary synovial sarcoma of the heart:

a cytogenetic and molecular genetic analysis combining RT-PCR and COBRA-FISH of a case with a complex karyotype. Mod Pathol. 2004;17:1434–9.

36. Petrich A, Cho SI, Billett H. Primary cardiac lymphoma: an analysis of presentation, treatment and outcome patterns. Cancer 2011; 117: 581–9.

37. Bortolotti U, Calabro F, Loy M, Fasoli G, Altavilla G, Marchese D. Giant intrapericardial solitary fibrous tumor. Ann Thorac Surg. 1992;54:1219–20.

38. Nilsson A, Rasmuson T. Primary pericardial mesothelioma: report of a patient and literature review. Case Rep Oncol. 2009;2:125–32.

39. Sardar MR, Kuntz C, Patel T, Saeed W, Gnall E, Imaizumi S, Lande L. Primary pericardial mesothelioma unique case and literature review. Tex Heart Inst J. 2012;39:261–4.

40. Luk A, Ahn E, Vaideeswar P, Butany JW. Pericardial tumors. Semin Diagn Pathol. 2008;25:47–53.

41. Bruce CJ. Cardiac tumours: diagnosis and management. Heart. 2011;97:151–60.

第 21 章
原发性心脏恶性肿瘤的诊断：超声心动图

Diagnosis of Primary Cardiac Malignancies：Echocardiography

Paolo Pino，Chiara Lestuzzi

王佳丽　译　郭春艳　审校

21.1　超声心动图

21.1.1　经胸超声心动图

心脏恶性肿瘤通常是在经胸超声心动图检查时被发现，也可能因出现临床症状或在常规筛查中被发现[1-5]。超声心动图具有较高的空间和时间分辨率，能够准确显示肿瘤的解剖学和病理学特点：位置、形态学（大小、形状）、活动性以及与邻近心脏结构的关系，也可以判定肿瘤栓塞的风险和对血流动力学的影响[6-7]。

- 多数情况下，心脏肿瘤表现为心腔内的异常肿块。超声心动图对心腔内病变的敏感性最高，因为肿瘤和心腔内血流回声反差明显，因此肿瘤很容易被发现。而心肌内病变和不伴有心包积液的心包肿瘤容易被漏诊，因为肿块与心脏结构本身缺少反差。

- 当超声心动图显示心腔内占位病变时进行系统评估非常重要，鉴别诊断包括：伪影、心脏正常结构或变异、血栓、赘生物、良性和转移性肿瘤[8]。临床表现可提示血栓诊断（如心房颤动、心房增大、室壁瘤），或者提示赘生物（如发热），因此结合临床情况分析超声心动图结果十分重要。

- 超声心动图提供的组织学信息有限，即使是经验丰富的超声心动图医生也很难通过超声心动图识别占位的性质。为明确占位的性质，建议考虑以下 4 个因素[9]：
  ① 组织病理学的发病率（术后病理学检查显示约 10% 的原发性心脏肿瘤为恶性，其中绝大多数为肉瘤，仅有 10% 为淋巴瘤）。
  ② 患者的发病年龄（横纹肌瘤和纤维瘤是儿童最常见的肿瘤）。
  ③ 肿瘤的位置（见下文及框 1）。
  ④ 利用彩色多普勒和心脏超声造影对心脏肿块的回声、有无钙化及血运情况进行无创评估。

- 部分肿瘤存在明显的好发部位（框 1）。
  - 血管肉瘤好发于右心并常累及心包。
  - 多形性肉瘤常累及左心房（好发于左心房顶部或侧壁）。
  - 平滑肌肉瘤常累及肺动脉和左心房。
  - 淋巴瘤常累及右心，表现为右心腔内肿块或肿块浸润室壁。

- 原发性恶性肿瘤的超声心动图表现缺乏特异性，超声心动图无法提供可靠的"无创性组织学诊断"。尽管如此，部分超声心动图表现可提示恶性肿瘤（框 2 和图 21.1 至图 21.3）。

- 肿块体积大，无蒂且基底部较宽，边界不清（如右心房肉瘤通过三尖瓣侵及右心室）。

- 直接浸润室壁，常向心腔内、心包及心外蔓延。

- 肿块为多发且形状不规则、质地不均匀，超声心动图表现为混合性回声，主要为伴有积液的囊性回声，符合血管瘤特征。

- 在超声心动图实时显像中运动缓慢表明肿块的僵硬度高，提示恶性肿瘤可能。

框 1 根据肿块的位置对心脏恶性肿瘤进行初步诊断

- 右心房：血管肉瘤、脂肪肉瘤、淋巴瘤。
- 左心房：组织细胞瘤、平滑肌肉瘤、骨肉瘤。
- 心室：横纹肌肉瘤、淋巴瘤。
- 肺动脉：平滑肌肉瘤。
- 心包：血管肉瘤、间皮瘤。

框 2 提示恶性肿瘤的超声心动图特征

- 肿瘤体积大、基底部较宽。
- 瘤体通常无蒂。
- 边界不清。
- 室壁浸润，向心腔或心包蔓延。
- 形态：多发肿瘤体，形状不规则，质地不均匀。
- 活动性：肿瘤浸润及基底部较宽导致其活动性差。
- 心包积液伴心包腔内肿物。

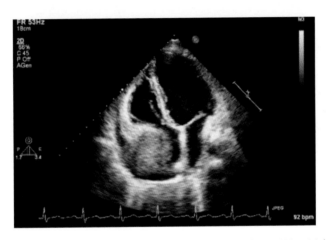

图 21.1　右心房肿块。经胸超声心动图收缩期心尖四腔心切面可见一回声不均匀的巨大肿块浸润右心房侧壁。肿块侵及右心房和心包（心包积液）。上述超声心动图特征提示为恶性肿瘤。病理学检查结果为高度恶性肉瘤，符合血管肉瘤的诊断

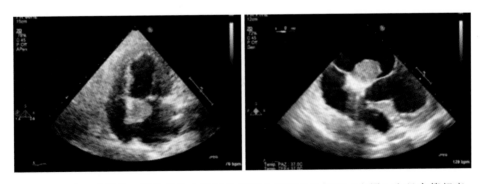

图 21.2　左心房肿块。经胸超声心动图收缩期心尖四腔心切面（左图）和经食管超声心动图收缩期食管中段四腔心切面（右图）可见房间隔巨大肿块，靠近二尖瓣未累及卵圆窝。肿块无蒂，基底部较宽。上述超声心动图特征提示为恶性肿瘤。病理学检查结果为黏液瘤

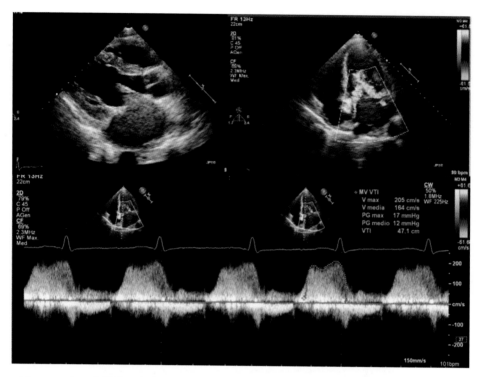

图 21.3 左心房肿块（肉瘤）。经胸超声心动图舒张期左心室长轴和彩色多普勒四腔心切面可见一侵及左心房的巨大肿块经二尖瓣向左心室突出。彩色和频谱多普勒超声提示二尖瓣梗阻，类似于二尖瓣狭窄（平均压差 12 mmHg）

- 若腔静脉和肺静脉未发现肿块，则心房原发性肿瘤的可能性很高。
- 累及心包并伴有心包积液是恶性肿瘤的常见表现。

> 原因不明的心包积液高度怀疑恶性肿瘤[10]。

21.2 超声心动图声学造影剂

超声心动图声学造影剂可通过肺循环强化内含血管的肿块，因此可以用来增强肿瘤回声（图 21.4 至图 21.7）。

利用调整灰阶可对心脏肿瘤的超声心动图灌注成像进行量化，从而提高超声心动图对心脏肿瘤的分辨能力。

- 恶性和血供丰富的肿瘤信号明显增强，定量分析显示灌注量大于邻近心肌。
- 间质肿瘤与邻近心肌相比为低增强。
- 血栓无增强。

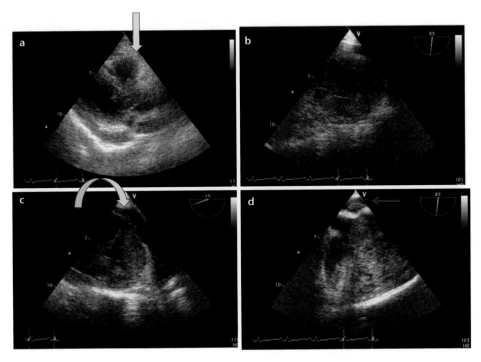

图 21.4　心脏肿瘤（血管肉瘤）向心腔内和心包腔浸润。a. 剑下切面可见肿瘤为低回声。b. 注射声诺维®后肿瘤回声增强。c. 声诺维®使肿瘤的血管显像。d. 声诺维®使肿瘤血管的彩色多普勒信号增强（经允许引自 Lestuzzi C，in Ecocardiografia clinica，Piccin，Padova 2014）

- 造影剂既可用于诊断，也可应用于抗肿瘤治疗后的随访，多用于抗血管生成治疗或血管毒性药物治疗后的随访[11-20]。
- 目前，只有少数的病例报道将造影剂应用到心脏肿瘤的诊断中，根据临床经验，其有助于鉴别心房的低回声肿物，并可使血供丰富病变的多普勒信号增强。
- 造影剂在诊断心脏肿瘤中的应用与心内科常用的检查血栓或评估心肌灌注的方法略有不同。
  - 应静脉注射小剂量造影剂（0.5 ml），随后快速注射 5 ml 生理盐水。
  - 数秒钟后右心显影，再经过数分钟后左心显影，此阶段心腔内肿块为负（暗）影。
  - 约 3 min 后，心腔内造影剂逐渐消失，肿块回声增强。其增强程度取决于血管数量和肿瘤内是否存在坏死区。
  - 造影剂在肿瘤内常常消退缓慢，因此可以在数分钟内对增强的肿块进行检查。

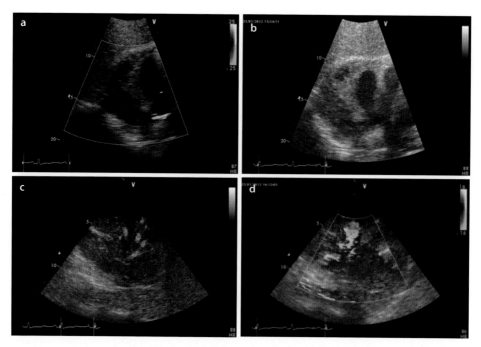

图 21.5　与图 21.1 为同一病例。a. 经胸超声心动图左心室长轴切面显示心腔内肿块（箭头）和心包内肿块无法明确区分。b-d. 经食管超声心动图可见右心房壁广泛浸润（b）。曲线箭头所示心包肿物经心房壁突入右心室。d. 右心房肿块延伸至左心房（红色箭头）（经允许引自 Lestuzzi et al. Future Cardiology 2015，Volume 11，Issue 4，pp. 485-500）

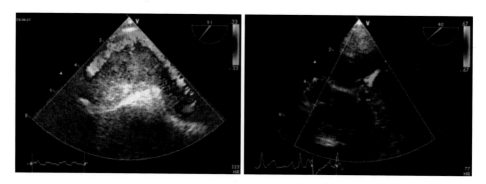

图 21.6　经食管超声心动图可见右心房肿块（低度恶性血管肉瘤）侵及下腔静脉，导致下腔静脉浸润和次全闭塞（左图）。左心房肿块（平滑肌肉瘤）侵及肺静脉（右图）（经允许引自 Lestuzzi et al. Future Cardiology 2015，Volume 11，Issue 4，pp. 485-500）

　　— 如果肿块回声减弱，可再次注射造影剂。

　　— 造影剂最常用于使经胸超声心动图更好地显示心房肿瘤，并有助于鉴别血栓和肿瘤。然而，即使应用造影剂，仍很难区分良、恶性

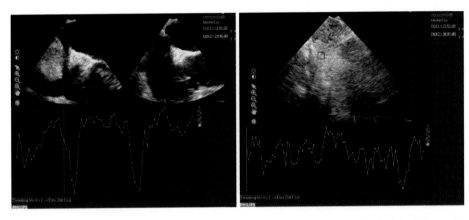

图 21.7　右心房肿块经食管超声心动图。在造影剂增强过程中通过定量分析软件对两个感兴趣区域（红色和绿色）的心肌血容量进行评估，从而获得时间-强度曲线。分贝的增加取决于肿物的血供丰富程度（黏液瘤）

　　肿瘤。

- 利用造影剂对心脏肿块进行直观的定性分析或行定量分析，通过定量分析软件评估心腔对比增强过程中心肌血容量，从而获得时间-强度的定量分析曲线[20]。

21.3　经食管超声心动图（TEE）

　　组织谐波成像改善了经胸超声心动图声窗不理想患者的图像质量。然而小的肿瘤仍可能漏诊。

- TEE 可比经胸超声心动图更敏感地探查心脏后方的结构异常，尤其是心房、房间隔和肺静脉。
- TEE 可以更准确地评估心脏肿物的大小、形状、活动度以及与其他心脏结构的关系。
  - 这对于评估实体瘤进行外科手术的可行性和制订干预策略是必需的。
- TEE 可以发现心脏内微小肿瘤[21]。
- TEE 常用于评估心房肿物是否侵及腔静脉或肺静脉。
- TEE 可用于引导和监测经静脉穿刺活检。
- 心房肿瘤患者经抗肿瘤治疗后，应行 TEE 随访以评估肿瘤大小变化并及早发现肿瘤局部复发。

21.4　三维超声心动图（3D-ECHO）

近年来，三维经胸、经食管超声心动图已成为一种新的心脏影像学诊断工具，其采用近 3000 个压电元件组成的 3DE 矩阵排列换能器。

- 目前，采用 3D-ECHO 不需要进行"人工重建"即可对肿块的形态、体积及空间结构进行评估。
- 剪切功能可以对肿物进行无创"切割"，便于更好地评估肿物内坏死区域的形态特征，及其与心脏结构的关系。
- 虽然经胸和经食管超声心动图均可进行三维重建，但经胸超声心动图在声窗较差的患者中图像质量较差，因此首选三维经食管超声心动图[21-28]。
- 然而，目前对于检查体积较小的肿瘤和心肌内肿物经胸超声心动图三维成像的分辨率和图像质量还不够理想。

⊙ **因此，目前仍使用标准二维经胸和经食管超声心动图来识别心脏肿瘤。**

21.5　局限性

很多正常的心脏结构变异（通常定义为假性肿瘤）可能被误诊为病理性改变。

很多正常的心脏结构难以与心脏肿瘤区分：下腔静脉瓣、Chiari 网、界嵴、左心耳与左上肺静脉之间的组织凸起（被称为 Coumadin 嵴）、房间隔脂肪浸润即脂肪瘤样房间隔肥厚。

界嵴是沿右心房后侧壁延伸的纤维肌性隆起，利用经食管或三维超声心动图可以较准确地鉴别右心房肿物和增厚的界嵴[29-31]。

横窦由位于心脏基底部的心包折返而形成，超声心动图显示为肺动脉、升主动脉和左心房之间小的无回声间隙，被心包脂肪浸润时可被误诊为肿瘤。

最易被误诊的是良性和恶性肿瘤（图 21.8 和图 21.9）。

- 最常见的心脏良性肿瘤（黏液瘤）绝大多数是有蒂的，且附着于左心房的房间隔。因此，任何宽基底和（或）位于其他部位（右心房、左心房顶部或侧壁）的肿块均应考虑恶性肿瘤[1-5,32-33]，尽管这一理论不总是正确的。
- 其他成像技术如 CT、MRI 以及 PET 也常用于鉴别肿瘤的良恶性以及恶性肿瘤的转移程度。与超声心动图不同的是，CT 和 MRI 可以鉴别出组织成分，从而更好地识别实体、液体、出血和脂肪瘤[8,34-36]。

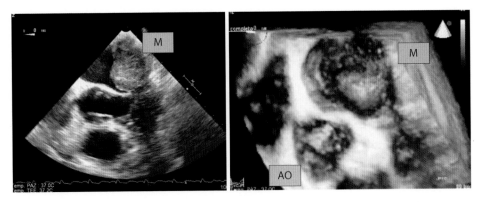

21.8 左心房肿块经食管超声心动图。探头位于食管上段（左图）和三维重建（右图）后可见左心房侧壁巨大肿物（M）。肿物基底宽且无蒂。提示为恶性肿瘤。病理学检查结果为黏液肉瘤

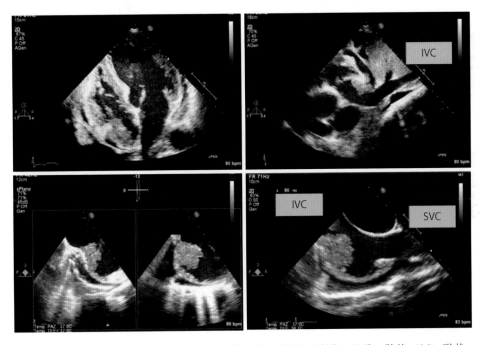

21.9 右心房肿物。经胸（上图）和经食管超声心动图（下图）显示：肿块（M）形状不规则，质地不均匀，浸润右侧壁（在双平面成像中清晰可见，左下图）。下腔静脉（IVC）和上腔静脉（SVC）未侵及（双腔静脉切面，右下图）

— 对于恶性肿瘤，明确病理诊断对于制订治疗方案至关重要。
  — 因转移而不能切除的肿瘤，应尽快进行活检，以便选择最合适的抗肿瘤治疗方案。

- 经食管超声心动图和心腔内超声在心脏肿物诊断性活检、引导经皮穿刺活检等有创性操作中发挥重要作用[37-40]。

- 操作过程中进行实时成像可以提高安全性、极大地降低损伤周围组织的风险，并可将活检钳准确引导至肿瘤（而非血栓）从而提高检出率，活检损伤导致的血栓也能够被迅速发现并治疗（图 21.10）。

- 可通过经静脉活检或心包/胸腔积液的细胞学检查明确诊断淋巴瘤、骨髓活检通常为阴性[2]。

- 组织病理学分析需要一段时间（通常 7～10 天）进行标本固定和组织制备。肉瘤是极为罕见的肿瘤，因此，明确特殊肿瘤的组织学特点和恶性程度需要丰富的临床经验和专业知识，专科会诊有助于诊断[41]。

巨大心脏肿瘤会严重影响循环系统，需要急诊外科手术。在这种情况下，应尝试根治性切除。若不可行，也应尽可能切除所有肿块，取较大的标本进行病理学分析。

如果肿块较小，通常无法进行活检但容易被完全切除。此时外科医生应该完整切除肿瘤和周围一定范围内的正常组织，并进行标记便于病理科医生对肿瘤进行定位。病理科医生不仅要检查肿瘤组织还要检查肿瘤边缘的正常组织，评估其是否被肿瘤浸润。

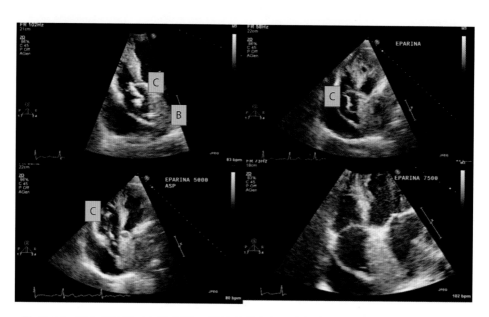

图 21.10 双心房肿物（血管肉瘤）。活检过程中行经胸超声心动图可见活检钳（B）损伤导致的活动性血凝块（C），用普通肝素（EPARINA）和血栓抽吸（ASP）进行治疗。右下图中未发现血凝块

参考文献

1. Valente ML, Rizzo S, Leone O, Basso C. Primary malignant tumors of the heart. In: Basso C, Valente ML, Thiene G, editors. Cardiac tumor pathology. New York: Springer (Humana Press); 2013. p. 73–89.
2. Miguel CE, Bestetti RB. Primary cardiac lymphoma. Int J Cardiol. 2011;149:358–63.
3. Jain D, Maleszewski JJ, Halushka MK. Benign cardiac tumors and tumorlike conditions. Ann Diagn Pathol. 2010;14:215–30.
4. Goswami KC, Shrivastava S, Bahl VK, Saxena A, Manchanda SC, Wasir HS. Cardiac myxomas: clinical and echocardiographic profile. Int J Cardiol. 1998;63:251–9.
5. Mazzola A, Spano JP, Valente M, et al. Leiomyosarcoma of the left atrium mimicking a left atrial myxoma. J Thorac Cardiovasc Surg. 2006;131:224–6.
6. Elbardissi AW, Dearani JA, Daly RC. Embolic potential of cardiac tumors and outcome after resection: a case–control study. Stroke. 2009;40:156–62.
7. Parissis JT, Zezas S, Sfiras N. An atypical left atrial myxoma causing intracavitary pressure gradient and typical diastolic transmitral flow of severe mitral stenosis. Int J Cardiol. 2005;102:165–7.
8. Tao TY, Yahyavi-Firouz-Abadi N, Singh GK, Bhalla S. Pediatric cardiac tumors: clinical and imaging features. Radiographics. 2014;34:1031–46.
9. Bruce CJ, Otto CM. The practice of clinical echocardiography. 4th ed. Amsterdam: Elseiver; 2012. p. 902–4.
10. Lee CH, Chan GS, Chan WM. Unexplained recurrent pericardial effusion: a lethal warning? Heart. 2003;89, e11.
11. Lassau N, Chami L, Chebil M, et al. Dynamic contrast- enhanced ultrasonography (DCE-US) and anti-angiogenic treatments. Discov Med. 2011;11(56):18–24.
12. Lepper W, Shivalkar B, Rinkevich D, Belcik T, Wei K. Assessment of the vascularity of a left ventricular mass using myocardial contrast echocardiography. J Am Soc Echocardiogr. 2002;15:1419–22.
13. Kirkpatrick JN, Wong T, Bednarz JE, Spencer KT, Sugeng L, Ward RP. Differential diagnosis of cardiac masses using contrast echocardiographic perfusion imaging. J Am Coll Cardiol. 2004;43:1412–9.
14. Haverkamp MC, Scholte AJ, Holman ER, Jongbloed MR, Schippers EF, de Roos A. Contrast echocardiography as a useful additional diagnostic tool in evaluating a primary cardiac tumor. Eur J Echocardiogr. 2005;6:388–91.
15. Jang JJ, Danik S, Goldman M. Primary cardiac lymphoma: diagnosis and treatment guided by transesophageal echocardiogram perfusion imaging. J Am Soc Echocardiogr. 2006;19:1073.e7–9.
16. Moustafa SE, Sauve C, Amyot R. Assessment of a right ventricular metastasis using contrast echocardiography perfusion imaging. Eur J Echocardiogr. 2008;9:326–8.
17. Trost B, Croft L, Nair A, Henzlova M. Primary cardiac lymphoma detected by myocardial perfusion imaging: case report. J Nucl Cardiol. 2007;14:e6–10.
18. Uenishi EK, Caldas MA, Saroute AN, Tsutsui JM, Piotto GH, Falcão SN. Contrast echocardiography for the evaluation of tumors and thrombi. Arq Bras Cardiol. 2008;91:e48–52.
19. Lestuzzi C, De Paoli A, Baresic T, et al. Malignant cardiac tumors: diagnosis and treatment. Future Cardiol. 2015;11:485–500.
20. Uenishi EK, Caldas MA, Tsutsui JM, Abduch MCD, Sbano JCN. Evaluation of cardiac masses by real-time perfusion imaging echocardiography. Cardiovasc Ultrasound. 2015;13:23.
21. Peters PJ, Reinhardt S. The echocardiographic evaluation of intracardiac masses: a review. J Am Soc Echocardiogr. 2006;19:230–40.
22. Borges AC, Witt C, Bartel T, et al. Preoperative two- and three-dimensional transesophageal echocardiographic assessment of heart tumors. Ann Thorac Surg. 1996;61:1163–7.
23. Espinola-Zavaleta N, Morales GH, Vargas-Barron J, et al. Three-dimensional transesophageal echocardiography in tumors of the heart. J Am Soc Echocardiogr. 2002;15:972–9.
24. Lokhandwala J, Liu Z, Jundi M, et al. Three-dimensional echocardiography of intracardiac masses. Echocardiography. 2004;21:159–63.
25. Mehmood F, Nanda NC, Vengala S, et al. Live three-dimensional transthoracic echocardiographic assessment of left atrial tumors. Echocardiography. 2005;22:137–43.

26. Asch FM, Bieganski SP, Panza JA, Weissman NJ. Real-Time 3-Dimensional Echocardiography Evaluation of Intracardiac Masses. Echocardiography. 2006;23:218–24.

27. Zaragoza-Macias E, Chen MA, Gill EA. Real time three-dimensional echocardiography evaluation of intracardiac masses. Echocardiography. 2012;29:207–19.

28. Plana JC. Three-dimensional echocardiography in the assessment of cardiac tumors: the added value of the extra dimension. Methodist Debakey Cardiovasc J. 2010;6:12–9.

29. Pharr JR, West MB, Kusumoto FM, Figueredo VM. Prominent crista terminalis appearing as a right atrial mass on transthoracic echocardiogram. J Am Soc Echocardiogr. 2002;15:753–5.

30. McKay T, Thomas L. Prominent crista terminalis and Eustachian ridge in the right atrium: Two dimensional (2D) and three dimensional (3D) imaging. Eur J Echocardiogr. 2007;8(4):288–91.

31. Akcay M, Bilen ES, Bilge M, Durmaz T. Prominent crista terminalis: as an anatomic structure leading to atrial arrhythmias and mimicking right atrial mass. J Am Soc Echocardiogr. 2007;20:197.e9–e10.

32. Butany J, Nair V, Naseemuddin A. Cardiac tumors: diagnosis and management. Lancet Oncol. 2005;6: 219–28.

33. Patil HR, Singh D, Hajdu N. Cardiac sarcoma presenting as heart failure and diagnosed as recurrent myxoma by echocardiogram. Eur J Echocardiogr. 2010;11:E12.

34. Masui T, Takahashi M, Miura K. Cardiac myxoma: identification of intratumoral hemorrhage and calcification on MR images. Am J Roentgenol. 1995;164:850–2.

35. Lie JT. Petrified cardiac myxoma masquerading as organized atrial mural thrombus. Arch Pathol Lab Med. 1989;113:742–5.

36. Restrepo CS, Largoza A, Lemos DF. CT and MR imaging findings of malignant cardiac tumors. Curr Probl Diagn Radiol. 2005;34:1–11.

37. Burling F, Devlin G, Heald S. Primary cardiac lymphoma diagnosed with transesophageal echocardiography-guided endomyocardial biopsy. Circulation. 2000;101:E179–81.

38. Jurkovich D, de Marchena E, Bilsker M. Primary cardiac lymphoma diagnosed by percutaneous intracardiac biopsy with combined fluoroscopic and transesophageal echocardiographic imaging. Catheter Cardiovasc Interv. 2000;50:226–33.

39. Segar DS, Bourdillon PD, Elsner G. Intracardiac echocardiography-guided biopsy of intracardiac masses. J Am Soc Echocardiogr. 1995;8:927–9.

40. Bruce CJ, Nishimura RA, Rihal CS. Intracardiac echocardiography in the interventional catheterization laboratory: preliminary experience with a novel, phased-array transducer. Am J Cardiol. 2002;89: 635–40.

41. Ray-Coquard I, Montesco MC, Coindre JM. Conticanet group. Sarcoma: concordance between initial diagnosis and centralized expert review in a population-based study within three European regions. Ann Oncol. 2012;23:2442–9.

第 22 章
原发性心脏恶性肿瘤的诊断：磁共振成像

Diagnosis of Primary Cardiac Malignancies：
Magnetic Resonance

Giovanni Donato Aquaro

张晓洁　译　靳二虎　审校

22.1　引言

- 磁共振成像（MRI）是一种多参数成像技术，可用于评估心脏肿瘤的信号特性、形态特征（位置、大小、浸润表现及有无胸腔积液/心包积液）和肿瘤的强化情况[1]。

- MRI 被认为是显示软组织肿瘤的金标准成像技术，其可通过 T1 加权像（T1WI）、T2 加权像（T2WI）、质子密度加权像（PDWI）以及注射钆造影剂后的信号改变评估组织特性[2]。

- MRI 的主要特点包括：
  - 区分肿瘤和假性肿瘤。
  - 判断心脏肿瘤良恶性的准确度高。
  - 用于治疗后随访。

- MRI 的主要局限性包括：
  - 强磁场的禁忌证。
  - 心律失常影响图像质量。
  - 严重慢性肾脏病患者不宜行 MRI。

> 对于 5 mm 以下的活动性肿块，MRI 显示困难。

22.2　MRI 检查技术和扫描方案

　　评估心脏肿瘤时，MRI 的扫描方案应提供功能学和形态学两方面的信息，常用的检查技术包括电影成像、静态黑血成像序列以及能呈现组织特征的 T1WI、T2WI 和造影剂增强显像[3]。MRI 扫描方案如图 22.1 所示。不同肿瘤的 MRI 特征见表 22.1。

22.2.1　形态和功能评估

- MRI 对心脏物块的形态评估包括[2]：
  - 肿物的识别和定位。
  - 大小。
  - 与正常心肌、心外膜脂肪、心包和心脏周围结构的解剖学关系。
  - 评估局部侵袭。
  - 肿物对心脏瓣膜和心肌功能的影响、心腔梗阻或湍流。

- 对于形态评估，首选电影 SSFP（稳态自由进动）成像而非传统的静态

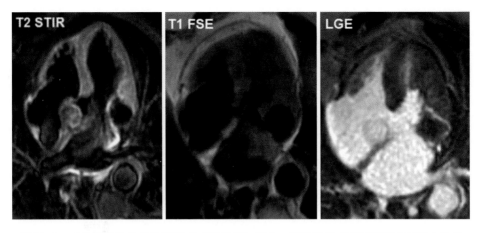

图 22.1 二尖瓣后叶的钙化坏死或"干酪样"钙化。实性肿物在 T1WI 和 T2WI 中为低信号提示钙化。注射钆造影剂后，肿物在晚期钆增强（LGE）时呈低信号，而其边缘呈高信号

黑血脉冲序列[4]。
- 电影 SSFP 是亮血成像，其特点是血液与心肌之间对比度高，时间分辨率高，可显示心脏肿物的形态细节[5]。
- 电影成像可用于确定心脏肿物的位置和形态，还可对肿物的活动性、心脏收缩受限及血流受阻[3]等进行评估。
- 为了定位肿物及多发肿物，电影长轴成像应覆盖整个心脏（从横膈到大血管），短轴成像应包括心房和心室。
- 明确位置后，肿物的解剖学关系应通过以肿物为中心的其他平面（至少 3 个互相垂直的平面）来确定。

22.2.2 组织特征

- 特定组织在 MRI 的相对信号强度主要取决于其质子密度（PD）以及 T1 和 T2 弛豫时间[6]。
- MRI 基于这些组织的 PD、T1 和 T2 差异来鉴别正常与异常组织以及良性与恶性病变。

➲ 正常心肌在所有的加权图像中呈等信号，而钙化和气体在所有的脉冲序列中呈低信号。

- 肿瘤细胞往往比正常细胞大，含有更多的细胞内游离水，通常伴随炎症反应和组织间液增多（水肿）。与良性肿瘤相比，恶性肿瘤细胞通常有较长的 T2 弛豫时间和较短的 T1 弛豫时间。

表 22.1 各种心脏肿瘤的 MRI 特征总结

肿瘤类型	好发部位	数目	直径 (cm)	边缘	浸润性	电影 SSFP	T1WI	T2WI	首过灌注	晚期钆增强
黏液瘤	左心房	单发/多发	<5	清晰	无	高信号	等信号	高信号	增强	增强
纤维瘤	室间隔	单发	<5	清晰	无	等-低信号	等信号	低信号	无增强	增强
脂肪瘤	任何位置	单发	<5	清晰	无	高信号+周边低信号伪影	高信号[a]	低信号[a]	无增强	无增强
血管瘤	心外膜、心包、心肌	单发	<5	清晰	无	高信号	与血管腔等信号	高信号	增强	增强
横纹肌瘤	左心室	多发	<5	清晰	无	等-高信号	等信号	高信号	无增强	增强
纤维弹性组织瘤	瓣膜	单发	<1	清晰	无	低信号	低信号	低信号	无增强	—
血管肉瘤	右心房	单发	>5	不规则	有	等-高信号	不均匀	高信号	增强	增强
横纹肌肉瘤	任何位置/瓣膜	多发	>5	不规则	有	等-高信号	不均匀	高信号	增强	增强
其他肉瘤	左心	单发	>5	不规则	有	等-高信号	不均匀	高信号	增强	增强
淋巴瘤	任何位置	单发/多发	—	不规则	有	等-高信号	不均匀	高信号	增强	增强
转移瘤	右心	单发/多发	—	不规则	有	等-高信号	不均匀	高信号	增强	增强
黑色素瘤转移	右心	单发/多发	—	不规则	有	等-高信号	高信号	高信号	增强	增强

高信号、低信号、等信号均相对于心肌信号

[a] 在 FSE T2WI 呈高信号，在 T2-STIR 呈低信号

- 恶性肿瘤组织新生血管形成较多，因此在造影剂首过灌注时可出现增强。坏死的肿瘤组织在钆剂首过时流入缓慢（灌注缺损），流出延迟。

22.2.3 MRI 脉冲序列

T1 加权脉冲序列

黑血 T1WI 快速自旋回波（FSE）脉冲序列可用于定位可疑的心脏或心旁肿物，并确定其组织成分[7]。

- 利用短重复时间（TR<1000）和回波时间（TE<10 ms）获得 T1WI。
- 在 FSE 的 T1WI 中，富水病变如心包囊肿因蛋白浓度低呈明显低信号；而支气管源性囊肿由于蛋白浓度高呈较高信号[8]。
- 血栓和出血性病变在急性期表现为高信号，随后信号降低。
- 脂肪在 FSE 的 PD 和 T1WI 中呈高信号。可以通过脂肪饱和法或短时间反转恢复序列（STIR）将脂肪的高信号抑制，从而鉴别脂肪组织。利用这一特征可以诊断脂肪瘤，而脂肪肉瘤通常为未分化，无脂肪组织的信号特征[7]。
- 在 FSE 的 T1WI 中，其他心脏肿瘤的信号强度一般与心肌的信号强度相等。

▶ 恶性肿瘤、黏液瘤和血管瘤由于存在出血、钙化或血管腔隙，故肿瘤信号不均匀。

▶ 转移瘤和富血管肿瘤的信号强度可能低于正常心肌。

▶ 黑色素瘤转移的高信号是由于黑色素的顺磁性作用。

T2 加权脉冲序列

利用 FSE 或 STIR FSE 脉冲序列获得 T2WI[9]。

- STIR FSE 脉冲序列具有抑制脂肪信号的优点，故通常为首选。
- 利用长重复时间（TR>1800）和回波时间（TE 60~70 ms）获得 T2WI。
- 在 T2WI 中，慢速流动的液体为高信号，故所有包含液体的肿物（如囊肿），无论蛋白质浓度如何均呈高信号。

▶ 心肌水肿、富血管肿物和黏液性肿物呈高信号。

▶ 在 T2WI 中，出血、陈旧性坏死和钙化的信号不均匀，通常呈低信号。

>> 纤维瘤的特征是在 **T2WI** 中呈低信号伴有高信号边缘。

T2* 加权脉冲序列

梯度回波（GRE）T2* WI 可用于评估是否存在铁超载、出血和钙化。

SSFP 图像

在电影 SSFP 图像中，慢速和快速流动的液体均呈高信号：
- 利用 SSFP 脉冲序列时，组织的对比度取决于该组织的 T2/T1 比值[10]。
- 心腔内肿瘤与血液 T2/T1 比值相似时，这种技术的显示效果很差[5]。
- 脂肪呈高信号，其周围有一个黑色的边界，称为"黑边"伪影[11]。

>> 无钙化或出血的黏液瘤很少能被电影 **SSFP** 显示，仅能通过湍流来间接识别。

>> 心外膜脂肪的黑色边界中断可能是肿瘤局部侵犯的直接征象，提示肿瘤具有浸润性。

首过灌注

在心脏 MRI 检查中，从注射钆造影剂时开始扫描，通过采集一组连续 60 次心跳的心脏图像来获得灌注特征。
- 恶性肿瘤、黏液瘤和血管瘤等富血管肿瘤的信号会在钆造影剂首次通过时增强（合并坏死、出血或钙化区域灌注缺损）[2]。
- 乏血管肿块，如纤维瘤和横纹肌瘤，在钆造影剂首次通过时信号通常不增强，但可能在注射数分钟后摄取钆造影剂（出现增强）[6]。

早期增强

T1WI 的采集通常在注射钆造影剂后早期（1～3 min）进行。

晚期钆增强（LGE）

正常心肌组织中钆造影剂会被逐渐清除，而纤维化组织和肿瘤组织的强化可持续 20 min（晚期钆增强）[12]。心腔内血栓在造影剂首过时无灌注，也无早期或晚期增强。

22.3 良性肿瘤和假性肿瘤

MRI 的主要特征之一是能够鉴别肿瘤和假性肿瘤。MRI 显示组织特性和电影成像的能力使其几乎可对所有病例做出诊断。

心脏肿瘤的 MRI 特征见表 22.1。

22.3.1 假性肿瘤

- Chiari 网及其他的胚胎残留。MRI 可通过显示其形态特征而很容易做出诊断。然而，MRI 不能显示小的、活动度高的肿物[2]。
- 心包囊肿和支气管源性囊肿。MRI 可通过确定病变部位、液体信号特征（SSFP 和 T2-STIR 中呈高信号）、T1WI 中不同信号（心包囊肿明显低信号、支气管源性囊肿等-高信号）以及不摄取造影剂加以鉴别诊断[13]。
- 心腔内血栓。通常位于左心室的缺血性瘢痕上或左心耳内。T1WI 和 T2WI 信号强度与血栓形成的时间有关，但更特异性的表现为首过灌注、早期增强和晚期无信号增强[14]。
- 二尖瓣"干酪样钙化"或"钙化性坏死"。主要见于老年女性，表现为瘤样钙化，位于二尖瓣后叶室侧和下侧壁之间[15]，具有钙化信号特征，在 T1WI、T2WI、SSFP 中均为低信号。在 LGE 成像中钙化性坏死为低信号，边缘为高信号（图 22.1）。然而，在早期阶段，整个肿物在 LGE 成像中可能表现为高信号[16]。
- 冠状动脉巨大动脉瘤。为一种罕见的假性肿瘤，其特征是冠状动脉过度扩张伴有血栓形成。诊断依据是病变沿冠状动脉走行且冠状动脉管腔局部瘤样扩张。

22.3.2 脂肪瘤

脂肪瘤是一种边界清、信号均匀且有包膜的肿瘤。MRI 诊断较易，因为在 FSE 的 T1WI 中脂肪呈高信号，用 STIR 或脂肪饱和法可以将脂肪信号抑制[17]。在 SSFP 电影图像上，脂肪瘤为高信号，伴有低信号边缘[11]。脂肪瘤无血管，注射钆造影剂后信号无增强。

22.3.3 黏液瘤

黏液瘤是最常见的原发性心脏肿瘤。好发于左心房（右心房少见），为边界清、表面光滑、有分叶、椭圆形或有蒂的活动性肿瘤，在舒张期易穿过二尖瓣口[1-3]。在电影 SSFP 序列中，黏液瘤相对于血池高信号通常表现为稍低信号。由于细胞外含水量较高，黏液瘤在 T1WI 中呈等信号，在 T2WI 中呈较高信号。在大多数病例中，由于存在坏死、出血和钙化成分，肿瘤信号不均匀（图 22.2）。黏液瘤在灌注早期通常明显增强，在晚期往往呈多灶性和斑片状增强，有时为均匀增强。

22.3.4 心脏血管瘤

心脏血管瘤可累及心外膜、心肌和心包腔，起源于冠状动脉。在 T1WI 脉冲序列中表现为不均匀等信号的实性肿瘤，在 T2-STIR 和 SSFP 中呈高信号。肿瘤内常见血管结构[18]。在钆剂首次通过时，血管瘤通常表现为显著增强，LGE 图像中呈持续增强（图 22.3）[19]。

> ⊙ 由于广泛的坏死和纤维化，大血管瘤可能仅有部分增强。在这些病例中，很难鉴别血管瘤与恶性肿瘤，只能通过形态学特征做出判断。

22.3.5 纤维瘤

纤维瘤大多位于心室壁内，可累及室间隔，有时需要与肥厚型心肌病进行鉴别。在 T1WI 和 SSFP 中纤维瘤通常与心肌信号强度相同，与其他肿瘤不同的是，其在 T2WI 中呈低信号（常伴周边高信号）[20]。纤维瘤为乏血管性肿瘤，在钆剂首次通过时无增强（图 22.4）。然而，由于肿瘤间质中胶原沉积和细胞成分少，其在 LGE 图像中表现为高信号[13]。

22.3.6 横纹肌瘤

横纹肌瘤是婴幼儿最常见的原发性心脏肿瘤。在心脏 MRI 中，T1WI 显示其与正常心肌等信号，T2WI 显示高信号[21]。横纹肌瘤在造影剂首过图像

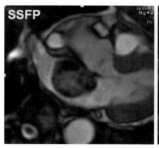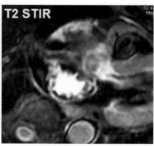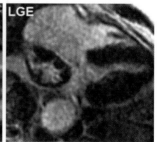

图 22.2 左心房大黏液瘤。在 SSFP 和 T2-STIR 图像中，边界清晰的圆形肿块呈高信号，内部的坏死或钙化区呈低信号。在 LGE 图像中肿瘤呈弥漫性增强，部分区域无增强

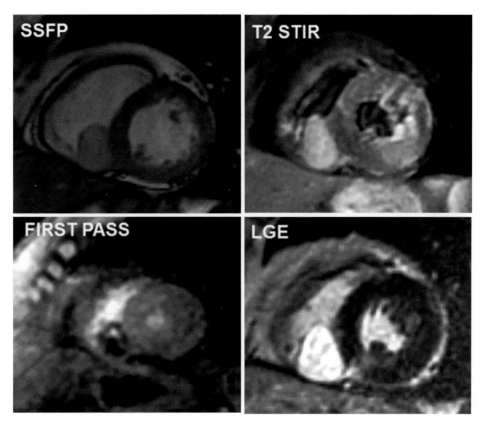

图 22.3　右心室可见一边界清晰的圆形肿瘤，在 SSFP 和 T2-STIR 中呈高信号，首过灌注时部分增强，LGE 图像中呈均匀高信号。这些特征提示血管瘤

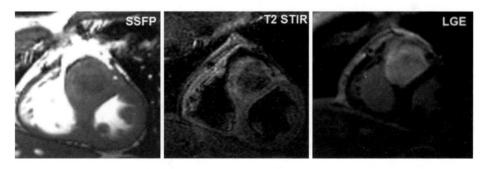

图 22.4　室间隔纤维瘤在 T2-STIR 中呈低信号伴周边高信号。LGE 图像中呈弥漫性增强，提示为纤维组织

上显示灌注缺损或轻度增强，在 LGE 中显示不均匀增强。

> 横纹肌瘤在造影剂首过无增强时，其 **MRI** 表现可能与纤维瘤相似。在这种情况下，建议定期复查 **MRI**，因为与纤维瘤不同，横纹肌瘤能够随着

年龄的增长而消失。

⬤ **90%的横纹肌瘤为多发性，故必须对整个心脏进行评估。**

22.3.7　纤维弹性组织瘤

在电影 SSFP 上纤维弹性组织瘤表现为小的、低信号强度的、高活动度的瓣膜肿块，可伴有湍流（这可能是本病唯一发现）。纤维弹性组织瘤在 T1WI 中呈等信号，在 T2WI 中呈高信号[20]。

⬤ **注意：因肿瘤体积小，活动度高，MRI 可能会漏诊。此时超声心动图的诊断效能较高。**

22.3.8　房室结囊性肿瘤

是最罕见的心脏肿瘤之一，但与致死性心律失常引起的心脏性猝死有关。MRI 特点为肿瘤位于房间隔基底部房室结区，在 T1WI 和 T2WI 中呈高信号，LGE 呈均匀高信号[20]。

22.3.9　副神经节瘤

副神经节瘤起源于房室沟和大血管根部的神经内分泌神经节细胞。组织学上为良性肿瘤，但可能由于分泌儿茶酚胺而产生症状。由于密集的血管和与邻近冠状动脉的复杂关系，故很难切除肿瘤。在 T1WI 中副神经节瘤与心肌信号强度相同，在 T2WI 中呈高信号（"灯泡征"）。在首过灌注和 LGE 图像中，副神经节瘤通常显示为均匀的高信号[13]。

22.4　恶性肿瘤

- MRI 最重要的特征是能够判断心脏肿瘤的良恶性。Hoffman 等发现 MRI 鉴别良性和恶性肿瘤的诊断准确度可达 92%[6]。
- MRI 诊断恶性肿瘤的依据是显示各种恶性征象，详见表 22.2。简言之，疑诊恶性肿瘤的特征包括：体积较大（通常直径＞5 cm），边界不清，有浸润性（组织边界的连续性丧失，在 SSFP 图像中为低信号边界中断）；心包积液，尤其是出血信号（T1 高信号），通常也是恶性肿瘤的特征；就组织特征而言，恶性肿瘤在 T2WI 中表现为高信号，并且在首过灌注时信号增强，且 LGE 有强化[2,22]。

表 22.2　恶性肿瘤的 MRI 征象

征象分类	
部位	右心或累及多个心腔的肿瘤通常为恶性
数目	多发性肿瘤通常为恶性
边界	恶性肿瘤通常不规则，边界不清
附着	恶性肿瘤通常为宽基底附着
侵袭性	可直接侵犯心脏的不同结构：心肌、瓣膜、心外膜脂肪、心包
心包积液	出现原因不明的心包积液。T1WI 高信号提示血性心包积液
信号	T1WI 和 T2WI 信号不均匀[a]，但在 T2WI 中以高信号为主
灌注	首过灌注时恶性肿瘤通常呈不均匀高信号
LGE	不均匀[a] 晚期钆增强

[a] 信号不均匀由于出血、坏死、钙化

- 然而，对于出血、钙化和坏死，注射造影剂前后肿瘤信号不均匀是恶性肿瘤最重要的特征之一[23]。

> 由于未分化恶性肿瘤缺乏特异性组织特征，因此很难通过 MRI 来显示恶性特征。例如，脂肪肉瘤在 STIR 或脂肪饱和脉冲序列中可表现出高信号，因为肿瘤细胞不具有脂肪的特征。在大多数情况下，鉴别恶性肿瘤是 MRI 的最终目标。

- 心脏最常见的恶性肿瘤是转移瘤。肉瘤占原发性心脏恶性肿瘤的 95%，其余为原发性淋巴瘤和原发性心包间皮瘤[22]。

22.4.1　肉瘤

在原发性心脏肉瘤中，成人最常见的是血管肉瘤和儿童为横纹肌肉瘤。未分化肉瘤占 1/3，而伴有肌成纤维细胞分化的脂肪肉瘤、平滑肌肉瘤、骨肉瘤和纤维肉瘤极为罕见[24]。

- 血管肉瘤。与其他肉瘤不同，血管肉瘤好发于右心房（占 75%）。可表现为受累心腔阻塞，邻近结构如三尖瓣、右冠状动脉、心包和右心室浸润[25]。血性心包积液非常常见，心脏压塞和右心衰竭可能是首发症状。右心房血管肉瘤 MRI 表现为右心房内巨大的肿块，伴心肌浸润，伴或不伴心包受累[2]。在 T1WI 中血管肉瘤主要与心肌等信号，部分区域 T1 信号增强可能为肿瘤内出血，信号流空区可能表示血管腔隙内血流。在 T2WI 中血管肉瘤主要为高信号（图 22.5）。由于为血管来源，血管肉瘤具有良好的首过灌注和 LGE 增强，坏死和出血呈低信号[13]。

- 横纹肌肉瘤。通常多个部位起源，包括起源于心脏瓣膜，可累及所有心腔[26]。MRI 的信号特征与其他恶性肿瘤相似，但在增强前和增强后图像中，信号比其他恶性肿瘤要均匀。首过灌注时横纹肌肉瘤有均匀增强，有时伴有中心坏死。
- 其他肉瘤。未分化内瘤和那些伴成肌纤维细胞分化的肉瘤无特征性MRI 表现，但一般好发于左心。(图 22.6)[2]。

> 起源于左心房的肉瘤在造影剂注射前后可能呈现与心房黏液瘤相似的组织特征。在这种情况下，局部浸润、宽基底附着和活动性差可能是唯一鉴别点。

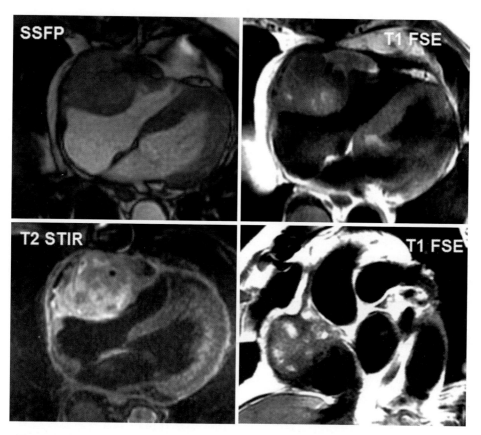

图 22.5 右心房血管肉瘤浸润房室沟、右心室、心外膜脂肪和心包。在 T1WI 和 T2WI 中信号不均匀。在 T2-STIR 中以高信号为主

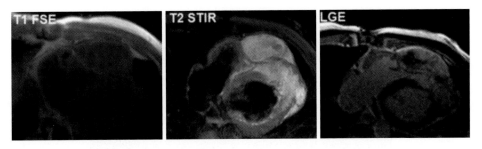

图 22.6　左心室脂肪肉瘤浸润心外膜脂肪和心包，并压迫右心室。值得注意的是，在 T2-STIR 中肿瘤信号没有被抑制，提示肿瘤的分化程度低

22.4.2　淋巴瘤

- 原发性心脏淋巴瘤可累及所有心腔，但较少累及右心，心包受累常见[27]。MRI 中淋巴瘤可分为 2 种形式：
  - 第一种是多发实性肿瘤，大多数发生于右心室心肌，T1WI 中呈等信号，T2WI 中呈稍高信号（图 22.7）。
  - 第二种为弥漫性心包软组织肿瘤伴血性心包积液[22]。
  - 与肉瘤不同，淋巴瘤通常无中心坏死区，在 LGE 中通常表现为不均匀增强。

22.4.3　心脏转移瘤

- 心脏转移瘤的发生率是原发性心脏肿瘤的 40～500 倍。
- 心包转移瘤多经淋巴转移和血行转移这两种方式。右心室转移瘤通常经上、下腔静脉转移[28]。
- 左心室转移瘤可能由支气管肺癌直接侵犯肺静脉所致（图 22.8）。

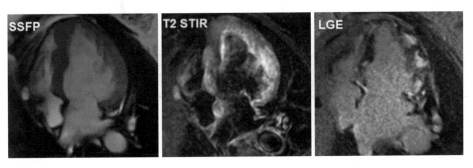

图 22.7　心脏淋巴瘤患者，女，40 岁，临床表现为发热和胸痛。病变累及整个左心室壁，导致假性心肌肥厚。该病例最初临床怀疑诊心肌炎，需要通过心内膜心肌活检进行鉴别诊断

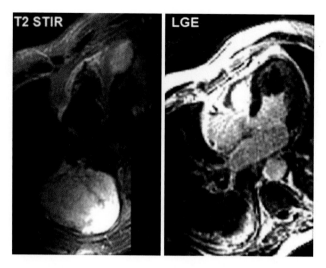

图 22.8　左心室心尖部转移瘤。图中可见右肺基底段的原发肿瘤。左心室转移由直接侵犯右肺静脉所致。值得注意的是，原发肿瘤和转移瘤具有相同的信号特征

- 除黑色素瘤转移外，转移瘤的 MRI 信号特征与其他恶性肿瘤相似：T1WI 低信号和 T2WI 高信号，坏死、出血和钙化可引起信号不均匀[29]。
- 注射钆造影剂后，转移瘤通常在首过灌注和 LGE 时表现为显著增强。

❯ 黑色素瘤转移具有特异性 MRI 表现，因为黑色素具有顺磁效应。黑色素瘤在 T1WI 中呈高信号，在 T2WI 中呈低信号。

22.5　未来展望

　　心脏 MRI 技术仍在不断发展，用于诊断其他心脏病的新脉冲序列中目前正在研究，并可能在未来的心脏肿瘤诊断中发挥重要作用。

- 新脉冲序列，如 T1 mapping、T2 mapping 序列可以直接测量组织 T1值和 T2 值，能更好地反映组织特征。
- 结合注射造影剂前后 T1 mapping 序列组织 T1 值的变化，可以了解肿瘤细胞外容积和细胞容积的重要信息。
- PET/MRI 联合设备用于心脏肿瘤诊断的研究已在进行中。

参考文献

1. Pennell DJ, Sechtem UP, Higgins CB, et al. Clinical indications for cardiovascular magnetic resonance (CMR): consensus panel report. Eur Heart J. 2004;25(21):1940–65.
2. Motwani M, Kidambi A, Herzog BA, Uddin A, Greenwood JP, Plein S. MR imaging of cardiac tumors and masses: a review of methods and clinical applications. Radiology. 2013;268(1):26–43.
3. O'Donnell DH, Abbara S, Chaithiraphan V, et al. Cardiac tumors: optimal cardiac MR sequences and spectrum of imaging appearances. AJR Am J Roentgenol. 2009;19(2):377–87.
4. Kramer CM, Barkhausen J, Flamm SD, Kim RJ, Nagel E. Society for cardiovascular magnetic resonance board of trustees task force on standardized protocols. Standardized cardiovascular magnetic resonance imaging (CMR) protocols, society for cardiovascular magnetic resonance: board of trustees task force on standardized protocols. J Cardiovasc Magn Reson. 2008;10:35.
5. Thiele H, Nagel E, Paetsch I, et al. Functional cardiac MR imaging with steady-state free precession (SSFP) significantly improves endocardial border delineation without contrast agents. J Magn Reson Imaging. 2001;14(4):362–7.
6. Hoffmann U, Globits S, Schima W, et al. Usefulness of magnetic resonance imaging of cardiac and paracardiac masses. Am J Cardiol. 2003;92(7):890–5.
7. Stehling MK, Holzknecht NG, Laub G, Böhm D, von Smekal A, Reiser M. Singleshot T1- and T2-weighted magnetic resonance imaging of the heart with black blood: preliminary experience. MAGMA. 1996;4(3–4):231–40.
8. Sparrow PJ, Kurian JB, Jones TR, Sivananthan MU. MR imaging of cardiac tumors. RadioGraphics. 2005;25(5):1255–76.
9. Simonetti OP, Finn JP, White RD, Laub G, Henry DA. "Black blood" T2-weighted inversion- recovery MR imaging of the heart. Radiology. 1996;199(1):49–57.
10. Plein S, Bloomer TN, Ridgway JP, Jones TR, Bainbridge GJ, Sivananthan MU. Steady-state free precession magneticresonance imaging of the heart: comparison with segmented k-space gradientecho imaging. J Magn Reson Imaging. 2001;14(3):230–6.
11. Aquaro GD, Todiere G, Strata E, Barison A, Di Bella G, Lombardi M. Usefulness of India ink artifact in steady-state free precession pulse sequences for detection and quantification of intramyocardial fat. J Magn Reson Imaging. 2013 Oct.
12. Kim RJ, Wu E, Rafael A, et al. The use of contrast-enhanced magnetic resonance imaging to identify reversible myocardial dysfunction. N Engl J Med. 2000;343(20):1445–53.
13. Hoey ET, Shahid M, Ganeshan A, Baijal S, Simpson H, Watkin RW. MRI assessment of cardiac tumours: part 1, multiparametric imaging protocols and spectrum of appearances of histologically benign lesions. Quant Imaging Med Surg. 2014;4(6):478–88.
14. Mollet NR, Dymarkowski S, Volders W, et al. Visualization of ventricular thrombi with contrast-enhanced magnetic resonance imaging in patients with ischemic heart disease. Circulation. 2002;106(23):2873–6.
15. Harpaz D, Auerbach I, Vered Z, Motro M, Tobar A, Rosenblatt S. Caseous calcification of the mitral annulus: a neglected, unrecognized diagnosis. J Am Soc Echocardiogr. 2001;14(8):825–31.
16. Gargani L, Pasanisi E, Aquaro GD, Masci P, Neglia D, Rovai D. The mysterious case of an intracardiac mass. Recenti Prog Med. 2009;100(1):22–6.
17. Hananouchi GI, Goff 2nd WB. Cardiac lipoma: six-year follow-up with MRI characteristics, and a review of the literature. Magn Reson Imaging. 1990;8(6):825–8.
18. Salerni S, Barison A, Masci PG, Aquaro GD. Rare presentation of asymptomatic pericardial effusion: Hemangioma of the atrioventricular groove in cardiac magnetic resonance imaging. Circulation. 2014;130:e15–7.
19. Bianchi G, Ferrarini M, Matteucci M, Monteleone A, Aquaro GD, Passino C, Pucci A, Glauber M. Giant solitary fibrous tumor of the epicardium causing reversible heart failure. Ann Thorac Surg. 2013;96(2):e49–51.
20. Araoz PA, Mulvagh SL, Tazelaar HD, Julsrud PR, Breen JF. CT and MR imaging of benign primary cardiac neoplasms with echocardiographic correlation. Radio-Graphics. 2000;20(5):1303–19.

21. Kiaffas MG, Powell AJ, Geva T. Magnetic resonance imaging evaluation of cardiactumor characteristics in infants and children. Am J Cardiol. 2002;89(10):1229–33.
22. Hoey ET, Shahid M, Ganeshan A, Baijal S, Simpson H, Watkin RW. MRI assessment of cardiac tumours: part 2, spectrum of appearances of histologically malignant lesions and tumour mimics. Quant Imaging Med Surg. 2014;4(6):489–97.
23. Fieno DS, Saouaf R, Thomson LE, Abidov A, Friedman JD, Berman DS. Cardiovascular magnetic resonance of primary tumors of the heart: a review. J Cardiovasc Magn Reson. 2006;8(6):839–53.
24. Hamidi M, Moody JS, Weigel TL, Kozak KR. Primary cardiac sarcoma. Ann Thorac Surg. 2010;90(1): 176–81.
25. Bruna J, Lockwood M. Primary heart angiosarcoma detected by computed tomography and magnetic resonance imaging. Eur Radiol. 1998;8(1):66–8.
26. Beghetti M, Gow RM, Haney I, Mawson J, Williams WG, Freedom RM. Pediatric primary benign cardiac tumors: a 15-year review. Am Heart J. 1997;134(6):1107–14.
27. Dorsay TA, Ho VB, Rovira MJ, Armstrong MA, Brissette MD. Primary cardiac lymphoma: CT and MR findings. J Comput Assist Tomogr. 1993;17(6):978–81.
28. Abraham KP, Reddy V, Gattuso P. Neoplasms metastatic to the heart: review of 3314 consecutive autopsies. Am J Cardiovasc Pathol. 1990;3(3):195–8.
29. Mousseaux E, Meunier P, Azancott S, Dubayle P, Gaux JC. Cardiac metastatic melanoma investigated by magnetic resonance imaging. Magn Reson Imaging. 1998;16(1):91–5.

第 23 章
其他成像技术：计算机断层扫描和正电子发射断层扫描
Other Imaging Techniques：Computed Tomography and Positron Emission Tomography

Martina Urbani，Eugenio Borsatti，Tanja Baresic

张晓洁　译　杨吉刚　审校

23.1　引言

　　探查心脏肿瘤最常用的方法是超声心动图（首选的第一步成像技术：最便宜，最安全，使用最广泛）和磁共振成像（MRI）（首选的第二步成像技术：敏感性和特异性最高）。然而，在特定病例中计算机断层扫描（CT）和正电子发射断层扫描（PET）均有助于诊断[1]。

23.2　计算机断层扫描

　　▬ 心脏 CT 通常用于检查胸内（纵隔、肺）肿瘤。

　　▬ 对于心脏肿物，CT 可作为因存在禁忌证不能进行 MRI 或者已经行其他无创性检查但图像质量不佳的患者的替代影像学检查[2-3]。

　　▬ 与超声心动图相比，CT 具有以下特点：

　　　▬ 可以更好地评估巨大肿块的大小以及其对纵隔胸廓结构的浸润及

压迫。

━ 提供更准确的组织表征，主要用于评估钙化肿瘤。

━ 可用于排除阻塞性冠状动脉疾病。

━ 可发现其他胸内肿瘤。

▬ 与 MRI 相比，CT 具有以下特点：

━ 应用更广泛，更便宜。

━ 可应用于植入心脏起搏器、肥胖和幽闭恐惧症等无法进行 MRI 检查的患者。

━ 对于严重肾功能不全的患者，禁用钆造影剂的患者；此时通过透析治疗可应用碘造影剂 CT 增强检查。

━ 可用于引导大肿瘤的经胸穿刺活检。

▬ 具有心电（ECG）门控（为了减少运动伪影）的高速设备可以提供分辨率<1 mm 的图像，也可进行多平面和三维重建[4-5]。

━ 回顾性心电门控可进行动态重建并评估肿瘤活动性，但辐射剂量较高。优选用于评估活动性肿瘤（如带蒂或脱垂的肿瘤以及附着于心脏瓣膜的肿瘤）。

━ 前瞻性心电门控（在单个心动周期点获得的数据）辐射剂量较低。当肿瘤活动性最小或不活动时（大多数恶性肿瘤）可以选择。

━ 即使没有心电门控，CT 扫描也可以显示较大肿瘤。

23. 2. 1　局限性

▬ 有电离辐射。

▬ 在不使用造影剂的情况下获得的信息有限。

▬ 并非所有设备都有心电门控。

▬ 应有特殊的 CT 方案（不同于常用的冠状动脉成像方案）应该用于心脏肿瘤成像。

━ 对于心脏肿瘤，CT 不是首选的诊断工具。但对于特殊病例，CT 可作为超声心动图的补充检查。

23. 3　正电子发射断层扫描（PET）

这一技术是基于注射放射性示踪剂后检测示踪剂代谢活性的原理。在肿瘤学领域中最常用的示踪剂是氟代脱氧葡萄糖（^{18}F-FDG），其可聚集在高葡萄糖代谢和高乳酸生成的组织（即 Warburg 效应）中，如恶性肿瘤。PET 通常与计算机断层扫描同机融合在一起应用（PET/CT），或者少数情况下与

MRI 融合在一起（PET/MRI）应用，以提高 PET 的诊断能力。PET 的优点是能够检测恶性肿瘤的远处转移[6]（图 23.1 至图 23.3）。

- 可采用最大标准摄取值（SUV）来量化葡萄糖代谢。恶性肿瘤通常具有较高的 SUV，其可随增殖指数的升高而增加[7]。
  - 当最大 SUV＜3.5 时更倾向于良性病变。相反，SUV＞10 时高度提

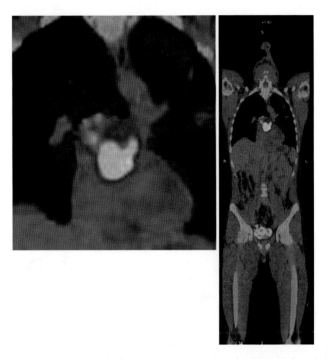

图 23.1　巨大的左心房肉瘤。FDG-PET 显示 FDG 摄取较高（左图）。全身图像未见远处转移病灶（右图）。膀胱处为生理性摄取

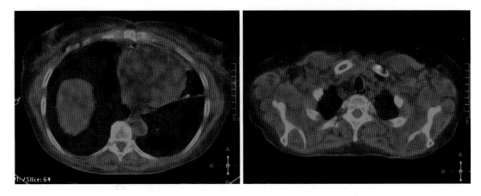

图 23.2　复发性心脏肉瘤患者的 PET 图像。图中可见肋骨转移（左图）和骨转移（右图）。该病例不建议进行心脏手术

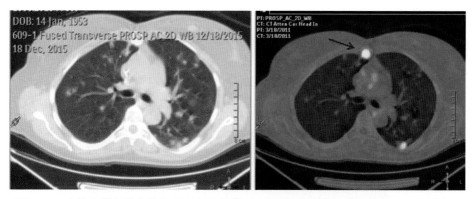

图 23.3 心脏血管肉瘤患者的 PET/CT 图像。CT 可见多发肺结节（转移瘤）（左图）；部分（最大的结节）有 FDG 的摄取（右图）。由于既往胸骨手术后的炎症（红色箭头）导致 FDG 摄取增加

示恶性肿瘤（淋巴瘤或分化不良的肉瘤）。SUV 临界值为 3.5 时敏感性为 100%，特异性为 86%，阴性预测值为 100%[8-9]（图 23.4）。

$-$ [18]FDG PET 具有较高的敏感性和特异性，可用于神经纤维瘤和恶性

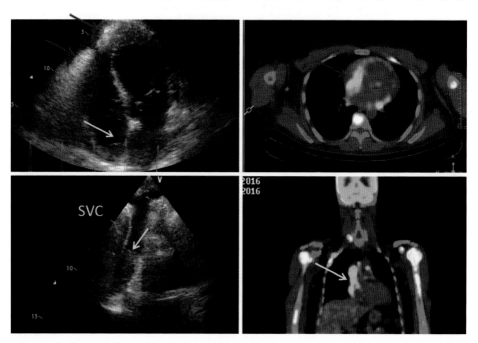

图 23.4 淋巴瘤患者。左图为超声心动图显示心包积液和心包内肿瘤（红色箭头：脂肪？纤维蛋白？肿瘤？）以及右心房和上腔静脉（SVC）的实性肿瘤（超声心动图：经锁骨上方切面观察肿瘤位于上腔静脉下端）（黄色箭头）。右图可见相应肿瘤部位存在 FDG 的摄取，首先考虑为肿瘤

外周神经鞘瘤之间的鉴别诊断。

- 通常，心包内无 FDG 的摄取。弥漫性心包 FDG 摄取较为少见，但心包存在炎症时可观察到 FDG 的摄取（图 23.5）。
- 在原发性心脏肉瘤中，最大 SUV 与肿瘤恶性程度成正比，而对于转移瘤则并非如此。
- PET 对于同时检测其他恶性肿瘤非常有用。
- ^{18}FDG PET 也可用于疾病的随访，以评估对治疗的反应。

23.3.1　注意事项[10]

- 部分器官在生理情况下具有很强的葡萄糖摄取能力：如脑、膀胱、肾。
- 肝和心脏等器官在不同的代谢条件下对 FDG 的摄取不同。

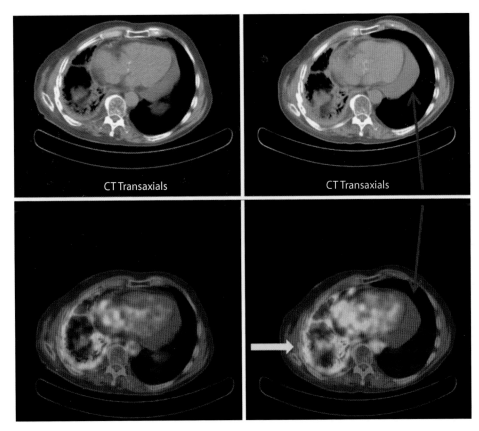

图 23.5　胸膜间皮瘤伴心包积液患者的 PET/CT 图像。右侧胸壁（黄色箭头）有明显的 FDG 摄取，心脏内存在散在的 FDG 摄取（未见明确的肿瘤：生理性摄取），心包内无 FDG 摄取。根据上述表现，可排除心包转移瘤

━ 感染会导致 FDG 摄取增加（图 23.3）。

■ 空腹时间、血糖水平、胰岛素药物和设备等均可影响 SUV 值。因此，在不同的机构和不同的患者中，SUV 结果可能不同。

━ 随访检查应始终在同一机构进行。

■ PET 的分辨率为 0.5 cm；小于 0.5 cm 的肿瘤通常不能被发现（图 23.6）。

■ 心肌[18]FDG 摄取可能在不同患者或相同患者的不同检查之间差异很大。事实上，性别、年龄、体重、空腹、血糖、脂肪和胰岛素水平均可能影响心肌 FDG 摄取，心肌摄取可能减少或（弥漫性或局部）增加[11]。

━ 心肌 FDG 代谢依赖于胰岛素水平（为与肿瘤 FDG 摄取的主要区别），并且在空腹状态下，心脏的代谢底物主要为脂肪而不是葡萄糖。在 FDG 注射前使用胰岛素或进食可使心肌摄取 FDG 增加。

━ 为了提高[18]FDG-PET 在心脏肿瘤诊断中的准确性，建议在检查前采用低碳水化合物和高脂肪饮食，然后禁食 12～18 h[12-13]。在注射[18]FDG 前给予普通肝素（静脉输注 50 U/kg）可进一步减少心肌生

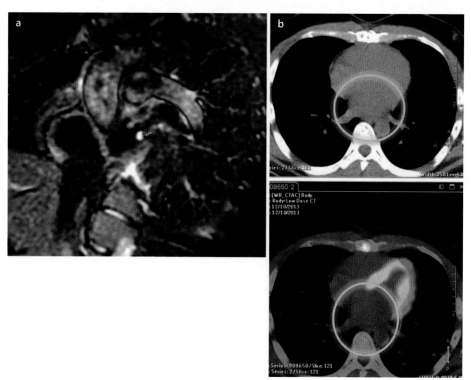

图 23.6 PET 中的假阴性和假阳性。左心房恶性肿瘤患者（左侧，MRI 图像中的箭头），但在 PET/CT 上未见明显 FDG 摄取（右侧；左心房标有绿色圆圈），可能因为结节直径太小。另一方面，可能由于左心室心肌有明显的 FDG 摄取，而影响了肿瘤的显示（右下）

理性 FDG 摄取，增加检查的特异性；然而，炎症导致的心肌 FDG
摄取不受上述因素的影响[14-15]（图 23.7）。

— 多种心脏疾病，如高血压和肺动脉高血压、心脏瓣膜疾病和心肌病
可在 PET 中表现为左心室和右心室扩大伴心肌摄取 FDG 增加，不
应被误诊为恶性肿瘤。

— 心脏 FDG 摄取通常不均一且变化较大；普通禁食者可见局部 FDG 摄
取，与左心室侧壁和后壁相比，室间隔和前壁的 FDG 摄取较低
（20%）。后外侧壁的 FDG 摄取增加是临床上较常见的生理现象。

— 在心房颤动患者中可观察到心脏局部 FDG 摄取增加。

— 脂肪瘤无 FDG 摄取，但在房间隔脂肪瘤样肥厚的患者中可看到局灶性
FDG 摄取增加。

— 心肌缺血可使心脏代谢从利用脂肪酸转为利用葡萄糖。慢性心肌缺血患

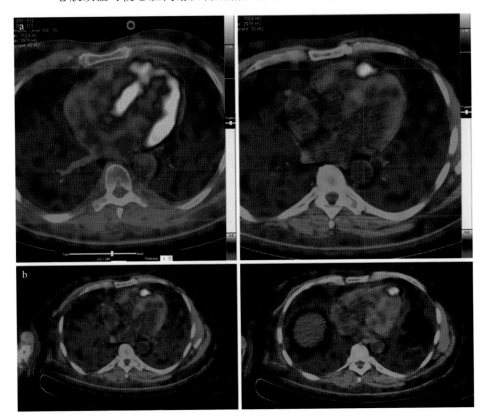

图 23.7　a. 右心室肉瘤患者的 PET 图像。左图：高碳水化合物饮食后禁食 10 h，可见左
心室心肌弥漫性摄取，心尖部肿瘤显示不佳。右图：低碳水化合物饮食后禁食 18 h 并输注
肝素，可见正常心肌无摄取，心尖部肿瘤可见明显 FDG 摄取。b. 与图 23.7a 为同一患者。
在消除心肌生理性 FDG 摄取后，可见两处肿瘤：位于右心室壁（左图）和心尖部（右图）

者即使在禁食状态下也可表现出左心室 FDG 摄取增加。如果 FDG 摄取符合典型的冠状动脉分布特点，则应考虑缺血心肌或冬眠心肌的可能性。

- PET/CT 可用于良性和恶性肿瘤之间的鉴别诊断。另一种有前景的技术为 PET/MRI，但其在心脏肿瘤领域的应用经验仍然非常有限[16-17]。PET/MRI 用来评估心脏肉瘤或其他肿瘤是否存在心脏转移，可能比心脏诊断性活检更可行。

参考文献

1. Buckley O, Madan R, Kwong R, et al. Cardiac masses, part 1: imaging strategies and technical considerations. AJR Am J Roentgenol. 2011;197:W837–41.
2. Chu LC, Johnson PT, Halushka MK, Fishman EK. Multidetector CT of the heart: spectrum of benign and malignant cardiac masses. Emerg Radiol. 2012;19:415–28.
3. Rajiah P, Kanne JP, Kalahasti V, Schoenhagen P. Computed tomography of cardiac and pericardiac masses. J Cardiovasc Comput Tomogr. 2011;5:16–29.
4. Kassop D, Donovan MS, Cheezum MK, et al. Cardiac masses on cardiac CT: a review. Curr Cardiovasc Imaging Rep. 2014;7:9281. Review.
5. Hoey E, Ganeshan A, Nader K, et al. Cardiac neoplasms and pseudotumors: imaging findings on multidetector CT angiography. Diagn Interv Radiol. 2012;18:67–77.
6. Tokmak H, Demir N, Demirkol MO. Cardiac angiosarcoma: utility of [(18)F]fluorodeoxyglucose positron emission tomography-computed tomography in evaluation of residue, metastases, and treatment response. Vasc Health Risk Manag. 2014;10:399–401.
7. Maurer AH, Burshteyn M, Adler LP, Steiner RM. How to differentiate benign versus malignant cardiac and paracardiac 18F FDG uptake at oncologic PET/CT. Radiographics. 2011;31:1287–305.
8. Rahbar K, Seifarth H, Schäfers M, et al. Differentiation of malignant and benign cardiac tumors using 18F-FDG PET/CT. J Nucl Med. 2012;53:856–63.
9. Benz MR, Dry SM, Eilber FC, Allen-Auerbach MS, Tap WD, Elashoff D, Phelps ME, Czernin J. Correlation between glycolytic phenotype and tumor grade in soft-tissue sarcomas by 18F-FDG PET. J Nucl Med. 2010;51:1174–81.
10. Korn RL, Coates A, Millstine J. The role of glucose and FDG metabolism in the interpretation of PET studies. In: Lin EC, Alavi A, editors. PET and PET/CT. A clinical guide. 2nd ed. New York: Thieme; 2009.
11. Lin EC, Alavi A. Normal variants and benign findings. In: Lin EC, Alavi A, editors. PET and PET/CT. A clinical guide. 2nd ed. New York: Thieme; 2009.
12. Watanabe R, Tomita N, Takeuchi K, et al. SUVmax in FDG-PET and the biopsy site correlates with the proliferation potential of tumor cells in non-Hodgkin lymphoma. Leuk Lymphoma. 2010;51:279–83.
13. Kobayashi Y, Kumita S, Fukushima Y, et al. Significant suppression of myocardial (18)F-fluorodeoxyglucose uptake using 24-h carbohydrate restriction and a low-carbohydrate, high-fat diet. J Cardiol. 2013;62:314–9.
14. Manabe O, Yoshinaga K, Ohira H, et al. The effects of 18-h fasting with low-carbohydrate diet preparation on suppressed physiological myocardial (18)F-fluorodeoxyglucose (FDG) uptake and possible minimal effects of unfractionated heparin use in patients with suspected cardiac involvement sarcoidosis. J Nucl Cardiol. 2015 Aug 5.
15. Masuda A, Naya M, Manabe O, et al. Administration of unfractionated heparin with prolonged fasting could reduce physiological 18F-fluorodeoxyglucose uptake in the heart. Acta Radiol. 2015 Sep.
16. Loft A, Jensen KE, Löfgren J, Daugaard S, Petersen MM. PET/MRI for Preoperative Planning in Patients with Soft Tissue Sarcoma: A Technical Report of Two Patients. Case Rep Med. 2013;2013, 791078.
17. Nensa F, Beiderwellen K, Heusch P, Wetter A. Clinical applications of PET/MRI: current status and future perspectives. Diagn Interv Radiol. 2014;20:438–47.

第 24 章
原发性心脏恶性肿瘤的外科治疗
Surgical Treatment of Primary Cardiac Malignancies

Francesco Santini，Gaia Vigano，Antonio Salsano，Loris Salvador

张雅娉　译　郭建中　审校

24.1　引言

　　原发性心脏肿瘤和心包肿瘤非常少见，大多数为良性肿瘤。除大型转诊中心外，单家医院诊断的原发性恶性肿瘤病例很少，极大挑战临床医生的诊断能力和手术技术[1-4]：

- 文献资料主要来自于病例报告、多中心小型或大型研究、多年病例回顾。
- 恶性肿瘤的治疗没有既定规则可循，外科治疗必须因人而异。

发现心脏肿瘤后的第一步是评估良恶性，以及是否可行手术治疗：

- 目前绝大多数良性心脏肿瘤可通过手术切除得到有效治疗。
- 另一方面，原发性恶性肿瘤的治疗具有挑战性，它常常被延误诊断，并且广泛切除存在技术困难。
- 化疗和放疗的作用和疗效尚待明确。
- 心脏恶性肿瘤应由多学科团队进行治疗。心脏病学家、肿瘤学家、放射治疗师和心脏外科医生的密切合作十分重要。

24.2　临床表现

24.2.1　流行病学

原发性心脏肿瘤较罕见，尸检的发生率为 0.0001%～0.0003%，在临床实践中，每 500 例外科心脏尸检病例中约有 1 例为原发性心脏肿瘤。75% 的原发性心脏肿瘤为良性，25% 为恶性[5]。

24.2.2　临床特征

- 大多数原发性心脏恶性肿瘤长期无症状。
- 肿瘤体积较大时常出现症状，很可能累及邻近组织结构。
- 可能会迅速进展，出现心力衰竭或危及生命[6]。

❯ 在某些情况下可能需要急诊手术。

24.2.3　恶性肿瘤类型及心腔受累情况：外科医生的建议

心脏肉瘤

- 肉瘤占心脏原发性恶性肿瘤的 75%[5,7]，发病年龄主要为 40～50 岁（范围为 15～87 岁）[5]，患病率无性别差异。
- 许多患者表现为高度恶性肿瘤并发生远处转移，尤其是肺（35.7%）、淋巴结（14.2%）和肝（7.14%）[8]。
- 肿瘤转移至骨骼非常罕见，并且预后很差。
- 在未进行治疗的情况下，患者的预期寿命仅有数月。
- 在组织学上，肉瘤可分为血管肉瘤、不同分化方向的肉瘤和横纹肌肉瘤。

血管肉瘤

- 血管肉瘤占恶性肉瘤的 30％～45％。
- 是一种极具侵袭性的原发性恶性肿瘤，各个年龄段均可发病，中年发病率最高。
- 血管肉瘤起源于血管内皮，好发于右心（80％位于右心房）。它们常会侵袭心房壁，并占据整个心房。
- 血管肉瘤可迅速侵袭邻近组织，如三尖瓣、右心室游离壁、室间隔、腔静脉，有时甚至可侵犯右冠状动脉。在极少数情况下，血管肉瘤可能侵犯肺动脉壁或腔静脉壁。也可能从心外膜浸润至心包腔。
- 大多数症状与右心衰竭和（或）心包疾病有关，如心包积液和偶发心脏压塞。
- 确诊时，大多数患者已发生转移（47％～89％），最常见转移至肺、肝、脑和骨骼。

不同分化方向的肉瘤

- 包括未分化肉瘤、平滑肌肉瘤、纤维肉瘤、脂肪肉瘤、骨肉瘤和心脏尤因肉瘤。这些肿瘤通常起源于后壁，并呈缓慢浸润性生长。
- 未分化肉瘤约占原发性心脏恶性肿瘤的 24％[9]。多见于左心房，预后差。
- 心脏骨肉瘤的发病率为 3％～9％，心脏骨肉瘤在男性中更为常见。它主要附着于左心房壁，可引起呼吸道症状和左心衰竭。
- 平滑肌肉瘤非常罕见（占心脏肉瘤的 8％），侵袭性极强，多发生于40～50 岁[10]。平滑肌肉瘤通常位于左心房后壁，易侵犯肺静脉和（或）二尖瓣。右心房平滑肌肉瘤罕见[11]。患者通常表现为右心衰竭或心律失常、心包积血、猝死等。
- 纤维肉瘤和多形性未分化肉瘤（组织细胞瘤）约占可行手术治疗的原发性心脏恶性肿瘤的 5％[9]。
- 原发性脂肪肉瘤极为罕见，在心脏肉瘤中占比＜1％，可发生于任何心腔[9]。

横纹肌肉瘤

- 横纹肌肉瘤是一种向横纹肌方向分化的恶性肿瘤，约占成人所有心脏肿瘤的 5％。患者年龄从 3 个月到 80 岁不等。它可以发生于任何心腔，无特定好发部位。心包受累通常为横纹肌肉瘤经心肌直接蔓延。体积大的肿瘤（直径＞10 cm）也可以延伸至瓣叶[3]。

淋巴瘤

- 淋巴瘤占原发性心脏恶性肿瘤的 1%～2%。患者发病年龄为 18～77 岁，男女性发病率无明显差异。淋巴瘤的发病率呈上升趋势。
- 高达 20% 的非霍奇金淋巴瘤患者在尸检时发现有心脏淋巴瘤[12]。
- 淋巴瘤与获得性免疫缺陷综合征（AIDS）和移植（如心脏移植）关系密切。
- 淋巴瘤的基本治疗方法包括类固醇和化疗，不建议手术治疗。

❯ **进行心脏手术之前排除淋巴瘤极其重要。**

原发性心包恶性肿瘤

- 恶性间皮瘤是一种起源于心包间皮细胞层的肿瘤，占原发性心包肿瘤的 50%。
- 患者发病年龄为 2～78 岁，平均年龄为 46 岁，男女比例为 2：1。
- 大多数心包间皮瘤为弥漫性，可累及心包壁层和脏层，并向周围直接蔓延。
- 必要时行胸膜和心包联合手术。
- 心外膜心肌可能局灶性受累，但肿瘤一般不会延伸至心内膜表面。
- 远处转移极为罕见。
- 预后不良，从确诊之日起，生存期一般不超过 12 个月。
- 由于恶性间皮瘤非常罕见，与石棉暴露的相关性尚未得到证实。
- 心包滑膜肉瘤是一种侵袭性很强的肿瘤。

24.3 手术治疗

心脏肿瘤对于心外科医生来说极具挑战性，对医生的综合素质要求很高。心脏治疗中心必须具备多种心脏手术的经验，包括成人手术、儿童手术、心律失常手术以及移植和人工心脏植入。

图 24.1 展示了有助于原发性心脏恶性肿瘤手术治疗的流程图。

24.3.1 可切除性

是否切除原发性心脏恶性肿瘤需考虑以下几个因素：

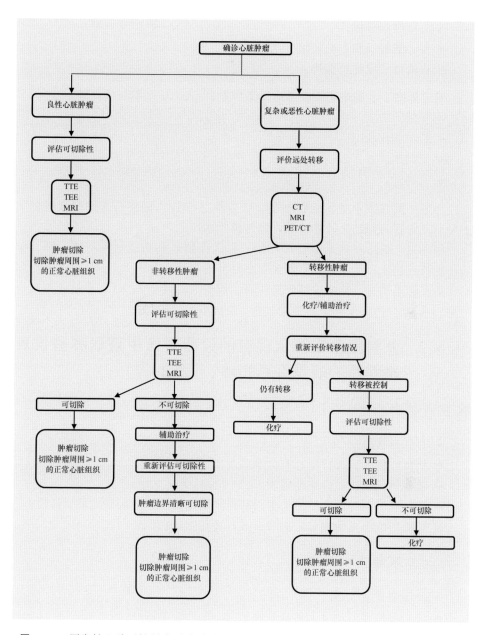

图 24.1 原发性心脏恶性肿瘤手术治疗流程图

- 肿瘤组织学特点。
- 有无转移扩散。
- 肿瘤大小。
- 肿瘤位置。

- 心肌浸润分级。
- 与心脏瓣膜和心脏纤维骨架的关系。
- 根治性切除的可能性。

确定最终手术策略还需要考虑以下因素：
- 年龄。
- 整体临床状况。
- 恶病质。
- 合并症。

如果怀疑恶性肿瘤并经心内膜心肌活检（EMB）证实，且肿瘤从解剖学上看是可切除的并且无转移扩散，应考虑手术切除。

如果完全切除在技术上是可行的，且能保留心脏功能的完整性，则与单纯药物治疗相比，手术治疗可能效果更好并能提高生存率[13-14]。

R 分类用于表示治疗后的残余肿瘤。依据 R 分类，与 R1（显微镜下残余肿瘤）或 R2（肉眼下残余肿瘤）相比，R0 切除预后更好。

24.3.2 外科医生需要从现有的诊断方法中获取哪些信息来判断肿瘤是否可切除？（图 24.1）

胸部 X 线片

- 心脏形状改变。
- 整体心脏大小或特定心腔大小的改变。
- 肿瘤钙化导致心影密度增加。
- 肺门和纵隔旁淋巴结肿大引起的纵隔增宽，提示心脏恶性肿瘤扩散。
- 排除影响手术的胸部疾病和（或）瓷化主动脉。

二维和三维超声心动图（TTE）

- 肿瘤位置及大小。
- 附着部位及形态（无柄或有蒂）。
- 活动度。
- 心脏肿瘤引起的瓣膜阻塞和（或）瓣膜功能不全及流入/流出道障碍（连续多普勒成像）。

经食管超声心动图（TEE）可以清楚地探测心腔和房室隔，对许多患者来说效果更优。其潜在优势包括：
- 更好地显示肿瘤及其附着部位。

— 可以检测到 TTE 不可见的小肿块（<3 mm）。

TEE 也常用于引导右心肿瘤经皮穿刺活检，有利于对目标组织成功取样从而进行初步组织学评估。

计算机断层扫描（CT）

— 空间分辨率高。

— 探测脂肪组织和钙化组织。

— 显示肿瘤血管密度（静脉注射造影剂）。

— 排除冠状动脉阻塞性疾病（心电门控/CT）。

— 检测其他胸腔内肿瘤。

— 排除影响手术的胸部疾病和（或）瓷化主动脉或严重主动脉粥样硬化。

门控心脏磁共振成像（MRI）

— 视野大。

— 组织对比度强。

— 采集图像的多样性（冠状位、轴位、矢状位）。

— 可用于不同组织特征的鉴别［水和脂肪组织、血管组织和纤维组织（造影剂增强 MRI）］。

— 可评估肿瘤与其他心脏结构和心外结构的关系（肿瘤浸润）[15]。

正电子发射断层扫描（PET）/CT

— [18]F-氟代脱氧葡萄糖（[18]F-FDG）分子成像法可以直观地反映肿瘤代谢，从而评估肿瘤的代谢活性（肿瘤组织中葡萄糖的聚积与恶性肿瘤相关）。

— ^{18}F-FDG 摄取定量可无创性鉴别良性和恶性心脏肿瘤。

— 有助于发现心脏恶性肿瘤转移。

心导管检查

心导管检查在心脏肿瘤的诊断中很少应用，但可以用来排除成人冠心病。此外，血供来源于右心房动脉分支的肿瘤通常是血管肉瘤。

选择性冠状动脉造影对于右心房肉瘤尤其重要，因为右冠状动脉经常受累且需要切除和血管重建。计划行心肌内肿瘤切除时，选择性冠状动脉造影可能会有所帮助。

血管造影的主要风险是肿瘤碎片脱落导致外周栓塞。

24.3.3 手术注意事项

- 左心恶性肿瘤因局部扩散和转移而未行手术治疗的患者预后较差。多数左心恶性肿瘤患者死于低血压、充血性心力衰竭、卒中、心脏传导阻滞和肿瘤栓塞。这些肿瘤为手术治疗带来挑战，不完全切除后肿瘤会迅速局部复发[14]。
- 手术的主要目标是实现肿瘤的完全切除和整体切除，即切除包括肿瘤和周围大约 1 cm 的正常心脏组织。
- 体外循环（CPB）和良好的手术暴露是必需的。
- 常用正中胸骨切开术联合主动脉和上、下腔静脉插管（上腔静脉插管便于横行扩大切口，暴露术野）。
- 深低温和停循环可改善手术暴露。整个过程中心肌保护至关重要。
- 手术开始时，为了防止肿瘤碎裂及栓塞的发生，应尽量减少对心脏的操作。
- 为了减少微栓子进入循环，肿瘤手术过程中术区血液应该丢弃还是回收到泵循环中仍有争议。通常在手术刚开始时使用心脏切开吸引，但在切除时更倾向于使用壁吸引。体外循环中常规使用白细胞滤过器捕获肿瘤微栓子以减少瘤栓的做法仍有争议。
- 由于左心房后部难以接近，故大而复杂的左心房肿瘤完全切除可能存在相当大的障碍。
- 术中进行经食管超声心动图具有以下重要作用：
  - 再次确认肿瘤的解剖学位置，重新评估相关瓣膜功能障碍。
  - 监测手术操作过程中肿瘤的完整性。
  - 脱离体外循环后，它可提供以下信息：
    - 真实的心肌收缩能力。
    - 受累瓣膜功能的完整性。
    - 心内间隔重建后残余分流。

手术方法

手术方法因肿瘤位置而异，依赖于术前准确的诊断评估：
- 左心房肿瘤的手术方法如下：
  - 右心房单一切口可以很容易地切除附着在卵圆窝上的肿瘤，对附着部位进行全层切除，必要时可以补片缝合房间隔。

- 经左心房前壁至右肺静脉前部的房间沟单一切口可在双腔静脉后延伸以获得更大暴露。这种方法适用于大多数左心房良性肿瘤，通常不适用于左心房恶性肿瘤，因为手术难以接近心腔后部以及肿瘤常邻近重要心脏结构。
- 双心房切口可轻易切除附着在卵圆窝上的巨大肿瘤，并能够对附着部位进行全层切除，便于必要时修补房间隔。

- 心室肿瘤常通过房室瓣入路（有时通过牵拉瓣膜可有利于暴露和切除）。半月瓣入路也可考虑用于切除心室流出道肿瘤，但不适用于较大的恶性肿瘤。心室切开术虽然可行，但在保持心室完整性和功能方面并无优势。

复杂肿瘤切除

- 若肿瘤局限于心脏，或恶性肿瘤局限于心房壁、房间隔和心脏瓣膜的一部分或室间隔的局部区域，可考虑进行复杂肿瘤切除。在任何情况下，即使使用假体材料和（或）生物替代品，都必须恢复心脏解剖结构和功能的完整性。
- 事实上，根治性手术对技术的要求较高，为了保证阴性切缘，可能需要进一步的干预措施，如冠状动脉旁路移植术、瓣膜置换术、重建手术、起搏器植入、心包修复和心室辅助装置（VAD）支持[17]。
- 额外的手术操作可能会增加术后并发症的风险和整体死亡率。
- 为克服完全切除并进行精确心脏重建的技术难题，特别是向后延伸的左心肿瘤，可采用心脏移植技术、体外肿瘤切除心脏重建技术和心脏再植-心脏自体移植技术。
- 对于不需要同时进行全肺切除的患者，心脏自体移植的手术结果非常好。
- 具体来说，心脏自体移植术后 30 天死亡率为 15％。
- 同期行全肺切除术的患者 30 天死亡率为 43％，单纯心脏自体移植患者 30 天死亡率为 11％[14,16-17]。

原位心脏移植治疗局部晚期非转移性心脏肿瘤的效果不佳：

- 研究显示，原位心脏移植后 60％以上的患者在 1 年内死于局部复发或远处转移。
- 供体器官短缺是另一个重要的制约因素。
- 然而，约 25％接受原位心脏移植的患者平均生存时间超过 2 年，且无复发性疾病[18]。

24.3.4　预后

- 心脏恶性肿瘤预后很差。从诊断之日起的生存期为 7 个月到 2 年不等。
- 随访发现大多数患者死于原发病或其并发症，或二者兼有[20]。
- 拒绝手术治疗的患者生存率低于接受手术治疗的患者[19]。
- 部分研究显示，拒绝手术治疗的患者与手术切缘肿瘤细胞呈阳性的患者在生存率上没有显著差异[19]。
- 在法国肉瘤协作组的研究中，无论肿瘤是否完全切除或者是否转移，手术治疗都是影响生存率的主要因素。即使切除不完全，就肿瘤局部快速增长和治疗而言均有价值。但值得注意的是，阴性肿瘤切缘患者的生存率较高[13]。
- 肿瘤切除完全时，中位生存时间显著延长（R0 *vs.* R1/R2）。
- 自体心脏移植治疗原发性肉瘤 1 年生存率为 46%，2 年生存率为 28%（中位生存时间 302 天）。进行全肺切除术和未进行全肺切除术患者的 2 年生存率分别为 14% 和 32%。手术切缘阳性和阴性的肉瘤患者的 2 年生存率相似（分别为 40% 和 38%）[14]。
- 由于手术切除效果不佳，在无其他心外疾病的情况下可尝试心脏移植。一项大型研究对 21 例恶性肿瘤患者（大部分为肉瘤）心脏移植的结果进行了评估。虽然平均生存期只有 12 个月，但 7 例患者在 27 个月的平均随访期内未复发恶性肿瘤[21]。

参考文献

1. Oliveira GH, Al-Kindi SG, Hoimes C, Park SJ. Characteristics and survival of malignant cardiac tumors: a 40-year analysis of >500 patients. Circulation. 2015;132:2395–402.
2. Shapiro L. Cardiac tumors: diagnosis and management. Heart. 2001;85:218–22.
3. Castello J, Silvay G. Characterization and management of cardiac tumors. Semin Cardiothorac Vasc Anesth. 2010;14:6–20.
4. Randhawa JS, Budd GT, Randhawa M, et al. Primary cardiac sarcoma: 25-year Cleveland clinic experience. Am J Clin Oncol. 2014 Jul 17.
5. Ramlawi B, Leja MJ, Abu Saleh WK, et al. Surgical treatment of primary cardiac sarcomas: review of a single-institution experience. Ann Thorac Surg. 2016;101:698–702.
6. Barreiro M, Renilla A, Jimenez JM, et al. Primary cardiac tumors: 32 years of experience from a Spanish tertiary surgical center. Cardiovasc Pathol. 2013;22:424–7.
7. Hoffmeier A, Sindermann JR, Scheld HH, et al. Cardiac tumors—diagnosis and surgical treatment. Dtsch Arztebl Int. 2014;111:205–11.
8. Mayer F, Aebert H, Rudert M, et al. Primary malignant sarcomas of the heart and great vessels in adult patients: a single-center experience. Oncologist. 2007;12:1134–42.
9. O'Donnell DH, Abbara S, Chaithiraphan V, et al. Cardiac tumors: optimal cardiac MR sequences and spectrum of imaging appearances. AJR Am J Roentgenol. 2009;193:377–87.
10. Grebenc ML, Rosado de Christenson ML, Burke AP, et al. Primary cardiac and pericardial neoplasms:

radiologic-pathologic correlation. Radiographics. 2000;20:1073–103.

11. Parissis H, Akbar MT, Young V. Primary leiomyosarcoma of the right atrium: a case report and literature update. J Cardiothorac Surg. 2010;5:80.

12. Burke A, Jeudy Jr J, Virmani R. Cardiac tumors: an update. Heart. 2008;94:117–23.

13. Isambert N, Ray-Coquard I, Italiano A, et al. Primary cardiac sarcomas: a retrospective study of the French Sarcoma Group. Eur J Cancer. 2014;50:128–36.

14. Blackmon SH, Patel AR, Bruckner BA, et al. Cardiac autotransplantation for malignant or complex primary left-heart tumors. Tex Heart Inst J. 2008;35:296–300.

15. Motwani M, Kidambi A, Herzog BA, et al. MR imaging of cardiac tumors and masses: a review of methods and clinical applications. Radiology. 2013;268:26–43.

16. Blackmon SH, Reardon MJ. Cardiac autotransplantation. Oper Tech Thorac Cardiovasc Surg. 2010;15: 147–61.

17. Ramlawi B, Al-Jabbari O, Blau LN. Autotransplantation for the resection of complex left heart tumors. Ann Thorac Surg. 2014;98:863–8.

18. Basso C, Valente M, Thiene G. Cardiac tumor pathology. New York: Springer; 2013.

19. Yu L, Gu T, Shi E, et al. Primary malignant cardiac tumors. J Cancer Res Clin Oncol. 2014;140:1047–55.

20. Hoffmeier A, Schmid C, Deiters S, et al. Neoplastic heart disease —the Muenster experience with 108 patients. Thorac Cardiovasc Surg. 2005;53:1–8.

21. Gowdamarajan A, Michler RE. Therapy for primary cardiac tumors: is there a role for heart transplantation? Curr Opin Cardiol. 2000;15:121–5.

第 25 章
不同类型心脏肿瘤的治疗、随访和预后

Cardiac Tumors：Multimodality Approach，Follow-Up，and Prognosis

Antonino De Paoli，Gian Maria Miolo，Angela Buonadonna

何晓全　译　苏文　审校

25.1　原发性心脏淋巴瘤

原发性心脏淋巴瘤通常采用化疗，虽然总体生存率低于非心脏淋巴瘤，但中短期成功率较高[1-4]。出现严重血流动力学障碍的患者可能需要手术治疗[5]。药物治疗主要基于化疗、类固醇激素和 HIV 相关性淋巴瘤的抗逆转录病毒治疗[6]。放疗可以考虑作为对化疗无反应或化疗后病情仍持续进展患者的姑息性治疗。

- 环磷酰胺、多柔比星、长春新碱和泼尼松联合利妥昔单抗是常用的一线治疗方案（R-CHOP），包括在老年患者中[7]。
- 但是，化疗方案必须根据组织病理学诊断来制订，可行心脏肿瘤组织活检或其他部位肿瘤（多发性肿瘤）活检。
- 侵袭性淋巴瘤单纯应用类固醇治疗也可能有明显改善[6]。

❯ 由于病理学诊断结果通常需要数天时间，当心脏肿瘤较大时，应立即开始类固醇激素治疗。此外，肿瘤科专家和血液科专家应积极合作以制订进一步的检查计划并预防溶瘤综合征等严重并发症[8-9]。

25.2　原发性心脏肉瘤

手术是主要的治疗方法，而化疗和放疗也具有重要作用，因为大多数心脏肉瘤很难实现切缘阴性（RO）的根治性切除[10]。

- 初次诊断时即伴随转移的肿瘤患者首选化疗，而不建议手术治疗。
    - 以下情况应考虑新辅助（术前）化疗[11]：
    - 体积较大、无法切除的肿瘤，以评估其对化疗的反应并调整治疗方案。
    - 边缘可切除的肿瘤，以增加其切缘阴性根治性切除的可能性。
- 以下情况应考虑术后化疗[12]：
    - 切除后仍有边缘浸润或肉眼残留病灶[13]，但是化疗无法补救手术残余。
    - 辅助治疗局部和远处复发风险高的肿瘤（血管肉瘤和其他高度恶性、浸润病灶深、>5 cm 的肉瘤）。
- 手术切除后仍有边缘浸润或肉眼残留病灶或右心肿瘤化疗后可考虑行放疗。
- 化疗和放疗联合治疗主要用于右心肉瘤，以减轻肿瘤负荷并延长无法切除或肿瘤复发患者的无进展生存期。
- 一线化疗包括以下药物：
    - 蒽环类药物和异环磷酰胺[14]。尽管预期的药物作用时间更持久，但目前尚无明确证据表明多种药物联合化疗的总体生存率优于多柔比星单药化疗。
    - 紫杉烷类药物可用于治疗血管肉瘤[15-16]。
- 二线化疗（用于肿瘤复发或进展）包括多种药物，其可单独应用，但多用于联合方案：高剂量异环磷酰胺、吉西他滨、曲贝替定、达卡巴嗪和部分酪氨酸激酶抑制剂。由于肉瘤的组织类型多样，并且每种组织类型的肿瘤细胞存在不同的异常通路，因此制订化疗方案时应充分考虑肿瘤的组织学特征，以达到靶向治疗的目标[17-18]。

❯ 化疗方案必须由具有肉瘤治疗经验的肿瘤科医生制订。

25.2.1　放射治疗

心脏肉瘤的放疗具有一定的挑战性：

- 靶病变附近的结构（心室肌、冠状动脉、心脏瓣膜）可被辐射不可逆性损伤[19-20]。

— 由于心脏运动，如果肿瘤侵及心室或房室交界区，则放疗几乎不可能既包括肿瘤边缘又不涉及相邻结构[21]。

— 为了优化放疗的疗效并使心脏风险最小化，推荐采用以下策略[22]：

　= 通过多种成像技术（MRI、高分辨率 CT、经食管超声心动图）仔细评估靶病变的解剖学结构和运动变化。此外，超声心动图在评估心动周期中肿瘤体的运动以确定放射治疗量时非常重要（心脏病专家和放射肿瘤专家的密切合作对治疗计划至关重要）。

　= 推荐应用三维适形放射治疗（3D-CRT）技术，可以提供严格限制在肿瘤范围内的辐射剂量，同时保护关键结构。

　= 成像引导放射治疗（IGRT）可在治疗时定位肿瘤组织、评估器官运动并提高炉膛对辐射部分容积耐受性的认识。

　= 调强放射治疗（IMRT）是促进高度适形放射治疗的另一项技术进步[23]。利用 IMRT，辐射在每个光束中通过多个小片段传输，从而为每个光束角度产生调制的模式，通过计算机辅助技术自动优化片段权重（或反向规划）以获得最佳目标覆盖率并减少对正常组织的辐射剂量。

❯ 放射治疗方案必须由具有肉瘤治疗经验的放射肿瘤专家与经验丰富的心脏病专家共同制订，并在拥有现代化设备的中心进行治疗，治疗过程中应定期进行心脏监测。

25.3　随访和预后

— 无法切除的肉瘤患者在接受新辅助化疗 2~3 个疗程后需要重新评估治疗反应性：

　= 根据 RECIST 标准，通常判断肿瘤对治疗的反应性是基于肿瘤大小的变化[24]。然而，较大的肉瘤在治疗后可能发生坏死或出血，肿瘤体积无明显减小甚至增大，易被误认为治疗失败[25-26]。

　= 新治疗反应标准是基于肿瘤组织 CT 密度和代谢活性，其最先被应用于胃肠道间质瘤，目前已应用于其他软组织肉瘤和其他肿瘤[27-29]。

　= CT 通过测量衰减系数可确定肿瘤密度的变化，以及肿瘤直径的微小变化（过于微小而无法满足 RECIST 标准），可以提供一种定量方法来评估肿瘤的反应。

　= ^{18}F-FDG PET 成像最早可在新辅助治疗一周后被用于判断治疗组织

的病理学变化/效果[30-31]。在一项针对软组织肉瘤的研究中，早期和晚期^{18}FDG 最大标准化摄取值（SUV$_{peak}$）下降均是生存率的强预测因子[32]。

- 即使手术治疗成功，软组织肉瘤也常于术后 1 年内复发。由于根治性手术治疗更加困难，心脏肉瘤患者的预后更差，只有少数患者的生存时间超过 3 年[33-35]。复发的风险在治疗后第一年较高。

❱ **经过治疗的患者应接受严格的随访：**
前 2 年每 3 个月 1 次。
随后的 2 年每 6 个月 1 次。
此后每年 1 次。

- 肉瘤没有特异性血清肿瘤标志物，故随访主要基于影像学检查：

❱ **超声心动图是最便宜、最易进行的随访方法，心房肿瘤须复查经食管超声心动图。**

❱ **磁共振成像（MRI）为最佳影像学检查，但是目前其应用尚不普及。**

❱ **CT 和 PET 的应用较为广泛，但其应用受到辐射暴露风险的限制。**

❱ **确定最常用的成像技术应根据肿瘤的原发部位、肿瘤诊断的最佳方法以及随访中影像结果对比的可行性。**

❱ **每种影像学检查（超声心动图、CT、MRI、PET）都应该在同一家医院进行以减少结果的变异性，并便于后续检查结果的对比。**

参考文献

1. Antoniades L, Eftychiou C, Petrou PM, et al. Primary cardiac lymphoma: case report and brief review of the literature. Echocardiography. 2009;26:214–9.

2. Lilje C, Thiel C, Weil J, et al. Non-surgical management of advanced cardiac lymphoma. J Pediatr. 2008;152:440.

3. Mohsen A, Najafi AH, Zhou L, et al. Massive, rapidly growing cardiac lymphoma with rare valvular involvement showing excellent response to chemotherapy. Can J Cardiol. 2013;29:1139. e3-4.

4. Oliveira GH, Al-Kindi SG, Hoimes C, Park SJ. Characteristics and survival of malignant cardiac tumors: a 40-year analysis of over 500 patients. Circulation. 2015;132:2395–402.

5. Gosev I, Sirić F, Gasparović H, et al. Surgical treatment of a primary cardiac lymphoma presenting with tamponade physiology. J Card Surg. 2006;21:414–6.

6. Lestuzzi C, Spina M, Martellotta F, Carbone A. Massive myocardial infiltration by HIV-related non-Hodgkin lymphoma: echocardiographic aspects at diagnosis and at follow-up. J Cardiovasc Med (Hagerstown). 2012;13:836–8.

7. Tilly H, Dreyling M, ESMO Guidelines Working Group. Diffuse large B-cell non-Hodgkin's lymphoma:

ESMO Clinical Practice Guidelines for diagnosis, treatment and follow-up. Ann Oncol. 2010;21 Suppl 5:v172–4.

8. Howard SC, Jones DP, Pui CH. The tumor lysis syndrome. N Engl J Med. 2011;364:1844–54.

9. Pi J, Kang Y, Smith M, et al. A review in the treatment of oncologic emergencies. J Oncol Pharm Pract. 2015 Oct 6.

10. Kim MP, Correa AM, Blackmon S, et al. Outcomes after right-side heart sarcoma resection. Ann Thorac Surg. 2011;91:770–6.

11. Ramlawi B, Leja MJ, Abu Saleh WK, et al. Surgical treatment of primary cardiac sarcomas: review of a single-institution experience. Ann Thorac Surg. 2015 Oct 14.

12. Patrikidou A, Domont J, Cioffi A, Le Cesne A. Treating soft tissue sarcomas with adjuvant chemotherapy. Curr Treat Options Oncol. 2011;12:21–31.

13. Le Cesne A, Ouali M, Leahy MG, et al. Doxorubicin-based adjuvant chemotherapy in soft tissue sarcoma: pooled analysis of two STBSG-EORTC phase III clinical trials. Ann Oncol. 2014;25:2425–32.

14. Ravi V, Benjamin RS. Systemic therapy for cardiac sarcomas. MDCVJ. 2010;VI(3):57–60.

15. Schlemmer M, Reichardt P, Verweij J, et al. Paclitaxel in patients with advanced angiosarcomas of soft tissue: a retrospective study of the EORTC soft tissue and bone sarcoma group. Eur J Cancer. 2008;44: 2433–6.

16. Oxenberg J, Khushalani NI, Salerno KE, et al. Neoadjuvant chemotherapy for primary cutaneous/soft tissue angiosarcoma: determining tumor behavior prior to surgical resection. J Surg Oncol. 2015;111: 829–33.

17. Liebner DA. The indications and efficacy of conventional chemotherapy in primary and recurrent sarcoma. J Surg Oncol. 2015;111:622–31.

18. van der Graaf WT, Blay JY, Chawla SP, EORTC Soft Tissue and Bone Sarcoma Group, PALETTE study group, et al. Pazopanib for metastatic soft-tissue sarcoma (PALETTE): a randomised, double-blind, placebo-controlled phase 3 trial. Lancet. 2012;379:1879–86.

19. Basavaraju SR, Easterly CE. Pathophysiological effects of radiation on atherosclerosis development and progression, and the incidence of cardiovascular complications. Med Phys. 2002;29:2391–403.

20. Thariat J, Clément-Colmou K, Vogin G, et al. Radiation therapy of cardiac sarcomas. Cancer Radiother. 2014;18:125–31.

21. Ipsen S, Blanck O, Oborn B, et al. Radiotherapy beyond cancer: target localization in real-time MRI and treatment planning for cardiac radiosurgery. Med Phys. 2014;41:120702.

22. Thariat J, Clément-Colmou K, Vogin G, et al. Radiation therapy of cardiac sarcomas. Cancer Radiother. 2014;18:125–31.

23. Roeder F, Nicolay NH, Nguyen T, et al. Intensity modulated radiotherapy (IMRT) with concurrent chemotherapy as definitive treatment of locally advanced esophageal cancer. Radiat Oncol. 2014; 9:191.

24. Eisenhauer EA, Therasse P, Bogaerts J, et al. New response evaluation criteria in solid tumours: revised RECIST guideline (version 1.1). Eur J Cancer. 2009;45:228–47.

25. Hollebecque A, Adenis A, Taieb S, et al. Inadequacy of size-based response criteria to assess the efficacy of trabectedin among metastatic sarcoma patients. Invest New Drugs. 2010;28:529–30.

26. Taieb S, Saada-Bouzid E, Tresch E, French Sarcoma Group, et al. Comparison of response evaluation criteria in solid tumours and Choi criteria for response evaluation in patients with advanced soft tissue sarcoma treated with trabectedin: a retrospective analysis. Eur J Cancer. 2015;51:202–9.

27. Choi H, Charnsangavej C, Faria SC, et al. Correlation of computed tomography and positron emission tomography in patients with metastatic gastrointestinal stromal tumor treated at a single institution with imatinib mesylate: proposal of new computed tomography response criteria. J Clin Oncol. 2007;25:1753–9.

28. Lencioni R, Llovet JM. Modified RECIST (mRECIST) assessment for hepatocellular carcinoma. Semin Liver Dis. 2010;30:52–60.

29. Ueda T, Morioka H, Nishida Y, et al. Objective tumor response to denosumab in patients with giant cell tumor of bone: a multicenter phase II trial. Ann Oncol. 2015;26:2149–54.

30. Evilevitch V, Weber WA, Tap WD, et al. Reduction of glucose metabolic activity is more accurate than change in size at predicting histopathologic response to neoadjuvant therapy in high-grade soft-tissue sarcomas. Clin Cancer Res. 2008;14:715–20.

31. Benz MR, Czernin J, Allen-Auerbach MS, et al. FDG-PET/CT imaging predicts histopathologic treat-

ment responses after the initial cycle of neoadjuvant chemotherapy in high-grade soft-tissue sarco-mas. Clin Cancer Res. 2009;15:2856–63.

32. Herrmann K, Benz MR, Czernin J, et al. 18F-FDG-PET/CT Imaging as an early survival predictor in patients with primary high-grade soft tissue sarcomas undergoing neoadjuvant therapy. Clin Cancer Res. 2012;18:2024–31.

33. Li H, Xu D, Chen Z, et al. Prognostic analysis for survival after resections of localized primary cardiac sarcomas: a single- institution experience. Ann Thorac Surg. 2014;97:1379–85.

34. Isambert N, Ray-Coquard I, Italiano A, et al. Primary cardiac sarcomas: a retrospective study of the French Sarcoma Group. Eur J Cancer. 2014;50:128–36.

35. Randhawa JS, Budd GT, Randhawa M, et al. Primary cardiac sarcoma: 25-Year Cleveland clinic experi-ence. Am J Clin Oncol. 2014 Jul 17.

第五部分

强化肿瘤学家、心脏病学专家和全科医生之间的合作

第 26 章
理解肿瘤学与心脏病学的常用术语
Understanding the Most Common Oncologic and Cardiologic Terms

Davide Santeufemia，Francesco Ferraù，Iris Parrini

化 冰 译 苏 文 审校

肿瘤心脏病学中一个相当常见的问题是心血管医师与肿瘤医师之间不能完全相互理解。在临床实践中，缩略词的应用很常见，缩略词在医学某一特定领域中的应用很容易被这一领域的医师理解；但这对于其他领域的医师来说可能并不容易理解。本章将帮助理解最常用的肿瘤学与心脏病学术语。

表 26.1 总结了心脏病学中常用的缩略词。药物的主要分类用斜体突出显示；心律失常用加粗显示。同时表 26.1 对冠状动脉分支也进行了总结。肿瘤科医生常用的肿瘤缩略词见表 26.2。

任何由抗肿瘤治疗引起的心脏不良反应均会导致治疗中止的问题。是否中止治疗取决于多种因素：肿瘤的预后、可选择的替代治疗、治疗目的。

表 26.1　心脏科医生常用的缩略词与术语

ACE	*血管紧张素转化酶*	*高血压用药，可预防心脏重构，具有心脏保护作用*
ACS	急性冠脉综合征	急性心肌缺血（可进展为心肌梗死）
AF	**心房颤动**	**房性心律失常伴电活动共同步**
AMI	急性心肌梗死	急性心肌缺血伴心肌坏死
ARB	*血管紧张素受体拮抗剂*	*高血压用药，可预防心脏重构，具有心脏保护作用*

ASA	阿司匹林	
AVB	**房室传导阻滞**	**从心房到心室的电激动传导延迟/阻滞，可分为一度（所有激动均能被传导，伴有时间延迟），二度（仅有部分激动能被传导），三度或者完全性 AVB（所有激动均被阻滞：出现室性节律）**
BAV	球囊主动脉瓣成形术	应用球囊导管扩张狭窄的主动脉瓣
BB	β受体阻滞剂	心律失常及高血压用药，可预防心脏重构
BBB	**束支传导阻滞**	**心室间电激动传导延迟，包括右束支传导阻滞（RBBB）和左束支传导阻滞（LBBB），可能为完全性或不完全性传导阻滞**
BMS	裸金属支架	
BNP	脑钠肽	
CABG	冠状动脉旁路移植术	应用静脉或动脉旁路进行外科冠状动脉血运重建
CAD	冠心病	
CCS	加拿大心血管学会分级	心绞痛症状分级，范围为 1～4 级
CHD	心血管疾病	
	先天性心脏病	
CHF	充血性心力衰竭	
CIEDs	心血管植入式电子设备	
CK-MB	肌酸激酶同工酶	心肌坏死的标志物。所有肌肉坏死均可释放肌酸激酶：MB 同工酶由心肌释放
CRT	心脏再同步化治疗	
CVD	心血管疾病	
DAPT	双联抗血小板治疗	两种不同抗血小板药物联用（通常为阿司匹林与氯吡格雷或普拉格雷），适用于急性冠脉综合征后以及支架置入术后
DES	药物洗脱支架	
EF	射血分数	舒张末期至收缩末期心室容量变化的百分比
ICD	埋藏式心脏复律除颤器	
IMA	内乳动脉	用于行 CABG
LAD	左前降支	

LMWH	低分子量肝素	
LV	左心室	
IE（BE）	感染性心内膜炎（细菌性心内膜炎）	心脏瓣膜、心内膜（见于先天性心脏病）或心脏装置（如起搏器电极）的细菌感染
INR	国际标准化比率	用于评估传统口服抗凝药的疗效，如华法林
NOA	*新型口服抗凝药*	*新一代抗凝药（如达比加群、利伐沙班、阿哌沙班）*
NSTEMI	非 ST 段抬高型心肌梗死	急性心肌梗死不伴有心电图上 ST 段抬高
NYHA class	纽约心脏协会心功能分级	充血性心力衰竭的症状分级，从 I 级（无症状）到 IV 级（静息时出现严重症状）
PCI	经皮冠状动脉介入治疗	
PM	起搏器	
PVE	人工瓣膜心内膜炎	人工瓣膜细菌感染，生物瓣膜和机械瓣膜均可出现
QRS		心电图描记的与心室电活动相关的复合波形
QT		心室除极开始与复极结束的间期
RCA	右冠状动脉	
SSS	**病态窦房结综合征**	由于窦房结功能障碍导致的心律失常，可能需要植入起搏器
STEMI	ST 段抬高型心肌梗死	急性心肌梗死伴有心电图 ST 段抬高
Takotsubo	Takotsubo 综合征	急性可逆性心力衰竭综合征，通常由应激因素触发，可类似于急性冠脉综合征
TAVI	经导管主动脉瓣植入术	
TdP	**尖端扭转型室性心动过速**	**伴有电轴改变的室性心律失常，常导致晕厥，可能为一过性或进展为心室颤动**
Tn	肌钙蛋白 I 或 T，高敏感（HS）肌钙蛋白 I 或 T	高度特异性的心肌坏死标志物
TEE	经食管超声心电图	
TTE	经胸超声心电图	
VEB	**室性期前收缩（室性早搏）**	
VF	**心室颤动**	
VT	**室性心动过速**	**≥3 个连续的 VEB**

粗体，心律失常；斜体，药物

表 26.2　肿瘤科医生常用的缩略词与术语

		备注
ADK	腺癌	指各肿瘤部位
AML	急性髓细胞性白血病	
BC	乳腺癌	
BCC	基底细胞癌	
BM	脑转移	来源于任何类型的肿瘤
BT	脑肿瘤	
CLL	慢性淋巴细胞白血病	
CML	慢性粒细胞白血病	
CR	癌	
CRC	结直肠癌	
GCT	生殖细胞肿瘤	包括性腺与性腺外肿瘤
GIST	胃肠道间质瘤	属于肉瘤类
HCC	肝细胞癌	
HD（HL）	霍奇金病（霍奇金淋巴瘤）	
H&Nscc	头颈部鳞状细胞癌	
MDS	骨髓增生异常综合征	
MM	恶性黑色素瘤	
MO	多发性骨髓瘤	
NHL	非霍奇金淋巴瘤	
NSCLC	非小细胞肺癌	
OC	食管癌	
PC	胰腺癌	
PEL	原发性渗出性淋巴瘤	为 NHL 的罕见类型，病变位于浆膜腔
PMM	胸膜恶性间皮瘤	
PNET	原始神经外胚瘤	属于肉瘤类（类似于尤因肉瘤）
RCC	肾细胞癌	
SCLC	小细胞肺癌	
SCC	鳞状细胞癌	指各肿瘤部位
STS	软组织肉瘤	
TCC	移行细胞癌	包括膀胱与膀胱外肿瘤
疾病检查评估后的描述性指标		
CR	完全缓解	治疗后病变完全消失
PR	部分缓解	治疗后病变缩小
SD	疾病稳定	治疗后病变无变化
PD	疾病进展	病变直径增大和（或）出现新病灶

26.1　化疗分类

- 辅助治疗：为破坏在外科手术切除肿瘤后可能残留的少量肿瘤细胞而给予的化疗，旨在预防疾病复发。
- 新辅助化疗：在外科手术之前给予的化疗，旨在手术前缩小肿瘤。
- 诱导化疗：用于诱导缓解的化疗。
- 巩固化疗：当疾病达到一定缓解程度时给予的化疗。
- 一线化疗：特定肿瘤的最佳化疗。也被称为标准治疗。
- 二线化疗：肿瘤在一线化疗后无反应或复发时所给予的化疗。在某些情况下，也被称为挽救治疗。
- 姑息化疗：姑息化疗是一种旨在改善生活质量并延长（在可能的情况下）生存时间的化疗。

化疗后，通常根据临床检查对患者再次分期以评估治疗反应：

- 完全缓解（CR）：靶病变完全消失。
- 部分缓解（PR）：靶病变的最长直径（LD）总和减小≥30%，以基线时 LD 总和为参考。
- 疾病稳定（SD）：肿瘤既未缩小至 PR 的标准，又无明显增长至 PD 的标准，以治疗开始时最小 LD 总和为参考。
- 疾病进展（PD）：靶病变 LD 总和增加≥20%，以治疗开始时记录的最小 LD 总和作为参考或出现一个或多个新病灶。

26.2　抗肿瘤药物

化疗药物可单独使用或在多种不同的治疗方案中联合使用。在化疗方案中，这些药物可能为同时服用，也可能需要在一段时间内相继服用。特定化疗方案可以用缩略词来表示，缩略词由治疗方案中使用的药物名称的首字母或药物的化学缩写组成。然而，知晓抗肿瘤药物如何选择及其剂量与用药的复杂性是很重要的，由于预期的毒性和患者的自身变异性，药物剂量或用药时间的调整在临床实践中常常是很有必要的。

表 26.3 总结了具有细胞毒性的抗癌治疗方案的最常用缩略词与简称和最常见的适应证。那些较频繁涉及心脏毒性的药物用斜体突出显示。

表 26.4 总结了常用药物商品名称。

靶向治疗是一种新型抗癌治疗方法，其利用药物或其他化学物质更精确地识别和攻击癌细胞表达的特定受体。这类治疗旨在限制药物对正常细胞的

表 26.3　抗肿瘤药物常用的缩略词与简称

简称	具体方案与每疗程治疗剂量	适应证；备注
AC	阿霉素＋环磷酰胺	乳腺癌
ABV	阿霉素＋博来霉素＋长春碱	淋巴瘤
ABVD	阿霉素＋博来霉素＋长春碱＋达卡巴嗪	淋巴瘤；每个疗程注射 2 次（第 1 天和第 15 天）
ADM	阿霉素（多柔比星）	
BEACOPP	阿霉素＋博来霉素＋依托泊苷	淋巴瘤
BLM	博来霉素	淋巴瘤
CAF	阿霉素＋环磷酰胺＋氟尿嘧啶	乳腺癌
CBDCA	卡铂（即 JM8）	肺癌
CDDP	顺铂（即 DDP）	肺癌
CEOP	表阿霉素＋环磷酰胺＋长春新碱＋泼尼松	淋巴瘤
CHOPP	阿霉素＋环磷酰胺＋长春新碱＋泼尼松	淋巴瘤
CMF	环磷酰胺＋甲氨蝶呤＋氟尿嘧啶	乳腺癌
COMP	Myocet（非聚乙二醇化阿霉素脂质体）＋博来霉素＋长春新碱	淋巴瘤
CV	卡培他滨＋长春瑞滨	乳腺癌
DHAP	地塞米松＋顺铂＋阿糖胞苷	淋巴瘤；高剂量化疗
DCF	多西他赛＋顺铂＋氟尿嘧啶 5 天	胃癌
EC	表阿霉素＋环磷酰胺	乳腺癌
ECF	表柔比星＋顺铂＋氟尿嘧啶 21 天持续输注	胃癌
EPI	表阿霉素	
ESHAP	依托泊苷＋泼尼松龙＋高剂量阿糖胞苷＋顺铂	淋巴瘤；高剂量化疗
DDP	顺铂（即 CDDP）	
FOLFIRI	氟尿嘧啶（负荷量＋持续输注 48 h）＋亚叶酸＋伊立替康	结直肠癌
FOLFOX	氟尿嘧啶（负荷量＋持续输注 48 h）＋亚叶酸＋奥沙利铂	结直肠癌
5-FU	氟尿嘧啶	头颈部恶性肿瘤、胃肠道恶性肿瘤、肝癌、乳腺癌

简称	具体方案与每疗程治疗剂量	适应证；备注
GDP	地塞米松＋顺铂＋吉西他滨	淋巴瘤
GP	吉西他滨＋顺铂	肺癌、胆管癌、移行细胞癌
HER	赫赛汀（曲妥珠单抗的商品名）	乳腺癌、胃癌
ICE	异环磷酰胺＋卡铂＋依托泊苷	淋巴瘤；高剂量化疗
IFO	异环磷酰胺	肉瘤；高剂量化疗
JM8	卡铂（即 CBDCA）	
MOPP	氮芥＋长春新碱＋丙卡巴肼＋泼尼松	霍奇金淋巴瘤
MVAC	*甲氨蝶呤＋长春碱＋阿霉素＋顺铂*	移行细胞癌
Stanford V	*多柔比星＋长春碱＋氮芥＋长春新碱＋依托泊苷＋泼尼松*	霍奇金淋巴瘤；曾广泛应用，现已较少应用
TAX	*紫杉醇*	乳腺癌、卵巢癌、血管肉瘤
TAC	*多西他赛＋阿霉素＋环磷酰胺*	乳腺癌
TC	*多西他赛＋环磷酰胺*	乳腺癌
TCF	*多西他赛＋顺铂＋氟尿嘧啶*	头颈部恶性肿瘤
TCH	*多西他赛＋环磷酰胺＋曲妥珠单抗*	乳腺癌
T-DM1	曲妥珠单抗-美坦新偶联物（曲妥珠单抗结合抗癌药 DM-1）	乳腺癌
TICE	*异环磷酰胺＋卡铂＋依托泊苷＋紫杉醇*	淋巴瘤；高剂量化疗
TIP	*紫杉醇＋异环磷酰胺＋顺铂*	宫颈癌
TKI	酪氨酸激酶抑制剂（靶向治疗中使用的一类药物）	
TXT	*泰索帝（多西他赛）*	乳腺癌、卵巢癌
VAC/IE	*长春新碱＋多柔比星＋环磷酰胺与异环磷酰胺交替＋依托泊苷*	肉瘤、骨癌
VAI	*长春新碱＋异环磷酰胺＋放线菌素 D＋多柔比星*	骨癌
VCR	长春新碱	
VEPEB	*表阿霉素＋环磷酰胺＋博来霉素＋长春瑞滨*	淋巴瘤
VIDE	*长春新碱＋异环磷酰胺＋多柔比星＋依托泊苷*	
VP16	依托泊苷	肺癌
XL	*卡培他滨＋拉帕替尼*	乳腺癌

斜体，常导致心脏毒性的药物

阿霉素＝多柔比星；表阿霉素＝表柔比星

表 26.4　最常用抗肿瘤药物的商品名（译者注：红色标注为尚无中文商品名，未在国内上市）

药物	商品名
放线菌素 D	更生霉素
博来霉素	博来霉素
卡培他滨	希罗达
卡铂	伯尔定
环磷酰胺	安道生
顺铂	顺铂（仿制药）
阿糖胞苷	爱力生
达卡巴嗪	氮烯咪胺
多西他赛	泰索帝
多柔比星	阿霉素，亚德里亚霉素
非聚乙二醇化多柔比星脂质体	Myocet
聚乙二醇化多柔比星脂质体	楷莱
表柔比星	表柔比星
依托泊苷	凡毕士
氟尿嘧啶	氟尿嘧啶（仿制药）
吉西他滨	健择
异环磷酰胺	和乐生
伊立替康	开普拓
拉帕替尼	泰立沙
甲氨蝶呤	甲氨蝶呤
紫杉醇	泰素
培妥珠单抗	Perjeta
丙卡巴肼	Natulan
利妥昔单抗	美罗华
替莫唑胺	泰道
曲贝替定	Yondelis
曲妥珠单抗	赫赛汀（静脉注射与皮下注射）
曲妥珠单抗－美坦新偶联物	Kadcyla
长春碱	威保啶
长春新碱	长春新碱
长春瑞滨	诺维本（静脉注射与口服）

损害。然而，它会导致多种副作用，可能是由于其治疗机制（on-target），或者由对其他器官的作用或免疫反应或毒性代谢产物（off-target）引起的。

表 26.5 中介绍了最常用的靶向治疗方案（包括作用机制、适应证和可能出现的副作用）。

表 26.5　靶向治疗

药物	靶点	作用特点	适应证	心脏毒性	肾毒性	间接肾毒性	慢性肾脏病患者	透析患者
伊马替尼	c-Kit BCR-A3L 受体	酪氨酸激酶抑制剂	慢性粒细胞白血病 胃肠道间质瘤	常见：水肿 高血压 心力衰竭 肺动脉高压 心动过速 肺水肿 少见：心律失常 心房颤动 心绞痛/心肌梗死 心包积液	血尿 肾功能不全 低钾血症 高钾血症 低镁血症	腹泻		
达沙替尼	BCR-ABL 受体	酪氨酸激酶抑制剂	慢性粒细胞白血病 胃肠道间质瘤	常见：水肿 心力衰竭 心包积液 心动过速 少见：室性心律失常 QT间期延长 肺动脉高压 心绞痛/心肌梗死 大脑强直	肾功能不全 蛋白尿	恶心 呕吐 腹泻 横纹肌溶解 高尿酸血症	无需剂量调整	

续表

药物	靶点	作用特点	适应证	心脏毒性	肾毒性	间接肾毒性	慢性肾脏病患者	透析患者
曲妥珠单抗 拉帕替尼	EGFR EGFR2（HER2）	蛋白酶抑制剂	乳腺癌 转移性胃癌	高血压 心动过速 心房扑动 射血分数减低 心力衰竭 房性心律失常 心肌病 心包积液	膜性肾病 肾功能不全	恶心 呕吐 腹泻	无需剂量调整	
阿法替尼 厄洛替尼 吉非替尼	EGFR	受体阻滞剂 eceptors	肺癌	与抗凝药物和他汀类药物相互作用	肾功能不全	恶心 呕吐 腹泻 厌食	无需剂量调整 不推荐厄洛替尼用于肾清除率<15 ml/min 不推荐阿法替尼用于肾清除率<30 ml/min 的患者	
西妥昔单抗 帕尼单抗	EGFR	受体阻滞剂	结直肠癌	深静脉血栓 如与氟尿嘧啶联用可能出现心脏缺血性疾病及心力衰竭	低镁血症 低钾血症 低钙血症（与顺铂联用）肾功能不全	恶心 呕吐 腹泻 厌食	无需剂量调整	

续表

药物	靶点	作用特点	适应证	心脏毒性	肾毒性	间接肾毒性	慢性肾脏病患者	透析患者
贝伐珠单抗 阿柏西普	VEGF	抗血管生成 单克隆抗体	转移性结直肠癌 转移性肾癌 乳腺癌 肺癌 卵巢癌	高血压 动静脉血栓 心力衰竭（贝伐珠单抗）	蛋白尿 肾病综合征 肾功能不全 血栓性微血管病	恶心 呕吐 腹泻	无需剂量调整	
舒尼替尼 阿昔替尼 帕唑帕尼	VEGFR2	酪氨酸激酶抑制剂	转移性肾癌 胃肠道间质瘤	高血压 动静脉血栓（舒尼替尼）心肌病（舒尼替尼）心力衰竭 QT间期延长	色尿症（舒尼替尼）蛋白尿 肾病综合征 急性肾损伤	恶心 呕吐 腹泻 横纹肌溶解	无需剂量调整	无需剂量调整
索拉非尼	VEGFR2 VEGFR-3、 RET RET/ PTC CRAF、 BRAF BRAFV600E c-KIT FLT-3 PDGFR-β	酪氨酸激酶抑制剂	肝细胞癌 肾癌 分化型甲状腺癌	高血压 心绞痛/心肌梗死 心力衰竭 与华法林相互作用（少见）QT间期延长	蛋白尿 肾病综合征 急性肾损伤 低钙血症	恶心 呕吐 腹泻 横纹肌溶解	无需剂量调整	无相关数据

续表

药物	靶点	作用特点	适应证	心脏毒性	肾毒性	间接肾毒性	慢性肾脏病患者	透析患者
卡博替尼	VEGFR2	酪氨酸激酶抑制剂	无法进行手术治疗的甲状腺髓样癌	高血压 心房颤动 QT 间期延长 心绞痛 室上性心动过速 血栓栓塞 动脉血栓形成	蛋白尿 血尿 排尿困难 急性肾损伤	恶心 呕吐 腹泻 横纹肌溶解	轻中度肾功能不全患者慎用	尚无数据针对严重肾功能不全与透析患者
依维莫司 坦罗莫司	mTOR	丝氨酸－苏氨酸－蛋白激酶抑制剂	乳腺癌 胰腺神经内分泌肿瘤 肾癌	高血压 少见： 心力衰竭 深静脉血栓	蛋白尿 轻度肾功能不全	恶心 腹泻 高热	无需剂量调整	无需剂量调整
曲美替尼 考比替尼	MEK	MEK 抑制剂	BRAF V600 阳性的转移性黑色素瘤	高血压 QT 间期延长 射血分数减低 视网膜静脉闭塞 深静脉血栓 肺栓塞	肾小球肾炎 （少见）	恶心 呕吐 腹泻 高热 横纹肌溶解 严重肾损伤 急性肾损伤	无需剂量调整	无相关数据

c-Kit. 在胃肠道间质瘤中过表达的受体；BCR-ABL. R 断裂点簇区 Abelson 受体；EGFR. 表皮生长因子受体；VEGF. 血管内皮生长因子；VEGFR. 血管内皮生长因子受体；PDGFR. 血小板源性生长因子受体；BRAF. 编码 BRAF 蛋白的基因；mTOR. 哺乳动物雷帕霉素靶蛋白；MEK. 有丝分裂原蛋白激酶

26.3 临床实践中根据肿瘤类型采用的常用化疗方案

- 肛管癌
  - 5-FU＋丝裂霉素＋放疗
  - 5-FU＋顺铂
- 骨癌
  - VAC/IE（长春新碱＋多柔比星＋环磷酰胺与异环磷酰胺交替＋依托泊苷）
  - VAI（长春新碱＋异环磷酰胺＋放线菌素 D＋多柔比星）
  - VIDE（长春新碱＋异环磷酰胺＋多柔比星＋依托泊苷）
  - 多西他赛＋吉西他滨
- 脑肿瘤
  - 替莫唑胺
  - 贝伐珠单抗＋伊立替康
  - 联合 PCV（洛莫司汀＋丙卡巴肼＋长春新碱）
- 乳腺癌
  - CMF（环磷酰胺＋甲氨蝶呤＋5-FU）
  - 剂量密集 AC 序贯以紫杉醇（多柔比星＋环磷酰胺，序贯以紫杉醇）
  - EC（表柔比星＋环磷酰胺）
  - TC（多西他赛＋环磷酰胺）
  - TAC（多西他赛＋多柔比星＋环磷酰胺）
  - FEC 序贯以多西他赛（5-FU＋表柔比星＋环磷酰胺，序贯以多西他赛）
  - AC 序贯以紫杉醇与曲妥珠单抗（多柔比星＋环磷酰胺，序贯以紫杉醇与曲妥珠单抗）
  - 培妥珠单抗＋曲妥珠单抗＋多西他赛
  - T-DM 1（曲妥珠单抗－美坦新偶联物）
  - TCH（多西他赛＋环磷酰胺＋曲妥珠单抗）
  - 赫赛汀（曲妥珠单抗）
  - 卡培他滨（单用或联用拉帕替尼）14 天/21 天（2 周治疗，1 周空窗）
- 膀胱癌
  - 吉西他滨＋顺铂
  - MVAC（甲氨蝶呤＋长春碱＋多柔比星＋顺铂）
  - 顺铂＋紫杉醇

- 吉西他滨＋紫杉醇
- 胆囊癌和胆管癌
  - 顺铂＋吉西他滨
  - 卡培他滨
- 食管癌与食管胃交界处癌
  - 顺铂＋5-FU
  - 紫杉醇＋卡铂
  - ECF（表柔比星＋顺铂＋5-FU）
- 胃癌
  - ECF（表柔比星＋顺铂＋5-FU）
  - DCF（多西他赛＋顺铂＋5-FU）
  - 顺铂＋5-FU＋曲妥珠单抗
  - Xelox（卡培他滨＋奥沙利铂）
  - Foleox（5-FU＋亚叶酸＋奥沙利铂）
  - Folfiri（5-FU＋奥沙利铂＋亚叶酸＋伊立替康）
  - 雷莫芦单抗＋紫杉醇
- 结直肠癌
  - Folfiri（5-FU＋亚叶酸＋伊立替康）
  - Folfiri＋西妥昔单抗（5-FU＋亚叶酸＋伊立替康＋西妥昔单抗）
  - Folfiri＋贝伐珠单抗（5-FU＋亚叶酸＋伊立替康＋贝伐珠单抗）
  - Folfox（5-FU＋亚叶酸＋奥沙利铂）
  - Folfiri＋西妥昔单抗（5-FU＋亚叶酸＋伊立替康＋西妥昔单抗）
  - Folfiri＋贝伐珠单抗（5-FU＋亚叶酸＋伊立替康＋贝伐珠单抗）
  - Folfoxiri＋贝伐珠单抗（5-FU＋奥沙利铂＋亚叶酸＋伊立替康＋贝伐单抗）
  - Folfoxiri＋西妥昔单抗（5-FU＋奥沙利铂＋亚叶酸＋伊立替康＋西妥昔单抗）
  - Xelox（卡培他滨＋奥沙利铂）
  - Folfiri＋阿柏西普（5-FU＋亚叶酸＋伊立替康＋阿柏西普）
  - Cape Beva（卡培他滨＋贝伐珠单抗）
  - 5-Fu/LVF（5-FU＋亚叶酸）
- 胰腺癌
  - Folfirinox（5-FU＋奥沙利铂＋亚叶酸＋伊立替康）
  - 白蛋白结合型紫杉醇＋吉西他滨
  - Gemox（吉西他滨＋奥沙利铂）

- 前列腺癌
  - 多西他赛
  - 卡巴他赛
- 睾丸癌
  - PEB（顺铂＋依托泊苷＋博来霉素）
  - PEI（顺铂＋依托泊苷＋异环磷酰胺＋美司钠）
  - 卡铂
  - Gemox（吉西他滨＋奥沙利铂）
- 妇科肿瘤
  - 卡铂－紫杉醇
  - 卡铂－紫杉醇＋贝伐珠单抗
  - 楷莱－曲贝替定（多柔比星脂质体－曲贝替定）
  - 托泊替康
  - 吉西他滨
  - TIP（紫杉醇＋顺铂＋异环磷酰胺＋美司钠）
  - TAP（紫杉醇＋多柔比星＋异环磷酰胺＋美司钠）
  - 顺铂＋多柔比星
- 头颈部癌
  - Al Sarraf（顺铂＋5-FU）
  - 顺铂＋5-FU＋西妥昔单抗
- 肺癌
  - PE（顺铂＋依托泊苷）
  - 顺铂＋吉西他滨
  - 顺铂＋多西他赛
  - 顺铂＋培美曲塞
  - 卡铂＋紫杉醇
  - 长春瑞滨
  - 托泊替康
  - 培美曲塞
- 肉瘤
  - 多柔比星 90 mg/m^2＋异环磷酰胺
  - 表柔比星＋异环磷酰胺
  - 曲贝替定（® Yondelis）
  - 吉西他滨
  - 泰素或泰索帝

■ 淋巴瘤
  ▪ CHOPP（阿霉素 50 mg/m² ＋环磷酰胺＋长春新碱＋泼尼松）
  ▪ R-CHOPP：等同于 CHOPP＋利妥昔单抗
  ▪ MOPP：氮芥、长春新碱、丙卡巴肼、泼尼松
  ▪ ABVD：（阿霉素 25 mg/m² ＋博来霉素＋长春碱＋达卡巴嗪）于每疗程第 1 天和第 15 天给药
  ▪ Stanford V：多柔比星 25 mg/m²（第 1 天和第 15 天）＋长春碱＋氮芥＋长春新碱＋依托泊苷＋泼尼松

推荐阅读：Fournier L，Ammari S，Thiam R，Cuénod CA. Imaging criteria for assessing tumour response：RECIST，mRECIST，Cheson. Diagn Interv Imaging. 2014；95：689-703. NCCN 肿瘤学临床实践指南可登录：www.nccn. org/professionals/···gls/f _ guidelines. asp https：//www. cancer. gov/about-cancer/treatment/drugs http：//chemocare. com/chemotherapy/acronyms/default. aspx

第 27 章

肿瘤科医生须知：如何申请心内科会诊

What the Oncologist Needs to Know：How to Ask for a Cardiology Consultation

Paolo Spallarossa，Matteo Sarocchi

汪云超　译　苏文　审校

　　肿瘤科医生需要心内科医生的协助来对癌症及抗癌治疗相关的心血管疾病并发症进行预防、诊断及治疗。从流行病学方面考虑，在不久的将来，癌症患者对心内科会诊的需求可能会增加：

　　— 随着抗癌手段的不断进步，以无癌状态或慢性疾病状态长期存活的癌症患者人数不断增加，并应受到关注[1]。

— 抗癌治疗可增加心血管方面的合并症及并发症风险。

— 心脏毒性可导致癌症患者在治疗期间和治疗后的健康状况恶化。

— 除了治疗相关的心脏毒性外，接受抗癌治疗的患者也可能同时合并有心血管疾病。心血管疾病与癌症的共同的危险因素包括糖尿病、吸烟、超重和衰老。

在明确心内科医生需要了解的内容及如何沟通之前，我们应先思考何时申请心内科会诊，以及申请会诊的原因。

27.1　何时以及为何申请心内科会诊

27.1.1　心内科会诊时机

— 开始抗癌治疗前。

— 开始抗癌治疗后。
  - 抗癌治疗期间。
  - 抗癌治疗结束。
  - 后续治疗（针对晚期心脏毒性的治疗以及额外治疗）。

27.1.2　不同情况下的心内科会诊

— 对患者进行心血管疾病筛查，用以预防及早期诊断心血管疾病。

— 对先前已知的心血管疾病进行实际状态评估（包括临床表现、仪器检查及治疗情况）。

— 对异常症状、体征或检查结果提示可能存在心血管疾病的患者进行评估。

— 随访。

27.1.3　开始抗癌治疗前的心内科会诊

尚没有明确指南推荐哪些患者在开始抗肿瘤治疗前需进行心内科会诊。目前普遍倾向于仅对心血管疾病高风险、合并心血管疾病或正在接受致心脏毒性治疗的患者进行会诊，但这种限制存在争议。在这个问题上，确定申请心内科会诊的关键问题非常重要。

27.1.4　申请心内科会诊的关键问题

如果申请心内科会诊只是想排除抗癌治疗的禁忌证，那么对许多患者来说是没有必要的。实际上，只有少数在治疗前进行会诊的患者因禁忌证而终止抗癌治疗。

- 许多患者为心血管事件的"低风险"，仅有少数患者在中短期内会发展为严重心血管疾病。
- 对于心血管事件的高危患者，对治疗安全性的重视程度往往低于抗癌治疗效果的期待，因为抗癌治疗通常都以挽救生命为目的。

相反，如果更全面的分析这个问题，关注到整个治疗前期和后续治疗过程中心血管系统的重要性和相关并发症风险，那么对于大部分患者而言心内科会诊就变得十分有意义。

- 即使只是中低危心血管不良事件发生风险，这一比例也可以进一步降低。
- 对于既往心血管疾病，即使处于稳定期，也可能需要对治疗方案进行调整，以预防心脏毒性和减少副作用。
- 心内科会诊具有一定筛查价值。抗癌治疗过程中发现的任何潜在心血管问题，即使对临床影响很小，都会引起患者的关注和焦虑。如果不能提前筛查发现，抗癌治疗中任何心血管问题都会存在治疗难度。

❱ 在开始抗癌治疗前进行心内科会诊对于大多数患者是有益的，包括心脏毒性风险低或有抗癌治疗适应证的患者。

27.2　如何进行第一次心内科会诊：心内科医生在首次评估时需了解的内容

心内科会诊应根据临床情况而定。因此，肿瘤科医生应提供癌症相关信息。

- 恶性肿瘤特征及其预后：肿瘤科医生应向心内科医生提供肿瘤的相关信息，尤其是对肿瘤恶性程度的介绍。心内科医生很难考虑到肿瘤分期、临床表现、组织学和分子表型等诸多细节对预后的影响。这样做的目的是让心内科医生了解肿瘤预后以及治疗对预后的影响。
- 抗癌治疗方案。包括药物联合治疗以及放疗。不同治疗方案可导致不同的心血管疾病风险，如心力衰竭、心肌缺血、血栓栓塞、心律失常、心包炎和高血压[2]；此外，在一些特殊联合治疗方案中，心血管疾病的发生风险可能更高。

- 既往抗癌治疗方案。患者对既往抗癌治疗方案可能提供不够全面。根据美国心脏协会（AHA）/美国心脏病学会（ACC）关于心力衰竭的指南，既往接受潜在心脏毒性药物治疗的患者被定义为"心力衰竭 A 级"。胸部放疗在多年后仍会增加瓣膜退化和冠状动脉疾病的风险。
- 预测抗癌治疗可能诱发的其他非心血管并发症。脱水、免疫抑制、全血细胞减少、贫血和电解质紊乱是加剧心血管疾病的关键因素。
- 入组临床试验的患者。部分入组临床试验的患者需遵守合并用药及临床事件监测的严格规定。另外，临床试验中抗肿瘤治疗可能存在不可预知的风险。

❯ **心内科医生需要了解有关恶性肿瘤的详尽信息，包括既往病史、目前治疗、方案调整以及肿瘤预后。**

显然，在临床实践中存在一定局限性。有些数据不能被有效获得或便于计算，疾病和治疗的预后也很难预期和量化。

当申请会诊时，肿瘤科医生不需要对所有心血管病史进行描述，简短的病例摘要即可。须强调的是，一旦发现新增或可疑心血管异常，心内科医生将进行详尽的心血管病史采集，此时需查阅所有现有检查结果。

❯ **肿瘤科医生必须要求患者携带所有既往检查结果、就诊信息和出院记录，特别是心电图及冠状动脉造影、超声心动图、心脏 CT 和 MRI 等影像学检查结果。**

超声心动图在许多情况下非常有用：对于有心脏症状、体征（如心脏杂音）及个人史，或当患者存在特定心脏毒性风险如进行曲妥珠单抗治疗时，应通过超声心动图检查进行筛查[3]。

27.3　可疑心血管疾病的会诊

抗癌治疗期间或治疗结束后出现的心血管疾病常需要进行会诊。对于肿瘤科医生，"心血管问题"这个术语不仅指"心脏毒性"，也泛指可疑心血管疾病相关症状、体征及实验室检查异常（包括非典型异常结果）。

27.3.1　当出现可疑心血管问题时肿瘤科医生应给予关注

- 新发症状：胸痛、呼吸困难、眩晕、心悸、疲劳和晕厥。
- 体征：心脏杂音、水肿、肺部啰音、胸腔积液、血压、心率和心律等。

　　— 检查异常：胸部 X 线 CT 提示心包积液和主动脉扩张，心肌标志物及 D-二聚体升高、贫血、肾小球滤过率下降和电解质紊乱。

　　无需大篇幅描述心血管疾病病史，简要概述心血管疾病诊断及治疗过程即可。

27.3.2 肿瘤科医生应向心内科医生汇报患者病情，以便进行鉴别诊断

　　— 治疗的时间顺序。
　　— 其他非心脏表现。肿瘤科医生可能会发现治疗中类似典型心脏疾病症状的不同表现，从而降低心血管事件的发生概率。

　　▶ 肿瘤科医生应着重强调，对于特殊患者的症状、体征或实验室检查异常结果是否可以用其他非心血管因素解释。

　　对是否进行临床干预（如中断治疗、药物干预、完善实验室或影像学检查以及住院）以及干预效果进行汇报非常重要。

27.4　进行心血管疾病随访

　　对无心血管相关症状的患者进行随访的目的是识别临床前变化并进行二级预防。对于一些心血管疾病高危群体，如接受蒽环类药物联合曲妥珠单抗治疗的患者，需提前制订随访方案。相反，对于个别患者，随访方案可以根据情况个体化制订。对于接受蒽环类药物治疗、胸部放疗以及骨髓移植的患者，在数年后仍可能出现迟发性心脏毒性，因此建议进行长期心脏评估。

　　▶ 随访计划应提前在多学科会议上进行讨论。

　　心血管疾病的筛查和预防是"一线"措施，其实施主要取决于主管医生。因此，肿瘤科医生应通过申请会诊并提供以下信息来积极参与预防患者心血管疾病：
　　— 末次治疗时间。
　　— 肿瘤情况。
　　— 抗癌治疗过程中采用的支持治疗，包括输血等。

　　肿瘤科医生应该意识到，对于一些高风险或既往存在心脏毒性证据的患者，随访需要持续很多年。须注意，随访过程中患者失访会带来潜在危害。当对癌症患者进行随访时，肿瘤科医生应保持与患者及心内科医生之间的联系[4]。

> 心内科医生需要了解患者何时结束肿瘤治疗。自此，他们将进行心血管疾病随访。

27.5 如何协助心内科医生进行心血管疾病治疗

由于癌症患者身体虚弱，故发生心血管药物副作用的风险会增加。另外，癌症患者抗肿瘤治疗期间使用心血管药物发生不良事件的风险可加倍，可能会导致抗癌治疗的中止。显然，对于该患者群体应用心血管药物可能出现血流动力学影响、出血风险增加、心律失常及肝肾功能损害，因此需谨慎应用上述药物以期达到最安全状态。

肿瘤科医生在开始任何抗肿瘤治疗或遇到肿瘤及肿瘤治疗相关并发症时，可能会对包括心血管治疗在内的其他治疗产生担忧。他可能会提出一个基本的问题："停用心血管药物还是换用其他药物？"

27.6 心血管疾病治疗管理：心内科医生需了解的内容

- 解释心血管药物造成的或可能造成的影响。以接受抗血小板治疗患者的血小板减少为例：若阿司匹林应用期间血小板缓慢轻度下降且抗血小板治疗是必要的，可通过严密监测血小板计数来控制出血风险。相反，若阿司匹林应用期间血小板迅速下降，则可能需要终止抗血小板治疗。
  - 如果怀疑问题的出现与心血管药物应用有关，那么明确是否存在其他替代治疗方案十分重要。
  - 如果只是存在不良事件的潜在风险，那么就需要明确使用这些心血管药物的风险有多大、与什么有关、是否存在合适的替代方案以避免这些情况。
- 如果肿瘤疾病得到控制，那么心内科医生会考虑进一步调整心血管专科治疗（药物治疗）。

可见，肿瘤科医生对心血管疾病治疗决策的制订意义重大。他们有助于预测和降低心血管药物副作用的发生风险，并在会诊时提供相关信息。

27.7 临床实践注意事项

肿瘤科医生应考虑向谁提出会诊申请，并书写会诊申请单。

❯ **理想情况下，接诊的应该是"心脏肿瘤医生"，即具有癌症治疗经验的心内科医生。**

这种经验远不止在心脏毒性方面，还包括对其他可能影响患者健康的问题的识别能力。心内科和肿瘤科医生对肿瘤患者的预后、不良事件及治疗目标的看法可能有所不同。

目前，很多心内科医生在肿瘤学领域的涉猎仍处于初级阶段。另一方面，一些患者可能需要心内科医生，虽然这些医生可能并不具备上述肿瘤心脏病诊疗经验。即使能够向专业医生咨询，肿瘤科医生也需要不断学习，才能在与心血管肿瘤学专家交谈时避免沟通费力。

❯ **会诊单中所包含的信息比临床病例本身更有意义，有利于未来的肿瘤心脏病学家的成长。**

为了便于理解沟通，尤其是在与不同专业背景的医生如心内科医生交流时，肿瘤科医生应该做到以下几点：

- 详尽。信息不全可能比没有信息更危险（没有信息可引导进一步讨论）。
- 明示。心内科医生需要肿瘤科医生提供明确、全面的信息，而不是隐晦、含糊的提示。
- 清晰。避免使用缩略词。

为了尽快获取有效数据进行短小明确的提问是有效的。这有助于将部分数据（如仪器检测结果）与肿瘤科医生交流结果相区别。

❯ **在讨论危重患者预后出现困难时，可直接进行多学科讨论，且更倾向于在患者不在场的情况下进行（即使出于伦理原因）。肿瘤科医生在进行申请时应明确这个意愿。**

会诊期间也可能遇到其他情况。很显然，心内科医生希望可以直接向患者了解病情，但这样对患者而言可能稍显重复。在某些情况下，如讨论检查结果时，患者无须到场。若患者无法自行前往诊所或医院，或者需要经历长途劳顿，避免访视可以减少患者不适。

随后，会诊结果会被登记并传达给患者。

总而言之，会诊申请应符合心内科医生、肿瘤科医生及患者的需求。会诊申请书写应包括会诊时间、原因、对象及地点。一份好的申请书是高质量会诊的第一步。

参考文献

1. DeSantis CE, Lin CC, Mariotto AB, Siegel RL, Stein KD, Kramer JL, Alteri R, Robbins AS, Jemal A. Cancer treatment and survivorship statistics, 2014. CA Cancer J Clin. 2014 Jul-Aug;64(4):252–71.

2. Yeh ET, Bickford CL. Cardiovascular complications of cancer therapy: incidence, pathogenesis, diagnosis, and management. J Am Coll Cardiol. 2009 Jun 16;53(24):2231–47.

3. Plana JC, Galderisi M, Barac A, Ewer MS, Ky B, Scherrer-Crosbie M, Ganame J, Sebag IA, Agler DA, Badano LP, Banchs J, Cardinale D, Carver J, Cerqueira M, DeCara JM, Edvardsen T, Flamm SD, Force T, Griffin BP, Jerusalem G, Liu JE, Magalh„es A, Marwick T, Sanchez LY, Sicari R, Villarraga HR, Lancellotti P. Expert consensus for multimodality imaging evaluation of adult patients during and after cancer therapy: a report from the American Society of Echocardiography and the European Association of Cardiovascular Imaging. Eur Heart J Cardiovasc Imaging. 2014 Oct;15(10):1063-93.

4. Herrmann J, Lerman A, Sandhu NP, Villarraga HR, Mulvagh SL, Kohli M. Evaluation and management of patients with heart disease and cancer: cardio-oncology. Mayo Clin Proc. 2014 Sep;89(9):1287–306.

第 28 章

心内科医生须知：怎样书写会诊记录

What the Cardiologist Needs to Know：How to Write the Consultation

Paolo Spallarossa，Matteo Sarocchi

化 冰 译 苏 文 审校

由于不同的原因，肿瘤科医生可能需要会心内科医生的帮助。有时肿瘤科医生会疑虑心血管问题，通常其希望减少抗肿瘤药物的心脏毒性，而在大多数情况下，肿瘤科医生希望对患者实际心血管状态有一个整体的评估，这是很有必要的。

> 心内科医生必须处理各种心血管问题，这些问题与癌症及抗癌治疗相关或无关。

即使没有证据表明患者存在心血管问题，也需要征求心内科医生的意见。心内科医生有助于更好地排除心脏疾病并预防心脏毒性。

心内科医生的会诊应该考虑两个方面：单纯从心脏病学角度提出观点以及从抗癌治疗和恶性肿瘤本身的角度提出观点。在会诊记录中找到各方面的评估，并在不相矛盾的情况下相互协调是尤为重要的。

　　除了具体内容外，肿瘤心脏病学会诊在框架上与其他心内科会诊相似。若包括以下几个要点：

- 会诊的原因。
- 非心脏病史，特别注意肿瘤病史。
- 心脏病史。
    - 由病例中获取。
    - 直接询问患者。
- 用药史。
- 症状。
- 体征（会诊时的体格检查）。
- 辅助检查结果。
- 结论：心血管方面的评估。
    - 有/无心血管疾病。
    - 疾病严重程度。
    - 最终预后。
- 结论：肿瘤心脏病学的评估。
    - 疑诊心脏毒性。
    - 抗肿瘤治疗方案的安全性。
    - 心脏毒性的预防。
- 治疗建议。
    - 心血管治疗。
    - 需考虑抗肿瘤治疗的个体差异。
    - 额外检查与有创性心脏操作。

28.1　背景：在会诊中获得的临床事实

　　会诊记录的第一部分应总结所收集与评估的临床事实，包括心血管方面与肿瘤方面。心内科医生应该描述所关注的所有信息，这些信息能够使其得出结论。对肿瘤病史进行详细描述是非常重要的，即使是肿瘤科医生也应该更充分地了解肿瘤病史。在这方面需多花一些时间，因为当心内科医生评估非心血管方面的信息时，可能会有错误的观念而得到不恰当的结论。

　　如果肿瘤科医生在阅读会诊记录时发现会诊依据参考了错误的临床信息，或重要的肿瘤学方面的临床事实被忽略，那么需要重新申请会诊。

❯　**不仅要描述心脏方面的信息，还要对肿瘤方面的信息进行充分描述，尽**

管肿瘤科医生明确知晓这方面情况。这种做法确保心内科医生与肿瘤科医生所掌握的病史信息相一致。

需记录的肿瘤相关情况主要包括：

— 有关肿瘤严重程度的肿瘤学或血液学方面的诊断及适应证，如分期和预后标志物。

　— 抗肿瘤治疗，包括既往、现行和拟行的治疗。

　　— 药物治疗。

　　— 放射治疗。

　　— 治疗性操作与支持治疗（干细胞移植、输血）。

　— 并发症情况。

　　— 副作用及其治疗。

　　— 操作（活检，永久性导管植入）。

在此之后，心内科医生将继续采集心血管病史与症状，并进行体格检查和评估近期的辅助检查。心内科医生应指出所有新出现的病情变化，如心电图或体格检查动态变化或者主诉的任何症状，或是肿瘤科医生可能遗漏的病史资料。心内科医生应重点提出因心血管方面的临床信息难以获得所产生的任何疑虑。

▶ 临床资料的提供非常重要，特别是在第一次会诊期间。它有助于进行正确的临床评估，并可能减少额外的检查。

28.2　心血管方面的评估

会诊记录的第二部分主要是对临床数据的解释。任何可疑的或明确的心血管疾病诊断都应该在此着重描述，若无法给出诊断，也应该突出强调心血管疾病风险。当心内科医生描述患者的心血管状况时，应告知如下内容：

— 心血管疾病的实际严重程度或风险

— 疾病可能的演变与恶化（疾病初期，独立于癌症与癌症治疗）

— 该疾病的理论治疗方法，当做无癌症患者对待

▶ 最初对心脏方面临床状态的"简单"描述是为后续的肿瘤心脏病学评估做准备。

肿瘤科医生需要关于心血管疾病方面的充分评估，并辅以心内科医生详细的解释。任何心脏结构、心电图、生物标志物或临床表现的改变都可能从不同角度反映疾病的严重性。例如，心房颤动合并结构性心脏病、心力衰竭、

卒中或未控制的心室率等不同情况时会产生不同的影响。肿瘤科医生可能认为射血分数减低是应用心脏毒性药物的主要禁忌证，但在出现心室肥大或显著的血流动力学负荷加重时，如瓣膜反流或狭窄时，心内科医生应帮助肿瘤科医生避免忽视射血分数轻度减低的风险[1]。

此外，肿瘤科医生必须知晓患者需要有创性操作或介入治疗的可能性。

28.3　癌症患者的心脏病学建议

以下情况时需要心内科医生和肿瘤科医生的通力协作：

— 心血管药物处方。
— 额外检查。
— 心血管有创性操作。
— 肿瘤治疗的变化。

心内科医生应将任何非紧急的决策告知肿瘤科医生，在把它付诸行动之前，需要把心脏病学需求与肿瘤学需求之间的相容性进行再次评估。与此同时，为了更有效地治疗，心内科医生应该指出心血管治疗的重要性，说明原因与适应证强度。相似的方法也用于指导医患关系，因为恶性肿瘤对患者生理与心理产生不利影响，患者可能会降低对额外治疗的依从性。临床医生应充分考虑患者的意愿。知情同意是任何决策的前提，患者应该充分了解心血管检查、药物治疗和手术相关的风险及不进行检查或治疗的风险的相关信息。当患者拒绝接受心脏检查或治疗时，最后一部分信息是必需的。

28.3.1　药物处方

心血管药物也可导致副作用。当开具新的药物处方时，心内科医生必须意识到癌症患者更易产生副作用，主要由于以下原因：

— 与恶性肿瘤有关的疼痛与焦虑会放大症状。
— 抗癌治疗可能导致肾和肝损伤。一些心血管药物可加重损伤。
— 贫血和癌症相关的疲劳会降低患者对 β 受体阻滞剂的耐受性。
— 血压正常的癌症患者更容易受到血流动力学活性药物副作用的影响，如用于左心室功能不全的一级或二级预防的 RAAS 抑制剂和 β 受体阻滞剂。
— 患者常需接受多种药物治疗，以治疗癌症和控制化疗引起的症状和副作用。由于药物相互作用，多药治疗的副作用发生率呈指数上升。

在抗癌治疗过程中须控制药物副作用，以避免依从性降低和治疗中断。

尽管一些心血管药物已被证实具有心血管保护作用，但其广泛应用仍存在争议[2]。在为癌症患者开具药物时，心内科医生需遵循以下基本原则：

— 应尽可能以最低剂量开始心血管治疗（特别是血流动力学活性药物）。

— 必要时应逐渐滴定药物剂量。明确治疗目标，个体化治疗（血压、心率、LDL）并建议如何达标。尽可能制订一个中期药物干预策略，如应用循序渐进的降压药物治疗方案。这将帮助肿瘤科医生减少不必要的会诊。

— 预测所应用药物的副作用，并提出防治策略。

28.3.2　心血管检查和有创性操作

对患者进行风险-获益评估是良好临床实践的基础。一个有效的原则是，当检查结果可能产生重要的临床意义时则需要进行检查，避免那些不会改变心脏或肿瘤方面诊治的检查。

然而，接受干细胞移植等高风险手术的患者可能需要进行心血管检查或治疗，而这类检查和治疗通常不会在心血管情况相同的非癌症患者中进行。对于近期可能出现其他并发症的患者，"观察等待"策略并不总是最佳选择，这样会降低心血管干预的可能性。

❯ 肿瘤治疗的安全性可能为明确诊断或预期的干预提供保证，从而避免心血管并发症的发生。

当治疗癌症患者时，心内科医生应更加谨慎地做出诊断并提出治疗方案。

生物标志物和超声心动图可由一个经验丰富的团队轻易完成，对肿瘤治疗影响很小或没有影响，几乎对患者没有风险。它们能为心血管诊断和危险分层提供重要信息[3-4]。

其他低风险检查如心脏CT或MRI，可能会延迟抗癌治疗，特别是在难以进行检查的情况下。延迟治疗可能会损害患者健康。

激发性试验，特别是有创性操作，有给患者带来并发症的潜在风险。对癌症患者来说风险可能更大。临床医生也需考虑因一些操作需要住院治疗而造成的不利影响。在某些情况下，心内科医生认为CT是冠状动脉造影的一种很好的替代方案，特别是在患者因肿瘤情况而降低了冠状动脉介入治疗的可能性，但又需要排除因抗癌治疗加重的心脏疾病风险时，然而肿瘤情况降低了冠状动脉介入治疗的可能。显然，在不稳定或高风险心血管疾病的情况下，肿瘤科医生应该意识到心血管介入治疗的重要性，即便它会导致抗癌治疗的延迟。

应告知肿瘤科医生如下信息：

- 建议检查的原因，包括不进行检查的风险。
- 检查结果的意义。心内科医生可能会用"好"或"不好"预测检查结果。这有助于肿瘤科医生理解检查的重要性，有助于解释结果并可能节省重新评估的时间。当收到结果时仍建议向心内科医生进行简短的电话咨询，以便确认结果。
- 建议用最好与最快的检查方法获得检查结果。目的是减少对患者生存质量和肿瘤治疗的影响。
- 无论何时住院，都应明确治疗目标和治疗方案。这有助于其他同事（如介入心脏病医生）共同参与心脏病诊治。

28.3.3 因心脏毒性中止抗癌治疗

心内科医生极少把最佳抗癌治疗列为绝对禁忌证。在考虑心血管情况的前提下，肿瘤科医生应对抗癌治疗的风险与获益进行再次评估。当强烈建议中断或更改治疗方案时，最好制订一个短期再评估方案，如果评估可行，则可再尝试该治疗方案。应该重视抗癌药物可能出现的严重心血管并发症。但应避免将抗癌药物妖魔化，尤其是对患者。

有时可以继续进行抗癌治疗，但需警惕风险增加。心内科医生应该谨慎地向患者和肿瘤科医生告知风险以及如何将风险降至最低。

- 提出早期识别心血管疾病加重的策略。
  - 应预想到症状或体征的改变可能是一种警告，以便尽快进行临床再次评估。
  - 制订心血管随访方案，包括体格检查、生物标志物和超声心动图。
- 建议使用心脏保护药物（如卡维地洛）或使用不同剂型的抗癌药物（如脂质体蒽环类药物）作为安全有效地持续治疗，但在严重的情况下，需强制性停用心脏毒性药物。对于再次尝试拯救生命的抗癌治疗，同时合并明确的高危心血管风险时，应该深思熟虑。

28.4 心脏方面与肿瘤方面需求之间的平衡

会诊需结合心血管状况与肿瘤情况。会诊记录中应给出明确的心内科意见，并尽可能给予结论性意见。与此同时，心内科医生应该以建议而不是限制的形式把这些意见呈现给肿瘤科医生，从而保留他们因为肿瘤方面需要对会诊意见提出质疑的可能性。

> 由于抗癌治疗是拯救生命的，所以最终目标是在不限制最佳抗癌治疗的

情况下，制订治疗心血管副作用的最佳权衡方案，从而给患者带来最大获益。心内科会诊的目的并不是不惜任何代价地避免心脏毒性。

在为病情更加复杂的患者诊疗时，改变传统的心血管治疗策略，并承担心血管风险增加的责任，这可能是心内科医生最难扮演的角色[5]。

28.5 患者注意事项

心血管会诊不应仅限于心内科医生和肿瘤科医生之间。这是一个与患者相关的重要环节。从伦理上讲，心内科医生应解释全部诊断，并与患者讨论所有决策。当患者阅读会诊结果时，这一做法将减少误解、恐惧与焦虑。此外，肿瘤科医生将更容易解释与心血管方面有关的临床干预措施。

建议患者监测血压、症状与体征（如水肿、夜尿、体重增加、出血）。心内科医生应该通俗易懂地解释如何给患者进行相关检查并记录下来。

参考文献

1. Spallarossa P, Maurea N, Cadeddu C, Madonna R, Mele D, Monte I, Novo G, Pagliaro P, Pepe A, Tocchetti CG, Zito C, Mercuro G. A recommended practical approach to the management of anthracycline-based chemotherapy cardiotoxicity: an opinion paper of the working group on drug cardiotoxicity and cardioprotection, Italian Society of Cardiology. J Cardiovasc Med (Hagerstown). 2016 May;17 Suppl 1:S84–92.
2. Plana JC, Galderisi M, Barac A, Ewer MS, Ky B, Scherrer-Crosbie M, Ganame J, Sebag IA, Agler DA, Badano LP, Banchs J, Cardinale D, Carver J, Cerqueira M, DeCara JM, Edvardsen T, Flamm SD, Force T, Griffin BP, Jerusalem G, Liu JE, Magalh„es A, Marwick T, Sanchez LY, Sicari R, Villarraga HR, Lancellotti P. Expert consensus for multimodality imaging evaluation of adult patients during and after cancer therapy: a report from the American Society of Echocardiography and the European Association of Cardiovascular Imaging. Eur Heart J Cardiovasc Imaging. 2014 Oct;15(10):1063–93.
3. Curigliano G, Cardinale D, Suter T, Plataniotis G, de Azambuja E, Sandri MT, Criscitiello C, Goldhirsch A, Cipolla C, Roila F; ESMO Guidelines Working Group. Cardiovascular toxicity induced by chemotherapy, targeted agents and radiotherapy: ESMO Clinical Practice Guidelines. Ann Oncol. 2012 Oct;23 Suppl 7:vii155–66.
4. Colombo A, Sandri MT, Salvatici M, Cipolla CM, Cardinale D. Cardiac complications of chemotherapy: role of biomarkers. Curr Treat Options Cardiovasc Med. 2014 Jun;16(6):313.
5. Suter TM, Ewer MS. Cancer drugs and the heart: importance and management. Eur Heart J. 2013 Apr;34(15):1102–11.

第 29 章

全科医生须知：何时申请心内科医生和（或）肿瘤科医生会诊

What the General Practitioner Needs to Know：When to Consult the Cardiologist and/or the Oncologist

Chiara Lestuzzi，Olivia Maria Thomas，Maria Agnese Caggegi，Francesco Ferraù

张 悦 译 郭春艳 审校

29.1　引言

- 大多数患者需应用蒽环类药物和曲妥珠单抗进行抗癌治疗，而这类药物具有潜在的心脏毒性。因此，肿瘤科医师需对患者进行心脏方面的随诊。患者在住院期间或日间病房进行治疗时发生任何明显的心血管副作用，均应请心内科医生协助诊治。
- 在理想的情况下，每家拥有肿瘤科的医院都应有一名或多名心脏病专家对癌症患者进行常规的心脏检查，从而使患者在进行抗癌治疗的同时获得心脏方面的随诊。然而，目前很多医院都无法实现这一理想状态。
  - 在拥有急诊科、冠心病重症监护病房且能进行心脏手术的大型医院中，由于患者人数众多而导致医疗资源有限，故对肿瘤患者计划和实施3~6个月超声心动图的常规检查往往很难实现，而这项检查对于监测接受抗肿瘤治疗患者的心功能变化十分必要。
  - 在肿瘤转诊中心，如果患者距离转诊中心较远，则很难在1天内安排所有的检查。接受化疗的患者通常每3周或6周去1次转诊医院，故若在计划随访日期前出现新的问题，这些患者很难再次回到医院进行额外的访视。

在下列情况中，全科医生需要处理与抗肿瘤治疗或癌症本身有关的心脏问题：

①在心脏检查设备有限的肿瘤科随诊的癌症患者。

②门诊治疗患者。

　a. 口服药物治疗

　b. 使用便携式静脉泵进行持续输注

③在家中发生血栓栓塞事件或其他无法预料的副作用。

④患者的癌症已治愈，不再行肿瘤科随诊后发生抗肿瘤治疗的延迟副作用。

　a. 放射治疗

　b. 激素治疗

　c. 以铂类为基础的睾丸癌治疗

⑤使用影响抗肿瘤治疗的处方药物。

⑥癌症患者常见的其他紧急问题。

29.1.1　全科医生需如何解决这些问题

- 全科医生应了解需要进行心脏病筛查/随访的抗肿瘤治疗：可引起左心室功能不全、心肌缺血和血栓栓塞性疾病的药物（详见第 6～14 章）。如果医院还没有对患者进行抗癌治疗前的心脏检查，那么患者应转诊给心脏病专家进行心脏检查。
- 若癌症患者在门诊接受治疗，其心血管不良反应通常会告知患者的全科医生。全科医生应注意以下心脏疾病的风险：
  - 心肌缺血。氟嘧啶（氟尿嘧啶和卡培他滨）和血管内皮生长因子抑制剂（VEGFI）（贝伐珠单抗、舒尼替尼、索拉非尼以及其他主要用于治疗肾细胞癌或胃肠道癌的药物）治疗期间可出现心肌缺血。任何可能与心绞痛有关的新症状都应仔细评估，应尽快将患者转诊至心内科。
  - 严重高血压。VEGFI 治疗期间可出现严重高血压。应定期监测血压并及时治疗高血压。
  - 一些抗肿瘤药物可能引起心房颤动或室性心律失常。出现任何的心律变化或心悸症状都需要行心电图检查进行评估。若出现室性心律失常，应检查是否存在电解质紊乱，并申请心内科医生进行复查。
- 对于血栓栓塞性疾病的高危患者，应考虑以下几点：
  - 出现下肢水肿（伴或不伴疼痛或局部炎症征象）时，应考虑深静脉血栓形成（DVT）。
  - 出现颈静脉怒张和（或）面部水肿时，应考虑上腔静脉血栓形成（可能有胸腔内占位或中央静脉输液导管）。
  - 若患者呼吸困难迅速恶化，或新发呼吸困难和原因不明的心动过速，应怀疑肺栓塞。
  - DVT 的诊断难度较大，尤其是对于晚期癌症患者，同样，是否对DVT 患者进行治疗也需要进一步商讨。

29.2　深静脉血栓形成（DVT）

29.2.1　诊断

如果患者的病情并不适合进行抗凝治疗，那么，进行再详细的诊断性检查都将毫无意义。抗凝治疗既有益处，也有风险。因此，必须根据每位患者的预后情况、出血风险、症状控制的可能性、不进行抗凝治疗的生活质量以及依从性等方面来权衡抗凝治疗的利弊[1]。

❯ 彩色多普勒超声：

精确诊断近端和远端 DVT（可疑的孤立性远端 DVT），需要将患者转诊至血管超声诊室进行超声检查。

❯ 血管加压超声：

无创、无电离辐射、易于重复检查。

如果具备便携式超声设备，并且有一名经过培训的姑息治疗小组成员或全科医生，就可以在床旁和（或）患者家中进行超声检查。

对于有症状的、初次诊断的近端 DVT 有较高的准确度（若患者有同侧 DVT 病史，则不可压迫近端静脉）。

❯ D-二聚体：

由于 D-二聚体在肿瘤性疾病时常出现假阳性升高，因此其在肿瘤患者中的应用受到限制。

29.2.2 治疗

接受姑息性治疗的患者还存在其他危险因素：

①弥散性血管内凝血（DIC）。

②缺乏凝血因子。

③血小板功能障碍/血小板减少症。

④血管性肿瘤。

⑤肝转移瘤。

　　■ 一般治疗。

　　■ 抬高下肢。

　　■ 镇痛药（非甾体抗炎药会增加出血风险）。

　　■ 弹力袜（如果患者能耐受）。

29.2.3 癌症患者的复发性 DVT

已进行充分抗凝治疗而仍出现复发性 DVT 的患者，必须进行复查以排除疾病进展。

与非癌症患者相比，接受维生素 K 拮抗剂抗凝治疗的癌症患者 DVT 复发和出血的风险可增加 3 倍[2]。长期服用维生素 K 拮抗剂的患者，若发生 DVT 且 INR 未达治疗范围，可以使用低分子量肝素（LMWH）或普通肝素（UFH）治疗，直至 INR 稳定至 2.0～3.0。如果 DVT 复发且 INR 在治疗范围内，有以下两种选择：

①改用其他抗凝方案，如皮下注射 UFH，并维持治疗范围（APTT 测定值比率 1.5～2.5）或应用 LMWH（根据体重调整剂量）。

②提高 INR（目标值为 3.5）。由于癌症患者的出血风险升高，该选择可能是危险的。

复发性 DVT 患者可使用足量 LMWH（200 U/kg，每日 1 次），同时也需要长期应用低剂量 LMWH 或维生素 K 拮抗剂。在对治疗耐受性良好且很少出现出血并发症的患者中，有 9% 的患者出现第二次 DVT 事件[3]。

在姑息性治疗中，长期应用 LMWH 应作为一线治疗。

29.2.4　DVT 的预防

- 卧床患者：建议卧床的癌症患者和（或）急性并发症患者使用 UFH、LMWH 或磺达肝癸钠进行预防[4]。
- 由于局部癌症晚期或转移性疾病而进行姑息性化疗的门诊患者：
  - 不推荐在门诊接受化疗的晚期患者常规预防 DVT，但高危患者可考虑常规预防[5]。
  - 接受沙利度胺和地塞米松或沙利度胺和化疗的多发性骨髓瘤患者，可考虑应用 LMWH 或华法林（INR≈1.5）[6]。
  - 对于接受辅助化疗和（或）激素治疗的癌症患者，不建议采取预防措施。

29.2.5　中心静脉导管（CVC）

20 世纪 90 年代，两项开放标签的随机临床试验建议使用华法林或 LM-WH 对留置 CVC 的患者进行预防性治疗[7-8]。最近的研究显示 CVC 相关性 DVT 的发生率较低，为 3%～4%，未采取预防措施的患者与采取预防措施的患者相比，其发生率无统计学差异[9-12]。血栓形成的风险取决于导管的大小和类型以及插入位置（外周静脉、股静脉、锁骨下静脉或颈静脉）[13]。与外周导管相比，长期经皮导管血栓发生率较低[14]。

> 因此，不建议对 CVC 相关性 DVT 进行常规预防[15]。

29.3　长期副作用

既往有肿瘤病史的患者可能存在发生延迟副作用的风险（有时可于多年

以后发生）。因此，全科医生应定期对这些患者进行随访和筛查：

- 接受纵隔和（或）胸壁放疗（RT）的患者：
  - 冠心病。
  - 心脏瓣膜疾病。
  - 心律失常。
  - 心包疾病。
  - 肺功能障碍。
  - 颈动脉疾病和甲状腺功能障碍［如果放疗涉及上纵隔和（或）颈部］
  - 辐射相关性肿瘤：皮肤癌、辐射区肉瘤和乳腺癌[16-18]。
- 儿童时期接受化疗和（或）放疗的患者出现第二肿瘤的风险很高[19]。
- 接受激素治疗的患者，需进行以下检查：
  - 代谢功能（糖尿病、血脂异常）。
  - 筛查缺血性心脏病。
- 睾丸癌患者：
  - 定期检查血脂。
  - 接受铂类药物治疗的患者，应筛查缺血性心脏病。

29.4 药物相互作用

须注意多种抗肿瘤药物（尤其是酪氨酸激酶抑制剂）可能与一些心血管药物存在相互作用。如果肿瘤科医生和心内科医生在未沟通的情况下各自独立决策治疗药物，那么药物相互作用的风险可能会被低估。唯一完全了解患者目前正在接受的具体治疗方案的是全科医师。

- 审查药物相互作用（请参考网站：http://www.drugs.com/drug_interactions.html）。
- 如果患者正在服用或已经开具以下药物时，需要进行心脏病学检查或征求心内科医生的建议，并对该处方进行适当更改：
  - 维拉帕米、地尔硫䓬、其他钙通道阻滞剂。
  - 胺碘酮、决奈达隆、普罗帕酮、氟卡尼。
  - 他汀类药物。
  - 地高辛。
  - 雷诺嗪。
  - 华法林、达比加群、利伐沙班、阿哌沙班。
  - 索他洛尔和其他延长 QT 间期的药物。

29.5　癌症患者最常见的心脏问题

与普通人群相比，某些心脏问题在癌症患者中更常见：

- 心包积液。有心脏压塞的风险。如果患者出现病情恶化、呼吸困难、心动过速、低血压、奇脉和颈静脉怒张，则应考虑心包积液。
- 心房颤动。心房颤动和室性心律失常可明显加重患者病情，应及时治疗。如果患者发现心律不齐或在常规检查中观察到心律不齐，应行心电图进一步明确。
- 呼吸困难。呼吸困难、外周水肿和血栓性浅静脉炎较为常见，应进一步明确诊断。

29.6　呼吸困难

呼吸困难是癌症患者最常见的症状之一。

- 呼吸困难，即"不舒服的呼吸感觉"，是癌症患者尤其是接受姑息性治疗患者的常见症状（患病率为 40%～80%）[20-21]。
- 呼吸困难是一种可涉及生理、心理和环境因素的复杂症状。

29.6.1　呼吸困难的原因[22]

- 原发性肺癌。
- 间皮瘤。
- 上腔静脉阻塞。
- 肺转移瘤。
- 淋巴结病变。
- 胸腔积液。
- 肺栓塞/肺不张/肺炎。
- 肺纤维化。
- 呼吸肌无力。
- 癌性淋巴管炎。
- 慢性阻塞性肺疾病（COPD）/哮喘。
- 心力衰竭/心律失常/心包积液。
- 膈肌无力或腹水压迫。
- 贫血。
- 尿毒症。

— 焦虑。

29.6.2 呼吸困难的评估

- 获取患者的详细病史和全面系统的检查是必不可少的：
  - 询问开始出现呼吸困难的时间和进展速度。
  - 询问加重和缓解的因素。
  - 识别合并症，并询问患者的既往病史。

❗ 注意：

呼吸困难可能不是由癌症直接引起的。

29.6.3 完善检查（个体化方案）

- 全血细胞计数（贫血患者）。
- 胸部 X 线（肺实变/胸腔积液/肺衰竭/心力衰竭患者）。
- 胸部 CT（肺栓塞患者）。
- 心电图（心律失常患者）。

29.6.4 呼吸困难的治疗

一般措施

- 与患者的沟通必不可少：让患者自由地倾诉他们的顾虑、症状及其对生活质量的影响。
- 向患者解释导致其呼吸困难的潜在因素，并讨论治疗方案，有助于获得患者及其家属的信任。让患者了解到有很多药物可以帮助其减轻症状，可以在一定程度上减轻患者的痛苦。

可逆病因的治疗和疾病特异性治疗措施[22]：

对症治疗：药物

▪ 支气管扩张剂

如果有支气管收缩的迹象（即使没有明显的"喘息"），支气管扩张试验可能是有效的：

- β受体激动剂，如沙丁胺醇 2.5～5 mg，经雾化器喷 2 揿，每 6 h 1 次。注意：频繁使用会引起焦虑、震颤或心动过速。

— 抗胆碱能支气管扩张剂，如异丙托溴铵 250～500 μg，经雾化器喷 2 揿，每 6 h 1 次。

— 生理盐水（0.9%）5 ml 经雾化吸入，可稀释呼吸道分泌物，有助于化痰（表 29.1）。

- 皮质类固醇

类固醇可减少肿瘤相关性水肿，可改善肺转移瘤、气管阻塞/上腔静脉阻塞或癌性淋巴管炎所致的呼吸困难：

— 地塞米松每日 4～8 mg（症状可在 1 周内得到改善）。

- 阿片类药物

吗啡能减少过度呼吸，显著降低机体对缺氧和高碳酸血症的呼吸反应。通过降低呼吸频率，使每一次呼吸变得更深且更有效。可减少焦虑和呼吸困难。

研究表明，吗啡可有效治疗与癌症、心力衰竭、COPD 和肺纤维化有关的呼吸困难[23]：

— 按需口服吗啡 2.5～5 mg，如呼吸困难持续，每隔 4 h 服用 1 次。

- 苯二氮䓬类药物

对于出现惊恐和过度通气症状的患者，或者在夜间呼吸急促影响睡眠的患者，可应用以下方法进行治疗：

表 29.1　呼吸困难的病因及疾病特异性治疗措施

病因	治疗措施
肺癌	放疗/化疗
支气管痉挛	支气管扩张剂/皮质类固醇
感染	抗生素＋/－，如合并 COPD 可用糖皮质激素
胸腔积液	胸腔穿刺/引流/胸膜固定术
肺栓塞	抗凝药（LMWH）
心力衰竭	利尿剂/硝酸酯类/抗心律失常药物
贫血	静脉输血/铁剂/促红细胞生成素
癌性淋巴管炎	皮质类固醇/利尿剂/支气管扩张剂
大气道阻塞	放疗/置入支架（如有外源性压迫）/激光治疗/近距离放射治疗/皮质类固醇
上腔静脉阻塞	放疗/化疗/置入支架/皮质类固醇

- 地西泮 2～5 mg（夜间），每日 2 次或按需服用。
- 劳拉西泮 0.5～2 mg，按需服用。
- 咪达唑仑 5 mg 皮下注射（夜间）。

■ 吸氧[24]

对于氧气可以帮助在休息或运动时出现呼吸困难和缺氧的患者，吸氧可能有一定作用。用于氧气在面部的冷却效应或安慰剂效应，吸氧有助于缓解呼吸困难（即使 PaO_2 正常）。许多癌症患者在缺氧的情况下会感到呼吸困难，因此，很难判断哪些患者可以从吸氧中获益。间歇性或持续性家庭氧疗可用于缓解癌症患者的呼吸困难。

■ 癌症终末期

尽管已应用所有可用的治疗措施和药物，呼吸困难仍可能难以控制，尤其是在癌症终末期。此时可能需要镇静来减轻患者的痛苦。

可用于治疗呼吸困难的药物包括吗啡和咪达唑仑，经注射泵连续皮下注射/静脉输注。

非药理学对症治疗措施[22]：

这些治疗措施可与药物治疗结合使用：
- 打开风扇或窗户通风。
- 在呼吸困难时按摩颈后部。
- 患者需选择合适的体位：
  - 直立位可以促进肺部扩张，减轻来自于腹部的压力。
  - 如果患者呼吸道有大量分泌物，为了避免误吸，应选择侧卧位。
  - 坐立位时，手臂放在大腿上有助于放松胸部肌肉，使膈肌舒张。
- 呼吸练习的物理治疗。
- 教授患者一些放松技巧。
- 认知行为治疗，帮助患者管理消极情绪。

补充治疗，如针灸。

29.7　外周水肿

外周水肿在癌症患者中十分常见，大多数是晚期患者和（或）活动受限的患者。但应与以下疾病进行鉴别：
- 蜂窝织炎。
- 淋巴水肿（盆腔肿瘤、淋巴结清扫、肿瘤浸润或局部淋巴结放疗后继发性损伤）。

- 严重的低蛋白血症（营养不良、癌症的代谢影响、肝功能不全、第三间隙如腹水）。
- 腘窝囊肿破裂。
- 水钠潴留（非甾体抗炎药；糖皮质激素；心力衰竭、肝衰竭或肾衰竭；腹压增加，如腹水）。
- 深静脉血栓形成（DVT）。

若病变累及单侧肢体，首先需排除诊断 DVT（见上文）。

若 DVT 已被排除，则鉴别单纯水肿和淋巴水肿十分重要（表 29.2）。

- 实验室检查：血清电解质、尿素、肌酐、肝酶、血清白蛋白。

29.7.1　治疗

①呋塞米 25～40 mg，每日 1 次，晨服，如果治疗 3～4 天后仍无效果，晨剂量可加倍和（或）增加 1/2 倍（晨剂量的一半可以于中午服用）。

②螺内酯 100 mg，每日 1 次，晨服。

③地塞米松 8 mg，每日 1 次（逐渐减量）。

> 注意：
> 虽然血清白蛋白水平较低（<2.5 g/dl），但既没有病理生理学支持，也没有试验或观察研究证明使用外源性白蛋白以重新建立营养不良患者的正常白蛋白水平是合理的。
> 白蛋白不应用于需要进行营养干预的患者，因为其组成成分不平衡，且缺乏特定的氨基酸，同时它可以干扰蛋白质合成和内源性白蛋白[25]，此外还可加速内源性白蛋白的分解。因此，外源性白蛋白可迅速加重低白蛋白血症。
> 为了提高营养水平，白蛋白必须用肠内或肠外营养代替。

表 29.2　单纯水肿和淋巴水肿的鉴别

	单纯水肿	淋巴水肿
凹陷性水肿	有	常无
抬高患肢	有效	无效
利尿剂	有效	无效
皮肤表现	肿胀、光滑	过度角化，分泌物
受累部位	双侧，下肢	单侧，可累及上肢
可的松	否	是，高剂量

严格限制盐和水在姑息性治疗中无重要意义，只会降低患者的生活质量。然而，限制食用含钠高的食物（如香肠、果酱、芝士、含防腐剂的食物、罐头）和促进钾摄入有利于预防过度水潴留[26-27]。

> **注意事项：**
>
> 正确的皮肤护理可避免感染（如有脓疱，可口服 AM-CL、阿奇霉素、克拉霉素或莫匹罗星 2% 乳膏或夫西地酸 2% 乳膏 TDS 5~7 天）。
> 避免外伤。
> 淋巴引流。
> 弹力袜。
> 床旁适当活动。

29.8　血栓性浅静脉炎

当患者出现以下情况时，应考虑血栓性浅静脉炎：皮肤表面呈条纹状或静脉区呈索条状，局部皮温升高，伴明显疼痛；存在创伤性静脉曲张和（或）该静脉已用于药物注射，硬化疗法或已行中心静脉置管或患者存在感染源。

29.8.1　健康静脉的血栓性浅静脉炎

完善彩色多普勒超声：
- 评估其范围、位置和栓塞风险。
- 监测其进展并确定治疗时间。
- 探查 DVT。

治疗

治疗目的：
- 防止其进展和可能的栓塞。
- 改善炎症和临床症状。

治疗方法：

- 应用中低剂量低分子量肝素或普通肝素，根据临床表现的严重程度确定疗程（平均 4 周）（A 级）。
- 低剂量磺达肝癸钠（2.5 mg/d）45 天（A 级）。

　　■ 替代治疗：华法林（目标 INR 2～3），4 周（B 级）。

　　■ 分级加压弹力袜（B 级）。

❯ **注意：如果血栓性浅静脉炎进展至深静脉系统或距离其 2～3 cm 时，需按照 DVT 的方案治疗。评估肺栓塞风险（如果可疑→转至急诊科）。**

随访：

　　■ 7 天后检查全血细胞计数和凝血情况。

　　■ 必要时于 20 天后复查彩色多普勒超声。

　　■ 根据其危险因素、范围、位置和临床表现的严重程度，确定低分子量肝素或普通肝素剂量。

29.8.2　曲张静脉的血栓性浅静脉炎

必要时行彩色多普勒超声（基于临床情况）

治疗

　　治疗目的：

　　■ 改善炎症和临床症状。

治疗方法：

　　■ 去除病因。

　　■ 局部应用非甾体抗炎药。

　　■ 如有感染迹象，使用抗生素。

　　■ 分级加压弹力袜。

　　■ 在某些情况下使用低分子量肝素或磺达肝癸钠（见下文）。

29.8.3　延伸至股深静脉的大隐静脉血栓性浅静脉炎

应充分考虑到 DVT 的发生，因此应进行抗凝治疗[28]。

29.8.4　未延伸至深静脉系统的大、小隐静脉血栓性浅静脉炎

　　一线治疗为低分子量肝素（根据患者体重计算治疗剂量）持续 2～4 周，或磺达肝癸钠（2.5 mg，每日一次）持续 45 天，或肝素钙（25 000 U/d，每

日 2 次，皮下注射）维持 APTT 比值为 $1.5\sim2.5^{[29]}$ 。

29.8.5　其他部位的血栓性浅静脉炎

推荐低剂量肝素钙或低分子量肝素与非甾体抗炎药联合使用 2 周。压缩绷带非常重要，应使用具有中高弹性、活动时与静止时压力梯度较小的绷带。

参考文献

1. Watson M, Lucas C, Hoy A, Wells J. Oxford handbook of palliative care. 2nd ed. Oxford: Oxford University Press; 2009 (Chapter 6L-Palliative Haematological Aspects).
2. Prandoni P, Lensing AW, Piccioli A, et al. Recurrent venous thromboembolism and bleeding complications during anticoagulant treatment in patients with cancer and venous thrombosis. Blood. 2002;100:3484–8.
3. Carrier M, Le Gal G, Cho R, et al. Dose escalation of low molecular weight heparin to manage recurrent venous thromboembolic events despite systemic anticoagulation in cancer patients. J Thromb Haemost. 2009;7:760–5.
4. Samama MM, Cohen AT, Darmon JY, et al. A comparison of enoxaparin with placebo for the prevention of venous thromboembolism in acutely ill medical patients: prophylaxis in medical patients with enoxaparin study group. N Engl J Med. 1999;341:793–800.
5. Agnelli G, Gussoni G, Bianchini C, et al. Nadroparin for the prevention of thromboembolic events in ambulatory patients with metastatic or locally advanced solid cancer receiving chemotherapy: a randomised, placebo-controlled, double-blind study. Lancet Oncol. 2009;10:943–9.
6. Palumbo A, Cavo M, Bringhen S, et al. Aspirin, warfarin, or enoxaparin thromboprophylaxis in patients with multiple myeloma treated with thalidomide: a phase III, open-label, randomized trial. J Clin Oncol. 2011;29:986–93.
7. Bern MM, Lokich JJ, Wallach SR, et al. Very low doses of warfarin can prevent thrombosis in central venous catheters. A randomised prospective trial. Ann Intern Med. 1990;112:423–8.
8. Monreal M, Alastrue A, Rull M, et al. Upper extremity deep venous thrombosis in cancer patients with venous access devices: prophylaxis with a low molecular weight heparin (Fragmin). Thromb Haemost. 1996;75:251–3.
9. Heaton DC, Han DY, Inder A. Minidose (1 mg) warfarin as prophylaxis for central vein catheter thrombosis. Intern Med J. 2002;32:84–8.
10. Couban S, Goodyear M, Burnell M, et al. Randomized placebo-controlled study of low-dose warfarin for the prevention of central venous catheter-associated thrombosis in patients with cancer. J Clin Oncol. 2005;23:4063–9.
11. Karthaus M, Kretzschmar A, Kroning H, et al. Dalteparin for prevention of catheter-related complications in cancer patients with central venous catheters: final results of a double-blind, placebo-controlled phase III trial. Ann Oncol. 2006;17:289–96.
12. Verso M, Agnelli G, Bertoglio S, et al. Enoxaparin for the prevention of venous thromboembolism associated with central vein catheter: a double-blind, placebo-controlled, randomized study in cancer patients. J Clin Oncol. 2005;23:4057–62.
13. Geerts W. Central venous catheter-related thrombosis. Hematology Am Soc Hematol Educ Program. 2014;2014:306–11.
14. Sriskandarajah P, Webb K, Chisholm D, et al. Retrospective cohort analysis comparing the incidence of deep vein thromboses between peripherally-inserted and long-term skin tunneled venous catheters in hemato-oncology patients. Thromb J. 2015;13:21.
15. Chaukiyal P, Nautiyal A, Radhakrishnan S, et al. Thromboprophylaxis in cancer patients with central venous catheters. A systematic review and meta-analysis. Thromb Haemost. 2008;99:38–43.
16. Travis LB, Hill DA, Dores GM, et al. Breast cancer following radiotherapy and chemotherapy among young women with Hodgkin disease. JAMA. 2003;290:465–75.

17. Travis LB, Ng AK, Allan JM, et al. Second malignant neoplasms and cardiovascular disease following radiotherapy. J Natl Cancer Inst. 2012;104:357–70.

18. Thiagarajan A, Iyer NG. Radiation-induced sarcomas of the head and neck. World J Clin Oncol. 2014;5:973–81. Review.

19. Choi DK, Helenowski I, Hijiya N. Secondary malignancies in pediatric cancer survivors: perspectives and review of the literature. Int J Cancer. 2014;135:1764–73. Review.

20. Dudgeon DJ, Lertzman M. Dyspnea in advanced cancer patient. J Pain Symptom Manage. 1998;16: 212–9.

21. Bruera E. The frequency and correlates of dyspnoea in patients with advanced cancer. J Pain Symptom Manage. 2000;19:357–62.

22. Watson M, et al. Respiratory symptoms, Oxford handbook of palliative care. 2nd ed. Oxford: Oxford University Press; 2009. p. 363–75.

23. Brown DJF. Palliation of breathlessness. Clin Med. 2006;6:133–6.

24. Goody R. Using oxygen therapy in the palliative care setting. Eur J Palliat Care. 2007;14:120–3.

25. Vermeulen LC, et al. A paradigm for consensus. The University Hospital Consortium guidelines for the use of albumin, nonprotein colloid, and crystalloid solutions. Arch Intern Med. 1995;155(16):1817.

26. Adrogué HJ, Madias NE. Sodium and potassium in the pathogenesis of hypertension. N Engl J Med. 2007;356:1966–78. Review.

27. Penton D, Czogalla J, Loffing J. Dietary potassium and the renal control of salt balance and blood pressure. Pflugers Arch. 2015;467:513–30.

28. American College of Chest Physicians. Antithrombotic therapy for venous thromboembolic disease: ACCP E-BCPG (8 th Edition). Chest. 2008;133 Suppl 6:454S–545.

29. Trentin L. Valutazione e Trattamento dei sintomi nel malato oncologico. 2015 Edition. AIOM (Associazione Italiana di Oncologia Medica) with contribution of ESMO (European Society for Medical Oncology).

索引